HÄMOLYSE UND HÄMOLYTISCHE ERKRANKUNGEN

SIEBENTES FREIBURGER SYMPOSION

AN DER MEDIZINISCHEN UNIVERSITÄTS-KLINIK
VOM 22. BIS 24. OKTOBER 1959

ZUGLEICH SYMPOSION
DER GESELLSCHAFT DEUTSCHER HÄMATOLOGEN

HERAUSGEGEBEN VON
H. SCHUBOTHE

MIT 226 ABBILDUNGEN

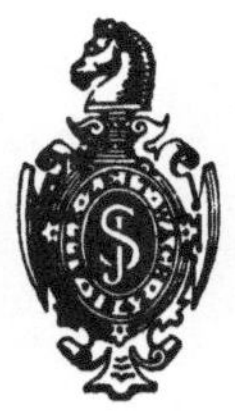

SPRINGER-VERLAG BERLIN HEIDELBERG GMBH
1961

ISBN 978-3-540-02661-7   ISBN 978-3-642-94812-1 (eBook)
DOI 10.1007/978-3-642-94812-1

Alle Rechte, insbesondere das der Übersetzung in fremde Sprachen, vorbehalten.
Ohne ausdrückliche Genehmigung des Verlages ist es auch nicht gestattet, dieses
Buch oder Teile daraus auf photomechanischem Wege (Photokopie, Mikrokopie)
zu vervielfältigen

© by Springer-Verlag Berlin Heidelberg 1961
Originally published by Springer-Verlag OHG. Berlin · Göttingen · Heidelberg in 1961
Softcover reprint of the hardcover 1st edition 1961

Die Wiedergabe von Gebrauchsnamen, Handelsnamen, Warenbezeichnungen usw.
in diesem Werk berechtigt auch ohne besondere Kennzeichnung nicht zu der
Annahme, daß solche Namen im Sinn der Warenzeichen- und Markenschutz-
Gesetzgebung als frei zu betrachten wären und daher von jedermann benutzt
werden dürften

Inhaltsverzeichnis

Teilnehmerverzeichnis

Die fettgedruckten Seitenzahlen bezeichnen den Beginn der Hauptreferate

* Hauptreferenten   ** Diskussionsleiter

** Alder, A., Prof. Dr., Aarau (Schweiz), Herzogstr. 23: S. 154, 170, 173.

 * Argenton, H., Dr., I. Medizinische Universitätsklinik Frankfurt a. M.: S. **65**.

Beck, K., Dr., Medizinische Universitätsklinik Freiburg i. Br.: S. 111.

Behrens, D., Dr., Medizinische Universitätsklinik Freiburg i. Br.: S. 87.

 * Bessis, M., Prof. Dr., Centre National de Transfusion Sanguine, 6, Rue Alexandre Cabanel, Paris XVe: S. **3**.

 * Betke, K., Prof. Dr., Universitätskinderklinik Freiburg i. Br.: S. 155, 156, 172, 197, **245**, 256, 257, 258.

** Bock, H.-E., Prof. Dr., Medizinische Universitätsklinik Marburg/Lahn: S. 32, 196, 198, 199, 202, 221, 242, 244.

Borovicźény, K.-G. von, Dr., Medizinische Universitätsklinik Freiburg i. Br.: S. 42.

Brinkmann, E., Dr., Medizinische Abteilung des Marienstiftes Braunschweig: S. 154, 155.

Dittrich, P. von, Dr., Medizinische Universitätspoliklinik Freiburg i. Br.: S. 298.

Eernisse, I. G., Dr., Academisch Ziekenhuis, Bloedbank, Leiden (Holland): S. 105.

Feissly, R., Priv.-Doz. Dr., Universität Lausanne, Klinik «La Pensée»: S. 41, 47.

 * Fischer, H., Prof. Dr., I. Medizinische Universitätsklinik Frankfurt a. M.: S. 30, 32, 41, 42, 63, **65**, 142, 202, 222, 342.

Franz, H., Dr., Medizinische Universitätsklinik Freiburg i. Br.: S. 103, 328, 341.

Frick, P., Dr., Medizinische Universitätsklinik Zürich: S. 295.

Friderici, L., Priv.-Doz. Dr., Medizinische Universitätspoliklinik Mainz: S. 303.

 * Fritzsche, W., Dr., I. Medizinische Universitätsklinik Frankfurt a. M.: S. **65**, 299.

Gädeke, R., Doz. Dr., Universitätskinderklinik Freiburg i. Br.: S. 297.

Garate, J., Dr., Medizinische Fakultät Mendoza (Argentinien): S. 198.

Garby, L., Doz. Dr., Pädiatrische Abteilung der Universitätsklinik Uppsala: S. 103.

 * Gasser, C., Priv.-Doz. Dr., Zürich 7/32, Freie Str. 121: S. 83, 157, 197, 257, **259**, 295, 296, 297.

Gautier, E., Dr., Universitätskinderklinik Bern: S. 294.

Gerlach, E., Doz. Dr., Physiologisches Institut der Universität Freiburg i. Br.: S. 142, 201.

** Heilmeyer, L., Prof. Dr. Dr. h. c., Medizinische Universitätsklinik Freiburg i. Br.: S. 1, 31, 42, 62, 83, 84, 102, 103, 156, 157, 196, 221, 296, 297, 330, 342, 343.

 * Hennemann, H. H., Prof. Dr., Medizinische Klinik der Städt. Krankenanstalten Köln-Merheim: S. **304**, 331.

Hummel, K., Prof. Dr., Hygiene-Institut der Universität Freiburg i. Br.: S. 13.

 * Introzzi, P., Prof. Dr., Clinica Medica dell'Università Pavia (Italien): S. **144**.

Jaenecke, J., Dr., Med.-Wissenschaftl. Abt. der Deutschen Hoffmann-La Roche AG., Grenzach/Baden: S. 42, 45.

 * Jung, F., Prof. Dr., Pharmakologisches Institut der Humboldt-Universität Berlin: S. 18, 20, 29, **33**, 40, 41, 42, 156, 197, 200, 201, 222, 258.

Keibl, E., Doz. Dr., I. Medizinische Universitätsklinik Wien: S. 297, 331.

Keller, H. M., Dr., Medizinische Universitätspoliklinik Bern: S. 296, 297, 300.

 * Lehmann, H., Dr., Department of Pathology, St. Bartholomew's Hospital London: S. 111, 155, **158**, 171, 172, 173, 197.

Linke, A., Prof. Dr., Medizinische Universitätsklinik Heidelberg: S. 84, 332.

 * Löhr, G. W., Doz. Dr., Medizinische Universitätsklinik Marburg/Lahn: S. 30, 32, **182**, 197, 200, 201, 202.

Lüdin, H., Priv.-Doz. Dr., Medizinische Universitätsklinik Basel: S. 47.

Begrüßungsworte

Von

L. Heilmeyer

L. Heilmeyer: Meine Damen und Herren! Ich darf Sie herzlichst begrüßen und Sie hier in Freiburg, insbesondere in meiner Klinik, herzlich willkommen heißen. Diese Begrüßung erfolgt in mehrerer Namen und Eigenschaft: Zunächst ist sie mir als Hausherrn der Klinik ein persönliches Anliegen, und ich möchte Ihnen diese Begrüßung in persönlicher Freundschaft und Verbundenheit ausdrücken. Sie erfolgt aber auch im Namen der Medizinischen Fakultät. Der Herr Dekan ist leider heute verreist, der Prodekan ist noch in den Ferien. Deshalb hat er mich selbst beauftragt, Ihnen die Grüße und Wünsche der Fakultät zu diesem Symposion zu übermitteln. Solche Arbeitstagungen sind auch ein Teil des akademischen Geschehens in Freiburg. In einer kleinen Universitätsstadt ist so etwas immer bedeutungsvoll. Hochschulveranstaltungen gehen hier nicht so unter wie in einer großen Stadt, in der die Universität nur ein winziger Teil ist. Und so darf ich im Namen der Fakultät vor allem die Referenten und Diskussionsredner begrüßen, die aus dem Ausland, teilweise von weit her zu uns gekommen sind. Wir haben hier Teilnehmer aus England, aus Italien, aus den Niederlanden, aus Österreich, aus Schweden und der Schweiz. Ich habe Ihnen aber auch die Grüße der Deutschen Hämatologischen Gesellschaft auszurichten. Die Anregung zu dieser Arbeitstagung ging ja gerade von jüngeren Mitgliedern unserer Gesellschaft aus, die sich mit Recht etwas beschwert haben über den Dornröschenschlaf der letzten Jahre. Es ist richtig, daß wir wieder etwas aktiver werden sollten. Sie wissen vielleicht, daß auch im nächsten Frühjahr wieder eine Tagung stattfinden wird im Zusammenhang mit dem Internistenkongreß in Wiesbaden. Ich freue mich, daß der Mitvorsitzende, Herr Schulten, an dem heutigen Symposion teilnimmt und begrüße auch Herrn Sundermann, der als stellvertretender Vorsitzender der Ostsektion unserer Gesellschaft als Vertreter von Herrn Schilling zu uns gekommen ist. Ich freue mich besonders, daß die alte Verbundenheit hiermit zum Ausdruck kommt.

Meine Damen und Herren, unsere Freiburger Tagungen sind *Arbeitstagungen* im wahrsten Sinne des Wortes. Die Arbeit steht im Vordergrund, und wir haben weitgehend darauf verzichtet, gesellschaftliche Veranstaltungen zu arrangieren, damit mehr Zeit übrigbleibt für das, was eigentlich den Sinn unserer Arbeit darstellt. Die persönlichen Beziehungen werden wir im privaten Kreise pflegen, nachdem unsere Sitzungen beendet sind.

Ich muß noch danken dafür, daß Sie sich alle bereitgefunden haben, zu unserer Tagung beizutragen, danken aber auch Herrn Schubothe, der die Organisation dieses Symposions geleitet hat und noch leitet. Es ist ja eine alte Tradition unserer

Klinik, daß wir aus unseren verschiedenen Arbeitsgebieten jeweils Symposien machen, und die Probleme im Kreis bekannter Forscher dieses Gebietes besprechen. Das hat 1952 begonnen und ist alle Jahre durchgeführt worden. Und so hoffe ich sehr, daß auch diese Arbeitstagung die Früchte bringt, die wir von ihr erhoffen. Wenn auch die „$\pi\acute{o}\sigma\iota\varsigma$" vielleicht etwas fehlt — das kann privat nachgeholt werden —, so legen wir um so größeren Wert auf das „$\sigma\upsilon\mu$", im Sinne einer fruchtbaren wissenschaftlichen Zusammenarbeit. In diesem Sinn darf ich diese Arbeitstagung eröffnen und bitten, daß Herr RAPOPORT aus Berlin den Vorsitz für den Vormittag übernimmt.

S. RAPOPORT: Herr HEILMEYER! Als erster der Auswärtigen, der die Gelegenheit hat, hier aufzutreten, glaube ich, daß ich im Namen aller spreche, wenn ich Ihnen schon jetzt unseren ersten Dank entbiete. Ich glaube zwar, wir werden das noch öfter tun. Aber warum sollen wir die Schale des Dankes nur einmal leeren? So möchte ich mir mit dem ersten Schluck das Recht nehmen, Ihnen für das schöne Programm zu danken und für die Gelegenheit, die wir hier gefunden haben, zusammenzukommen und die Schärfe unseres Geistes, unserer experimentellen Waffen und der klinischen Beobachtungen aneinander zu erproben. Ich glaube, es ist kein Zufall, daß sich die Symposien häufen. Darin drückt sich der objektive Gang der Erkenntnis aus. Die Symposien verwirklichen die Durchdringung unserer Wissenschaft von den verschiedensten Seiten her. Da ist der Morphologe, der Biochemiker, der experimentelle Pathologe, der Kliniker, derjenige, der die Sache statisch, physikalisch-chemisch sieht und derjenige, der sie gern dynamisch vom Stoffwechsel her betrachtet. Diese Durchdringung ist beglückend und verzweifelnd zugleich, denn sie macht uns die Widersprüchlichkeit unserer Anschauungen klar, aber das Beglückende ist die daraus erwachsende Einheit der Erkenntnis. Und zu diesem Ziel, glaube ich, sind wir zusammengekommen.

Ich bitte nun den ersten Referenten zum Vortrag. Herr BESSIS ist leider verhindert, und statt seiner wird Herr JUNG seinen Vortrag verlesen.

Certains aspects morphologiques de l'hémolyse: Les figures myéliniques des globules rouges*

Par

MARCEL BESSIS (Paris)

Avec 9 Figures

Le microscope électronique doit certainement renouveler nos connaissances sur les différents mécanismes de l'hémolyse. Son grand pouvoir de résolution nous permettra de *voir* la structure interne des globules rouges, la disposition des molécules d'hémoglobine et de donner une réponse à ces questions souvent posées: Y-a-t'il une membrane à la surface des globules rouges ? quelle est son épaisseur et quelle est sa nature ? [cf. DERVICHIAN (*7*), PONDER (*17*)].

Il est en effet nécessaire de connaitre la structure du globule rouge normal pour savoir comment les différents procédés physiques ou chimiques entraînent l'hémolyse. Les études sur ce sujet sont à peine commencées [PONDER (*17, 18*) HOFFMAN et al. (*9*), JUNG (*10, 11*), PONDER et BESSIS et al. (*19*), BESSIS et al. (*4a*)]. Il faut bien avouer que nos techniques actuelles de préparation ne sont pas suffisantes pour répondre à cette question, qui sera certainement résolue d'ici quelques années. Pour le moment, nous ne connaissons que quelques pièces (et non reliées entre elles) de cet immense puzzle que constitue la structure moléculaire du globule rouge. Nous savons encore moins de cette chose en apparence si simple qui est la sortie de l'hémoglobine hors du globule rouge.

Les hypothèses sur la constitution du globule rouge varient entre ces deux extrèmes; 1) l'érythrocyte est une vésicule limitée par une membrane et renfermant de l'hémoglobine liquide ou, 2) l'érythrocyte ressemble à une éponge dont les mailles contiennent l'hémoglobine plus ou moins combinée au stroma. Ces hypothèses prises isolément sont incompatibles avec un certain nombre de faits, tels que la conservation de l'hémoglobine dans des fragments de globules rouges obtenus par micro-manipulation [SEIFRITZ (*21*)] et les effets de la tonicité du milieu sur la sortie de l'hémoglobine [COMANDON et col. (*5*)].

La structure qui cadre le mieux avec les faits connus semble être d'un modèle intermédiaire: le cytoplasme de la cellule serait condensé à la périphérie, très peu abondant au centre et formerait le stroma; l'hémoglobine existerait dans toutes les fractions du stroma mais en plus ou moins grande quantité: à la périphérie elle serait très peu abondante et fortement liée au composant protéique; au centre, elle serait sous forme de solution concentrée.

Ce qu'on appelle le «stroma», c'est-à-dire ce qui reste après la sortie de l'hémoglobine a été diversement interprété. Certains pensent qu'il s'agit d'une enveloppe, d'autres d'une éponge vide, d'autres enfin d'un précipité artificiel de protéines sous

---

* Centre National de Transfusion Sanguine Paris.

une forme qui n'existait pas dans le globule rouge complet. Le microscope électronique a montré que l'épaisseur des stromas était proportionnelle à la quantité résiduelle d'hémoglobine. Si l'on tente d'enlever toute l'hémoglobine, les stromas se désagrègent, car un certain nombre de molécules d'hémoglobine font partie de sa structure même [Ponder (*17*)]. Un certain nombre d'auteurs [Teitel-Bernard (*24, 25*), Schmitt et col. (*20*), Furchgott (*8*), Waught (*28*)] ont montré que les stromas étaient biréfringents. Cette propriété est due en partie à un film de molécules lipidiques mélées aux protéines de la surface: les protéines seraient disposées en couches lamellaires dont les grands axes seraient orientés tangentiellement et logeraient dans leurs mailles des micelles lipidiques dont les axes optiques seraient orientés radialement [Ponder (*17*)].

Cette forte teneur en lipides du globule rouge prend une expression morphologique dans presque tous les cas d'hémolyse, quelle que soit sa cause, par l'apparition autour, ou à l'intérieur, des globules rouges lésés de ce qu'on appelle des figures myéliniques. Ce sont des formations morphologiques singulières décrites par Virchow (*26*) et bien étudiées par Nageotte (*12, 13*)] dans des travaux fondamentaux. Elles prennent l'aspect soit de protubérances cylindriques qui se développent en bâtonnets (figures «myéliniques», ainsi appelées parce qu'on les a obs rvées pour la première fois en mélangeant de la myéline et de l'eau) soit des gouttes allongées présentant des renflements réguliers (bâtonnets de Friedel). Les physiciens ont montré leur origine [cf. Dervichian (*6*)]: La sphère n'est la forme d'équilibre que pour des liquides isotropes. Pour des liquides anisotropes tels que la lécithine et la plupart des phosphatides les formes d'équilibre sont celles que nous venons de décrire. Elles sont compatibles avec la structure stratifiée de ces substances, qui gonflent dans l'eau sans s'y dissoudre.

Au cours de l'hémolyse, les phospholipides constituant les globules rouges se séparent et forment de nouveaux arrangements. Des figures myéliniques apparaissent. Les globules se fragmentent, perdent leur forme en disque creux prennent l'aspect de «bâtonnets de Friedel».

I. Figures myéliniques extra-cellulaires

Lorsqu'on examine des globules rouges à l'état frais et qu'ils s'agglutinent les uns aux autres, quelque soit la cause de cette agglutination (spécifique ou non spécifique) on observe ce qu'on a appelé le phénomène du fil. Lorsqu'une force tend à séparer ces agglutinats, les globules, déformés en fuseau sont reliés entre eux par des fils, très minces. Ces fils sont doués d'une grande élasticité; ils peuvent atteindre jusqu'à 20 microns et se rétracter ensuite. Lorsqu'ils se rompent, les extrémités libres se renflent et ils sont agités de mouvements browniens: ce sont les figures myéliniques ou «hématexodies» [Waitz (*27*)]. Elles ont été étudiées par différents auteurs [Auer (*1*), Furchgott (*8*), Bessis (*4*), Ponder (*16*)]. Ces filaments bien visibles en fond noir ou en contraste de phase peuvent rester attachés à la surface des érythrocytes par l'une de leurs extrémités donnant un aspect en tête de méduse; le plus souvent, ils se détachent et comme ils sont animés de mouvements énergiques on peut à première vue les prendre pour des microorganismes et cette erreur a été faite par quelques uns. En réalité il s'agit de substance inerte, poussée en tous sens par les mouvements browniens des particules submicroscopiques qui les en-

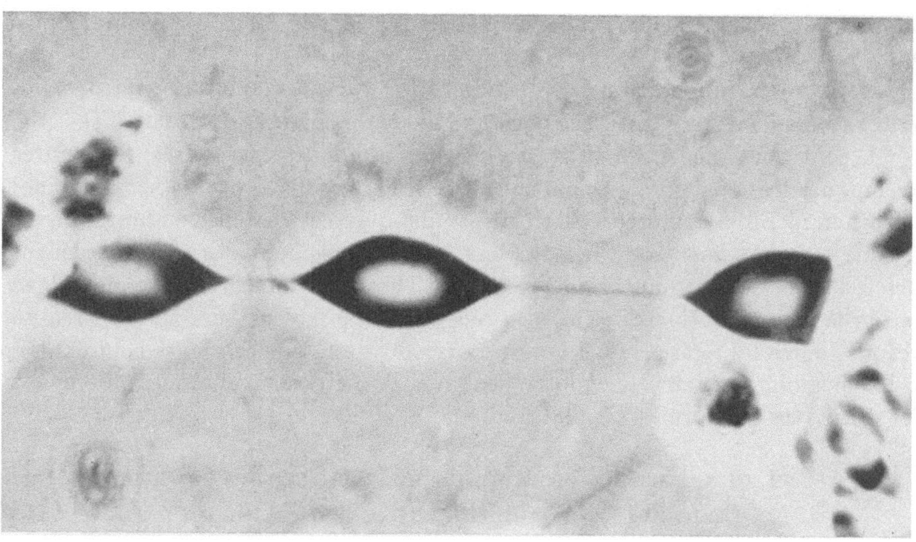

Fig. 1. Agglutination des érythrocytes par un antisérum. Formation de fuseaux et de fils, lors de la séparation des cellules agglutinées (Contraste de phase)

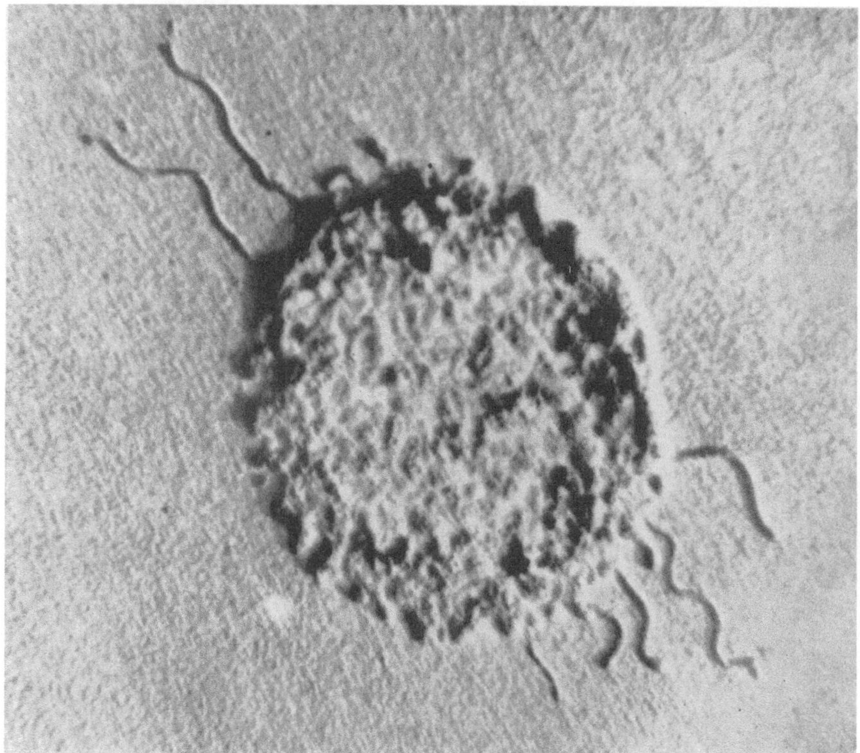

Fig. 2. Figures myéliniques attachées à un stroma globulaire (Microscope électronique. Ombrage à l'or)

tourent. Le phénomène est particulièrement net dans le sang conservé quelques jours.

Les figures myéliniques ne prennent pas les colorants habituels; on peut les mettre en évidence sur frottis sec par la méthode de l'ombrage [BESSIS (2)].

On peut voir, quand les érythrocytes sont profondément altérés, des figures myéliniques très épaisses de coloration rosée. Elles contiennent de l'hémoglobine; il s'agit en réalité d'une petite partie du stroma qui s'est détachée emportant avec elle une certaine quantité d'hémoglobine et de phospholipides. Elles prennent parfois l'aspect de bâtonnets de Friedel. La chose se voit particulièrement bien lors de la fragmentation des globules rouges par la chaleur vers 50°. En réalité presque toutes les figures myéliniques provenant des globules rouges contiennent de l'hémoglobine comme le montre l'examen de figures myéliniques provenant d'érythrocytes falciformes (cf. plus loin).

II. Aspect au microscope électronique de la surface des érythrocytes. Origine des figures myéliniques extra-cellulaires

La technique d'empreinte avec ombrage à l'or permet de voir la surface des érythrocytes telle qu'elle se présente sur un frottis. Les cellules ne sont pas fixées

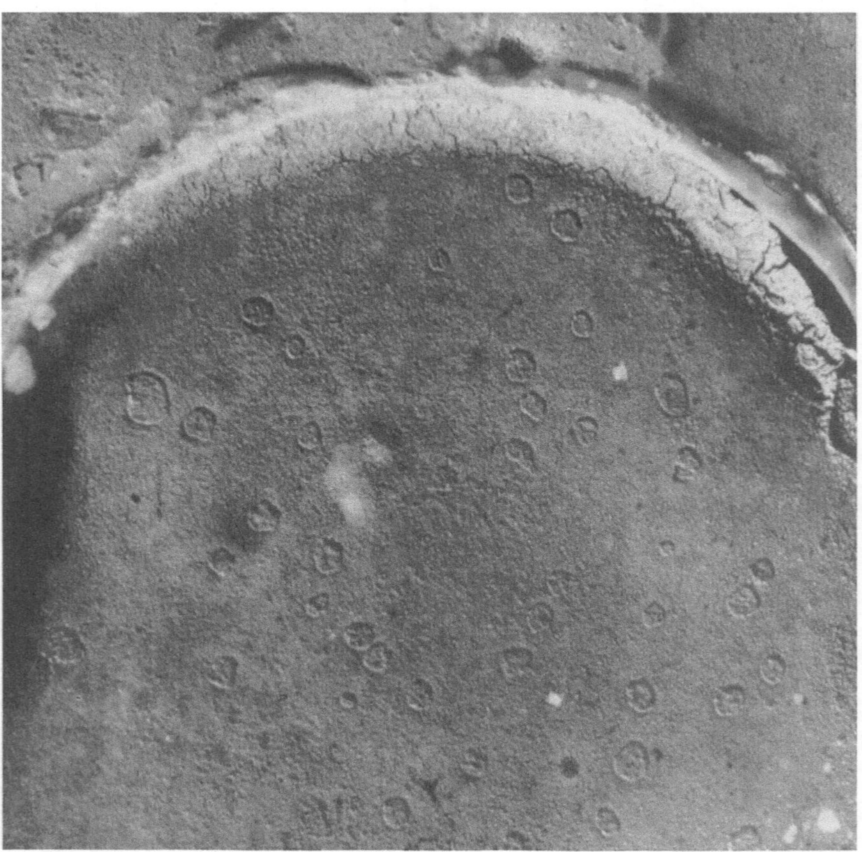

Fig. 3. Cratères sur la surface d'un globule rouge normal microscope électronique (Ombrage à l'or)

mais elles sont désséchées. Ceci élimine les artéfacts dûs aux produits chimiques, mais produit des artéfacts dûs à la dessiccation. Il est fort possible que la surface

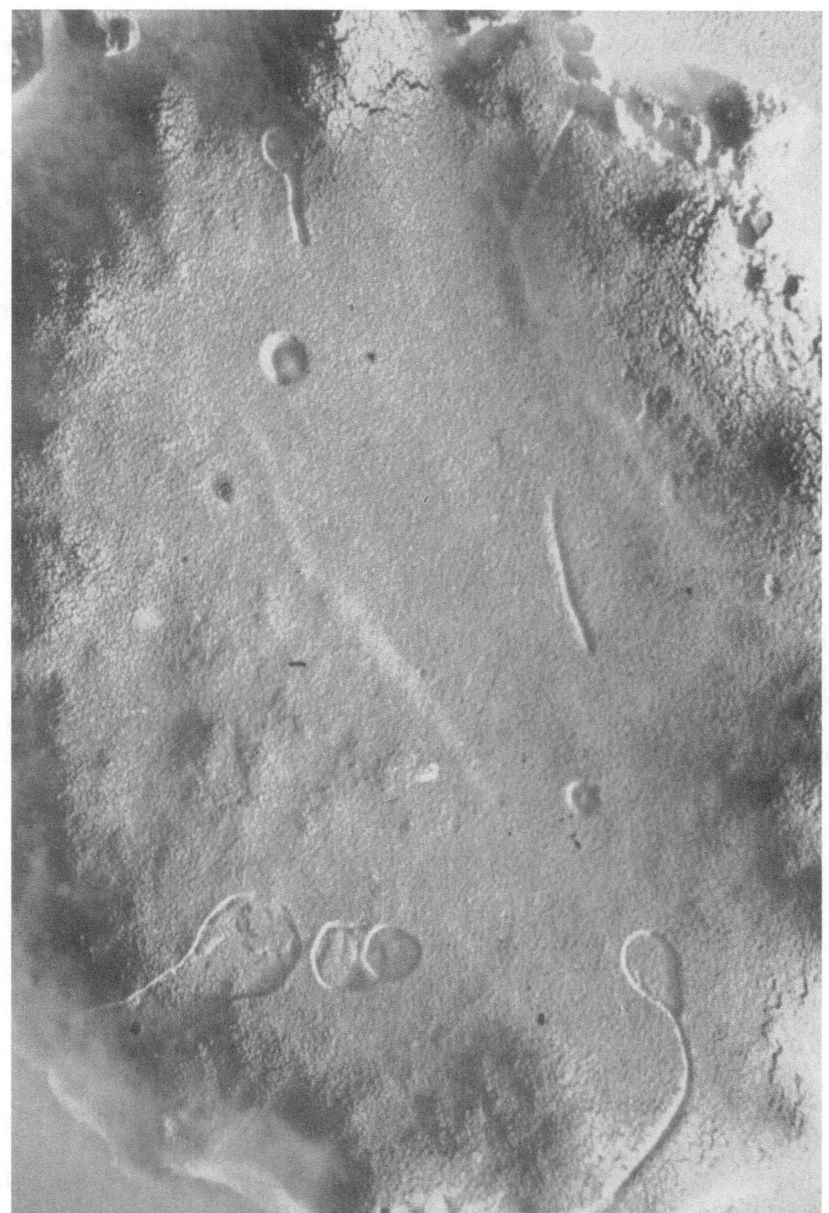

Fig. 4. Cratères donnant naissance à des figures myéliniques sur la surface d'un globule rouge légèrement altéré

des globules rouges à l'état vivant ne corresponde pas aux aspects que nous allons maintenant décrire, toutefois, ces artéfacts sont constants et ont une signification.

Le moulage ombré montre que la surface des globules rouges présente des irrégularités, en forme de cratère [BESSIS et col. (4)]. L'épaisseur de ces figures en cratère est de l'ordre de 500 à 1000 Å, leur nombre et leurs dimensions sont variables: en général elles sont de trois à quatre par globule rouge et de 0,5 à 1 micron de diamètre. Elles peuvent aussi être très petites (0,05 micron à 0,2 micron) et au nombre d'un cinquantaine environ. Nombre et dimension paraissent être inversement proportionnels: la surface interessée reste à peu près du même ordre de grandeur dans les sangs normaux. Lors de la pré-hémolyse (hématies conservées, chauffées ou mises en suspension dans du sérum physiologique pendant quelques heures) l'importance et le nombre des cratères augmentent nettement.

Il existe entre ces cratères et les figures myéliniques des rapports de filiation.

1°) Les conditions expérimentales de pré-hémolyse qui accentuent les cratères font également naître des formes myéliniques.

2°) On constante que lorsque les formes myéliniques apparaissent elles sont reliées toujours à l'un de ces cratères. Elles naissent précisèment de ces cratères, qui seraient donc constitués en majeure partie de phospholipides.

3°) Le fil réunissant deux globules rouges lors de l'agglutination se termine sur chacun des globules par une figure en cratère.

Il semble donc bien que cratères et figures myéliniques soient des aspects de la même substance.

III. Les formes myéliniques des érythrocytes falciformes

L'étude des érythrocytes falciformes a permis des observations intéressantes sur les formes myéliniques.

Chez les malades atteints de drépanocytose, les érythrocytes donnent naissance, en milieu oxygéné, à des formes myéliniques exactement semblables à celles qui

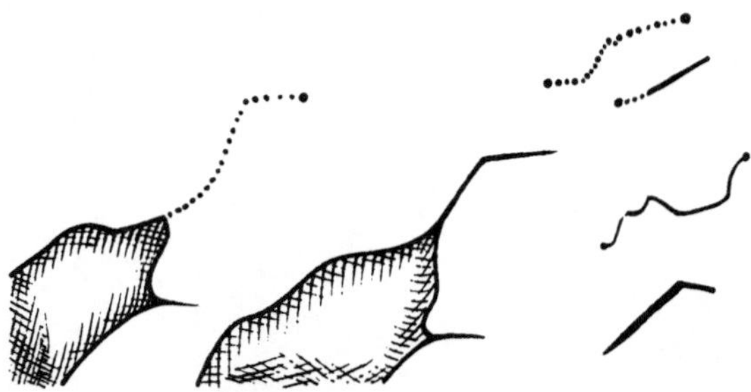

Fig. 5. Aspect des figures myéliniques provenant d'érythrocytes falciformes, avant et après réduction du milieu

proviennent des globules rouges normaux. Mais lorsque le milieu est réduit, les formes myéliniques, celles qui sont attachées au globules rouge, comme celles qui nagent librement dans le milieu, se rigidifient et prennent l'aspect de bâtonnets rectilignes ou souvent en forme de V élargi [BESSIS et col. (3)]. Cette rigidification reversible indique probablement la présence d'hémoglobine dans les formes myéliniques que l'on doit donc considérer comme de petits fragments de la surface érythrocytaire contenant phospholipides et hémoglobine.

IV. Les figures myéliniques intra-cellulaires. Etude au microscope électronique par la méthode des coupes

Dans le cytoplasme des cellules réticulaires on trouve fréquement des globules rouges en voie de digestion. Dans ces derniers on observe des figures singulières

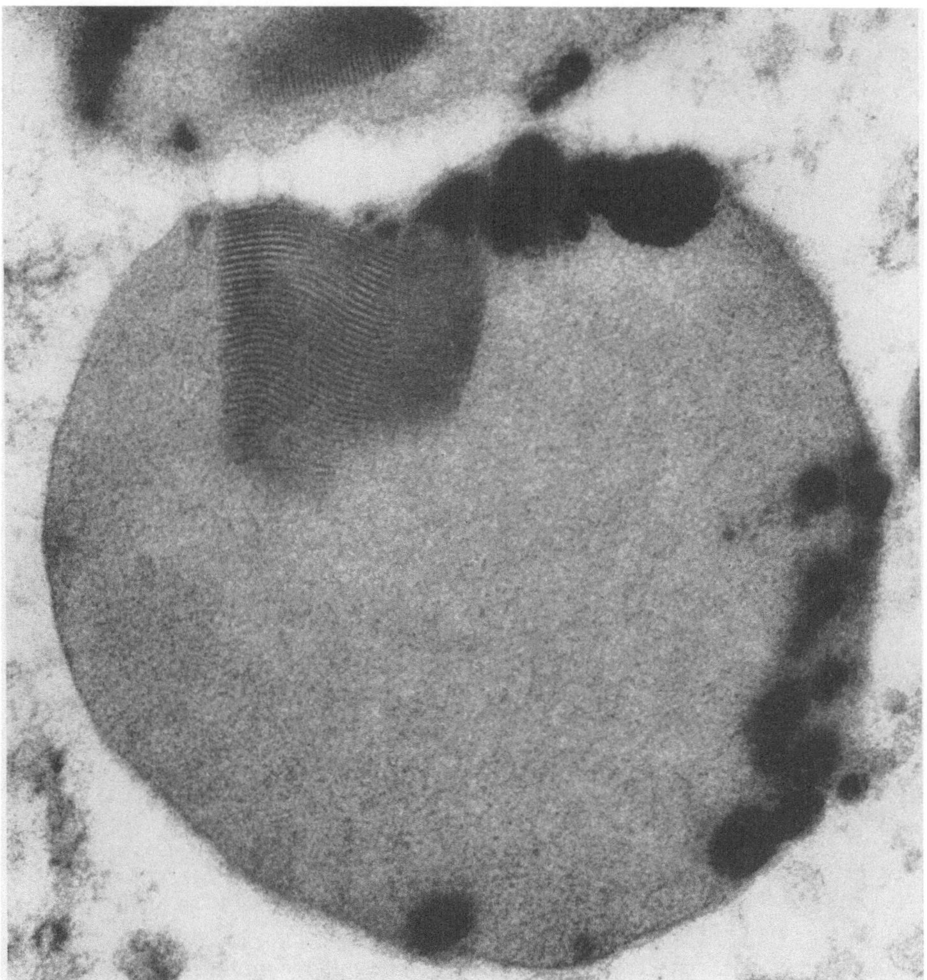

Fig. 6. Coupe, examinée au microscope électronique, d'un globule rouge en voie de digestion dans le cytoplasme d'un macrophage. Les masses noires sont agrandies dans la figure suivante

composées de lignes parallèles plus ou moins épaisses et très denses. Ces structures se superposent exactement aux descriptions classiques que NAGEOTTE (*12, 13*) a faites au microscope optique. Elles ressemblent grossièrement à des empreintes digitales et sont formées d'une succession régulière de lignes denses de 65 Å environ séparées par des espaces clairs de 80 à 120 Å environ. Ces aspects représentent des sections en directions variables de lamelles osmiophiles concentriques [POLICARD, BESSIS et col. (*14*), STOECKENIUS (*22, 25*)]. Elles sont particulièrement abondantes dans les anémies hypochromes ferriprives [BESSIS et BRETON-GORIUS (2a)]. Ces formations ont été découvertes également dans beaucoup d'autres cellules en voie de lyse autre que les érythrocytes, en particulier dans les processus inflammatoires du poumon [POLICARD et col. (15)]. Leur formation paraît liée à la désintégration du cytoplasme qui «démasque» les phospholipides. Ceux-ci s'hydratent, les molécules d'eau s'accumulent au niveau des pôles OH, ces chaînes

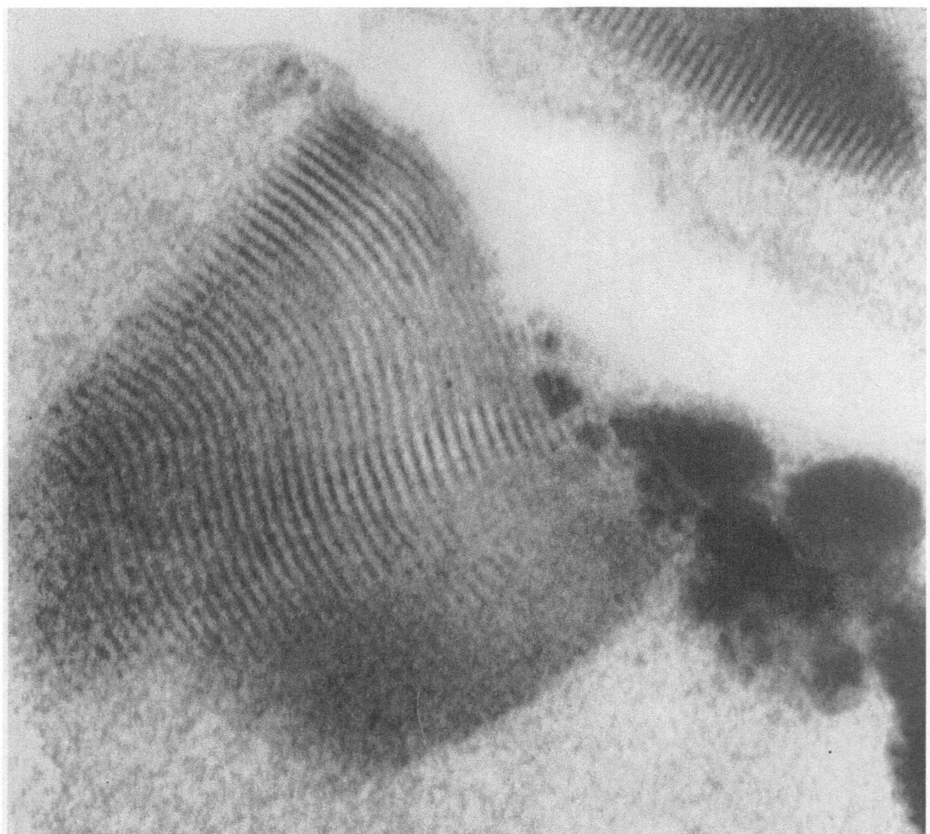

Fig. 7. Détail de la figure 6 montrant les lignes parallèles caractéristiques des figures myéliniques

bimoléculaires liées par leurs pôles hydrophobes. L'accumulation d'eau écarte progressivement les uns des autres ces films bimoléculaires de lipides, d'où la structure lamellaire caractéristique des formations myéliniques. Les lames visibles au microscope électronique sont formées de plusieurs centaines de films bimoléculaires de chaînes lipidiques superposées. Au microscope électronique, on peut voir des films composés de deux couches de molécules seulement. STOECKENIUS (23) a récemment consacré des travaux importants à l'étude des formes myéliniques. Il a repris la question à la base en étudiant non pas les formes myéliniques provenant de cellules altérées mais des formes myéliniques artificiellement obtenues au laboratoire en mélangeant de la lécithine et de l'eau. Il a montré que l'épaisseur d'une couche bi-moléculaire de lipides était d'environ 40 Å, l'épaisseur de l'eau étant variable. Il a montré également, et ceci est d'une importance capitale pour le sujet qui nous intéresse, que des protéines telle que la globine pouvaient s'additionner à la surface de ces figures myéliniques et les rendre plus ou moins épaisses.

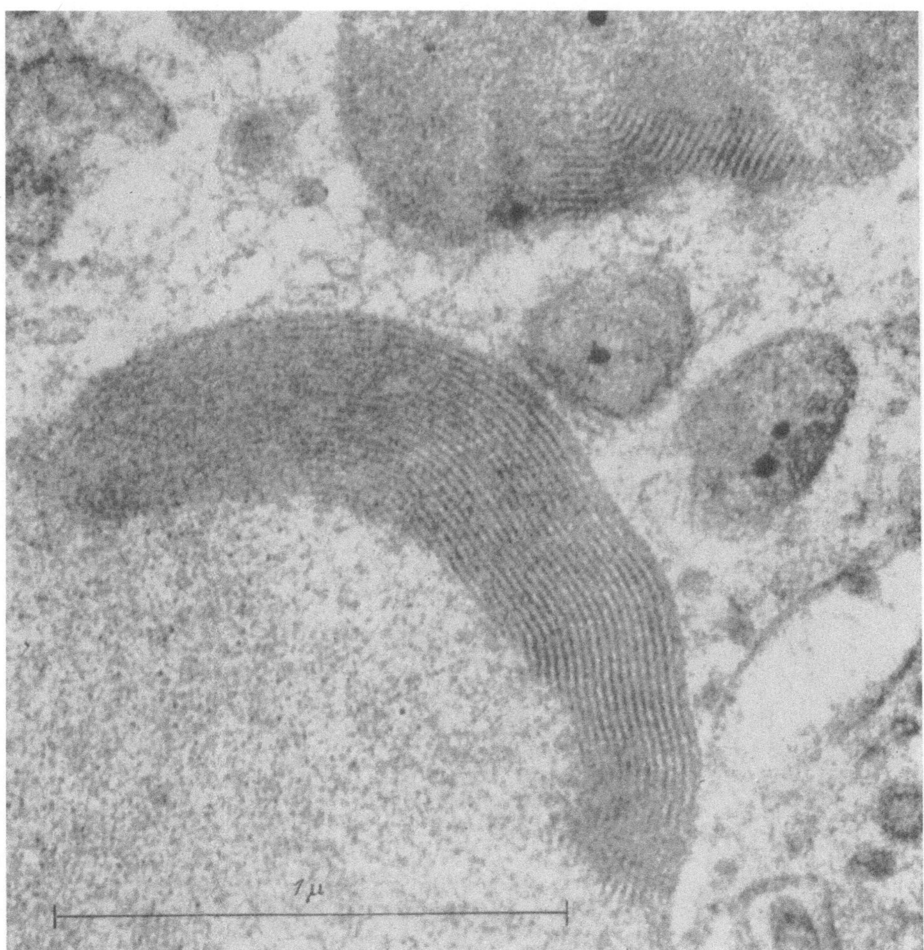

Fig. 8. Autre exemple de globule rouge en voie de digestion

Dans le cas de la digestion des érythrocytes humains nous avons trouvé des chiffres beaucoup plus grands, ce qui tend à prouver qu'entre les films lipidiques se trouvaient beaucoup de molécules de nature encore inconnue mais où l'hémoglobine doit entrer pour une bonne part.

Il est intéressant de noter que ces figures myéliniques intra-cellulaires visibles au microscope électronique ne se voient pas seulement dans les globules rouges en voie de digestion ou dans les globules rouges altérés du sang conservé. Nous l'avons mis en évidence, bien des fois dans les globules rouges du sang circulant chez des malades atteints d'anémie hémolytique. Dans l'anémie de Cooley ces formes myéliniques sont particulièrement fréquentes.

Nous faisons seulement nos premiers pas dans la connaissance de la structure des globules rouges. Un des points importants de cette connaissance sera certainement l'étude plus approfondie des lipides, qui jouent un rôle si important dans toutes les membranes cellulaires. L'étude des formes myéiiniques nous y conduit naturellement.

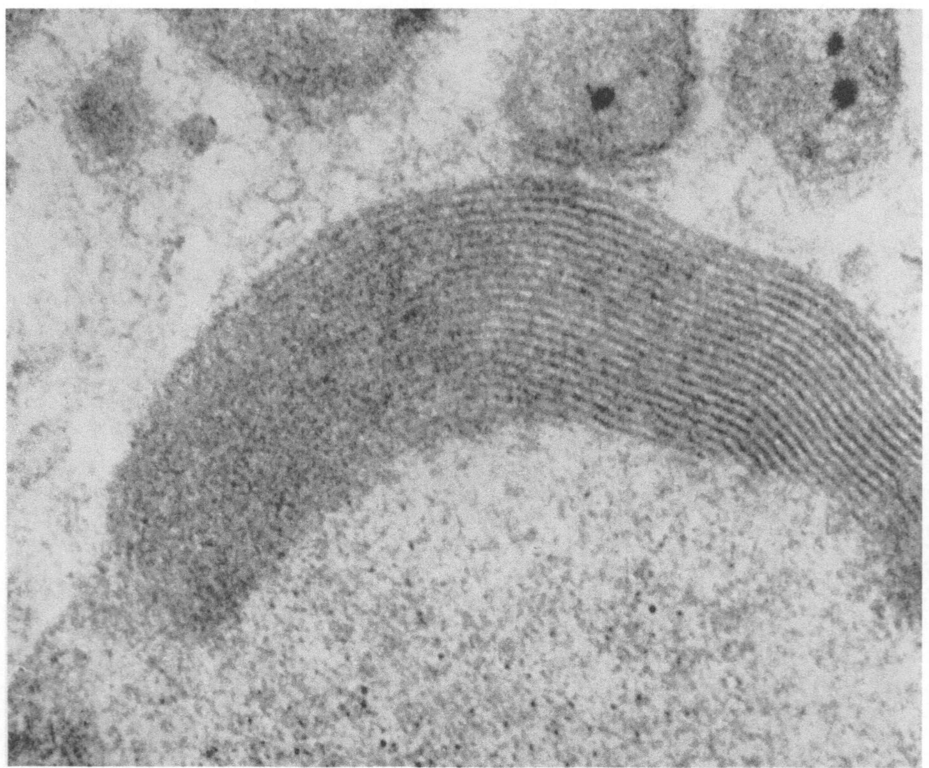

Fig. 9. Détail de la fig. 8

Références

1. AUER, J.: The structure and function of filaments produced by living red corpuscules. Amer. J. med. Sci. **186**, 776 (1933).
2. BESSIS, M.: Etude sur les cellules sanguines au microscope à contraste de phase et par la méthode de l'ombrage. Rev. Hém. **4**, 294 (1949).
2a.— et J. BRETON-GORIUS: L'îlot érythroblastique et la rhothéocytose dans le'anémie ferriprive. Rev. Hémat. Sous presse.
3. — M. BRICKA, J. BRETON-GORIUS et J. TABUIS: New observations on sickle cells with special reference to their agglutinability. Blood **9**, 39 (1954).
4. — — et A. DUPUY: Examen au microscope électronique de la surface des globules rouges. Origine des hématexodies. C. R. Soc. Biol. (Paris) **145**, 1509 (1951).
4a.— — Etude au microscope électronique de l'hémolyse, l'agglutination, la forme et la structure des globules rouges. Rev. Hémat. **21**, 518 (1950).
5. COMANDON, J., et P. DE FONBRUNE: Contribution à l'étude du mécanisme de l'hémolyse. Arch. Anat. micr. Morph. exp. **25**, 555 (1929).

6. DERVICHIAN, G.: Swelling and molecular organisation in colloïdal electrolytes. Trans. Faraday Soc. **42** B, 180 (1946).

7. — Structure et perméabilité de la membrane cellulaire. In: Expos. ann. Biol. Cell. Série 1, 90 (1955).

8. FURCHGOTT, R. F.: Observations on the structure of red cell ghosts. Cold. Spr. Harb. Symp. quant. Biol. 18, 224 (1940).

9. HOFFMAN, J. F., I. J. WOLMAN, J. HILLIER et A. K. PARPART: Ultrastructure of erythrocyte membranes in thalassemia major and minor. Blood 11, 946 (1956).

10. JUNG, F.: Strukturprobleme am roten Blutkörperchen. Naturwissenschaften 10, 229 (1950).

11. — Strukturprobleme am roten Blutkörperchen. Naturwissenschaften 11, 254 (1950).

12. NAGEOTTE, J.: Morphologie des gels lipoïdes. I° Généralités. Actualités Scient. Industr. Fascicule 431. Paris: Hermann édit. 1936.

13. — Morphologie des gels lipoïdes. 4°. Myéline, cristaux liquides, vacuoles. Actualités Scient. Industr. Fascicule 434. Paris: Hermann 2dit. 1936.

14. POLICARD, A., M. BESSIS et J. BRETON-GORIUS: Structures myéliniques observées au microscope électronique sur des coupes de globules rouges en voie de lyse. Exp. Cell. Res. 13, 184 (1947).

15. — A. COLLET et S. PREGERMAIN: Etude au microscope électronique des figures myéliniques dans les processus inflammatoires. Bull. Micr. appl. 7, 49 (1957).

16. PONDER, E.: Observations sur certaines propriétés des globules rouges. Rev. Hémat. 5, 580 (1950).

17. — Red cell structure and its breakdown. In: Protoplasmatologia, 10. Wien: Springer 1955.

18. — M. BESSIS et J. BRETON-GORIUS: Observations au microscope électronique de l'action de différentes hémolysines sur la surface des globules rouges. Rev. Hémat. 8, 276 (1953).

19. — — — A. GUINIER, HANSBERGER et G. DERVICHIAN: Modifications de la surface et de l'intérieur des érythrocytes durant leur conservation en solution ACD. Rev. Hémat. 9, 123 (1954).

20. SCHMITT, F. O., R. S. BEAR et E. PONDER: Optical properties of the red cell membrane. J. cell comp. Physiol. 9, 89 (1936).

21. SEIFRIZ, W.: Protoplasma. I vol. New York: Mc Graw Hill édit. 1946.

22. STOECKENIUS, W.: Morphologische Beobachtungen beim intracellulären Erythrocytenabbau und der Eisenspeicherung in der Milz des Kaninchens. Klin. Wschr. 35, 760 (1957).

23. — An electron microscope study of myelin figures. J. biophys. biochem. Cytol. 5, 491 (1959).

24. TEITEL-BERNARD, A.: Sur quelques propriétés physicochimiques des hématies humaines. L'hématie muriforme. Arch. roum. Path. exp. Microbiol. 5, 989 (1932).

25. — Sur quelques propriétés physicochimiques des hématies humaines. La forme biconcave du globule rouge Essai d'explication physique. Sang 8, 298 (1934).

26. VIRCHOW, R.: Über das ausgebreitete Vorkommen einer dem Nervenmark analogen Substanz in den tierischen Geweben. Virchows Arch. path. Anat. 6, 562 (1854).

27. WAITZ, R.: Le phénomène d'expulsion de substances hors des hématies (hématexodies). Son étude expérimentale. Ann. Méd. 40, 413 (1936).

28. WAUGH, D. F.: The ultrastructure of the envelope of mammalian erythrocyte. Ann. N. Y. Acad. Sci. 50, 835 (1950).

Diskussion[1]

Mit 12 Abbildungen

S. RAPOPORT:

Ich glaube, wir sind alle beeindruckt von Herrn BESSIS' schönen Bildern und den anregenden Thesen, die er ventiliert. Ich eröffne die Diskussion.

K. HUMMEL:

Meine Damen und Herren! Wir haben auch diese Figuren gesehen, die wie Fingerabdrücke aussehen. Wir haben daraufhin unsere Präparate etwas gereinigt und gewässert und — es

---

[1] Diskussionsleiter: S. RAPOPORT.

waren tatsächlich Fingerabdrücke. Mir scheint, daß es sich, mindestens bei dem ersten Bild
von Herrn BESSIS, wirklich um Fingerabdrücke handelt, und ich würde sehr gerne das
Original sehen.

Aber ich wollte das eigentlich nicht zum Inhalt meiner Diskussionsbemerkung machen,
sondern mich über die Struktur der Erythrocytenoberfläche, wie sie elektronenoptisch immer
wieder beschrieben worden ist, äußern.

Zur Darstellung der Erythrocytenmembran im elektronenoptischen Bild[1]

Mit 5 Abbildungen

Die geringste Schichtdicke, die im Elektronenmikroskop mittels Streuabsorption eben
noch visuell nachgewiesen werden kann, beträgt bei *Zaponlackfolie* (Summenformel $C_{12}H_{18}O_{11}$,
spezifisches Gewicht 1,3), dichteste Kugelpackung der Atome mit 3 Å Atomabstand vorausgesetzt, etwa 100 Å (BOERSCH 1947). Für einen hämoglobinfreien *Erythrocytenschatten* kann
man etwa die Dichte und das spezifische Gewicht von Zaponlackfolie annehmen. Soll die
Erythrocytenhülle einen Kontrast zur neutralen Umgebung bilden, dann muß sie — im
getrockneten Zustand — über 100 Å dick sein.

Auf verschiedenste Weise wurde versucht, die Dicke der Erythrocytenmembran zu
bestimmen. Eine Einigung über den wirklichen Durchmesser wurde bis jetzt nicht erzielt;
die Angaben in der Literatur bewegen sich zwischen 50 Å (HILLIER und HOFFMAN 1953) und
5000 Å (MITCHISON 1949). Elektronenoptische Untersuchungen aus jüngster Zeit ergaben an
Dünnschnitten Werte um 80 Å (BRAUNSTEINER u. Mitarb. 1956, 1959, ROBERTSON 1958).

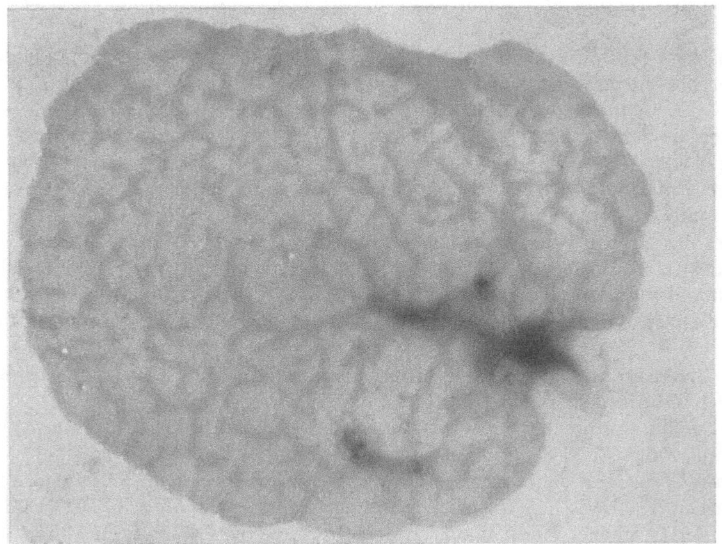

Abb. 1. Erythrocytenstroma, unfixiert Pt-bedampft, Orig. 7200:1, Ges. 7900:1

Das Stroma zeigt zahlreiche „Straßen", die zusammen mit den Einziehungen am Rande ein „cerebrales" Bild
ergeben. Die dichteste Verschattung findet sich am rechten Rand der Hülle; dort haben sich bei der Trocknung
letzte größere Reste von Hämoglobin angesammelt. Von hieraus verteilt sich das Hämoglobin in den Straßen
bis zum Rand. In den peripheren Gebieten ist die Grundtönung durchwegs dunkler als in der Mitte. Im oberen
Teil des Stromas gehen die Straßen in „Seen" über. Deutlich sind die Auffaltungen zu beiden Seiten längs der
Straßen zu sehen. Sie sind wie mit dem Stift gezogen. An mindestens 3 Stellen finden sich plattenförmige
„Defekte", die als Bessissche Krater bezeichnet werden

Wir selbst haben versucht, die Membrandicke durch *Messungen an Doppelfalten* zu bestimmen. Bei der Trocknung von Erythrocytenhüllen klebt die obere mit der unteren Lamelle
an verschiedensten Stellen zusammen; dazwischen liegen letzte Flüssigkeitsstraßen, die meist
noch restliches Hämoglobin enthalten. Wenn diese „Straßen" eintrocknen, werfen sich an

---

[1] Vorgemerkter Diskussionsbeitrag. Aus dem Hygiene-Institut der Universität Freiburg i. Br.

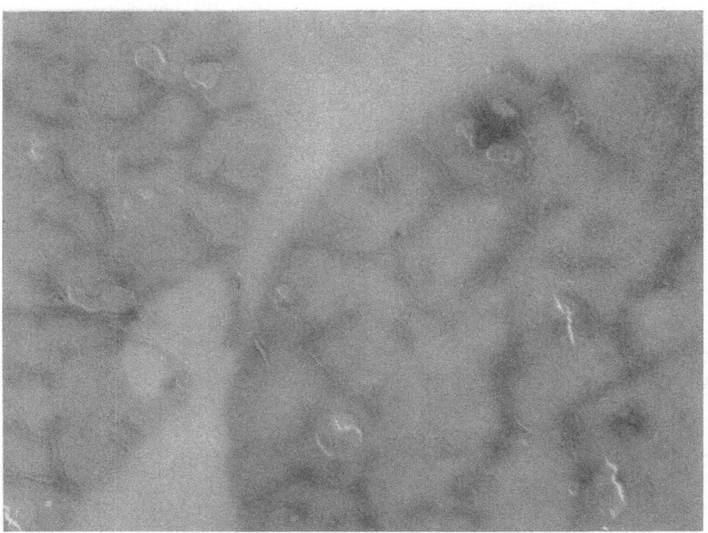

Abb. 2. Zwei Erythrocytenhüllen, unfixiert, WO_3-bedampft, Orig. 7200:1, Ges. 10888:1

Die beiden Membranen zeigen eine typische „Straßenbildung". An mehreren Stellen sind wieder Bessissche Krater zu sehen. Sehr plastisch kommen die beiden „Cristae" entlang den Straßen heraus. Dazwischen erscheint die Membran eingesunken. Die Umgebung der Straßen ist dunkler als die Folie. Das linke Stroma zeigt eine rundliche Stelle von derselben Helligkeit wie die Folie. Bei dieser Stelle handelt es sich nicht um ein „Loch", also um einen Membrandefekt, sondern um eine durchaus intakte Stelle; die Aufhellung ist nämlich deutlich von Straßen durchzogen und zeigt eine schwache Randbegrenzung

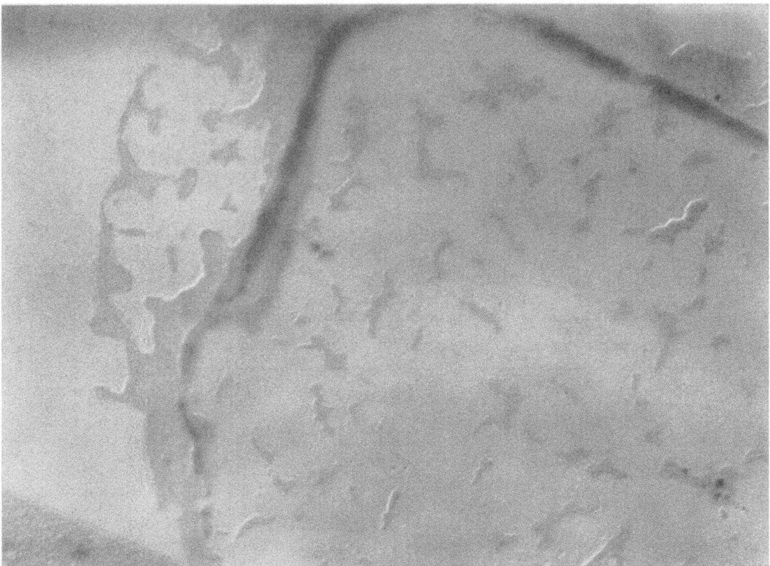

Abb. 3. Erythrocytenstromata, unfixiert, WO_3-bedampft, Orig. 7200:1, Ges. 10000:1

In der Abbildung sind mindestens 2 Membranen dargestellt, die untere zeigt den gekörnten Typ — wobei man die ersten Anfänge von „Straßenbildung" zu erkennen glaubt —, die obere Membran macht den Eindruck völligen Zerfallenseins. Sie muß aber intakt sein, sonst hätte sie nicht als zusammenhängendes Gebilde auf die Folie gebracht werden können, außerdem würden sich die „Reste" nicht derart organisch gruppieren wie hier. Es handelt sich also wohl um ein extrem Hb-armes Stroma, das nur wegen der noch vorhandenen Straßen und ihrer Hb-Füllung zu sehen ist.

Die Umgebung der Straßen ist tongleich mit der Folie. Am linken Rand ist eine Begrenzung nur dort zu sehen, wo sich Hämoglobin-Reste befinden. Das Hämoglobin hat sich vorzugsweise in die Randpartien zurückgezogen. Andeutungsweise sind am linken Rand noch Einziehungen zu sehen, die mit Hb-Straßen zusammenfallen. Der dunkle breite Streifen, der sich links und oben hinzieht, stellt wohl eine grobe Stromafalte dar ihren Seiten zwei Membranfalten auf. Parallel verlaufend durchziehen sie — durchgängig oder unterbrochen — das getrocknete Stroma (Abb. 1, 2, 3). Oftmals ist der Bereich zwischen den Doppelfalten dunkler getönt: ein Zeichen von hier liegendem restlichem Hämoglobin. Es kann aber auch vorkommen, daß die zwischen den Falten liegende Membraneinsenkung das Hämoglobin in die Peripherie drängt; die Straßen erscheinen dann aufgehellt.

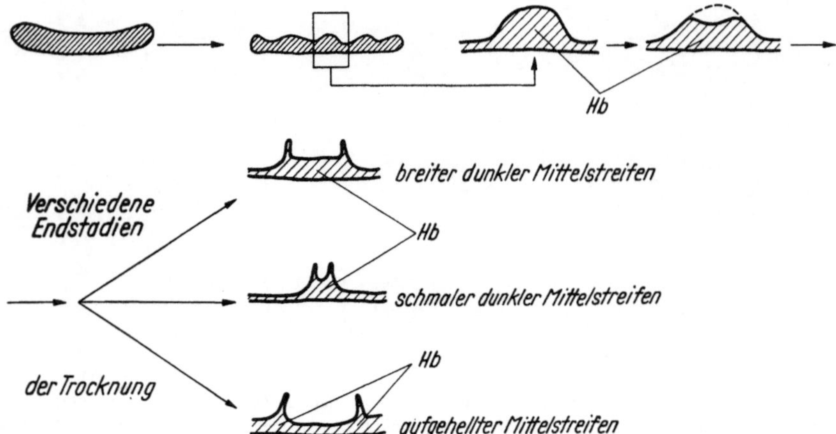

Abb. 4. Schematische Darstellung der Entstehung von „Doppelfalten" mit dunklem und hellem Mittelstreifen

Der Vorgang der Doppelfalten-Bildung und das Zustandekommen verschiedener Tönungen der „Straßen" zeigt schematisch die Abb. 4; das Prinzip der Messung ist aus Abb. 5 ersichtlich. An 9 elektronenoptischen Aufnahmen mit 11 Stromata wurden insgesamt 140 Messungen vorgenommen (Leinwandprojektion bei einer Vergrößerung von etwa 120000:1). Dabei ergab sich, daß getrocknete Erythrocytenmembranen in einfacher Lage höchstens 144 Å dick sind; die wahre Dicke kann noch unter 58 Å liegen. Der Mittelwert betrug 86 Å. Zieht man davon 20 Å für die Dicke der Aufdampfschicht (Pt bzw. WO_3) ab, dann erhält

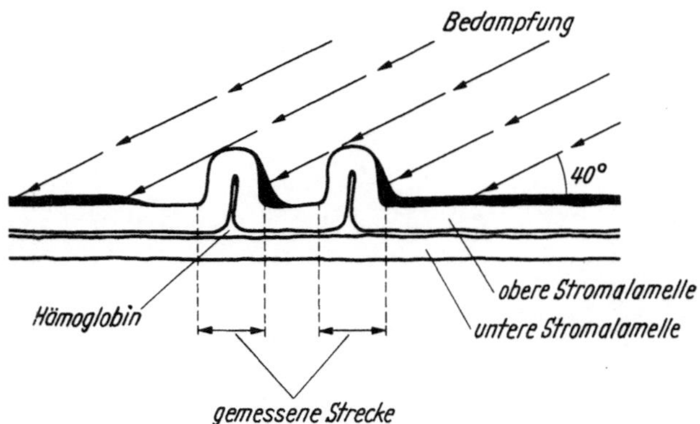

Abb. 5. Prinzip der Messung an Doppelmembranen im bedampften elektronenoptischen Präparat

man 66 Å als Mittel. Dieser Wert stimmt mit den Messungen von BRAUNSTEINER und PAKESCH (1959), HILLIER und HOFFMAN (1953) und ROBERTSON (1958) an elektronenoptischen Bildern gut überein, aber auch mit den auf theoretischer Basis errechneten Werten von PONDER (1958) und PARPART und BALLANTINE (1952).

Wenn eine doppelt gelegte Membran in getrocknetem Zustand eine Dicke von 130—160 Å hat, ist nur in besonders günstigen Fällen damit zu rechnen, daß sie sich gegenüber der Folie abhebt. Auch eine Bedampfung kann keine weitere Kontrastierung bringen; lediglich an der

Grenze des Stromas zur Folie werden Niveauunterschiede deutlich, auch Membranfalten stellen sich besser dar.

Obwohl man sich bei der elektronenoptischen Betrachtung von Erythrocytenhüllen an der Grenze des sichtbaren Kontrastes befindet, wurden die verschiedensten „Strukturen", sowie oberflächliche und tiefe Membran„defekte" beschrieben. Wie kommen diese Erscheinungen zustande?

Elektronenoptische Kontraste durch Streuabsorption wachsen mit der Ordnungszahl, dem Auflösungsvermögen und der Wellenlänge. Bei einem Auflösungsvermögen von 3 Å und einer Wellenlänge von 0,05 Å erhält man einen hinreichend guten Kontrast für *Einzel*atome mit einer Ordnungszahl von über 13, *für monoatomare Schichten* (amorph, ohne Auflösung der Atomabstände) von einer Ordnungszahl ab 40 (BOERSCH 1947).

Unter den Erythrocytenbestandteilen hat nur Eisen (vor allem als *Hämoglobineisen* vorliegend) eine höhere Ordnungszahl, nämlich 26. Hämoglobin kann also elektronenoptisch sichtbar werden, möglicherweise sogar als Einzelatom: bei Schnitten durch nichtlysierte Erythrocyten hat man Gebilde gesehen, die möglicherweise Hb-Moleküle darstellen (zit. n. BRAUNSTEINER und PAKESCH 1959); auch Ferritin-Moleküle stellen sich elektronenoptisch dar (FARRANT 1954, BESSIS und BRETON-GORIUS 1957, RÜTTNER und VOGEL 1959).

So ist die Annahme berechtigt, daß „Strukturen" und „Defekte" von Erythrocytenschatten meist auf dem Vorhandensein von Resthämoglobin beruhen, und seien es noch so kleine Mengen. Dabei ist es gleichgültig, ob die Stromata von normalen oder pathologischen Erythrocyten stammen und welche Vorbehandlung vorausging. Lediglich massive Zerstörungen mechanischer Art (Zerreißungen) oder fermentativ-chemischer Art (Auflösung, Destruktion) hinterlassen elektronenoptisch adäquate Bilder.

Als Beleg für den geringen oder gar fehlenden Kontrast einer Hämoglobin-armen oder -freien Erythrocytenmembran gegenüber der Folie sei noch einmal auf die Abb. 2 und 3 verwiesen. An einem der beiden Stromata (Abb. 2) hat eine randständige Verklebung praktisch alles Hämoglobin zwischen den Lamellen verdrängt. So entsteht der Eindruck eines Loches. Die feine Zeichnung der durchlaufenden Straßen und die randständige Hämoglobinansammlung zeigen aber, daß an der aufgehellten Stelle die Membran durchaus intakt ist. Damit ist aber auch gezeigt, daß die Grundtönung der beiden Stromata auf Rest-Hämoglobin beruhen muß.

Fast noch instruktiver ist die Abb. 3. Nach dem ersten Eindruck sind hier Reste eines Stromas zur Darstellung gelangt. In Wirklichkeit handelt es sich um ein unversehrtes Stroma. Es wird nur dadurch sichtbar, daß es von einem System von Hämoglobin-haltigen Straßen- „fragmenten" durchzogen ist.

Zusammenfassend ergibt sich, daß mit den heutigen Mitteln der Elektronenoptik eine hämoglobinfreie Erythrocytenmembran gegenüber der Folie zwar eben noch einen Kontrastunterschied gibt, daß es aber nicht möglich ist, normale oder pathologische Strukturen oder oberflächliche Membrandefekte nachzuweisen, selbst wenn diese bestünden. Nur massive Destruktionen der Membran ergeben adäquate elektronenoptische Bilder. Die sonst beobachteten Membranzeichnungen (als „Strukturen" oder „Defekte" bezeichnet) dürften auf Hämoglobin-Reste in den Hüllen zurückzuführen sein.

Literatur

BESSIS, M., et J. BRETON-GORIUS: Trois aspects du fer dans des coupes d'organes examinées au microscope électronique (ferritine et précourseurs) dans les cellules intestinales, les érythroblastes et les cellules réticulaires. C. R. Acad. Sci. (Paris) **245**, 1271 (1957).

BOERSCH, H.: Über die Kontraste von Atomen im Elektronenmikroskop. Z. Naturforsch. **2 a**, 615 (1947).

BRAUNSTEINER, H., K. FELLINGER u. F. PAKESCH: Über die Struktur der Retikulocyten. Acta haematol. (Basel) **16**, 322 (1956).

— u. F. PAKESCH: Über die Anwendung der Elektronenmikroskopie in der klinischen Hämatologie. Blut **5**, 225 (1959).

FARRANT, J. L.: An electron microscopy study of ferritin. Biochim. biophys. Acta **13**, 509 (1954).

HILLIER, J., u. J. F. HOFFMAN: On the ultrastructure of the plasmamembrane as determined by the electron microscope. J. cell. comp. Physiol. **42**, 203 (1953).

Mitchison, J. M.: Thickness and structure of membrane of the human red cell ghost. Nature (Lond.) **166**, 347 (1949).

Parpart, A. K., u. R. Ballantine: Molecular anatomy of the red cell plasma membrane. Modern trends in physiology and biochemistry. Acad. Press N. Y. **135**, 147 (1952).

Ponder, E.: Hemolysis and related phenomena. S. 132. New York: Grune & Stratton 1948.

Robertson, J. D.: 4. Internat. Kongress für Elektronenmikroskopie. Berlin 1958.

Rüttner, J. R., u. A. Vogel: Zur Feinstruktur des Hämosiderins. Tagung der dtsch. Ges. Elektronenmikroskopie. Freiburg 1959.

F. Jung (mit 7 Abbildungen):

Meine Damen und Herren, darf ich zunächst für Herrn Bessis sprechen und auf die „Fingerabdrücke" eingehen. Das sind keine Fingerabdrücke, das sind echte intracelluläre Strukturen, die man im Dünnschnitt regelmäßig bekommt. Ich kenne meine Daumenabdrücke auch auf unseren elektronenoptischen Platten, weiß, daß sie sehr selten sind und daß sie im allgemeinen nicht vorkommen und nicht in dieser typischen und charakteristischen Weise *innerhalb* der Zellen liegen. Außerdem sind die Strukturen, die Herr Bessis innerhalb und außerhalb der Zelle gefunden hat, typisch als Ergebnis einer Erythrocytenphagocytose. Ich habe mich also mit dieser Bemerkung voll und ganz mit Herrn Bessis identifiziert. Gar nicht identifiziere ich mich aber mit vielem, was ich vorhin hier verlesen habe. Und zwar schon in Beziehung auf die Struktur des roten Blutkörperchens. Ich möchte nur einiges herausgreifen, auch im Hinblick darauf, daß ich in meinem eigenen Vortrag die Dinge nachher brauche.

Herr Bessis nimmt ähnlich wie wir eine sehr konkrete Struktur der Erythrocyten an, und zwar außen eine Lipoidlamelle, auf die sich vielleicht noch adsorptiv Eiweiße legen können, und darunter das Stroma bzw. die Struktureiweißkörper des Erythrocyten. Das Hämoglobin ist im Innern der Zelle gelöst, es ist auch noch zwischen das Struktureiweiß so hineingelöst, daß es unter Umständen bei der Hämolyse stark adsorptiv gebunden bleibt und dann schwer herausgeht. Nun sagt aber Herr Bessis, daß bei *jeder* Hämolyse Myelinfiguren auftreten. Das ist nicht richtig. Wenn man die Zellen sorgfältig hämolysiert, unter bestimmten Bedingungen hämolysiert, osmotisch oder mit klassischen Hämolytica, dann beobachtet man im allgemeinen keine Myelinfiguren. Regelmäßig werden wir sie allerdings sehen, wenn wir mit schlechter Technik herangehen: wenn wir die Zellen also osmotisch ein wenig quälen.

Abb. 1. „Medusenhaupt" nach osmotischer Hämolyse: Die Zellen wurden mit Wasser (100 ml auf 1 ml Zellbrei) hämolysiert, dann mit 2%iger NaCl-Lösung wieder „revertiert" und erneut hämolysiert. [F. Jung: Naunyn-Schmiedeberg's Arch. exp. Pat . Pharmak. **215**, 568 (1952)]

Sie sehen hier das Medusenhaupt, von dem Herr Bessis gesprochen hat (Abb. 1), mit den Fäden, die sich dann ablösen und als Pseudospirochäten erscheinen. Aber das ist nur bei einem ganz kleinen Teil der Hämolysate der Fall, und wie mannigfaltig das Bild verschiedener Hämolytica sein kann, das zeigen die folgenden elektronenoptischen Aufnahmen. Sie sind zwar schon alt, aber alles, was ich jetzt bringe, ist reproduzierbar und deutbar.

Hier haben Sie noch einmal die Myelinfiguren (Abb. 2). Sie kommen in dieser Weise zustande, wenn Sie durch eine relativ stark *alkalische Reaktion* die Zellen zerstören. Dabei sieht man dieses Zerfließen der roten Blutkörperchen.

Das ist das, was bei einer *Wärmehämolyse* übrigbleibt (Abb. 3). Herr SCHUBOTHE hat ja
in einem sehr hübschen Film die Vorgänge bei der Wärmehämolyse demonstriert. Hier bilden
sich Myelinfiguren. Man sieht dabei sehr schön, daß sich die Membran des roten Blutkörperchens in zwei Elemente zerlegt, in dieses sehr dünne Häutchen, das unter ganz bestimmten

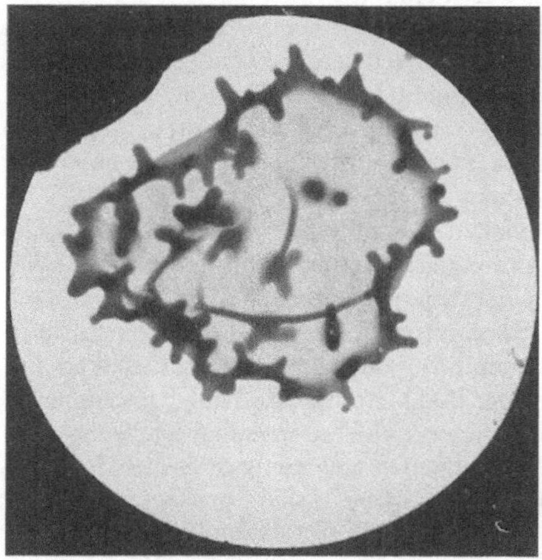 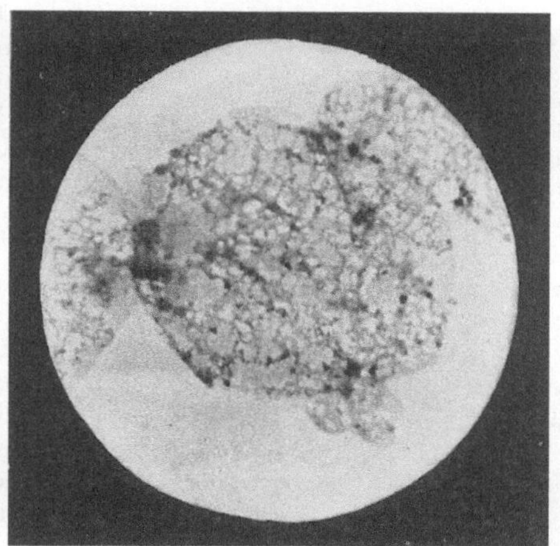

Abb. 2. Erythrocytenmembran in stark alkalischer
Lösung (pH 9), Bildung von Myelinfiguren. [F. JUNG:
Naturwissenschaften **37**, 257 (1950)]

Abb. 3. Erythrocytenmembran nach Wärmehämolyse.
Beachte: Zerfall in zwei Komponenten. [F. JUNG:
Naturwissenschaften **37**, 257 (1950)]

Versuchsbedingungen ganz bleibt, und in ein sehr leicht coagulierbares Protein, wahrscheinlich das Strukturprotein.

Das ist ein altes Bild von einer *Digitoninhämolyse* (Abb. 4). Bei der Digitoninhämolyse
gibt es auch etwas, was man als Myelinfiguren bezeichnen könnte. Es sieht aber tatsächlich

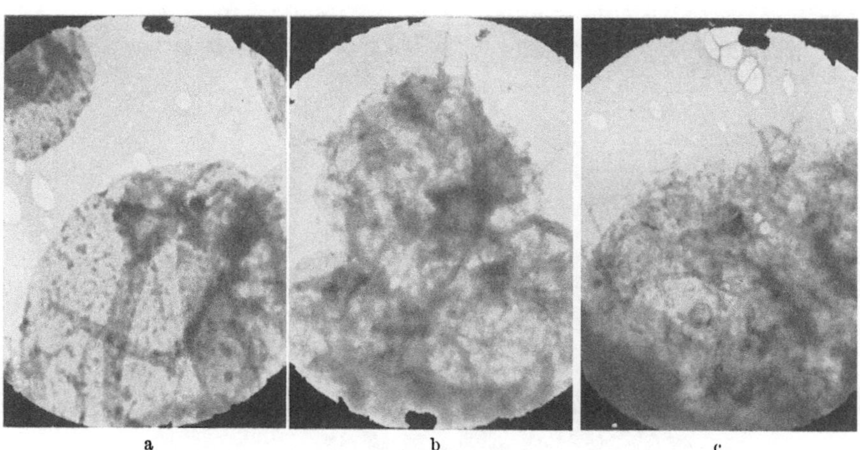

a   b   c

Abb. 4a—c. Erythrocytenmembran nach Hämolyse durch Digitonin. a) Probe nur zu 90% hämolysiert. b) 100%
Hämolyse, geringer Lysinüberschuß. c) 100% Hämolyse, großer Lysinüberschuß. [F. JUNG u. K. BÖHM: Naunyn-
Schmiedeberg's Arch. exp. Path. Pharmak. **207**, 154 (1949)]

ganz anders aus. Es ist fast mehr eine Art von Schüppchen, die sich von der Erythrocytenoberfläche ablösen, möglicherweise das Ergebnis der Digitonin-Cholesterin-Reaktion, die als
Ausfällung in dieser Form sichtbar wird.

Diese „Amöbe" ist der Rest eines Erythrocyten, den wir mit *Harnstoff* behandelt haben
(Abb. 5). Harnstoff ist ein gutes Eiweißlösungsmittel. In diesem Harnstoffmilieu scheint die

2*

Zelle außerordentlich flexibel zu werden und dann in derart eigentümliche Strukturen hinein zu zerfließen. Dieses Phänomen läßt sich durch geeignete Harnstoffkonzentrationen regelmäßig erzielen.

Das ist eine Hämolyse durch ein *Schwermetall* (Abb. 6), bei der es gar keine Myelinfiguren gibt.— Und das ist etwas, was schon zu meinem kommenden Vortrag gehört, eine Hämolyse durch ein *Netzmittel*, nämlich eine Gallensäure (Abb. 7). Durch ein Netzmittel kann man nun tatsächlich schwere Bestandteile, Hämoglobin und ähnliche Dinge, völlig von der Membran ablösen, so daß außerordentlich zarte und dünne Stromata übrigbleiben, die man fast gar nicht mehr sieht.

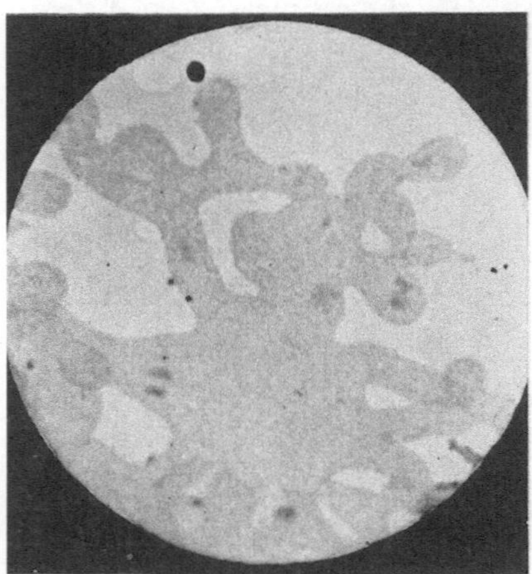

Abb. 5. Erythrocytenmembran nach Suspension der Zelle oder des isolierten Stromas in 20%iger Harnstofflösung. [F. JUNG: Naturwissenschaften **37**, 257 (1950)]

Soviel zu dieser Frage, wie sich hämolytische Veränderungen elektronenoptisch darstellen. Wir dürfen die Behauptung aufstellen, daß, je nach dem Hämolyticum, je nach dem chemischen Effekt, der hinter der Hämolyse steht, sich ein andersartiges Bild bietet und daß von Experimenten dieser Art noch viel zu erwarten ist, wenn man mit der geeigneten elektronenoptischen Methode herangeht. Es spiegelt sich sozusagen der spezielle Angriffsmodus des Hämolyticums wider.

Weiterhin werden nach der Auffassung von Herrn BESSIS im Verlauf der Hämolyse die in den Erythrocyten enthaltenen Phospholipoide frei und ordnen sich neu. Das ist als Verallgemeinerung aber nicht ganz zulässig. Darauf kann er mir hier nicht erwidern. Aber ich möchte betonen, daß das wohl nur für die von ihm untersuchten Hämolyseformen gilt. Sie werden mir vielleicht gestatten, in meinem eigenen Vortrag darauf zurückzukommen.

S. RAPOPORT:

Herr JUNG, wollen Sie nicht vielleicht auf die grundsätzlichen Bemerkungen von Herrn HUMMEL, auf seine Generalattacke gegen die Elektronenmikroskopiker auch noch etwas eingehen?

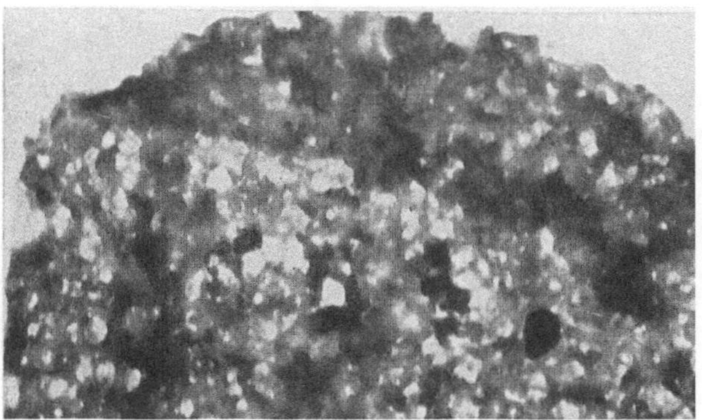

Abb. 6. Erythrocytenmembran nach Sublimathämolyse. [F. JUNG: Klin. Wschr. **24/25**, 459 (1947)]

F. JUNG:

Ich habe auch schon früher viele Auseinandersetzungen mit Hämatologen gehabt, ob die Bilder, die man im Elektronenmikroskop sieht, echt sind. Das ist ein philosophisches Problem. Sicherlich vermitteln sie neue Erfahrungen und erlauben Differenzierungen. Deshalb halte ich eine Diskussion, ob die Bilder die eigentliche Wirklichkeit darstellen oder nicht, für fruchtlos. Allerdings müssen technische Artefakte, wie Fingerabdrücke, grundsätzlich ausgeschlossen sein.

G. Ruhenstroth-Bauer:

Die Frage der beiden Erythrocyten-„Modelle" hat mich schon lange Zeit beschäftigt, die Frage also, ob die alte Ballontheorie richtig ist, oder das, was ursprünglich von Ponder inauguriert wurde: ein allmähliches Übergehen der Membran in das Innere. Ich glaube, die zwei Haupteinwände gegen die (natürlich nach modernen Vorstellungen modifizierte) Ballontheorie sind die: Einmal, daß man die Membranen, die Schatten hämolysierter Erythrocyten nicht ganz hämoglobinfrei bekomme. Dem ist aber entgegenzuhalten, daß sie doch hämoglobinfrei werden, wenn man mit Digitonin hämolysiert. Und ich möchte ausdrücklich darauf hinweisen, daß auch osmotische Hämolyseschatten, die an sich sehr schwer hämoglobinfrei zu bekommen sind, dies sofort werden, wenn man eine ganz kleine, subhämolytische Dosis von Digitonin dazu tut. Ich habe also den Eindruck, daß es sich bei dem Austritt von Hämoglobin aus dem Erythrocyten um eine Art Sieb-Prinzip handelt. Darauf werde ich später noch eingehen. Der zweite Einwand gegen die Ballontheorie ist die Behauptung, das sog. Stroma müsse aus einer Art Schwammwerk bestehen, weil bei verschiedenen Alterationen, z. B. der Wärmefragmentation, der Erythrocyt in mehrere hämoglobinhaltige Tropfen zerfällt. Nun ist hierbei der Vorgang ja etwa so, daß sich Teile der Membran einstülpen und — wenn Sie wollen — ein inneres Berühren finden. Ich könnte mir also vorstellen, daß dieses Abtropfen durch ein Zusammenfließen der Membran im Innern der Zelle zustandekommt, so ähnlich wie das ist, wenn ein Malariaparasit an der Erythrocytenmembran klebt, dann dringt er bekanntlich auch ein, ohne

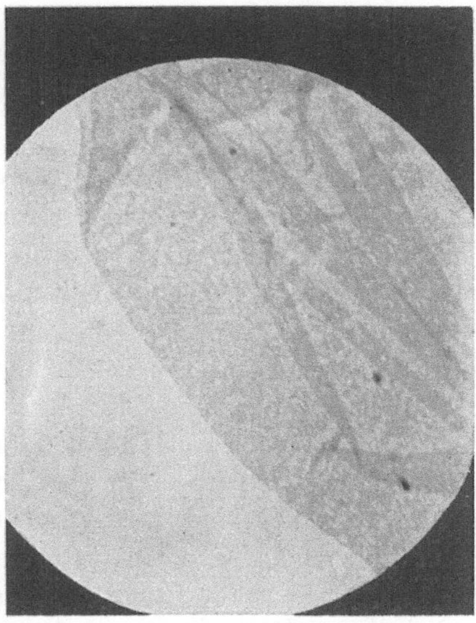

Abb. 7. Erythrocytenmembran nach Hämolyse mit Desoxycholat. [F. Jung: Naturwissenschaften **37**, 230 (1950)]

eine Hämolyse herbeizuführen. Er wird dabei von Ausstülpungen des Blutkörperchens umflossen und gelangt auf diese Weise in das Innere. Vielleicht ist eine Art Zusammentreten von Membranteilen im Sinne einer Verklebung die Deutung dieses Phänomens. So glaube ich, daß diese beiden Einwände zumindest nicht zwingend gegen die Ballontheorie sprechen. Andererseits sprechen so viele Argumente für sie, daß sie noch immer die beste Vorstellung vom Aufbau des Erythrocyten ist.

S. Rapoport:

Ich möchte das, was Herr Ruhenstroth gesagt hat, unterstützen. Das Eindringen des Malariaparasiten ist, möchte ich sagen, mit umgekehrtem Vorzeichen der Vorgang einer Pinocytose, den wir bei sehr vielen Zellen kennen, d. h. die Sekretion oder Ausstülpung einer Vacuole, die sicherlich eine Veränderung der Membran, also ein „Öffnen und Schließen der Tür" mit sich bringt, also das Prinzip einer Schleuse. Zur Frage der chemischen Spezifität hämolytischer Mittel möchte ich bemerken, daß sich da noch sehr viele Untiefen verbergen. Wenn man z. B. Gallensäuren als spezifisch lytisch für die Phospholipoide betrachtet, so muß man bedenken, daß die Gallensäure ein so guter Lösungsvermittler ist, daß sie auch Lipoproteide löst. Man kann ein ganzes Mitochondrium, man kann ein Mikrosom durch Gallensäure in Lösung bringen, so daß man damit also nicht unterscheiden kann, ob es sich bei dem Substrat nicht um ein Lipoproteid insgesamt handelt. Das ist ein Problem, über das wir sicher später noch mehr hören werden. Aber ich glaube, diesen Vorbehalt muß man auf jeden Fall jetzt schon machen.

Die Biochemie der Hämolyse*

Von

G. Ruhenstroth-Bauer (München)

Mit 3 Abbildungen

Vor über 100 Jahren hat der Tübinger Physiologe Vierordt gefunden, daß die normale Erythrocytenkonzentration im menschlichen Blut überraschend konstant ist. Es hat lange gedauert, bis klar wurde, daß diese Konstanz auf einem dynamischen Gleichgewicht zwischen Erythropoese und in vivo-Hämolyse beruht, und erst vor wenigen Jahren wurden die Gleichgewichtsgrößen gefunden. Danach werden beim normalen Erwachsenen täglich die Erythrocyten von rund 50 ml Blut auf- bzw. abgebaut. Über die Regelung der Erythropoese haben wir heute schon ziemlich genaue Vorstellungen, während unsere Kenntnisse über die in vivo-Hämolyse, namentlich was ihre biochemischen Ursachen anbelangt, noch sehr unvollständig sind. Es ist schwierig, über ein solches weitschichtiges und z. T. weitgehend ungeklärtes Problem zu berichten; bei einzelnen Fragen kann ich nur versuchen, die Grenzen anzugeben, innerhalb derer die Antworten vermutlich liegen dürften.

Bei der in vivo-Hämolyse muß es schließlich so wie bei der in vitro-Hämolyse in irgendeiner Weise zur Zerstörung der Erythrocytenmembran kommen. Seit langem kennt man schon funktionelle Unterschiede zwischen den Membranen junger und alter Erythrocyten; dies gilt namentlich für die osmotische Resistenz: sie sinkt bei menschlichen (Simmel, 1932) und Kaninchenerythrocyten (Morawitz u. Pratt, 1908) mit fortschreitendem Alter der Zellen. Diese Veränderung ist aber wahrscheinlich nur eine Begleiterscheinung und nicht primäre, auslösende Ursache des physiologischen Zelltods. Dies ergibt sich daraus, daß sich z. B. die osmotische Resistenz von Hundeerythrocyten mit dem Zellalter in der umgekehrten Richtung ändert (Stewart u. Mitarb., 1950). Dieser Unterschied ähnelt damit dem Natrium-Kalium-Verhältnis innerhalb und außerhalb der Erythrocyten: die allgemeine Zelleistung besteht hier darin, den Konzentrationsgradienten aufrechtzuerhalten; welches der beiden Kationen aber in der Zelle in höherer Konzentration vorliegt, ist speciesspezifisch und somit keine allgemeine Bedingung für die Möglichkeit des Erythrocytenaufbaus. — Auch die Zelldichte nimmt mit dem Zellalter zu (Stewart u. Mitarb., 1950). Aber diese und ähnliche Veränderungen dürften auch Begleiterscheinungen und nicht Kernpunkt der Erythrocytenalterung sein.

Aber auch bei den biochemischen Unterschieden, die in der letzten Zeit gefunden wurden, ist noch nichts Sicheres darüber bekannt, welche Elemente oder welche biologische Systeme des Erythrocyten jenes Ausmaß an Veränderung

---

* Aus dem Max Planck-Institut für Biochemie, München.

erreicht haben müssen, um als Auslöser der normalen in vivo-Hämolyse zu fungieren. Von einer Reihe von Fermenten wurde in den letzten Jahren gezeigt, daß sich ihre Konzentration mit dem Erythrocytenalter ändert. Unter diesen dürften am ehesten jene für unser Problem von Bedeutung sein, die mit dem Energiestoffwechsel der Zelle zu tun haben (MARKS, 1957; LÖHR u. Mitarb., 1958). Dafür spricht u. a., daß der ATP- und ADP-Gehalt von menschlichen Erythrocyten während der ersten 60 Tage ihres Lebens ein etwa konstantes Verhältnis von 5:1 aufweist. Dann fällt aber die ATP-Konzentration zugunsten des ADP ab und erreicht bei etwa 90 Tagen ein Verhältnis von 1,15:1 (LÖHR u. Mitarb., 1958). Von den untersuchten Fermenten, die mit dem Zellalter ihre Konzentration ändern, sind zwei an der Energielieferung unmittelbar beteiligt: die Glucose-6-phosphat-dehydrogenase und die Phosphorglycerinaldehyd-dehydrogenase. Das zweite Ferment ist bei den 60 Tage alten Erythrocyten auf weniger als die Hälfte abgefallen, zu gleicher Zeit beginnt das ATP in seiner Konzentration ebenfalls zu sinken. Ähnliches konnte bei in vitro-Versuchen nachgewiesen werden: bei Vergiftung mit Monojodessigsäure fällt der ATP-Gehalt in dem Augenblick, in dem das Ferment etwa $^2/_3$ seiner Wirksamkeit verloren hat. — Die Verminderung der Konzentration der Glucose-6-phosphat-dehydrogenase bringt eine Beeinträchtigung im Pentose-Phosphatcyclus mit sich und führt damit vermutlich zu einer Störung der Nucleotidsynthese (LÖHR u. Mitarb., 1958). Indirekt wird so wahrscheinlich ebenfalls der Energiestoffwechsel betroffen. Dieser Befund macht vielleicht auch verständlich, daß die Zugabe von Inosin und Adenosin zu Blutkonserven die Hämolyse der Erythrocyten hemmt (DONOHUE u. Mitarb., 1956).

Bei den bisherigen Erörterungen wurde stillschweigend vorausgesetzt, daß die Lebensuhr der Erythrocyten in diesen selbst abläuft. Gibt es für diese Annahme aber Belege? Als Alternative zu dieser inneren Uhr wäre die Besetzung der Erythrocytenmembran mit Hämolysinen anzusehen, die aus dem Plasma stammen und die sich nach Zufallsgesetzen an Receptoren der Membran heften. Nach Überschreitung einer Grenzbesetzung käme dann die Hämolyse zustande, bei der Organe des RES wie Milz und Leber aktiven Anteil nähmen. — Diese Frage ließ sich durch die Bestimmung von Überlebenskurven von transfundierten markierten Erythrocyten klären. Aus statistischen Gründen war anzunehmen, daß im Fall einer inneren Uhr die Überlebenskurve die längste Strecke linear verläuft und sich eine etwaige Streuung der Lebensdauer der einzelnen Erythrocyten nur im letzten Teil der Kurve deutlich zu erkennen gibt. Bei einer durch Hämolysine hervorgerufenen Hämolyse in vivo muß dagegen die Kurve entsprechend den Zufallsgesetzen bei Besetzung und evtl. Abbau eine e-Funktion wiedergeben.

Die gefundenen Werte entsprachen tatsächlich den Erwartungen: Der physiologische Abbau der Erythrocyten ergibt eine lineare Absterbefunktion (MILLER u. Mitarb., 1956 u. a.). Darüber hinaus muß die innere Uhr bei den einzelnen Zellen ein unerwartet großes Gleichmaß besitzen, da die Abflachung der Geraden am Ende der Lebenszeit bei etwa 4 Monaten nur sehr gering ist. Dieser innere Absterbevorgang muß aber schließlich zu einer Veränderung an der Erythrocytenoberfläche führen: Die alten Erythrocyten werden zum größten Teil durch das reticuloendotheliale System abgefangen und abgebaut. Dies erfolgt jedoch im RES nicht gleichmäßig: mehr als die Hälfte des Abbaues geschieht im Knochenmark. Welcher Art aber jene schließliche biochemische Membranveränderung an den

Erythrocyten ist, ist noch offen. Es scheint möglich, daß der Ausfall der normalen Nierenfunktion (Muirhead u. Stirman, 1958) und vielleicht auch andere pathologische Zustände die innere Uhr beschleunigen (Schlegel u. Kappest, 1956).

Werden in gleicher Weise normale markierte Erythrocyten an Patienten mit bestimmten Formen von erworbenen hämolytischen Zuständen transfundiert, entspricht die Absterbekurve sehr häufig der erwarteten e-Funktion (Miller u. Mitarb., 1965). Sind die Hämolysine schon vor der Transfusion im Körper vorhanden, so ist der Anfangsteil der Absterbekurve steil, werden dagegen die Hämolysine erst durch die Transfusion provoziert und brauchen daher einige Zeit zu ihrer Bildung, so kommt es zu einer S-förmigen Überlebenskurve (Jandl u. Mitarb., 1957) (Abb. 1).

Auch das Studium der in vitro-Hämolyse hat für die pathologischen Formen der in vivo-Hämolyse einige wichtige Ergebnisse erbracht, von denen ich einige biochemisch bedeutsame Punkte am Beispiel der Digitonin-Hämolyse besprechen will.

Im Mittelpunkt der biochemischen Überlegungen der Digitonin-Hämolyse steht bisher die Frage, ob der Angriffspunkt des Digitonins in bestimmten chemisch definierten Receptoren der Membran zu suchen ist oder ob breitere chemisch nicht genau definierte Bereiche der Membranstruktur durch das Digitonin so verändert werden, daß Hämolyse eintritt. Den ersten Fall könnte man als spezifische Punkthämolyse, den zweiten als unspezifische Flächenhämolyse bezeichnen.

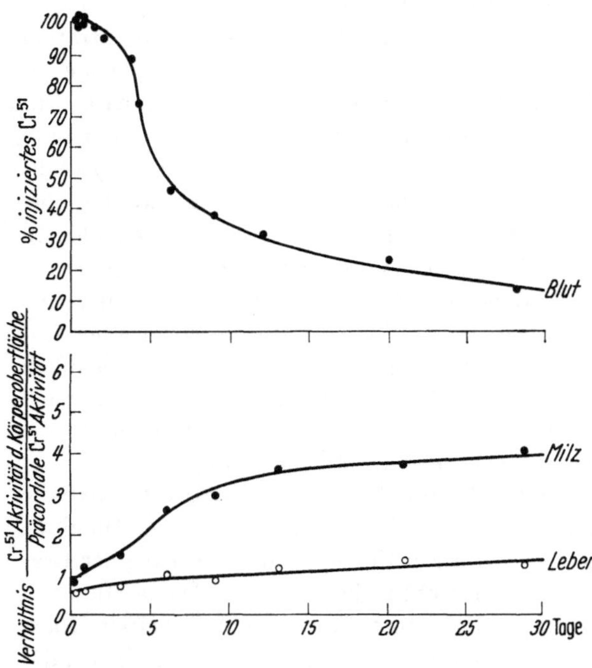

Abb. 1. Die Zerstörung von normalen B-Erythrocyten in einem A-Patienten mit erworbener Hypogammaglobulinämie und ohne in-vitro nachweisbare Isoantikörper. (Nach Jandl u. a. 1957)

Schmidt-Thomé gelang 1942 der Nachweis, daß Erythrocyten aus einer Digitonin-Lösung so viel Molekeln binden, als sie an ihrer Oberfläche Cholesterin besitzen. Das Cholesterin wurde dabei gravimetrisch bestimmt. Dieser Befund war von großem praktischem wie theoretischem Interesse. Einerseits konnte damit eine genaue Cholesterinbestimmung aufgebaut werden, andererseits schien es klar, daß der primäre Angriffspunkt des Digitonins am Erythrocyten das Cholesterin ist. Sehr wichtig war auch der Befund, daß die Digitonin-Adsorption — die „Besetzung" — fast augenblicklich nach der Mischung erfolgt und praktisch irreversibel ist (Ruhenstroth-Bauer, 1951; Ponder, 1953). Andere Hämolytica, wie z. B. Saponin, führen dagegen zu einer reversiblen Bindung (Ponder 1953), dies macht die Analyse dieser Hämolyseformen viel schwieriger. Bald zeigte sich auch (Ruhenstroth-Bauer, 1950), daß zur Digitoninhämolyse der Einzelzelle durchaus keine Vollbesetzung nötig ist: weniger als $^1/_{10}$ genügt schon, um sie herbeizuführen (Abb. 2). Allerdings kann es je nach Ausmaß der Besetzung dann noch Stunden dauern, bis die eigentliche Hämolyse erfolgt.

Ponder lehnt diese Vorstellung ab. Auch er vermutet, daß das Digitonin, das die Hämolyse eben herbeiführt, Cholesterindigitonide bildet, daß aber der 10fache Überschuß des Digitonins, das anschließend noch von der Erythrocytenoberfläche gebunden werden kann, an andere Elemente adsorbiert ist. Ich kann demgegenüber nicht einsehen, warum bei einem größeren Digitoninangebot, als es für eine Hämolyse gerade nötig ist, die noch nicht besetzten Cholesterinmolekeln mit dem zusätzlichen Digitonin nicht reagieren können sollen, wodurch dann eine Vollbesetzung der Erythrocyten mit Digitonin resultiert. Es scheint mir daher, daß die Schmidt-Thomésche Methode, die sich praktisch zweifelsohne bewährt hat, auch ihre theoretische Begründung weiterhin behält. Schmidt-Thomé läßt nämlich die Erythrocytenaufschwemmung in die Digitonin-Lösung *eintropfen*; jeder Tropfen gelangt

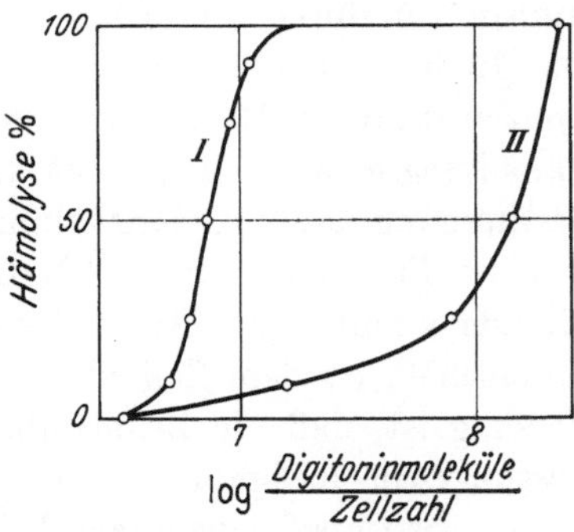

Abb. 2. Unterschiede der wahren (*I*) und möglichen (*II*) Digitoninbesetzung von Erythrocyten bei verschiedenen Graden von Hämolyse

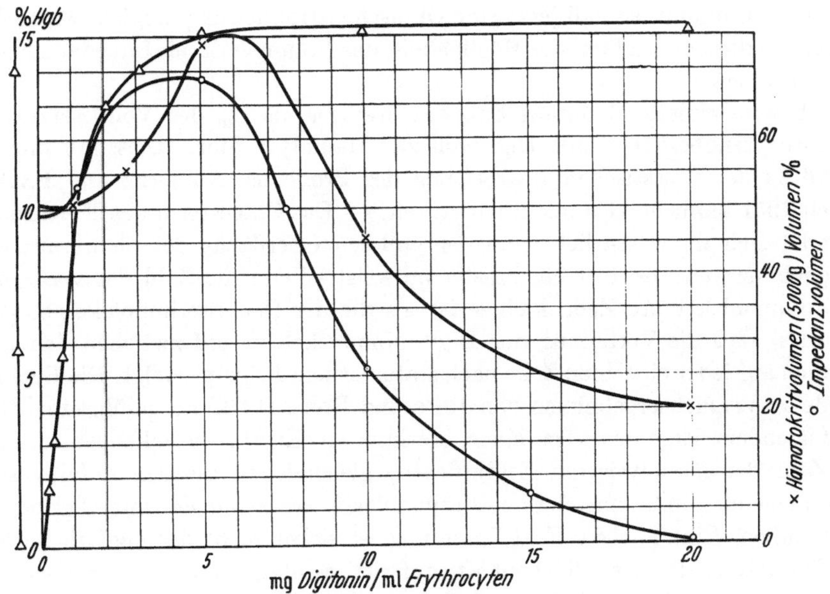

Abb. 3. Hämolysekurve (△), Hämatokrit- (×) und Impedanzvolumenkurven (○) von Erythrocyten als Funktion der Digitonineinwirkung

dadurch in einen Digitonin-Überschuß, so daß es zur praktisch konstanten Vollbesetzung kommt. Erst der letzte, nicht mehr hämolysierende Tropfen stellt den Umschlagspunkt im Grenzgebiet dar.

Die bisher geschilderten Versuche betreffen eine mittlere Erythrocyten- und Digitonin-Konzentration. Erhöht man diese beiden dagegen sehr wesentlich, so zeigt sich dann tatsächlich, daß auch andere Membranelemente als das Cholesterin vom Digitonin betroffen werden können. In ähnlicher Weise werden auch Mikrosomen durch hohe Digitonin-Konzentrationen zerstört (Cooper u. Lehninger, 1956). — Bei unseren Versuchen mit so hohen Digitonin- und Erythrocyten-Konzentrationen (Ruhenstroth-Bauer u. Mitarb., 1956) prüften wir neben dem Hämolysegrad auch das Hämatokrit- und Impedanzvolumen der Zelle (Abb. 3). Die Bestimmung des Impedanzvolumens beruht darauf, daß sich normale Zellen bis zu einer Frequenz von 2—3 MHz so wie Isolatoren verhalten. Damit wird das leitende Volumen der Aufschwemmung kleiner und ihr Widerstand größer. Der Unterschied ist dem Zellvolumen direkt proportional. Voraussetzung für diese Messung ist, daß die Zellmembranen elektrisch unverändert sind. — Bei den Messungen nach Digitonin-Hämolyse ergab sich, daß anfänglich sowohl das Hämato-krit — wie Impedanzvolumen bei zunehmender Digitonin-Hämolyse ansteigt. Die len bzw. Zellschatten runden sich dabei offenbar ab. Erhöht man aber die Digito-nin-Konzentration weiter, sinken beide Volumina ab, bei ganz hoher Digitonin-Konzentration fällt das Impedanzvolumen sogar auf 0 ab. Dies läßt sich nur so deuten, daß die Durchtrittslöcher des Hämoglobins nach Hämolyse mit geringen Digitoninmengen wieder verschlossen werden, wie dies auch bei der osmotischen Hämolyse beobachtet worden ist; wahrscheinlich erfolgt dieser Verschluß durch elastische Membranelemente. Bei hoher Digitonin-Konzentration kommt es da-gegen zu einer richtigen Zerstörung der Membran, die vermutlich siebartige Ausmaße annimmt, so daß jetzt eine Ohmsche Stromleitung möglich wird; damit entfällt in diesem Stadium die Möglichkeit, das Volumen durch Impedanzmessung zu bestimmen.

Ich wies einleitend darauf hin, daß weniger als $^1/_{10}$ der Vollbesetzung der Erythrocytenoberfläche mit Digitonin zur Hämolyse führt. Dies gab mir 1950 Anlaß zu der statistischen Bearbeitung des Problems. Alberty und Baldwin haben 1951 ähnliche Gedanken entwickelt. — Das Cholesterin des Erythrocyten befindet sich im wesentlichen an der äußeren Oberfläche der Membran; es ist anzunehmen, daß es dort ein Muster aufweist. Wenn die Zahl der verfügbaren Digitoninmolekel pro Zelle kleiner ist als die der Cholesterinmolekel, so ist zu erwarten, daß die Verteilung der Digitoninmolekel sowohl zwischen den Zellen als auch auf jeder einzelnen Zelle nach statistischem Prinzip erfolgt. Die Rechnung wurde an Versuchsergebnissen von Jung und Böhm (1949) ausgeführt und führte zu folgendem Ergebnis: bei einer bestimmten Erythrocytenkonzentration ist die Zahl der hämolysierten Erythrocyten gleich jener, die den Zufallsgesetzen entsprechend mindestens 6 Cholesterinmolekel *nebeneinander* mit Digitonin be-setzt haben. Eine solche 6 Feld-Besetzung ist sicher nicht der eigentliche Anlaß der Hämolyse, da diese flächenhaft auftritt, sondern nur die mathematische Grenzbedingung. Wahrscheinlich sind die entsprechend viel zahlreicheren Vierer-und Fünferfelder die Punkte, bei denen der Hämoglobinaustritt erfolgt. Das Cholesterin spielt demnach eine wesentliche Rolle für die semipermeable Funktion der Erythrocytenmembran im Sinne von Jung, der dem äußeren Lipoidanteil der Membran die Funktion einer elastischen Haut zuschreibt, vergleichbar etwa der Gummihaut eines Faltbootes.

Von Brooks und Ponder (Ponder, 1948) waren schon früher ähnliche Hämolysekurven mathematisch bearbeitet worden. Sie deuteten die S-förmigen Zeit-Hämolysekurven damit, daß die einzelnen Erythrocyten gegenüber der gleichen Menge Digitonin verschieden empfindlich wären. Diese Annahme ist wahrscheinlich in bestimmten Grenzen richtig, aus unserer Analyse errechnet sich jedoch, wie gesagt, nur eine geringe Streuung der Hämolyseempfindlichkeit, so daß die Brooks-Pondersche Gesamtdeutung eine viel geringere Wahrscheinlichkeit haben dürfte.

Weitere Befunde komplizierten allerdings dieses Ergebnis fürs erste wiederum (Breitenfeld u. Ruhenstroth-Bauer, 1955). Schon Ponder hatte nämlich gefunden, daß für den Hämolyseerfolg nicht nur die Menge Digitonin entscheidend ist, die im Mittel für jede Zelle zur Verfügung steht, sondern daß auch eine Abhängigkeit von der *Zellkonzentration* besteht. Wird diese vergrößert, so genügt schon eine Fünfergruppe von Cholesterinmolekeln als maximal besetztes Feld, um die Hämolyse der betreffenden Zelle herbeizuführen (Ruhenstroth-Bauer, 1950). Weitere Untersuchungen machten aber wahrscheinlich, daß im Hämolysat ein Stoff vorhanden ist, der sich ähnlich wie Digitonin auswirkt (Breitenfeld u. Ruhenstroth-Bauer, 1955). Er scheint die Digitoninreceptoren z. T. auch zu besetzen, so daß dann schon eine geringere Digitoninbesetzung zum Hämolyseerfolg führt. Wenn sich dieses Ergebnis bestätigt, so wäre der scheinbare Widerspruch zu der spezifischen Punkttheorie der Digitoninhämolyse beseitigt.

Völlig ungeklärt ist vorläufig noch, auf welche Weise das Digitonin nach seiner Bindung an das Cholesterin zur eigentlichen Hämolyse führt, die, je nach Besetzungsausmaß, noch Stunden nach der Haftung eintreten kann. Man weiß aus Versuchen mit radioaktiv markiertem Cholesterin, daß dieses an der Erythrocytenoberfläche nur locker verankert ist (Hagerman u. Gould, 1951). In einer Aufschwemmung mit normalem cholesterinhaltigem Plasma kommt es nämlich im statistischen Mittel alle 9—10 min zu einem Austausch zwischen dem Cholesterin der Erythrocytenoberfläche und dem des Plasmas (Ruhenstroth-Bauer, 1953). Wenn in der Aufschwemmungsflüssigkeit aber kein cholesterintragendes Plasmaprotein vorhanden ist, bleibt das Cholesterin an der Zelle haften. Es dürfte sich also um einen Austausch bei spezifischen Proteinstößen handeln. Möglicherweise wird bei der Digitonin-Hämolyse diese Verankerung des Cholesterins durch das Digitonid noch weiter gelockert. Je größer das Feld ist, innerhalb dessen solche Lockerstellen geschlossen auftreten, um so leichter bricht eine solche Molekel aus dem Verband. Diese Lösung ist aber andererseits wahrscheinlich keine völlige, da, wie schon erwähnt, die Öffnungen nach der Hämolyse wieder verschlossen sind. In diesem Sinne spricht auch die Tatsache, daß eine Verdünnung der Hämolysinkonzentration kurze Zeit nach dem Beginn der Haftung keinen Einfluß mehr auf den weiteren Ablauf der Hämolyse hat (Ponder, 1955).

Aus diesen kurz skizzierten Untersuchungen der Digitoninhämolyse lassen sich folgende allgemeine biochemische Prinzipien für die pathologische in vivo-Hämolyse ableiten:

1. In mittleren Konzentrationsbereichen dürfte ein pathologisches Hämolyticum einen spezifischen Angriffspunkt an der Erythrocytenoberfläche besitzen (Punkthämolyse); die Hämolyse kann viel später erfolgen, als die Besetzung.

Hohe Konzentrationen können dagegen zu einer schnellen unspezifischen Struktur-zerstörung führen.

2. In den Fällen der Punkthämolyse scheint es von Bedeutung, daß eine genügend große Zahl der spezifischen Punkte von dem betreffenden Hämolyti um besetzt ist, so daß nach statistischen Gesetzen „Felder" mit nebeneinander liegenden besetzten Punkten entstehen.

3. Das Hämolysat kann in solchen Fällen vielleicht bei der Hämolyse weiterer Zellen eine Rolle spielen.

Vor kurzem (Fudenberg u. Mitarb., 1958) wurde die Lebensdauer von Ery-throcyten bei autoimmunhämolytisch Erkrankten untersucht und gefunden, daß sie um so geringer ist, je mehr Antikörper die Zellmembran besetzt haben. Corticosteroide vermindern diese Zahl und erhöhen entsprechend die Erythrocyten-lebensdauer. Bei diesen Wärmeantikörpern dürfte es sich um γ-Globuline handeln. Diese Ergebnisse stehen mit den obigen theoretischen Aussagen im Einklang, leider sind bisher aber noch keine Methoden zu einer genaueren quantitativen Analyse vorhanden.

Abschließend noch ein Wort über die Beziehung zwischen der Alterung von normalen kernhaltigen Zellen und von kernlosen Erythrocyten: Wird die Kern-Plasma-Relation kurz vor der Teilung von Einzellern (Hartmann, 1922) durch Entfernung kleiner Plasmamengen gestört, so wird die Teilung verhindert. Durch Wiederholung dieses Eingriffes kann man eine dauernde „Verjüngung" der Zelle herbeiführen. Diese Zellen kann man daher als „potentiell unsterblich" bezeichnen. Offenbar steht also die innere Uhr solcher kernhaltiger Zellen bis zu ihrem individuellen Ende mit jener Kern-Plasma-Relation in Beziehung und unter-scheidet sich damit wesentlich von dem dargestellten Prinzip bei kernlosen Erythrocyten. Ob aber die beiden Prinzipien vielleicht doch in einer inneren Beziehung stehen, ist offen.

Dieser Bericht konnte nur eine Art Rahmen sein, der ein nur skizzenhaft angedeutetes Bild umschließt. Es dürfte aber sicher sein, daß dieses einmal nach seiner Vollendung einen sehr wichtigen Platz in der Biologie einnehmen wird.

Literatur

Alberty, R. A., and R. L. Baldwin: A mathematical theory of immune hemolysis. J. Immunol. **66**, 725 (1951).

Breitenfeld, P. M., u. G. Ruhenstroth-Bauer: Über zwei Bedingungen der Digitonin-hämolyse des einzelnen Erythrozyten (III. Mitt.). Blut **1**, 241 (1955).

Cooper, C., and A. L. Lehninger: Oxydative phosphorylation by an enzyme complex from extracts of mitochondria. J. biol. Chem. **219**, 489 (1956).

Donohue, D. M., B. W. Gabrio and C. A. Finch: Preservation and transfusion of blood. J. Amer. med. Ass. **161**, 784 (1956).

Fudenberg, H., I. Barry and W. Dameshek: The erythrocyte-coating substance in auto-immune hemolytic disease: its nature and significance. Blood **13**, 201 (1958).

Hagerman, J. S., and R. G. Gould: The in vitro interchange of cholesterol between plasma and red cells. Proc. Soc. exp. Biol. (N. Y.) **78**, 329 (1951).

Hartmann, M.: Über experimentelle Unsterblichkeit von Protozoen-Individuen. Biol. Zbl. **42**, 364 (1922).

Jandl, J. H., A. R. Jones and W. B. Castle: The destruction of red cells by antibodies in man. I. Observations on the sequestration and lysis of red cells altered by immune mechanisms. J. clin. Invest. **36**, 1428 (1957).

Jung, E., u. A. Böhm: Über die Saponinhämolyse. Naunyn-Schmiedeberg's Arch. exp. Path. Pharmak. **207**, 144 (1949).

Löhr, G. W., H. D. Waller, O. Karges, B. Schlegel u. A. A. Müller: Zur Biochemie der Alterung menschlicher Erythrozyten. Klin. Wschr. **36**, 1008 (1958).

Marks, R. A.: A relationship between human erythrocyte aging in vivo and the activity of glucose-6-phosphate and 6-phosphogluconic dehydrogenase. J. clin. Invest. **36**, 913 (1957).

Miller, A., R. B. Chodos, Ch. P. Emerson and J. F. Ross: Studies of the anemia and iron metabolism in cancer. J. clin. Invest. **35**, 1248 (1956).

Morawitz, P., u. J. Pratt: Einige Beobachtungen bei experimentellen Anämien. Münch. med. Wschr. **35**, 1817 (1908).

Muirhead, E. E., and J. A. Stirman: Hemolysis in uremia: prevention of intracorpuscular defect by renal tissue. J. clin. Invest. **37**, 918 (1958).

Ponder, E.: Hemolysis and related phenomena. New York 1948.

— The kinetics of progressive reactions in systems containing saponin, digitonin, and sodium taurocholate. J. gen. Physiol. **36**, 723 (1953).

— Present conceptions regarding the kinetics of hemolysis by simple hemolysins. Rev. Hémat. **10**, 430 (1955).

Ruhenstroth-Bauer, G.: Über zwei Bedingungen der Digitoninhämolyse des einzelnen Erythrozyten (I. Mitt.). Z. Naturforsch. **5 b**, 250 (1950).

— Über die Irreversibilität der Digitonin-Cholesterinbindung bei der Digitoninhämolyse. Hoppe-Seylers Z. physiol. Chem. **287**, 221 (1951).

— Über den Austausch zwischen dem Cholesterin der Erythrozytenoberfläche und dem Cholesterin des Blutplasmas. Z. exper. Med. **121**, 475 (1953).

— K. Schmidt u. K. Zeininger: Die Änderung des Erythrozytenvolumens bei der Einwirkung von Digitonin. Blut **2**, 287 (1956).

Schlegel, B., u. P. Kappest: Untersuchungen zur intravitalen Erythrozytolyse. Klin. Wschr. **34**, 805 (1956).

Schmidt-Thomé, J.: Untersuchungen über die Digitoninhämolyse. Hoppe-Seylers Z. physiol. Chem. **275**, 183 (1942).

Simmel, H.: Untersuchungen an jungen Erythrocyten. Fol. haemat. **32**, 97 (1926).

Stewart, W. B., J. M. Stewart, M. J. Izzo and L. E. Young: Age as affecting the osmotic and mechanical fragility of dog erythrocytes tagged with radioactive iron. J. exp. Med. **91**, 147 (1950).

Vierordt, K.: Untersuchungen über die Fehlerquellen bei der Zählung der Blutkörperchen. Arch. physiol. Heilk. **11**, 854 (1852).

Diskussion[1]

S. Rapoport:

Ich danke Herrn Ruhenstroth für seinen umfassenden Bericht. Von den Fragenkomplexen, die er dargelegt hat, möchte ich zunächst folgende für die Diskussionen vorschlagen: Die Frage nach der Wechselwirkung zwischen den Vorgängen im Zellinnern und dem Einfluß von außen. Sodann die Frage, *welcher* Prozeß im Innern der Zelle sie suszeptibel für den unbedingt notwendigen äußeren Einfluß macht, der dann zur Hämolyse führt. Ferner wie man sich den Zusammenhang eines solchen intracellulären Prozesses mit der Membranveränderung vorstellen könnte.

Die speziellen Probleme der Digitoninhämolyse und der Immunhämolyse sollten vielleicht vorerst zurückgestellt und im Zusammenhang mit den Referaten von Herrn Jung bzw. Herrn Rother diskutiert werden.

F. Jung:

Zu der Frage, ob das ATP der energetische Faktor ist, der die Lebensdauer der roten Blutkörperchen gewährleistet und ob das Zugrundegehen gealterter Erythrocyten speziell mit dem Kationentransport durch die Zellmembran zusammenhängt, möchte ich bemerken, daß es doch Tiere gibt, deren Erythrozyten gar keinen eigentlichen Kaliumtransport haben, z. B. das Rind. Das würde doch sehr gegen diese Annahme sprechen.

---

[1] Diskussionsleiter: S. Rapoport.

G. Ruhenstroth-Bauer:

Die Vorstellungen von der energetischen Bedeutung des ATP im Erythrocyten stammen nicht von mir sondern von Löhr und Waller aus Marburg. Aber ich finde sie sehr einleuchtend. Von dem Kalium-Natrium-Transport habe ich ausdrücklich bei Species gesprochen, die größtenteils über eine hohe intraerythrocytäre Kaliumkonzentration verfügen (bei der Katze ist es umgekehrt) und habe betont, daß das Wesentliche für eine Zelleistung *Konzentrationsgradienten* sind. Ob bei bestimmten Tieren gerade Kalium notwendig ist, ist unwichtig. Daß aber auch bei Rindererythrocyten Gradienten vorliegen, halte ich für sicher. Deshalb bin ich überzeugt, daß die ATP-Energie auch dort eine Rolle spielt.

G. W. Löhr:

Wir haben etwa 30 Enzyme in den Blutzellen untersucht. Von diesen zeigten das oxydierende Gärungsferment, also die *Glyceraldehydphosphatdehydrogenase*, und das Warburgsche Zwischenferment, die *Glucose-6-phosphatdehydrogenase*, im Verlauf der Alterung den stärksten Abfall. Aber wir können natürlich nicht sagen, ob diese beiden Enzyme der begrenzende Faktor beim Untergang der Erythrocyten sind. Es gibt aber etwas, was für diese Annahme sprechen könnte. Im Modellversuch haben wir nachgewiesen, daß es von einem bestimmten Abfall des oxydierenden Gärungsfermentes an zu einem ATP-Verlust der Zelle kommt und zu einer Verschiebung der ATP/ADP-Relation. Daß dieser ATP-Verlust schließlich eine Membranschädigung hervorrufen kann, hat Bücher gezeigt: Wenn man ein Versuchstier schwer arbeiten läßt, so kommt es zu einem starken ATP-Abfall in der arbeitenden Muskelzelle. Im Blutserum dieser Tiere tritt dann ein Enzymmuster auf, welches etwa dem der Muskulatur entspricht. Bücher schließt daraus, daß die Zellmembran — die man sich ja nicht mechanisch als eine dichte Membran, sondern nur als eine funktionelle Grenzschicht vorstellen darf —, um die Dichtungsfunktion zu erfüllen, Energie, besonders ATP, benötigt und daß ein ATP-Verlust ein funktionelles Undichtwerden der Membran zur Folge hat, so daß dann ganze Moleküle, sogar die Enzymproteine mit einem Molekulargewicht von rund 100000 bis 200000 heraustreten. So glaube ich also doch, daß diese Relation zwischen Membrandichtigkeit und dem Energiegehalt der Zelle auch für den Erythrocyten gilt, ja auch für Thrombocyten und Leukocyten. Am interessantesten verhielten sich in unseren Versuchen die Thrombocyten, bei denen wir gleichzeitig die *Funktion* prüfen konnten, nämlich die Retraktion. Die Retraktion ist vom Energiestoffwechsel abhängig. Wir haben gezeigt, daß bei der Alterung der Thrombocyten zuerst die Retraktionsfähigkeit verloren geht, und zwar etwa analog dem ATP-Abfall. Auch im Hemmversuch konnten wir mit Monojodaceat und anderen Glykolysegiften die Retraktion hemmen. Für die ATP-Abhängigkeit der Retraktionsfunktion spricht auch folgendes: Wenn man die Thrombocyten in ein geeignetes Nährmittel bringt, indem man dem Milieu Inosin, Nicotinsäureamid und reduzierendes Glutathion zusetzt, so kann man die Retraktionsfähigkeit der Thrombocyten sowie ihren Enzym- und ATP-Gehalt bis über 4 Wochen lang erhalten, während das ohne solche Zusätze nur etwa einen Tag lang möglich ist und Thrombocyten in vivo höchstens 6 bis 7 Tage lang retraktionsfähig bleiben.

Nun, es ist natürlich klar, daß wir von den zahlreichen Stoffwechselvorgängen der Zelle mit unseren Untersuchungen, und mögen sie noch so weit gehen, nur einen kleinen Teil erfassen. Was wirklich das Primäre bei der Alterung ist, erlauben diese Befunde noch nicht zu entscheiden. Für uns waren die Versuche auch mehr ein Modell, um das Verhalten von Enzymen bei der Alterung überhaupt einmal zu beobachten.

H. Fischer:

Wir haben uns seit zwei Jahren mit der Inosinwirkung auf den Erythrocyten beschäftigt und dabei eine uns nicht ganz erklärliche Tatsache festgestellt. Wenn man gealterte oder auch künstlich geschädigte Erythrocyten auf ihren Fermentgehalt untersucht — wir haben andere Fermente untersucht, und zwar die Reduktasen, die Proto- und Katalasen —, so findet man auch deren Aktivitäten deutlich vermindert. Setzt man dem Milieu nun Inosin zu, so steigert sich die Aktivität fast auf die ursprüngliche. Nun, wir messen Aktivitäten und keine Konzentrationen, dennoch möchte ich eine Frage an Herrn Löhr richten: Könnte man sich vorstellen, daß sogar eine Neu-Synthese von Enzym stattfindet, also die „innere Uhr" zurückgeschoben wird, also eine wirkliche Verjüngung stattfindet?

G. W. Löhr:

Ich glaube, daß es in reifen Erythrocyten keine Enzymneusynthese gibt. Wenn das Enzymprotein altert, so können wir es nicht wieder regenerieren. Wir können natürlich durch Zusätze die Milieubedingungen wesentlich verbessern und dadurch wieder höhere Aktivitäten erhalten, aber man wird das Altern eines Enzymproteins nicht verhindern können. Auch die Lebensdauer des Erythrocyten ist determiniert, und es gibt keine echte Verlängerung der Lebensdauer.

H. D. WALLER:

Wir haben beobachtet, daß mit dem Erliegen der Glykolyse die Sauerstoffaufnahme der Erythrocyten ganz erheblich ansteigt. Das konnten wir auch in kernhaltigen Blutzellen nachweisen. Gleichzeitig fällt der respiratorische Quotient ab, und zwar von 1,0 auf 0,7.

Weiterhin hat EGGSTEIN gezeigt, daß der Phospholipidgehalt von 60 bis 70 Tage alten Erythrocyten um etwa 25% abgenommen hat. Besonders auffallend ist dabei, daß der Esteranteil des Cholesterins (der normalerweise 10—20% beträgt) mit der Alterung fast völlig verschwindet. Wir haben daraus geschlossen, daß mit dem Erliegen der Glykolyse die Zelle anfängt, ihre Lipide zu verbrennen im Sinne eines geschädigten Stoffwechsels.

S. RAPOPORT:

Ich möchte die Frage aufwerfen, ob wir die *Alterung* des roten Blutkörperchens auch zu seiner *Reifung* in Beziehung setzen können. Denn bei der Reifung finden wir ja ebenfalls ein Absterben von Enzymen bzw. den Ausfall eines Prozesses: der Atmung, wodurch dann eigentlich erst die Synthesen der Eiweißkörper, der Porphyrine, der Nucleinstoffe ausfallen. Die einfachste Vorstellung wäre die, daß bei der Reifung ein Schlüsselenzym ausfiele und die andern dann gleichsam verwelkten etwa wie ein Baum, dem die Wurzel, die Atmungswurzel, entzogen ist. Eine solche Vorstellung wäre aber nur eine Eselsbrücke, die uns natürlich nicht darüber hinwegtäuschen darf, daß das Altern eines Enzyms ein noch ganz ungelöstes und noch gar nicht untersuchtes Problem ist.

Es gibt viele Möglichkeiten, etwa die, die Herr RUHENSTROTH angeführt hat: eine „innere Uhr" des roten Blutkörperchens. Da müssen wir nun fragen: ist eine solche innere Uhr ein determinierter Prozeß oder ein statistischer Zufallsprozeß? Im letzteren Fall wäre natürlich etwas anderes zu erwarten als im ersteren.

Bei der Reifung der Erythrocyten haben wir mehrere Atmungsenzyme untersucht und können sagen, daß nicht nur ein Hemmstoff für die Kreuzungspunkte vom Succinat, DPNH und TPNH her in der Atmungskette eine Rolle spielt, sondern daß auch ein inaktivierendes Prinzip auf die Cytochromoxydase wirkt.

Ich möchte hinzufügen, daß der Einfluß eines Stoffes wie Glutathion in reduzierter Form sowohl stoffwechselmäßig wie eiweißstrukturell zu betrachten ist. Die Aufrechterhaltung des reduzierten Zustandes von Glutathion kann sowohl die Bedingung für die Funktion von Enzymen wie die Bedingung für einen bestimmten Zustand eines Proteins, also z. B. der Membran sein. Ich glaube, es ist notwendig, solche Fragen aufzuwerfen.

Herr LÖHR hat von einer Parallelität zwischen ATP-Abnahme und Abnahme der Contractilität von Thrombocyten gesprochen. Das könnte man natürlich auch anders deuten. Fast jedes contractile Protein braucht für seine Contractilität Polyphosphat. Und so kann man bezüglich der ATP-Abnahme den Thrombocyten nicht ohne weiteres mit dem Erythrocyten vergleichen.

Und was den aktiven Muskel betrifft: Enzymverluste von Zellen finden wir unter verschiedenen Bedingungen. Die Asciteszelle gibt, wie WARBURG zeigte, Enzyme ab. Die aktive Muskelzelle tut es auch. Aber ist das nur Folge einer Auflockerung der Membran? Vieles spricht dagegen. Wenn das so wäre, dann müßte der alternde Erythrocyt ja auch das Hämoglobin, das ein viel kleineres Molekül als Enzymproteine hat, reichlich abgeben. Aber das tut er nicht. Bei der Abgabe von Proteinen findet ja auch oft eine gewisse *Selektion* statt. Von der Leberzelle werden z. B. relativ großmolekulare Eiweiße abgegeben, andere kleinere gehalten. So meine ich, daß wir uns nicht allzusehr auf Analogien stützen sollten. Es ist vor allem wichtig, diese Fragen weiterhin konkret am *roten Blutkörperchen selbst* zu bearbeiten.

L. HEILMEYER:

Ich möchte etwas zu der physiologischen Hämolyse in vivo bemerken. Wenn die Lebensdauer des Erythrocyten durch eine eigene „innere Uhr" determiniert ist, dann bleibt eigentlich nicht mehr viel übrig für die Auffassung von der *aktiven* Beendigung dieses Lebens durch die Milz, das Knochenmark usw. Wir wissen alle, daß normale rote Blutkörperchen nach Splenektomie nicht länger leben als vorher. Der normalen Milz eine aktive, das Leben der Erythrocyten begrenzende Rolle zuzuschreiben, ist also sicher falsch. Und wenn neuerdings nach Radiomarkierung von Erythrocyten das relative Aktivitätsmaximum im Knochenmark gefunden wurde, so beweist das auch noch kein aktives Eingreifen des RES in das Leben der roten Blutkörperchen, ja es beweist nicht einmal, daß die Erythrocyten im Knochenmark untergehen. Es könnte auch so gedeutet werden, daß im Plasma zirkulierendes Hämoglobin vom RES des Knochenmarks eingesammelt wird. Aber zu diesem Problem wird, glaube ich, Herr Garby später noch Stellung nehmen.

H.-E. Bock:

Mir scheint, daß Herr Ruhenstroth die von Schlegel und Böttner gefundenen Erythrocytenüberlebenszeit-Kurven bei Nierenkranken etwas zu einfach interpretiert hat. Schlegel und Böttner haben ihre Untersuchungen mit der Ashby-Technik gemacht und gezeigt, daß bei Nierenkrankheiten sowohl intra- wie extraerythrocytäre Faktoren für die Lebensdauerverkürzung in Betracht kommen. Es war jedoch nicht möglich, gesetzmäßige Beziehungen zwischen der Höhe der Retentionswerte im Serum und der Verkürzung der Lebensdauer bzw. dem linearen oder exponentiellen Kurvenabfall herzustellen.

G. Ruhenstroth-Bauer:

Aber man kann sagen, wenn die Kurve linear abfällt, ist die „innere Uhr" beschleunigt, und wenn sie als e-Funktion abfällt, geht die Verkürzung über den „Zufall"; es muß dann also ein extraerythrocytärer schädigender Faktor vorliegen, der wahllos jüngere wie ältere Blutkörperchen trifft.

H.-E. Bock:

Der Abfall kann aber bei permantem extraerythrocytären Einfluß ebenfalls linear sein.

G. Ruhenstroth-Bauer:

Ja, aber dann ist die „innere Uhr" beteiligt.

S. Rapoport:

Ist es nicht möglich, daß einfach die Hürde höher gestellt ist? Wenn also sonst das Leben des Erythrocyten, sagen wir bei 70% ATP-Abfall erlischt, dies im pathologischen Plasmamilieu nun schon bei 30% geschieht? Dann ergäbe sich ein steilerer aber linearer Kurvenabfall.

W. Rummel:

Ich möchte zu der Frage nach dem Zusammenhang zwischen Erythrocytenstoffwechsel und Permeabilitätseigenschaften der Membran etwas bemerken. An den Beziehungen zwischen Stoffwechselaktivität und z. B. Kationentransport oder der Verteilung anderer Substanzen besteht kein Zweifel. Aber ich glaube, daß wir deshalb noch nicht generell vom Energiestoffwechsel auf die Membraneigenschaften schließen dürfen. Diese Auffassung habe ich früher zwar selbst vertreten, mich von Herrn Jung dann aber überzeugen lassen, daß bei intaktem Energiestoffwechsel Membranschädigungen vorkommen können, die zur Hämolyse führen.

G. W. Löhr:

Bei der physiologischen Hämolyse spricht aber doch manches dafür, daß das Darniederliegen der Glykolyse das Primäre ist. Was diesem vorausgeht, warum die Glykolyse erlahmt, das können wir noch nicht sagen. Wir müssen es vorerst als gegeben hinnehmen. Aber daß sich die Stoffwechselveränderung auch auf die Membran auswirkt, muß doch als möglich diskutiert werden. Die Membran besteht ja schließlich auch aus einem Gefüge von Bausteinen, deren Aufrechterhaltung laufend Energie erfordert.

H. Fischer:

Für eine Beziehung zwischen Erythrocytenstoffwechsel und seiner Oberfläche scheint mir auch das Phänomen der Pinocytose zu sprechen, das vorhin am Beispiel des Malariaparasiten bereits erwähnt wurde und ferner die Oscillation, in der sich die Blutkörperchenoberfläche dauernd befindet. Wenn man annimmt, daß die Oberfläche nicht starr ist, sondern daß ihre Moleküle sich ständig bewegen, sich in einem Moment an der Grenzfläche, im nächsten nicht mehr an der Grenzfläche befinden, dann steht doch der Annahme einer energetischen Beziehung zum Stoffwechsel des Zellinnern nichts im Wege.

S. Rapoport:

Ich möchte nun vorschlagen, daß wir die Diskussion erst einmal beenden und dann im Anschluß an den Vortrag von Herrn Jung fortsetzen.

Hämolyse durch Netzmittel*

Von

F. Jung (Berlin)

Mit 5 Abbildungen

Das Studium der Netzmittelhämolyse vermittelt interessante Aufschlüsse in drei Richtungen:

1. ergeben sich Einblicke in die Feinstruktur der Zellmembran, wofür die Überlegungen Ruhenstroth-Bauers ein gutes Beispiel sind;

2. stellen die Umsetzungen an der Zellmembran mit einem Netzmittel relativ durchsichtige celluläre Primärreaktionen dar, welche nicht nur allgemein interessant erscheinen, sondern im Hinblick auf die vielfältige Anwendung der Netzmittel in der Medizin, in der Lebensmittelverarbeitung und auch sonst weithin in der Technik praktisch bedeutsam sind;

3. kommen aktive Netzmittel in Zellen, Organen und Körperflüssigkeiten vor, deren physiologische Funktion noch zu klären ist. Das wichtigste Beispiel ist das jüngst im Serum und in Gewebsextrakten in relativ hoher Konzentration nachgewiesene Lysolecithin.

I. Ablauf der Netzmittelhämolyse

Die leichte Reproduzierbarkeit von Hämolysekurven verführt immer wieder dazu, die theoretische Deutung zu leicht zu nehmen. Meine nachfolgenden Ausführungen werden daher mitunter einen kritischen oder polemischen Charakter annehmen müssen. Vor allem wird immer wieder verkannt, daß nicht nur die osmotische oder eine sonstige Resistenzkurve einer Blutkörperchenzubereitung, sondern auch Abläufe an solchen Systemen durch statistische Phänomene erheblich kompliziert werden. Nachdrücklich hat dies vor allem Ponder betont, es ist indessen, besonders von englischen Autoren im Falle der Netzmittelhämolyse, ziemlich hartnäckig vernachlässigt worden. Das Problem stellt sich bereits bei der Messung des Hämolyseablaufs durch destilliertes Wasser dar. Hier wird die Aufhellung der Zellsuspension in ihrer Zeitabhängigkeit meist als *Schwellungskurve* gedeutet. Tatsächlich vollzieht sich aber die Wasseraufnahme und Schwellung viel schneller, die Aufhellungskurve kommt durch die Überlagerung der zu verschiedenen Zeitpunkten stattfindenden Lysen der Einzelzellen zustande. Der beobachtete exponentielle Ablauf trügt also. Ähnlich ist dies bei der Netzmittelhämolyse, welche zusammen mit einer Wasserhämolyse auf Abb. 1 dargestellt ist. Als Netzmittel wurde Lysolecithin gewählt, indessen ergeben sich grundsätzlich

---

* Aus dem Institut für Pharmakologie und Toxikologie der Humboldt-Universität Berlin (Direktor: Prof. Dr. F. Jung).

gleichartige Ergebnisse auch bei Verwendung von Digitonin oder Hexadecylsulfonat.

a) Die Zellen zerfallen nicht sofort nach Zugabe des Netzmittels, sondern erst
nach einer Latenzperiode. Während dieser Latenzperiode scheinen sie völlig normal zu sein, auch ihre osmotische Resistenz ist nicht verändert. Dann kommt es
ziemlich schlagartig zur Lyse. Da die La-
tenzperiode bei den einzelnen Zellen einer
Aufschwemmung verschieden ist, ergibt
sich ein S-förmiger Verlauf der Aufhellungskurve. Die zugehörige Verteilungskurve
ließe sich durch Ableitung aus diesem Verlauf gewinnen.

b) Wird die Menge des Lysins verändert, so ändert sich die Form dieser Verteilungskurve nicht. Abb. 2 zeigt, daß selbst
bei einer Konzentrationsveränderung um
fast 200fach die Aufhellungskurven noch
zur Deckung gebracht werden können. Auch
das ist für uns ein Beleg für das erwähnte
statistische Phänomen. Die Latenzphase
ergibt sich bei solchen Versuchen aber als
sehr stark konzentrationsabhängig.

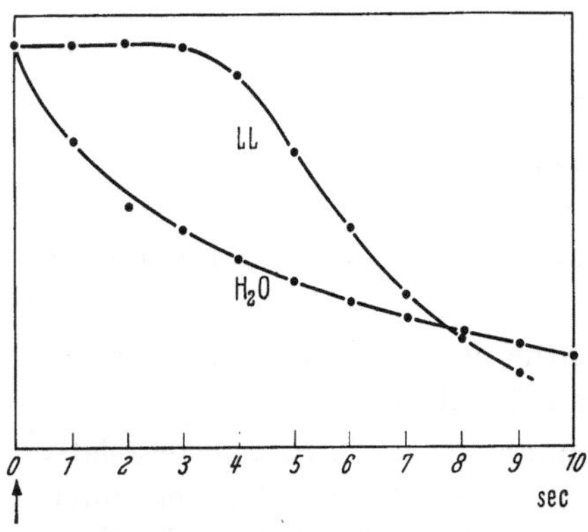

Abb. 1. Umzeichnung einer Originalregistrierung.
Versuch 60 a/01 [Wasserhämolyse und /05 (6,2 ×
×10⁻⁵ g/ml LL)]. Ordinate entspricht Ausschlag des
Spiegelgalvanometers bei Eingabe der Zellen.
Zellkonzentration: 2,4 × 10⁶ je ml

Von besonderem Interesse sind die Vorgänge in der Latenzphase. Ihre Ursache
ist keine prähämolytische Zellschwellung. Durch schnelle Fixation mit OsO_4 läßt
sich der Vorgang unterbrechen und dann zeigen, daß die Form der Zelle unverändert ist. Bei Digitonin-Versuchen haben wir eindeutig zeigen können, daß in

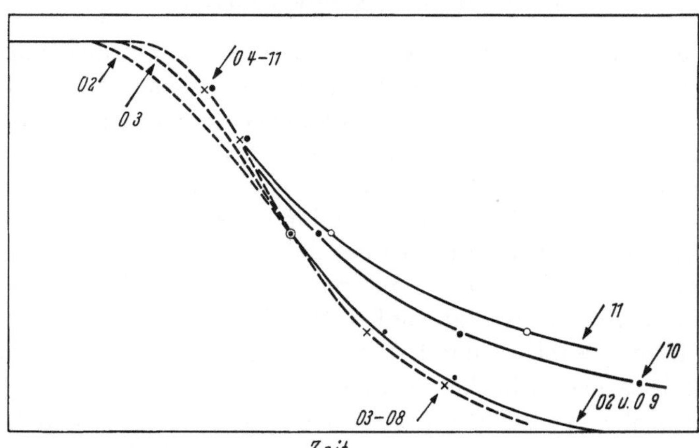

Abb. 2. Unabhängigkeit des Versuchsablaufs von der LL-Konzentration. Versuch 60 b /02 bis /11. 2,4 × 10⁶
Zellen/ml. Ordinate: Ausschlag des Spiegelgalvanometers (wie Abb. 1). Abszisse: Zeit nach Eingabe der Zellen in
die Lysinlösung (normiert). Lysinkonzentration: 02 : 5 × 10⁻⁴ g/ml, dann je die Hälfte bis 11 : 9,8 × 10⁻⁵ g/ml.
Kurven 02 bis 09 wurden so umgezeichnet, daß sie je mit ihrem Wert für 50% Aufhellung zusammenfallen. Kurve 10
und 11 wurden lediglich in ihrem Anfangsteil (also 12,5 und 25% Aufhellung) mit den Kurven 04 bis 09 zur Deckung
gebracht

dieser Latenzphase auch die Permeabilität für Wasser nicht verändert erscheint.
Somit kann sie nicht Ausdruck irgendeines die spezifische Struktur der Zellmembran betreffenden Prozesses sein. Zu ihrer Deutung bietet sich als einfachste

Hypothese eine langsame Bindung des Lysins an die Zelle an, die erst nach Aufnahme einer Mindestmenge zerfällt. Dies ist aber nicht richtig. Bereits der große Einfluß der Mischungstechnik von Lysinlösung und Zellsuspension belegt eine sehr schnelle und sofortige Bindung des Lysins. Eindeutigere Aussagen erlaubt ein negativer Versuch, den Ablauf der Hämolyse durch einen späteren Zusatz neuer Zellen zu verändern. Einen Hinweis in dieser Richtung hat auch HUTCHINSON in einer Kritik der Arbeiten von SCHULMAN u. a. gegeben. Damit bleibt als einzige Deutung eine Veränderung des bereits an die Zelle gebundenen Lysins.

Auch der Ablauf der *lytischen* Phase enthält einige Probleme. Die übliche fast klassische Vorstellung geht von den modernen Entwicklungen der Oberflächenchemie aus: Das Netzmittel bildet an der Zelloberfläche eine etwa monomolekulare Adsorptionsschicht. Diese Schicht reagiert mit den Phospholipoidanteilen der Zellmembran, die gleichfalls als Oberflächenfilm aufgefaßt werden. Infolge dieser Reaktion (Penetration) kollabiert der Phospholipoidfilm, und der Farbstoff tritt aus.

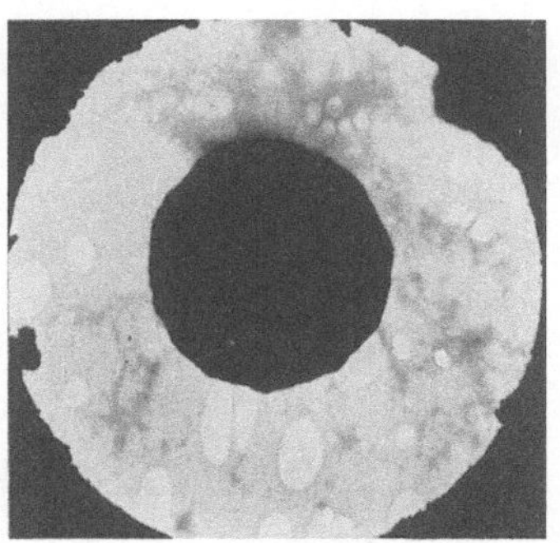

Abb. 3. Ausbruch des Hämoglobins aus der Zelle (Saponinhämolyse).
[Aus Naturwissenschaften **37** (1950)]

Tatsächlich läßt sich zeigen, daß der Angriff des Lysins an der Zelloberfläche punktförmig einsetzt. Wird während der lytischen Phase mittels OsO_4 fixiert, so läßt sich anschließend im elektronenoptischen Bild das örtliche Nachgeben der Zellmembran direkt darstellen. Abbildung 3 gibt ein Beispiel für Digitonin. Damit dürften alle Hypothesen entfallen, die aus den quantitativen Verhältnissen auf eine geschlossene Adsorptionsschicht des Lysins als Voraussetzung der Lyse schließen.

Die für die Lyse gerade noch notwendige Lysinmenge je Zelle läßt sich recht genau bestimmen. Lysolecithin, das eines der aktivsten Hämolytica ist, genügt in einer Menge von $2—3 \cdot 10^{-13}$ g Lysin je Zelle. Mit einer solchen Menge Lysin kann man etwa 90 Å^2 bedecken, also nur einen Bruchteil der Zelloberfläche. PONDER hat für ein anionisches Netzmittel und LOVE für ein kationisches Produkt ganz entsprechende Werte angegeben. Damit ist ein lokaler Angriff des Mittels an der Zelle belegt. — Man könnte weiterhin versuchen, aus der p_H-Abhängigkeit der Hämolyse Aufschlüsse über den Angriffspunkt zu gewinnen. Lysolecithin hämolysiert im ganzen Bereich, in dem rote Blutkörperchen existenzfähig sind, die Zellen mit praktisch gleicher Geschwindigkeit. LOVE hat für sein kationisches Netzmittel, (ein Ammoniumsalz) festgestellt, daß die hämolytische Aktivität bei alkalischer Reaktion zunimmt. PONDER hat für ein Sulfonat, also ein stark saures Netzmittel eine Zunahme der Aktivität im Sauren ermittelt. Daraus läßt sich zwingend schließen, daß geladene Gruppen der Zelle für die Lyse ohne Bedeutung sind und daß das Netzmittel jeweils in seiner ungeladenen Form aktiv wird.

II. Bedeutung der Netzmittelmicellen

Es ist bekannt, daß die Eigenschaften von Netzmittellösungen sehr erheblich durch den micellaren Lösungszustand bestimmt werden, indessen hat man diese Tatsache bei biologischen Versuchen kaum jemals in Rechnung gestellt: Nur in sehr verdünnten Lösungen hat man eine echte molekulare Lösung. Bei höheren Konzentrationen lagern sich die Teilchen in kolloide Gebilde zusammen, die man Micellen nennt. Als kritische Micellarkonzentration wird diejenige Konzentration bezeichnet, bei der dieser Vorgang beginnt. Sie entspricht der Sättigungskonzentration, und das Auftreten von Micellen läßt sich auch physikochemisch als Auftreten einer neuen Phase behandeln (Hutchinson). Das Auftreten neuartiger Teilchenformen führt zu einer grundsätzlichen Modifikation des Verhaltens solcher Lösungen, auch gegenüber Zellen.

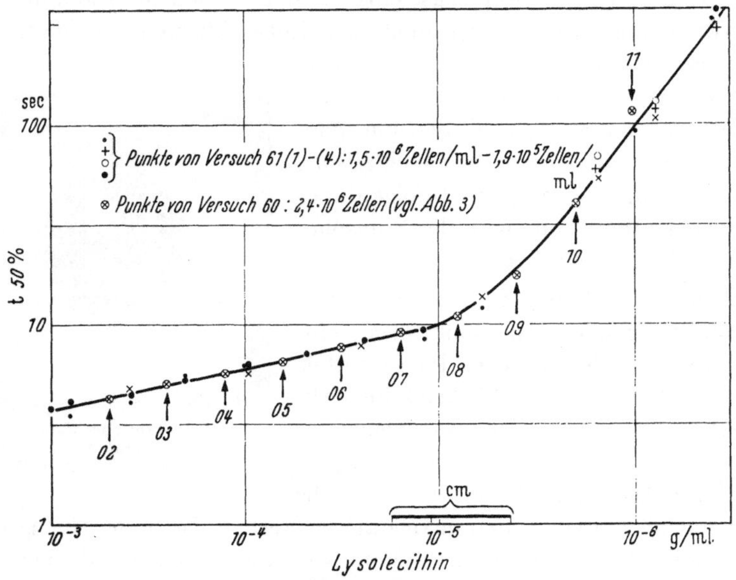

Abb. 4. Abhängigkeit der Hämolysegeschwindigkeit von der Lysolecithinkonzentration. Ordinate wie Abszisse logarithmischer Maßstab. C_m = Bereich der kritischen Micellkonzentration nach Robinson und Saunders

Bei Studien über die hämolytische Aktivität des Digitonins ergaben sich Hinweise auf die Bedeutung dieses Phänomens für die Saponinhämolyse. Doch blieben unsere damaligen Hypothesen nicht unwidersprochen. Eindeutig ergab sich ein Beleg bei Untersuchungen zur lytischen Aktivität des Hexadecylsulfonats, und ebenso eindeutig liegen die Verhältnisse beim Lysolecithin.

Bestimmt man die Abhängigkeit der Latenzzeit der Hämolyse von der Lysolecithinkonzentration, so ergibt sich im Bereich geringster Konzentrationen — also unter 10^{-5} g/ml Lysolecithin — Proportionalität zwischen reziproker Latenzzeit und Konzentration (vgl. Abb. 4). Bei dem gewählten logarithmischen Maßstab ergibt sich eine Steigung von 1. Über 10^{-5} g/ml wird die Konzentrationsabhängigkeit viel geringer. In dieser Gegend liegt indessen die von Saunders bestimmte kritische Micellkonzentration des Lysolecithins. Erklären läßt sich dieser Befund damit, daß die Micelle selbst als Lyticum weniger oder gar nicht wirksam ist, jedoch — ähnlich wie ein Bodenkörper in einer gesättigten Lösung — laufend aktives Lysolecithin nachzuliefern vermag, falls die Adsorption an die Zellen die Konzentration desselben zu senken beginnt. Ganz entsprechende Ergebnisse hatten wir auch bei der Lyse durch Digitonin und Hexadecylsulfonat gefunden, doch hatten wir damals eine etwas andere Deutung der Erscheinung gegeben.

Die Aktivität eines Netzmittels wird somit durch die Micellbildung erheblich beeinflußt. Alle Faktoren, die Einfluß auf die kritische Micellkonzentration wie weiterhin auf die „Festigkeit" der Micelle haben, sollten die hämolytische Aktivität modifizieren.

a) *Temperatur.* Erhöhung der Temperatur verringert die Festigkeit der Micellen, bei vielen Netzmitteln sind sie über einer bestimmten Temperatur nicht mehr nachweisbar. Erwärmung steigert somit die hämolytische Aktivität aller micellar gelösten Hämolytica. Da die Rückbildung der Micellen nach Abkühlen nicht sofort stattfindet bzw. die rückgebildete Micelle häufig nicht sofort ihre endgültige stabilste Konfiguration besitzt, sind solche Lytica nach Erwärmen und schnellem Abkühlen besonders aktiv (Abb. 5). Unter Umständen stellt sich noch eine zweite, schwer zu deutende Erscheinung ein, nämlich ein völliger Wegfall der Latenzperiode. Eine Analyse der Temperaturabhängigkeit insgesamt führt zu sehr komplizierten Verhältnissen: Absorptionsvorgänge, die bei der Bindung des Netzmittels an die Zelle sicher beteiligt sind, werden nämlich durch sinkende Temperatur begünstigt, während alle kinetischen Prozesse beschleunigt werden. Es kommt der eben erwähnte Einfluß auf das Lyticum selbst hinzu.

b) *Veränderung der Micelle durch Zusätze.* Zugabe von Alkohol, langkettigen Fettsäuren, organischen Lösungsmitteln ganz allgemein führt zu sehr unübersichtlichen Veränderungen der Hämolyse, da ihr Einfluß ein ganz anderer ist je nachdem, ob sie vor, gleichzeitig oder nach dem Ansatz des Versuchs dem Hämolysin oder den Zellen zugemischt werden.

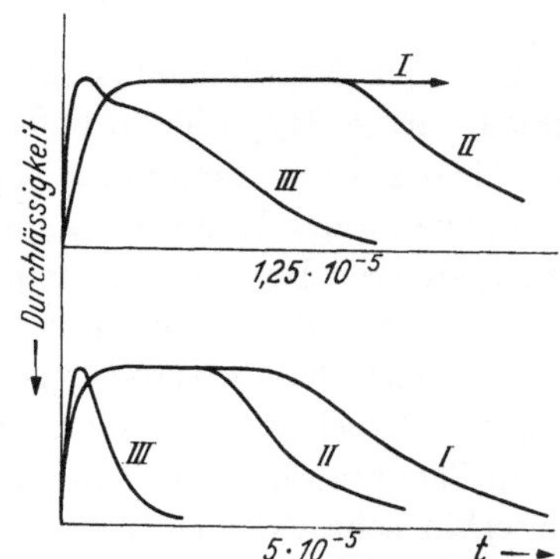

Abb. 5. Hämolyseablauf in 48 Std. alter Hexadecylsulfonatlösung. Menschliche Blutzellen. Hexadecylsulfonat 1,25 und $5 \cdot 10^{-5}$ g/ml. Kurve I: Unbehandelte Lösung. Kurve II: Vor dem Versuch auf 100° erwärmte Lösung, welche dann schnell auf 15° abgekühlt wurde. Kurve III: Ebenso, jedoch nur auf die Versuchstemperatur von 43° abgekühlt. Alle Hämolyseversuche bei 43°, Ordinate: Lichtdurchlässigkeit der Zellsuspension, Abszisse: Zeit

Da die genannten Körper meist selbst lytisch wirken, führt eine Vorbehandlung der Zellen mit ihnen oft zu einer Beschleunigung der Hämolyse; mitunter stellt sich eine gewisse Verzögerung des Ablaufs ein. Wird das Lysin (Lysolecithin) dagegen vor dem Versuch mit dem Zusatz gemischt, so wird eine mehr oder minder erhebliche Verzögerung der Hämolyse deutlich: Sowohl die Latenzperiode ist verlängert wie der Hämolysefortschritt nach Ende der Latenz erheblich verlangsamt. Letzteres ist ein Hinweis, daß die „individuellen" Latenzperioden der Einzelzellen nun sehr viel stärker schwanken als etwa in zusatzfreien Kontrollen, in denen durch Verringerung der Lysinkonzentration eine Latenzperiode von gleicher Länge erreicht wurde.

Diese Hemmwirkung nimmt in der Reihe *Methanol → Octanol* mit der Kettenlänge zu. Der Einfluß von Verzweigungen der Kette (Vergleich mit Isopropanol und verzweigten Butanolen) kommt nicht sehr deutlich heraus. Sehr erhebliche Hemmwirkungen besaß übrigens auch Cholesterin, doch waren diese im Rahmen anderer Alkohole nicht ungewöhnlich. Fast völlige Ausschaltung der hämolytischen Aktivität ließ sich übrigens auch mit Stearinsäure erreichen.

Die Ursache dieser Hemmeffekte schreiben wir auf Grund der obigen Versuche einem Umsatz des Lysins mit dem Zusatz zu, wobei eine Mischmicelle entsteht, der eine wesentlich geringere Reaktionsbereitschaft gegenüber den Zellen zukommt. Diese Neigung des Lysolecithins, sich an Alkohole usw. zu binden, läßt sich übrigens auf andere Weise gut demonstrieren. So kristallisiert Lysolecithin bei tieferer Temperatur zusammen mit Alkohol in typischer Weise aus, was sich gut zur Reinigung des Phospholipoids verwenden läßt. Ähnliche Eigenschaften besitzt übrigens auch das Lecithin, das gut mit Alkohol oder Äther zur Kristallisation zu bringen ist.

III. Zur Deutung der Versuche

Über den Angriffsmodus der Netzmittel an der Membran lassen sich sehr verschiedenartige Hypothesen aufstellen. Man könnte daran denken, daß 1. sie die Lipoide der Zellmembran in Lösung bringen, 2. sie den Lipoidfilm, als wesentliche Komponente der Membran, zum „Kollaps" bringen oder 3. sie sich mit irgendeinem anderen Bestandteil der Zellmembran spezifisch umsetzen.

Gegen irgend eine spezifische Reaktion mit einer Membrankomponente spricht ein Vergleich der Aktivität gegenüber den Zellen verschiedener Tiere. Es ist bekannt, daß bei den einzelnen Arten der Cholesteringehalt der Membran außerordentlich schwankt; die in der Membran enthaltenen Phospholipoide zeigen weiterhin sehr extreme Variationen: So enthält etwa das Blutkörperchen des Rindes kein Lecithin, während das des Menschen außerordentlich reich daran ist. Ähnliches gilt für die anderen Phospholipoide. In den Blutzellen mancher Arten läßt sich übrigens eine nicht unerhebliche Menge Lysolecithin nachweisen. — Die lytische Aktivität von Lysolecithin gegenüber den Blutzellen von Maus, Mensch, Rind, Kaninchen, Ratte, Meerschweinchen, Hund, Katze zeigt demgegenüber hinsichtlich der Grenzkonzentrationen wie der Hämolysegeschwindigkeit kaum Veränderungen. Auch die Temperaturabhängigkeit der Lyse — als Ausdruck der energetischen Verhältnisse bei der Bindung des Lysins — bleibt sehr konstant (Jung und Sturcz).

Diese Gründe sprechen gegen eine spezifische Umsetzung des Lysins mit einer bestimmten Membrankomponente, als welche häufig das Cholesterin dargestellt wird. Selbstverständlich kann sich und wird sich das Lysin nach abgelaufener Hämolyse mit den Bestandteilen der Zelle auseinandersetzen. Da es mindestens partiell inaktiviert erscheint, falls der Versuch zu Ende ist, und da es bei Zugabe zu einem Zellysat auch teilweise oder ganz inaktiviert wird, ist letzteres sogar wahrscheinlich. Die Versuche von Schmidt-Thomé weisen meiner Auffassung nach nur in diese Richtung.

Sicher ist auch, daß die Phospholipoide der Zellmembran bei Behandlung mit Netzmitteln nicht in Lösung gehen müssen, obwohl es mitunter der Fall ist. Eine „Erklärung" der Hämolyse läßt sich somit hierauf nicht aufbauen.

Damit bleibt allein die aus grenzflächenchemischen Versuchen gewonnene Vorstellung, daß das Netzmittel den hypothetischen Oberflächenfilm der Erythrocyten „durchdringt". Aber mit einem solchen Ausdruck ist nichts Konkretes gegeben. Vermutlich ist auch die Vorstellung, daß die Erythrocytenmembran einfach einen Oberflächenfilm im Sinn der Grenzflächenchemie darstelle, zu mechanistisch. Die zahlreichen und recht komplizierten Leistungen der Erythrocytenoberfläche [spezifischer Ionen- und Molekültransport, Vermittlung von Redoxvorgängen an der Zelloberfläche, fermentative Leistungen der Zelloberfläche (?)] sind Hinweise auf eine viel komplexere Struktur. Man sollte also hier so bescheiden bleiben, wie unser gegenwärtiges Wissen über die Feinstruktur dieser und anderer Membranen ist.

Spekulative Gedanken zum Zeitverlauf der Hämolyse finden sich in der Literatur sehr zahlreich. Eine Theorie wird hier die Latenzphase berücksichtigen müssen. Hinter ihr verbirgt sich die erwähnte schnelle primäre Bindung, der eine latente Reaktion an der Membran folgt. Letztere ist von der Menge des Lysins abhängig. Derzeit allgemein anerkannt sind wohl die Vorstellungen von RIDEAL und SCHULMAN, die eine recht gute mathematische Reproduktion der experimentellen Kurven gestatten und anscheinend reelle Daten über die Adsorption des Lysins an die Membran liefern. Sie verwenden für ihre Analyse die Theorie konsekutiver Reaktionen und unterscheiden folgende Schritte: Adsorption des Hämolyticums — Eindiffusion in den Zellmembranen — Entwicklung einer Zellwandveränderung und schließlich Hb-Austritt. Infolge Vernachlässigung des statistischen Charakters aller Hämolysekurven erscheint indessen ihre Ableitung als grundsätzlich verfehlt. Der Charakter der von ihnen errechneten Konstanten ist fiktiv. An anderer Stelle habe ich diese Kritik, die im übrigen an PONDER und HUTCHINSON anschließt, ausführlicher entwickelt. Sie richtet sich natürlich nicht gegen den Charakter der von RIDEAL und SCHULMAN entwickelten Teilreaktionen, sondern gegen die mathematische Technik dieser Autoren.

Als Beispiel diente bei der obigen Darstellung das Lysolecithin. Es wird bekanntlich durch Schlangengift, aber auch durch körpereigene Fermente aus Lecithin gebildet. Es ist eines der aktivsten Hämolytica, die wir kennen; ähnlich stark wirksam ist nur noch das Tetradecylsulfonat und wenige andere Produkte. Alle anderen Netzmittel sind weniger wirksam. Trotzdem kommt dieser Körper in nicht unerheblichen Konzentrationen im Serum vor, und er hat sich auch in Extrakten aus vielen Organen nachweisen lassen. Wie schon erwähnt, gibt es auch in der Erythrocytenmembran des Menschen vorgebildetes Lysolecithin. Wir haben auch zeigen können, daß man sehr erhebliche Mengen davon infundieren kann, ohne daß erhebliche Hämolyse bei den Versuchstieren eintritt. Diese Maskierung der hämolytischen Wirkung dürfte auf ähnlichen Erscheinungen beruhen, wie sie bei der Zusammenlagerung mit Alkoholen usw. auftreten. Offen bleibt die Frage nach der physiologischen Bedeutung, obwohl hierzu in der Literatur eine Reihe von Hinweisen zu finden ist. Möglicherweise stellt die Bildung dieser Addukte an Alkoholen usw. auch ein etwas theoretisches Modell dafür dar, wie sich die verschiedenartigen Komponenten der Zellmembran zu ihrer besonderen dynamischen Struktur zusammenfinden.

Literatur

HUTCHINSON, E.: The behavior of human erythrocytes in aqueous alcohol solutions. Arch. Biochem. **38**, 35—41 (1952).
— and K. E. BEAN: The hemolysis of human red cells by sodium alkyl sulfates. Arch Biochem. **58**, 81—91 (1955).
JUNG, F.: Über die Hämolyse durch Lysolecithin. Acta biol. et. med. germ. **2**, 481—495 (1959).
— u. I. SCHWARTZKOPFF: Über die Saponinhämolyse. III. Mitteilung. Naunyn-Schmiedebergs Arch. exp. Path. Pharmak. **215**, 556—567 (1952).

Jung, F., J. Wendler u. B. Wiegershausen: Über die Hämolyse durch seifenähnliche Substanzen. Naunyn-Schmiedebergs Arch. exp. Path. Pharmak. **229**, 281—292 (1956).

Rideal, E., and F. Taylor: On hämolysis by anionic detergents. Proc. roy. Soc. Edinb. **B 146**, 225—241 (1957); **B 148**, 450—464 (1958).

Robinson, N., and L. Saunders: The physical properties of lysolecithin and its sols. J. Pharm. (Lond.) **10**, Part I 384—391, Part II 755—761 (1958).

Übersichtsarbeiten

Ponder, E.: Hemolysis and related Phenomena. New York: Grune and Stratton 1948.

Jung, F.: Strukturprobleme am roten Blutkörperchen. Naturwissenschaften **37**, 229—233, 254—260 (1950).

Diskussion[1]

Mit 6 Abbildungen

G. Ruhenstroth-Bauer:

Ich habe dem Vortrag von Herrn Jung entnommen, daß in unseren Vorstellungen doch keine eigentlichen Widersprüche bestehen. Herr Jung hat vor allem den *Ablauf* der Hämolyse untersucht, und ich gestehe ihm ohne weiteres zu, daß dieser Ablauf mit Streuungen innerhalb der Erythrocytenpopulation zu tun hat. Wenn man dagegen — am Beispiel des Digitonins — die Anfangskonzentration der roten Blutkörperchen (unmittelbar nach der Mischung mit Digitoninlösung) und den Endgleichgewichtszustand, nach dem nichts mehr passiert, ins Auge faßt, dann scheint mir für diese beiden Phasen die Streuung sehr gering zu sein. Die mathematische Ableitung, die ich gemacht habe, ist folgende: Die Zahl der Erythrocyten, die soviel Digitoninmoleküle gebunden haben, daß ein Sechserfeld (wie ich das vorhin genannt habe) zustande kommt, stimmt überein mit der Zahl der hämolysierten Erythrocyten. Man könnte natürlich sagen, das sei Zufall. Aber das wäre dann doch ein sehr merkwürdiger Zufall. Und ich glaube, es gibt keine andere Theorie, die mit so wenig Voraussetzungen eine mathematische Interpretation erlaubt.

Daß die *Micelle* bei der Lysolecithinhämolyse eine Rolle spielt, geht aus den Darstellungen von Herrn Jung ja ziemlich zwingend hervor. Aber daß das Digitonin in den betreffenden Konzentrationen Micellen bildet, scheint mir nach den physikochemischen Untersuchungen von Ryss doch ziemlich unwahrscheinlich zu sein. So möchte ich annehmen, daß sowohl Netzmittel, die in den entsprechenden Konzentrationen keine Micellen bilden, wie auch solche, die welche bilden, ähnliche Hämolyseverläufe zeigen.

S. Rapoport:

Wenn ich es recht verstanden habe, hat Herr Jung auf die Bedeutung der Micellen doch nur in einer Richtung hingewiesen, nämlich, daß mit einsetzender Micellenbildung die Hämolysegeschwindigkeit nicht weiter zunimmt, sondern sich abflacht.

Mit erscheint aber noch bemerkenswert, daß wir bei der Hämolyse eigentlich *zwei* Membranphänomene unterscheiden müssen. Das eine ist die Freisetzung des Hämoglobins, der „Vulkanausbruch". Das andere ist die Veränderung des Gerüststromas. Und da möchte ich auf die Kurven von Herrn Ruhenstroth aufmerksam machen (S. 25, Abb. 3), wo er zeigte, daß mit zunehmender Hämolyse eine eindrucksvolle Wandlung des Erythrocytenvolumens eintritt: zunächst ein Anstieg des Hämatokritwertes über den Ausgangswert hinaus und erst viel später, erst nach der kompletten Hämolyse, ein Absinken des Hämatokritwertes. Das heißt also, daß wir zwischen den Faktoren, die den Hämoglobinaustritt bedingen und einem Einfluß, den ich stromaspezifisch nennen möchte, unterscheiden müssen.

F. Jung:

Wenn eine Substanz Micellen bildet, dann ist das fast dasselbe, wie wenn sie ausfällt und ein inhomogener Bodenkörper entsteht. Bei einem micellbildenden Netzmittel wie dem Lysolecithin ist nun das Entscheidende, daß von der Löslichkeitsgrenze ab trotz Konzentrationserhöhung keine schnellere Hämolyse erreicht wird. Natürlich können auch Micellen an Erythrocyten adsorbiert werden und hämolytisch aktiv sein. Aber die Hämolyse kann ja nur so zustande kommen, daß Lysolecithin aus der micellaren in die monomolekulare Form übergeht.

---

[1] Diskussionsleiter: S. Rapoport.

Nur dann kann es sich an der Zellmembran auswirken. In wäßrigem Milieu wird eine Micelle etwa von 270 Lysolecithinmolekülen gebildet. Wie groß die Micelle in Alkoholgegenwart ist, weiß ich nicht. Sie kann größer oder kleiner sein. Aber darauf kommt es nicht allein an. Wesentlich ist auch, wie fest die Moleküle in der Micelle zusammenhalten. Wenn sie fester zusammenhalten, dann nimmt wahrscheinlich die Hämolysegeschwindigkeit ab. Es kann also sowohl die Größe wie die Verfestigung der Micelle die Hämolyse verlangsamen.

R. FEISSLY:

Ich möchte Herrn JUNG fragen, wie man sich vorstellen kann, daß manche nichtionische Netzmittel hämolytisch aktiv, andere inaktiv sind.

F. JUNG:

Das ist eine sehr interessante Frage. Ich möchte sie damit beantworten: Der Erythrocyt hat eine besondere, spezifische Oberfläche, und diese Oberfläche adsorbiert bestimmte Verbindungen und andere adsorbiert sie nicht. Die Adsorption ist ja auch eine Art Bindung. Manche (nicht alle) nichtionischen Netzmittel werden möglicherweise an die Erythrocyten gar nicht adsorbiert, und auf diese Weise bleibt dann der hämolytische Effekt aus.

Die Bemerkung von Herrn RAPOPORT besteht zu Recht: was ich untersucht habe, ist nur der Hämoglobinaustritt, die Folge des allerersten Angriffs des Netzmittels an dem Erythrocyten. Nach Eintritt der Hämolyse gibt es für das Stroma natürlich noch weitere Möglichkeiten der Veränderung. Es entstehen dann ganz andere Bedingungen. Es kann viel Cholesterin frei werden und sich eine Reihe weiterer Reaktionen entwickeln, so daß dann eine besonders ablaufende spezifische Stromatolyse zustandekommt. Aber die Stromatolyse habe ich absichtlich aus diesem Zusammenhang ausgeklammert.

Einen Punkt, den ich nicht berührt habe, sollte man vielleicht doch noch zur Diskussion stellen: Ist es nicht vorstellbar, daß der Wirkungsmechanismus sich adsorbierender Immunhämolysine, die unsere klinischen Kollegen so außerordentlich interessieren, ähnlich ist? Denn diese Hämolysine sind ja wohl Proteine, und Proteine sind sehr häufig auch Netzmittel oder haben unter bestimmten Bedingungen netzmittelähnliche Eigenschaften. Man kann nämlich aus Proteinen Netzmittel herstellen. Und vielleicht erfolgt die Bindung eines Hämolysins auch über eine Adsorption.

K. ROTHER:

Ich möchte Herrn JUNG gern fragen, ob er es nicht für möglich hält, daß die Latenzperiode bei der Lysolecithinhämolyse (Abb. 1, S. 34) anders zu interpretieren ist. Bei der Immunhämolyse gibt es eine gleichartige Latenz (vgl. Abb. 2, S. 52), und man hat sie zunächst als Ausdruck einer Schadenssummation gedeutet, bis eine kritische Schadenshäufung zur Hämolyse führt. Im Gegensatz zu dieser quantitativen Interpretation analysiert man die Kurve heute anders, weil man zu bestimmten Zeitpunkten bestimmte Intermediärstufen der Zellschädigung isolieren und damit aufzeigen kann, daß sich während der Latenzzeit komplexe chemische Reaktionen an der Erythrocytenoberfläche abspielen (vgl. S. 54 ff.), bis bei Eintritt der finalen Reaktion die Hämolyse einsetzt.

H. FISCHER:

Ich darf hierzu bemerken, daß wir uns mit diesem finalen Schritt in letzter Zeit besonders beschäftigt haben. Das letzte Zwischenprodukt bei der Immunhämolyse ist das Lysokephalin, über das ich heute nachmittag noch berichten werde.

F. JUNG:

Das würde für eine gewisse Ähnlichkeit zwischen Netzmittel- und Immunhämolyse sprechen. Was den S-förmigen Ablauf der Reaktion angeht, so gibt es eine völlig eindeutige und klare Entscheidung, ob er einen kinetischen Ablauf darstellt oder nicht. Er ist Ausdruck davon, daß einige Zellen schnell und andere langsam hämolysieren. Darin liegt der statistische Vorgang und dieser bestimmt sozusagen den geschwungenen Teil der Kurve.

K. ROTHER:

Natürlich ist auch eine statistische Komponente an der Entstehung des Kurvenverlaufs beteiligt. Aber die wesentliche Frage ist doch, ob die Latenzzeit nicht vielleicht Ausdruck einer Reihe von Intermediärschritten ist, bis es schließlich zum letzten Schritt kommt, mit dem die Zerstörung der Zellen einsetzt.

F. Jung:

Ich erläutere noch mal genauer: Für die Einzelzelle haben Sie recht, Herr Rother, an der vollzieht sich an der Membran nach Bindung des Lysins eine Serie konsekutiver Reaktionen. Mir kommt es aber darauf an, was den Kurvenverlauf bestimmt. Dafür muß ich die Statistik in Rechnung setzen. Auch in der Immunhämolyse.

K. Rother:

Wenn Sie bei der Immunhämolyse nur den finalen Schritt untersuchen, dann bekommen sie eine Kurve, die zu jeder Zeit konkav bleibt zur Zeitachse, also ohne Latenzzeit und nicht mehr S-förmig verläuft.

F. Jung:

Auch der letzte Schritt ist von individuellen Lysegeschwindigkeiten bestimmt, z. B. bei der Wasserhämolyse. Die Zellen sind unterschiedlich resistent. Das hängt mit der Tatsache zusammen, daß die lytische Reaktion ein Alles- oder Nichts-Schritt ist. Auf den können sie die übliche chemische Reaktionskinetik nicht anwenden.

H. Fischer:

Würde es in dieser Streitfrage helfen, wenn man eine völlig einheitliche Erythrocytenpopulation hätte, z. B. Zellen, die alle zum gleichen Zeitpunkt gebildet worden sind?

F. Jung:

Wenn Sie zu einer einheitlicheren Population übergehen, dann bekommen Sie eine steilere Kurve im Sinne einer geringeren Streuung.

S. Rapoport:

Ich glaube, man kann das Argument von Herrn Jung in seiner Bedeutung gar nicht überschätzen. Solange eine diskrete Statistik einzelner Vorgänge — das ist eine Populationsstatistik — vorliegt, kann man dann andere zugrunde liegende Gesetzmäßigkeiten chemischer Art mit dieser Methode überhaupt analysieren? Meines Erachtens besteht kein Zweifel, daß die Gestalt der Kurve durch diese Populationsstatistik der roten Blutkörperchen bestimmt ist.

L. Heilmeyer:

Ich empfehle doch, sich den Film von Herrn Schubothe über die Wärmehämolyse einmal anzuschauen. Da sieht man, wie in einem mikroskopischen Gesichtsfeld, das vielleicht 30 Erythrocyten enthält, unter dem Einfluß einer konstanten Temperatur von ca. 64° ein Blutkörperchen nach dem anderen hämolysiert. Die Heterogenität der Erythrocytenpopulation ist auf diese Weise direkt sichtbar.

K. G. von Boroviczény:

Professor Jung sagte, daß die Erythrocyten bei der Netzmittelhämolyse ohne wesentliche Formveränderung plötzlich aufgelöst würden. Dem steht meine ungewollte Beobachtung an Objektträgern gegenüber, die mit einem Netzmittel gewaschen, ungenügend gespült und dann getrocknet wurden. Fertigt man darauf einen Ausstrich an, so sieht man das typische Bild einer Mikrosphärocytose.

Dieses Verfahren könnte zu einer einfachen Methode ausgearbeitet werden. Man müßte nur verschiedene Verdünnungen verschiedener Netzmittel am Objektträger antrocknen, könnte dann den Ausstrich noch für bestimmte Zeitabschnitte in der feuchten Kammer halten und am Ende die einzelnen Phasen der Hämolyse am fixierten und gefärbten Präparat untersuchen.

F. Jung:

Sie haben recht. Es gibt eine ganze Reihe Netzmittel, bei denen prälytisch Sphärocytenbildung eintritt und sich die Zelle wohl ändert. Aber die von mir untersuchten Netzmittel, also speziell das Digitonin, habe ich schon danach herausgesucht, daß der Elementarprozeß in dieser Beziehung möglichst einfach ist.

A. Winterstein (vertreten durch J. Jaenecke)[1] (mit 2 Abbildungen):

Dem Entgegenkommen von Herrn Prof. Fleisch, Lausanne, verdanke ich es, wenn ich Ihnen einen kleinen — ebenso einfachen wie ingeniösen — Apparat vorstellen darf, den

---

[1] Anmerkung des Schriftleiters: Um den inhaltlichen Zusammenhang der bisherigen Diskussion zu wahren, sind die folgenden ursprünglich zum Hauptreferat 2 gehaltenen Beiträge hier eingeordnet.

sog. Hämoresistometer, der sich für das Studium gewisser Probleme der Hämolyse eignen dürfte.

FLEISCH hat über diesen Apparat erstmals im Juni d. J. in Marseille berichtet und denselben auch an der Tagung Schweizerischer Physiologen im Juli demonstriert.

Ich darf Sie bitten, mich als Exponenten von Herrn Prof. FLEISCH zu betrachten.

Die Bestimmung der osmotischen Resistenz der Erythrocyten wird in der Klinik bekanntlich routinemäßig durchgeführt. Im Gegensatz dazu wird die mechanische Resistenz — wohl zu unrecht — nicht genügend berücksichtigt. Dies offenbar mangels eines geeigneten Meßinstrumentes.

Wir sind uns im klaren darüber, daß die Erythrocyten *physiologischerweise* durch osmotische Einflüsse kaum beschädigt werden, wohl aber durch eine ununterbrochene mechanische, durch die Zirkulation des Blutes gegebene Traumatisation.

STUART u. Mitarb. sowie SHEN u. Mitarb. haben gezeigt, daß der Erythrocyt einerseits einer hypotonischen Lösung gegenüber empfindlich, einer mechanischen Belastung gegenüber jedoch resistent sein kann, andererseits

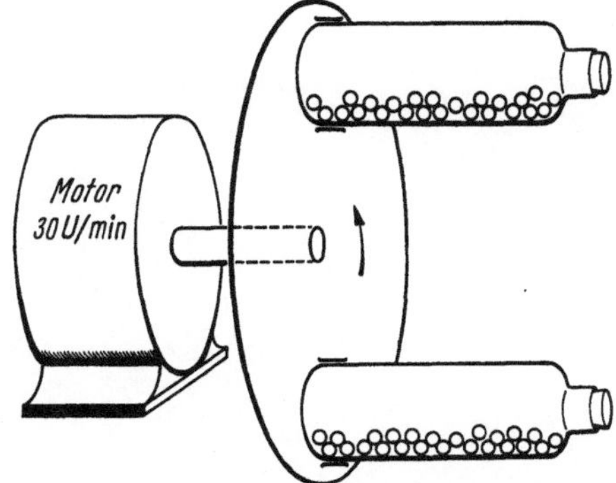

Abb. 1. Prinzip des Hämoresistometers nach SHEN u. Mitarb. [Science 100, 387, (1944)] nach einer Skizze von FLEISCH

aber auch eine normale osmotische Resistenz jedoch eine verminderte mechanische Resistenz aufweisen kann.

Die meisten der bisher verwendeten Apparate zur Bestimmung der mechanischen Resistenz basieren auf dem von SHEN (1944) angewandten Prinzip (Abb. 1).

In den 150 cm³ fassenden Flaschen befinden sich 50 Glaskugeln, man fügt 7 cm³ Blut zu und läßt 2 Std. rotieren. Die Unzulänglichkeiten eines solchen Apparates sind evident: Vor allem Schaumbildung, durch welche die Hämolyse gefördert wird; andere störende Einflüsse durch das große Luftvolumen; Wirkung des alkalischen Glases, die nach noch nicht publizierten Versuchen von AEPPLI nicht zu vernachlässigen ist; die Traumatisierung ist nicht „homogen", d. h. es werden nur die durch den Druck der Kugeln betroffenen Erythrocyten erfaßt, ob sie nun mechanisch resistent seien oder nicht.

Abbildung 2 zeigt den Hämoresistometer von FLEISCH. Der Motor dreht mittels der Achse *1* einen Plexiglaskörper *2* mit einer Tourenzahl von 3000/min. Der Plexiglaskörper besitzt ungefähr kubische Form, er weist acht abgerundete Kanten auf und ist unten leicht gewölbt. Dieses Detail ist wichtig: allfällig vorhandene ·Luftblasen können entweichen. Der Plexiglas-Recipient *3* wird mit 10 cm³ Blut beschickt, welches durch den Plexiglaskörper mit 4,5 m/sec rotiert wird. Das ganze System wird durch den Plexiglasdeckel *4* verschlossen. Die Versuchsdauer beträgt in der Regel 15 min, sie wird durch eine in den Apparat eingebaute Uhr geregelt.

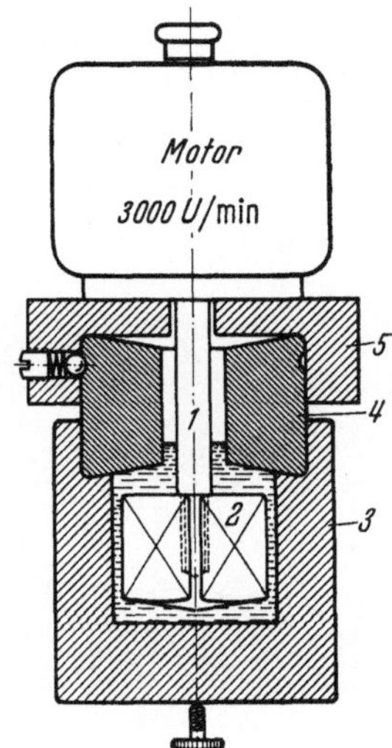

Abb. 2. Hämoresistometer nach A. FLEISCH. Erklärungen im Text

Tabelle 1. *Vorteile des Hämoresistometers nach* FLEISCH

1. Rein mechanische Traumatisation (kein Glaseffekt)
2. Gute Reproduzierbarkeit der Traumatisation (mittlerer Fehler = 1,6 mg Hb/100 cm³)
3. Traumatisation trifft nur die pathologischen Erythrocyten
4. Kontakt mit Luft, damit Schaumbildung und Veränderungen der Bluteigenschaften vermieden
5. Kurze Versuchsdauer (Alterungseffekte, Infektionen vermieden)
6. Praktisch geeignete Blutmenge (10 cm³)
7. Einfache und rasche Messung

Die praktische Bedeutung des neuen Hämoresistometers konnte zunächst für gewisse Probleme der Bluttransfusion, insbesondere für diejenigen des extrakorporalen Kreislaufes erwiesen werden:

Beachtenswert ist die Tatsache, daß zwischen den verschiedenen Blutspendern (A und B) bezüglich der Hämolyse große Unterschiede bestehen können: Blut B zeigt auch bei hohen Heparindosen nur eine relativ geringe spontane Hämolyse, dagegen eine beträchtliche bei Belastung im Hämoresistometer (Tab. 4).

Tabelle 4 zeigt den Unterschied im Hämolysegrad beim Aufbewahren des Blutes bei 20° bzw. 2°. In einem extremen Falle beobachteten wir bei Blut, das mit $^1/_{10}$ Vol. 2% Lysincitrat + 3,5 IE Heparin/cm³ 41 Std. bei 20° gehalten worden war, keine Spotanhämolyse, auch nur eine geringe (36 mg-%) nach Belastung im Hämoresistometer. Bei 2° führte die Belastung jedoch zu einer starken Hämolyse mit 580 mg-%.

Daß wir in den von uns gewählten Systemen Phänomene aufdecken können, die theoretisch nicht ohne weiteres verständlich sind, zeigt ein Vergleich des in der Tabelle 4 zuunterst angeführten Versuches mit den übrigen fünf: während in letzteren die durch Heparin plus mechanische Belastung bewirkte Hämolyse offenbar durch Kälte noch weiter gefördert wurde, ist bei dem über 88 Std. laufenden Versuch das Gegenteil der Fall.

Es steht zu hoffen, daß sich der neue Hämoresistometer auch bei der weiteren Erforschung der hämolytischen Erkrankungen wird einsetzen lassen.

H. Schubothe:

Mich interessiert diese Apparatur sehr, weil sie mir — ebenso wie die Technik von Betke und Aalam — zu beweisen scheint, daß allein die *Strömungen* in einer Blutprobe zur Hämolyse führen können. Wir bestimmen hier an der Klinik die mechanische Hämolyse seit Jahren routinemäßig, und zwar nach dem klassischen Prinzip mit der Methode der im Erlenmeyerkolben rollenden Perlen von 4 mm Durchmesser. Zusammen mit Herrn Fok[1] haben wir kürzlich versucht, diesen Vorgang etwas genauer zu analysieren. Zeichnet man sich rote Blutkörperchen tausendfach vergrößert auf Zeichenkarton (so daß sie einen Kreisdurchmesser von 8 mm haben) dann müßten die maßstabgerechten Perlen einen Kugeldurchmesser von 4 m erhalten. Ihre Oberflächenkrümmung ist dann im Verhältnis zu den Dimensionen der Erythrocyten außerordentlich gering. Wenn man ferner bedenkt, wie rote Blutkörperchen dank ihrer flüssigkeitsähnlichen Konsistenz, ihrer außerordentlichen Kontaktfeindlichkeit und Suspensionsstabilität im Plasma- oder Serummilieu jeder Berührung entgleiten, ist es völlig unvorstellbar, daß die sogenannte mechanische Hämolyse durch rollende Perlen Folge einer direkten Alteration ist. Aus der Literatur habe ich den Eindruck gewonnen, daß manche Autoren vermuten, die roten Blutkörperchen würden durch die rollenden Perlen zerquetscht oder zermahlen, etwa wie Partikel in einer Kugelmühle. Proportion, Oberflächenbeschaffenheit und Konsistenz von Erythrocyten lassen das aber als unmöglich erscheinen, und wir haben deshalb die mechanische Hämolyse bei dieser Versuchsanordnung damit interpretiert, daß die rollenden Perlen Wirbel und Strömungen in der Blutprobe erzeugen, welche zu mehr oder minder starken Zerrungen und Deformierungen der Erythrocyten führen und sie auf diese Weise so stark schädigen, daß sie hämolysieren. Für diese Auffassung scheint mir die Apparatur von Fleisch ein weiteres Argument zu liefern, weil in ihr die Blutkörperchen ja nur starken Strömungen und Wirbeln ausgesetzt werden. Vergleichende Untersuchungen mit Ihrer und unserer Apparatur wären sicher interessant.

J. Jaenecke:

Hierzu hatten wir leider noch keine Gelegenheit. Übrigens erhebt sich die Frage, ob die klassische Methode nicht in gewissen Punkten angreifbar ist. So sind Gefäße von sehr verschiedenem Volumen verwendet worden. Auch ist es möglich, daß die Glaswand die Hämolyse beeinträchtigt. Nach bisher unveröffentlichten Untersuchungen Aepplis gibt die Glaswand in irgendeiner Form Ionen ans Blut ab.

H. Schubothe (mit 3 Abbildungen):

Das ist sehr wohl möglich, fällt aber, glaube ich, für die praktische Routinediagnostik nicht so ins Gewicht, wenn man immer unter denselben Bedingungen arbeitet. In dieser Beziehung — und das gilt auch für die Gefäßvolumina — haben wir eine Apparatur entwickelt, die unter Standardbedingungen[1] zu arbeiten erlaubt. Und ich muß sagen, daß wir mit ihr eigentlich ganz befriedigende Ergebnisse erzielt haben. Ausdrücklich betonen möchte ich, daß sich bei dieser

---

[1] Schubothe, H., and F. P. T. Fok: The quantitative estimation of mechanical haemolysis for clinical application. Brit. J. Haemat **6**, 350—354, 1960.

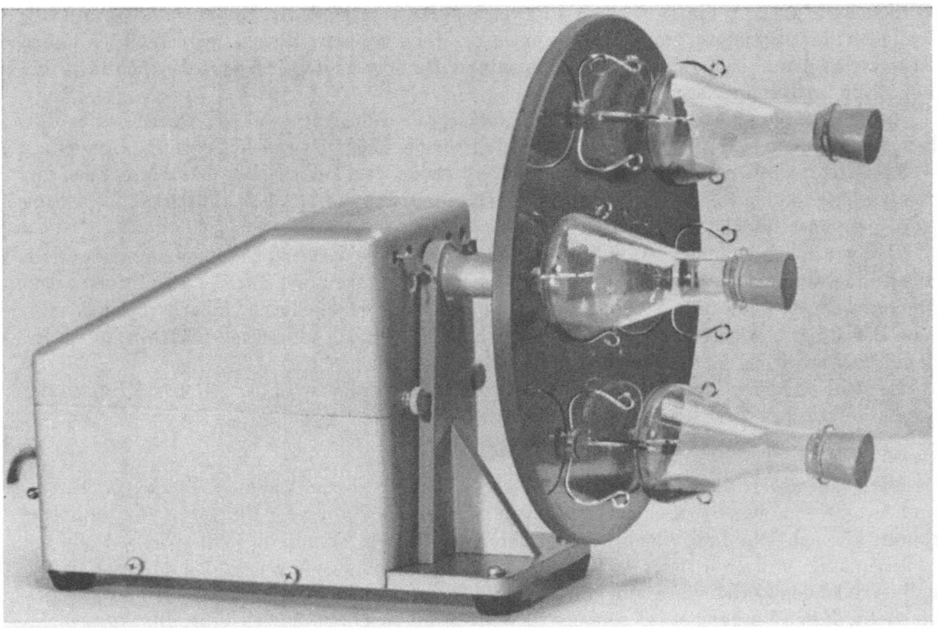

Abb. 1. Rotationsapparat zur Bestimmung der mechanischen Hämolyse (Firma ROTAX Basel, Florastr. 18)

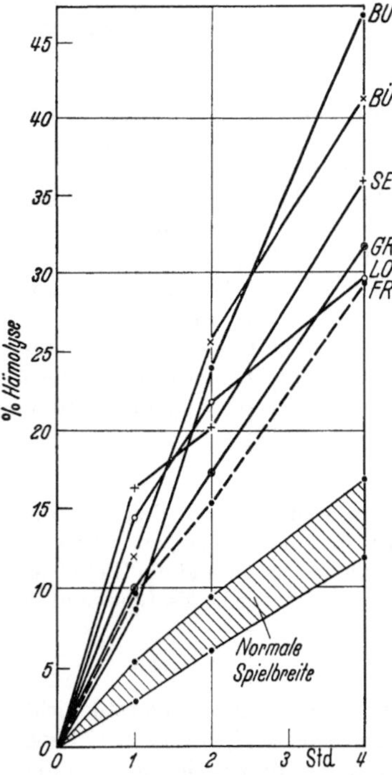

Abb. 3. Streubreite der Werte der mechanischen Hämolyse von 50 normalen Blutproben (schraffierte Zone) sowie mechanische Hämolysewerte bei 5 Patienten mit kongenitaler und einer Patientin (FR) mit autoimmunhämolytischer Anämie nach 1-, 2- und 4stündiger Rotationsdauer in der oben beschriebenen Apparatur

Technik jede Spur von Schaumbildung vermeiden läßt. Zur Erläuterung darf ich vielleicht einige Bilder zeigen.

Hier sehen Sie die Apparatur (Abb. 1). Als Gefäße benutzen wir 50 ml-Erlenmeyer-Kolben der Firma SCHOTT und Genossen, Mainz (Fabrikationscharge 14 DIN 12380). Sie werden mit Haltern auf der kreisförmigen Kunststoffplatte festgeklemmt, die durch einen regulierten Motor in 40 Umdrehungen/min versetzt wird. An Blut benötigen wir nur 2 ml, also eine relativ kleine Menge, was für die klinische Praxis von Wert ist. Das Blut wird defibriniert. Dazu kommen 20 geschliffene Quarzperlen. Wir haben lange nach geeigneten Perlen gesucht. Die handelsüblichen Glasperlen, die durch Abtropfen flüssiger Glasmasse gewonnen werden (Abb. 2 oben links), sind ganz unbefriedigend, weil sie meist nicht genau sphärisch sind und ihre Oberfläche so unregelmäßig wie eine Mondlandschaft ist. Rauh geschliffene Glasperlen haben wir von der Gablonzer Schmuckindustrie bekommen (Abb. 2 oben rechts). Sie sind exakt sphärisch, aber an der Oberfläche doch nicht glatt genug und deshalb wenig geeignet. Dann haben wir Versuche mit Stahlkugeln gemacht, wie sie für Kugellager benutzt werden (Abb. 2 unten links). Sie sind rund und glatt, ergaben aber keine konstanten Resultate, was vermutlich durch reaktive Eigenschaften des Metalls bedingt ist. So haben wir uns schließlich von der Edelsteinschleiferei Wintermantel in Waldkirch/Breisgau Quarzperlen (Abb. 2 unten rechts) anfertigen lassen, die zwar etwas teuer sind — etwa DM 0,50 das Stück — aber gute und konstante Resultate liefern.

Und hier ist noch eine graphische Darstellung (Abb. 3), die die Streubreite der mechanischen Hämolyse nach 1, 2 und 4 Std. Rotationsdauer an 50 normalen Blutproben und die pathologischen Werte von einigen Fällen kongenitaler und autoimmunhämolytischer Anämien zeigt. Die Streubreite ist immer eine Funktion des absoluten mittleren Hämolysegrades. Je

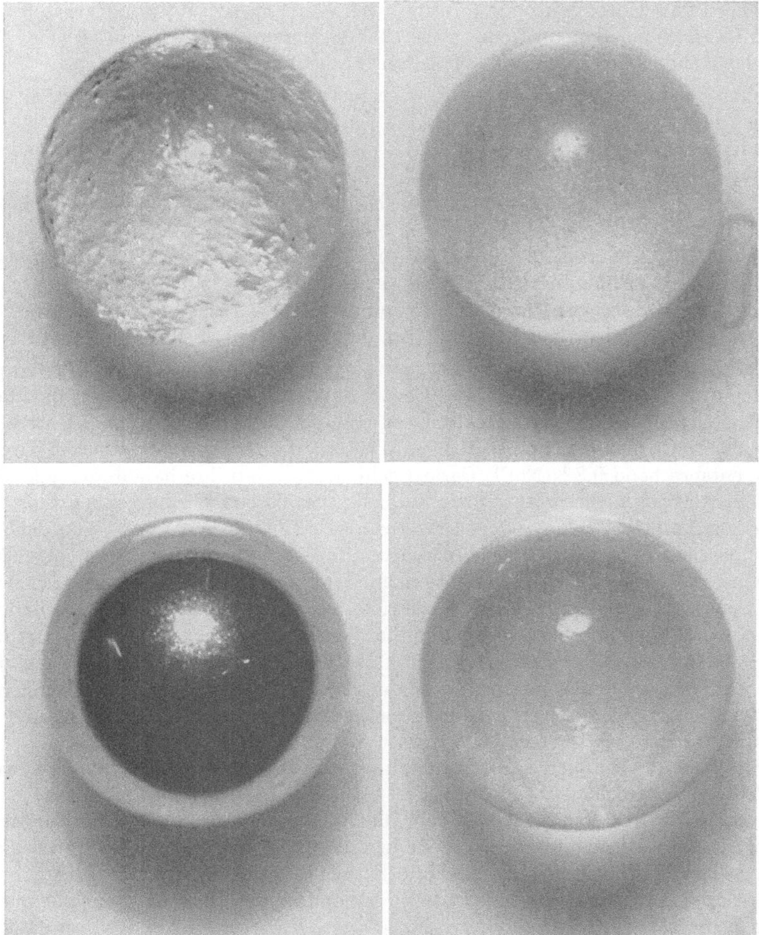

Abb. 2. Kugeln von 4 mm Durchmesser aus verschiedenem Material. Vergrößerung 10:1. Links oben: Gußglasperle. Rechts oben: Glasperle, als Rohmaterial in der Schmuckwarenindustrie benutzt. Unten links: Kugellagerstahlkugel. Unten rechts: Geschliffene Quarzperle

höher der letztere, um so größer die Streubreite. Man kann sie auch durch Verkürzung der Rotationsdauer oder durch Verminderung der Zahl der Quarzperlen einengen. Aber damit ist für die praktische Diagnostik nicht viel gewonnen, weil unter solchen Bedingungen auch die Abweichungen pathologischer Blutproben geringer werden.

R. Feissly[1] und H. Lüdin[2]:

Zur Hämolyse bei der direkten Thrombocytenzählung
Mit 1 Abbildung

Zweck dieser Mitteilung ist es, auf einige Besonderheiten der provozierten Hämolyse hinzuweisen, wie sie bei der modernen Technik der Thrombocytenzählung angewandt wird. Die zeitraubenden *indirekten* Methoden werden heute wegen ihrer Ungenauigkeit von den meisten

---

[1] Universität Lausanne.   [2] Medizinische Universitätsklinik, Bürgerspital Basel.

Autoren abgelehnt. An ihre Stelle sind die *direkten* Methoden getreten. Die Zählung der Thrombocyten kann dabei in einer Blutverdünnung vorgenommen werden, welche mit einer nicht hämolysierenden Konservierungsflüssigkeit hergestellt wird. Dieses Verfahren erfordert jedoch relativ starke Verdünnungen von 1:100 bis 1:200 und erreicht daher keine genügende Genauigkeit. Verwendet man — analog der Leukocytenzählung — eine 10mal geringere Verdünnung von 1:20, so ist dazu ein hämolysierendes Medium notwendig. Während die älteren Lösungen nach van Goidsenhoven (*27*) und nach Kristenson (*19*) mit Harnstoff und diejenige von Baar (*3*) mit Saponin keine große Verbreitung fanden, verfügen wir heute über die vier hämolysierenden Verdünnungsflüssigkeiten für die Thrombocytenzählung:

1. Lösung nach Feissly u. Lüdin (*12*): Cocain-HCl 3,0, NaCl 0,20, Aq. dest. ad 100 ml.; Verdünnung 1:20.

2. Lösung nach Fischer u. Germer (*13*): Novocain 3,5, NaCl 0,25, Aq. dest. ad 100 ml; Verdünnung 1:100

Lösung nach M. u. C. Piette (*24*): Procain-HCl 2,43, NaCl 0,20, Aq. dest. ad 100 ml; Verdünnung 1:100.

3. Lösung nach Brecher u. Cronkite (*6*): Ammoniumoxalat 1%, Verdünnung 1:100 (aber auch in einer Verdünnung von 1:20 verwendbar, da stark hämolysierend).

4. Lösung nach Bounameaux (*5*): Ammoniumoxalat 1,0, M/15 Phosphatpuffer (pH 7,4) 20 ml, Thephorin 0,10 oder Phenergan 0,02, Aq. dest. ad 100 ml; Verdünnung 1:20.

Im folgenden sollen die Eigenschaften der von uns angegebenen Lösung (*12*) besprochen werden, deren wirksamen Bestandteil das Cocain darstellt. Wie bekannt, tritt die Hämolyse im Kochsalzmilieu bei einer Konzentration von 0,46—0,30% in Erscheinung. Unsere Lösung enthält 0,2% NaCl und 3% Cocain-HCl und besitzt damit einen osmotischen Druck von 0,2 + 0,6, entsprechend 0,8% NaCl. Daraus geht hervor, daß ihre hämolysierende Wirkung nicht auf einer Hypotonie beruht, sondern auf einer spezifischen Wirkung von Cocain.

Die Cocain-Hämolyse bildete Gegenstand zahlreicher Untersuchungen, von denen lediglich diejenigen von Sieburg (*26*) genannt seien. Ihr Mechanismus ist noch nicht vollständig geklärt. Eine osmotische Hämolyse könnte nach Wilbrandt (*28*) in der folgenden Weise zustande kommen: Das Cocain-HCl würde teilweise hydrolysiert zur Cocain-Base und zu H^+- und Cl^--Ionen. Die lipoidlösliche Base würde in die Zellen eindringen und sich dort mit H^+-Ionen verbinden. Die dadurch freigesetzten OH^--Ionen würden gegen Cl^--Ionen des umgebenden Mediums ausgetauscht. Im Innern der roten Blutkörperchen würde somit eine Resynthese von Cocain-HCl erfolgen, wodurch der osmotische Druck erhöht würde und Wasser eindringen könnte.

Andererseits muß aber auch eine Veränderung der Erythrocytenmembran durch das lipoidlösliche Cocain in Betracht gezogen werden.

Aus unseren Untersuchungen geht hervor, daß in einer 1% (hypotonischen) Cocainlösung die Hämolyse sehr rasch erfolgt, während sie in einer 6% (nahezu isotonischen) Cocainlösung relativ langsam abläuft. Die von uns gewählte Formel (3% Cocain + 0,2% NaCl) nimmt eine Zwischenstellung ein. Dies ist von Bedeutung, handelt es sich doch darum, trotz maximaler Hämolyse die Struktur der Thrombocyten zu erhalten. Die Erfüllung dieses Postulates ist vor allem dem Umstand zu verdanken, daß die Lyse der Plättchen wesentlich langsamer erfolgt als diejenige der Erythrocyten. Die Untersuchungen verschiedener Autoren (*4, 10, 14, 15, 17, 18, 22*) und unsere eigenen Versuche haben nämlich gezeigt, daß die osmotische Thrombocytolyse bei 0,44% NaCl beginnt und bei 0,34% NaCl komplett ist und sich damit von der Erythrocytolyse nicht wesentlich unterscheidet.

Aus den Untersuchungen von Aynaud (*2*), von Ducceschi (*9*) und von Roskam (*25*) geht hervor, daß Cocain die Agglutination und die viscöse Metamorphose der Thrombocyten sowie die Retraktion des Gerinnsels verhindert. Wahrscheinlich hat Cocain einen direkten Einfluß auf die Plättchenmembran und auf die plasmatischen Gerinnungsfaktoren im unmittelbaren Bereich der Plättchen. So wird bis zu einem gewissen Ausmaß die Bildung von Thrombin gehemmt, wodurch eine Zerstörung der Plättchenmembran durch diese Substanz verhindert wird. Wenn Cocain in die Thrombocyten eindringt, zerstört es das Enzymsystem, welches für die viscöse Metamorphose verantwortlich ist (Glykolyse-ATP und kontraktiles System von Lüscher, *20*). Tatsächlich nehmen die Plättchen unter dem Einfluß von Cocain Kugelgestalt an. Es tritt eine Art von osmotischer Lyse in Erscheinung, wobei die Plättchen anschwellen, Siegelring-Formen bilden und schließlich zerfallen. Die Cocainwirkung zeigt sich bereits in den ersten Stadien der viskösen Metamorphose. So konnten wir beobachten, daß Plättchen mit „Pseudopodien" nach dem Kontakt mit Cocain wieder Kugelform annehmen (*11*). Abbildung 1 zeigt, daß sich die Thrombocyten in der von uns angegebenen Cocain-NaCl-Lösung während mindestens 60 min konservieren lassen, ohne zu zerfallen oder zu agglutinieren. Wesentlich weniger günstige Resultate ergeben die Lösungen von PIETTE (*24*), von BRECHER u. CRONKITE (*16*) und von BOUNAMEAUX (*15*). Schließlich sei darauf hingewiesen, daß anstelle des Phasenkontrastmikroskopes auch ein gewöhnliches Mikroskop verwendet werden kann, wenn die Thrombocytenzählung in der Spencer-Kammer erfolgt.

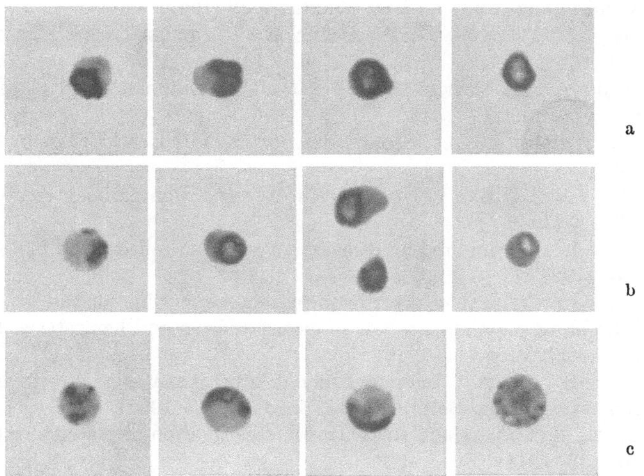

Abb. 1. Morphologie der Thrombocyten in einer Verdünnung von Capillarblut mit Cocain-NaCl-Lösung 1:20. a nach 15 min, b nach 30 min, c nach 60 min. Phasenkontrast 1500 x

Die Vorteile der direkten Plättchenzählung unter Verwendung hämolysierender Lösungen werden durch die Beobachtungen verschiedener Autoren (*7, 8, 15, 21, 23*) und besonders durch die vergleichenden Untersuchungen von AHLHORN (*1*) bestätigt.

Zusammenfassung. Es wird über Beobachtungen hämolytischer Vorgänge bei der direkten Thrombocytenzählung berichtet unter besonderer Berücksichtigung der von den Autoren angegebenen Methode mit Cocain-NaCl.

Literatur

1. AHLHORN, J.: Studien zur direkten phasenoptischen Thrombocytenzählung. Z. klin. Med. **153**, 154 (1955).
2. AYNAUD, M.: Le Globulin des Mammifères. Thèse Paris 1909.
3. BAAR, H. S.: The enumeration of blood platelets. J. clin. Path. **1**, 175 (1948).
4. BASERGA, A.: Modification de la résistance plaquettaire dans différents affections sanguines. II. Symp. Fondaz. „Valentino Baldacci" Lissabon 1957. Edit. Omnia Medica Pisa 1957, pg. 190.
5. BASERGA, A., et G. BELLERINI: La résistance osmotique plaquettaire dans différents conditions hématologiques. Schweiz. med. Wschr. **87**, 1218 (1957).
6. BOUNAMEAUX, Y.: Méthodes utilisées pour l'étude des plaquettes dans les diathèses hémorragiques. C. R. 3e Congr. int. Biol. clin., Bruxelles 1957. Presses acad. europ. Bruxelles 1958, pg. 673.
7. BRECHER, G., and E. P. CRONKITE: Morphology and enumeration of human blood platelets. J. appl. Physiol. **3**, 365 (1950).
8. BURMEISTER, W., u. H. G. HANSEN: Zur direkten Bestimmung der Thrombocytenkonzentration des Blutes mit Hilfe des Phasenkontrastmikroskopes. Klin. Wschr. **33**, 894 (1955).
9. CAZAL, P., et P. IZARN: Intérêt de la microscopie en contraste de phases pour la numération des plaquettes et des réticulocytes. Ann. Biol. clin. **8**, 620 (1950).

10. Ducceschi, V.: Plaquettes et coagulation du sang. Arch. ital. Biol. **64**, 341 (1914).
11. Feissly, R.: Sur la mesure de la résistance plaquettaire. II. Symp. Fondaz. „Valentino Baldacci" Lissabon 1957. Edit. Omnia Medica Pisa 1957, pg. 190.
12. Feissly, R., et H. Lüdin: Action de la cocaine sur les plaquettes sanguines. Helv. physiol. Acta **7**, C 9 (1949).
13. Feissly, R., et H. Lüdin: Microscopie par contrastes de phases. Rev. Hémat. **4**, 481/691 (1949); Direct platelet counting. Proc. 4th Congr. int. Soc. Hemat. Buenos-Aires 1952, Grune and Stratton, New York 1954.
14. Fischer, W., u. W. D. Germer: Über eine einfache Methode der direkten phasenoptischen Thrombocytenzählung. Röntgen-Lab. Praxis **10**, 49 (1957).
15. Gram, C. N., and P. Lous: Undersøgelser over thrombocyternes osmotiske resistens. Nord. Med. **1**, 162 (1939).
16. Gurevitch, J., and D. Nelken: Osmotic fragility of human blood platelets. Blood **11**, 924 (1956).
17. Henning, N.: Klinische Laboratoriumsdiagnostik. München: Urban u. Schwarzenberg 1959, pg. 140.
18. Horányi, M., and E. Zádory: Studies on resistency of thrombocytes. Acta med. Acad. Sci. Hung. **3**, 229 (1952).
19. Kristenson, A.: A new method for direct counting of so-called blood platelets. Acta med. scand. **57**, 301 (1922).
20. Lüscher, E. F.: A dialyzable factor from plasma responsible for the "viscous metamorphosis" of the blood platelets. Its role in clot retraction and hemostasis. Experientia **12**, 268 (1956); persönl. Mitt.
21. Marmont, A., e St. Giacca: Una nuova metodica per il conteggio diretto delle piastrine in visione a contrasto di fase. Boll. Soc. ital. Emat. **4**, 205 (1956).
22. Muhrer, M. E., B. Bogart and A. G. Hogan: Estimation of platelet fragility. Amer. J. Physiol. **141**, 449 (1944).
23. Nachtigall, C.: Vergleichende Thrombocytenzählungen. Ärztl. Wschr. **11**, 76 (1956).
24. Piette, M., et C. Piette: Numération des plaquettes sanguines utilisant un liquide hypotonique à base de chlorhydrate de procaine. Sang **30**, 144 (1959).
25. Roskam, J.: Action du chlorhydrate de cocaine sur l'emplaquettement des particules étrangères et sur la coagulation plasmatique. C. R. Soc. Biol. **87**, 781 (1922).
26. Sieburg, E.: Hämolyse, in Thoms Handb. prakt. wiss. Pharm., Bd. 4, pg. 597, Berlin 1926.
27. Van Goidsenhoven, F.: Méthode clinique pour la numération des plaquettes sanguines. Ann. Soc. sci Bruxelles **45**, 217 (1926).
28. Wilbrandt, W.: Persönliche Mitteilung.

Immunhämolyse*

Von

K. Rother (Freiburg i. Br.)

Mit 10 Abbildungen

Immunhämolyse ist die durch Intervention von Antikörpern (AK) vermittelte Erythrocytenzerstörung. Ich möchte das Thema hier etwas enger fassen und die Immunhämolyse nur so weit behandeln, als sie eine Freisetzung von Blutfarbstoffen aus der Zelle betrifft, die durch die Reaktion hämolytischer Antikörper eingeleitet und durch Komplement (C′) vollendet wird.

Auch die Entstehungsweise und Charakteristik hämolytisch wirksamer AK soll hier einmal zur Seite gelassen werden. Ich will mich vielmehr auf die Untersuchung der lytischen Reaktion zwischen Zelle, gegebenem AK und C′** beschränken.

Untersuchungen über Immunhämolyse interessieren heute nicht mehr nur den Hämatologen, sondern sind von allgemeinerem Interesse, weil Grund zu der Annahme besteht, daß der im folgenden aufgezeigte Mechanismus nicht nur für die Zerstörung von Erythrocyten, sondern zumindest teilweise für die immunologische Zellzerstörung überhaupt gilt, z. B. für die Bakteriolyse oder für die lokale Gewebsanaphylaxie.

Die bisher vorliegenden Untersuchungen über den Mechanismus der Immunhämolyse sind fast ausschließlich an Hammelerythrocyten erfolgt mit AK vom Kaninchen. Der AK richtet sich hauptsächlich gegen das Forssman-Antigen der Hammelblutzelle, doch lassen sich in manchen Fällen auch AK gegen isophile Antigene nachweisen (Doerr u. Pick 1913). Die Lyse der AK-besetzten Zellen erfolgt mittels Komplement vom Meerschweinchen, Kaninchen oder vom Menschen. Diese Testsysteme sind hinsichtlich der Übertragbarkeit des lytischen Mechanismus nur z. T. auch an Reaktionspartnern aus anderen Species überprüft worden (siehe unten). Abweichende Mechanismen haben diese Stichproben nicht erbracht, so daß wir eine allgemeine Gültigkeit unterstellen dürfen.

Das antigene Substrat, auf das der hämolytische AK spezifisch eingestellt ist, wird in den meisten Fällen Bestandteil der Erythrocytenoberfläche sein, muß es aber nicht. Auch Fremdstoffe, die der Erythrocytenoberfläche angelagert sind, Polysaccharide oder Fremdproteine, können durch Reaktion mit spezifischem AK die Lyse einleiten. Sie ist also unabhängig von der Natur des beteiligten Antigens, entscheidend ist die AG-AK-Bindung als solche, wenn sie nur mittelbar oder unmittelbar an der Zelle erfolgt.

---

* Aus der Medizinischen Universitätspoliklinik Freiburg i. Br.
** Übersichtsschema der Reaktion auf S. 60.

4*

Die Bindung des AK läßt sich nachweisen. Man kann AK von sensibilisierten Zellen absprengen und auf andere Zellen übertragen. Man kann die AK-Bindung auch durch Gewichtsbestimmung oder durch Stickstoffanalysen (HEIDELBERGER u. TREFFERS 1942) quantitativ erfassen. Legt man ein Molekulargewicht der Forssman-AK von Kaninchen von etwa 700000 bis 900000 zugrunde (HEIDELBERGER u. MAYER 1948), so errechnen sich für den optimal sensibilisierten Hammelerythrocyten etwa 1000 AK-Moleküle, die nach PONDER (1948) etwa 0,01—0,3% der Zelloberfläche einnehmen, was als ein wichtiger Hinweis auf den punktförmigen Angriff des Hämolysemechanismus auf die Zelle gewertet worden ist.

Die Antigen-Antikörper-Reaktion (AAR) an der Zellwand bleibt nicht folgenlos, führt aber auch nicht unmittelbar zur Zellzerstörung. Sensibilisierte Zellen sind mechanisch leichter zerstörbar als nicht sensibilisierte, worauf die intravasale Hämolyse solcher

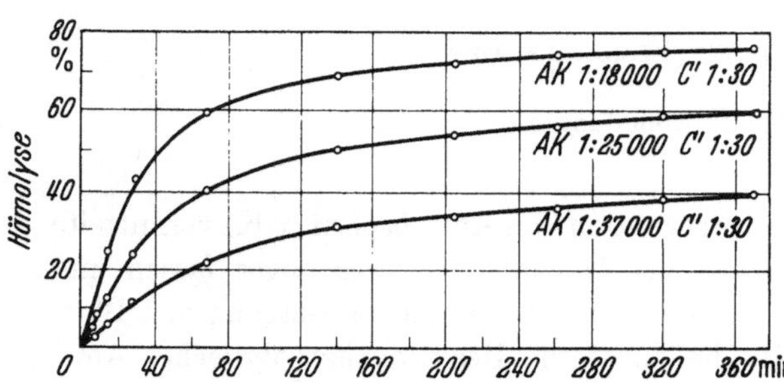

Abb. 1. Kinetik der Hämolyse bei konstantem Exzess an Meerschweinchen-Komplement und bei unterschiedlichen Verdünnungen von Kaninchen-Antiserum gegen gekochtes Hammelerythrocytenstroma (limitiertes AK-System; optimale Ca⁺⁺ und Mg⁺⁺-Konzentration; 37° C). (Nach BOWMAN, MAYER u. RAPP 1951)

Zellen teilweise zurückführbar ist. Sensibilisierte Zellen sind auch in ihrer Plastizität verändert. Sie sind runder als nicht sensibilisierte. Geringgradige AK-Besetzung opsoniert Erythrocyten und führt zu ihrer Phagocytose. Und schließlich macht die AAR Erythrocyten der Lyse durch C' zugänglich.

Für Untersuchungen über die Rolle des AK in einem hämolytischen System wird man Zellen und C' im Exzeß und den zu prüfenden AK in quantitativ limitierter Menge benutzen. Verfolgt man die Hämolyse in einem limitierten AK-System kinetisch, so zeigt sich, daß es mit fortschreitender Zeit nicht zu einem Endpunkt der Lyse kommen muß. Abb. 1 zeigt ein solches Beispiel. Das kontinuierliche Ansteigen der Hämolyse beruht auf der Fähigkeit des AK, sich nach Vermittlung der C'-Hämolyse wieder von seinem

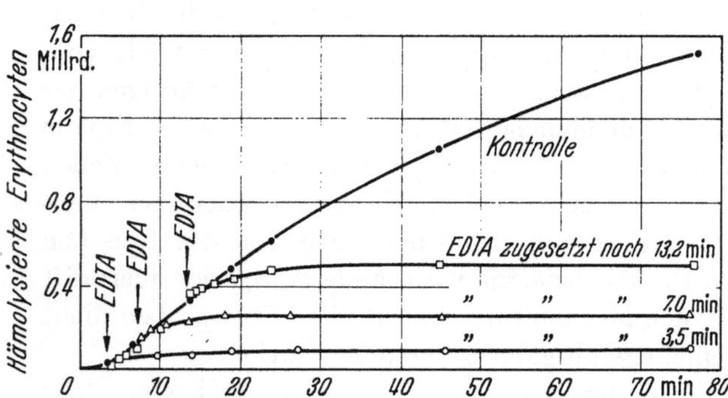

Abb. 2. Das limitierte Antikörper-System kann jederzeit durch EDTA blockiert werden. (Nach MAYER u. LEVINE 1954)

Substrat lösen zu können, auf andere Zellen überzuwandern und dort von neuem die Komplementhämolyse anzustoßen.

Diese Transfereigenschaft ist nicht allen AK-Präparationen eigen. Sie ist auch nicht vorhersehbar. Manche AK-Präparationen haben sie, manche nicht. Das Phänomen ist noch ungeklärt. Es wird mit besonderen Dissoziationseigenschaften der betreffenden AK in Zusammenhang gebracht (BOWMAN, MAYER u. RAPP 1951).

Das Experiment zeigt ferner, wie ein sog. limitierender Faktor nicht unbedingt das Gesamtausmaß der lytischen Reaktionen limitieren muß. Im vorliegenden Fall lysieren geringe AK-Mengen fortlaufend weiter, solange eben noch Zellen und aktives C' vorhanden sind. Das kontinuierliche Ansteigen der Lyse ist im limitierten AK-System jederzeit durch EDTA zu stoppen (s. Abb. 2). EDTA (Äthylendiamintetraessigsäure) bindet Ca^{++} und Mg^{++} und blockiert hierdurch die C'-Wirkung (siehe unten) an den durch Transfer jeweils neu sensibilisierten Zellen.

Bei Überlegungen über die Natur der C'-vermittelnden AK-Wirkung hat man wegen dieser Transfereigenschaft an eine spezifische Katalysatorwirkung des AK oder des Produktes aus der AAR gedacht, wobei die mangelnde Ablösungsfähigkeit mancher AK eine solche katalytische Wirksamkeit nicht unbedingt ausschließen muß.

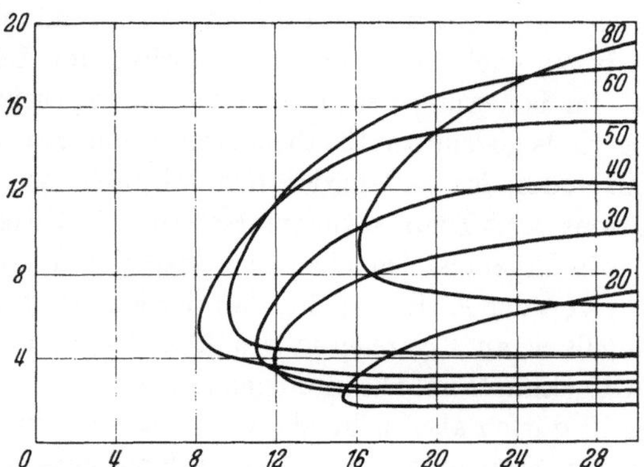

Abb. 3. Zeit-Verdünnungskurven für kolloidale Kieselsäure-C'-Systeme. Die jeder Kurve zugehörige Kieselsäure-Verdünnung ist rechts am Rand angegeben. Beachte die Zonenphänomene. Ordinate: reziproker Wert der C'-Verdünnung; Abszisse: zur Hämolyse benötigte Zeit in Minuten. (Nach PONDER 1948)

Der wesentliche Einwand rührt vielmehr aus dem Umstand her, daß man AK und damit die AAR ersetzen kann. Man kann die C'-Hämolyse normaler Zellen z. B. auch durch kolloidale Kieselsäure in Gang setzen (LANDSTEINER u. ROCK 1912).

Beim Erythrocyten-Kieselsäure-C'-System finden sich Zonenphänomene, die einer sehr feinen Abstimmung der C'-Kieselsäurerelation entsprechen (PONDER 1948). Zu viel als auch zu wenig C' verhindert die Lyse. Abb. 3 gibt Zeit- und Verdünnungskurven für 6 verschiedene kolloidale Kieselsäurekonzentrationen wieder. Das Zonenphänomen tritt nur bei Anwesenheit freier kolloidaler Kieselsäure in der Suspensionsphase auf. Es fehlt, wenn man kieselsäuresensibilisierte Zellen wäscht und sie wieder in kieselsäurefreiem Medium aufschwemmt (s. Abb. 4).

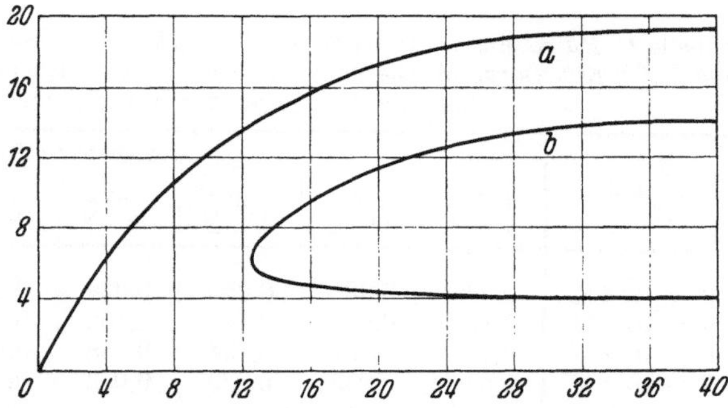

Abb. 4. Die Kurve b zeigt eine typische Zeit-Verdünnungskurve der C'-Aktivität mit Zonenphänomen bei Anwesenheit von freier kolloidaler Kieselsäure. Kurve a ist mit gewaschenen Zellen, also ohne freie kolloidale Kieselsäure im Suspensionsmilieu gewonnen. Ordinaten und Abszisseneinteilung wie in Abb. 3. (Nach PONDER 1948)

Kieselsäurebesetzte Zellen verlieren ihre AK-Bindungsfähigkeit (NATHAN 1913).

Auch durch Polyäthylenglykol (im Handel als Carbowax) läßt sich die C'-Hämolyse vermitteln. Die Übersichtlichkeit dieser Verbindung [$HOCH_2$ $(CH_2OH\cdot)_n CH_2OH$] sowie die Möglichkeit, Moleküle beliebiger Kettenlängen herzustellen, hat zu dem Versuch geführt, in vitro durch Variation der Molekulargröße und der Konzentration die Erythrocytenoberfläche auf ihre Ansprechbarkeit abzutasten und auf diese Weise Einzelheiten der Vermittlerwirkung und vielleicht auch der AG-AK und der AK-C'-Reaktion aufzudecken. Bei geeigneter Erythrocyten- und C'-Konzentration fand COWAN (1954) optimale Lyse bei einer Molekulargröße des Polyäthylenglykols von 3000—3700 und einer Endkonzentration von etwa 6 Gew.-%, was einer Endmolarität von ungefähr 1×10^{-2} entspricht. Die Gesamtreaktion ist Ca^{++}- und Mg^{++}-empfindlich. Weitergehende Analysen, auch eigene im Laboratorium von LEON, sind bisher an der Schwierigkeit der Isolierung der Intermediärstufen gescheitert. Die Avidität des Polyäthylenglykols gegenüber Erythrocyten, wenn man überhaupt von einer solchen sprechen kann, ist außerordentlich schwach, so daß allein geringfügige Konzentrations- und Temperaturunterschiede die Reaktion beeinflussen.

Die Ergebnisse machen klar, daß der Anstoß der Immunhämolyse durch C' zwar von der AAR ausgeht, daß der Mechanismus der Auslösung aber nicht ausschließlich an Eigenheiten des AG, des zum Transfer befähigten AK oder der AAR geknüpft ist. Die im folgenden verwendete Formelsprache und der Komplexbegriff dürfen also nicht als Ausdruck einer ineinander in spezifischer Weise verzahnten Stapelung der beteiligten Komponenten, eine auf die andere, angesehen werden. Es soll lediglich ein bestimmter Reaktionszustand der Zelle ausgedrückt werden.

Im Gegensatz zu Untersuchungen des AK wird man zum Studium der C'-Wirkung mit limitierten C'-Mengen bei Exzeß an Erythrocyten und AK arbeiten. Den für ein solches Vorhaben optimal sensibilisierten EA (E für Erythrocyt, A für Antikörper) müßte man den Index 1000 zufügen. Tatsächlich benutzt man Sättigungen von 400—1000 A pro E. In diesem Bereich liegt ein Indicator vor, der der folgenden Einwirkung des C'-Systems gegenüber praktisch einheitlich und stabil ist. Zum C'-System rechnet man die heute anerkannten vier C'-Komponenten C' 1, C' 2, C' 3, C' 4 sowie Ca^{++}- und Mg^{++}-Ionen.

Tabelle 1. *Hämolytische Aktivität von Kaninchen-Komplement in Abhängigkeit von der Ca^{++}- und Mg^{++}-Konzentration.* Die Zahlen geben den Hämolysegrad als optische Dichte bei 341 mμ nach Zentrifugieren der Reaktionsmischung wieder

End-konzentration Mg^{++}	Endkonzentration Ca^{++}							
	$1,25 \times 10^{-3}$ $\underline{M}$	$6,25 \times 10^{-4}$ $\underline{M}$	$3,12 \times 10^{-4}$ $\underline{M}$	$1,56 \times 10^{-4}$ $\underline{M}$	$7,8 \times 10^{-5}$ $\underline{M}$	$3,9 \times 10^{-5}$ $\underline{M}$	$1,95 \times 10^{-5}$ $\underline{M}$	$9,6 \times 10^{-6}$ $\underline{M}$
$1,9 \times 10^{-2}$ M	0,036	0,035	0,036	0,036	0,038	0,033	0,033	0,037
$1,9 \times 10^{-3}$ M	0,132	0,154	0,174	0,162	0,148	0,123	0,128	0,078
$1,9 \times 10^{-4}$ M	0,115	0,104	0,134	0,138	0,142	0,109	0,102	0,080
$1,9 \times 10^{-5}$ M	0,025	0,033	0,029	0,033	0,033	0,033	0,030	0,028

Die Reaktion ist den Konzentrationen dieser bivalenten Kationen gegenüber sehr empfindlich, der Bereich der optimalen Konzentration ist schmal. Mangel wie Überschuß von Ca^{++} und Mg^{++} bremsen die Reaktion (s. Tab. 1). Bei Verwendung von Kaninchen-C' liegt das Optimum der Ca^{++}-Konzentration bei etwa 3×10^{-4} molar und das der Mg^{++}-Konzentration bei etwa 2×10^{-3} molar. Vergleicht man diese Werte mit denen des Plasmas von Kaninchen oder Mensch, so fällt die physiologische Mg^{++}-Konzentration etwa mit dem hämolytischen Optimum zusammen, während die Ca^{++}-Konzentration in vivo eine Zehnerpotenz zu hoch liegt. Mg^{++} läßt sich mit abnehmender Wirksamkeit durch Kobalt oder Nickel ersetzen, Ca^{++} ist nicht austauschbar (LEVINE, OSLER u. MAYER 1953).

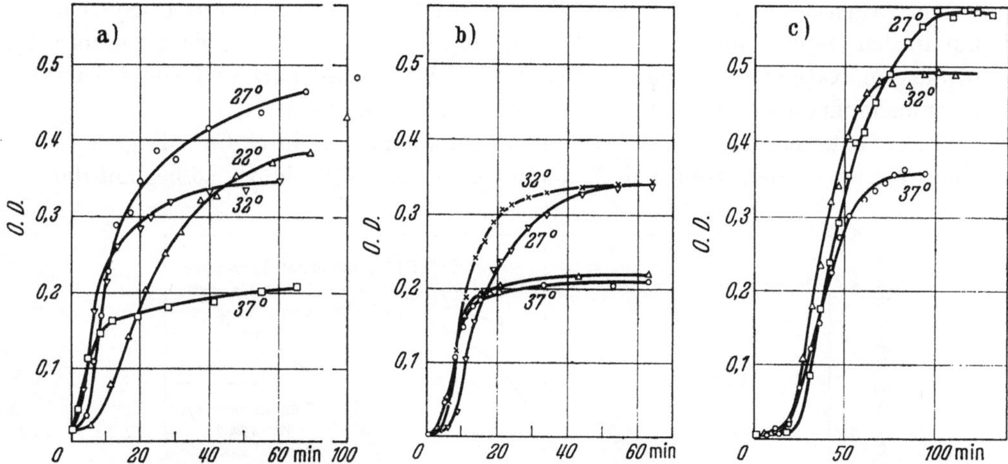

Abb. 5 a—c. Kinetik der Gesamtreaktion zwischen E A und C′ bei verschiedenen Temperaturen unter Verwendung von menschlichem C′ 1:40 (a), von Meerschweinchen-C′ 1:170 (b) und Kaninchen-C′ 1:20 (c). Ordinate: Hämolyse-grad als optische Dichte bei 341mμ. Abszisse: Zeit in Minuten. (Abb. 5a nach LEON 1955; Abb. 5b nach LEON 1956; Abb. 5c nach ROTHER, ROTHER u. LEON 1959)

Gibt man zu optimal sensibilisierten Zellen im optimalen Ca^{++}- und Mg^{++}-Milieu eine limitierte Quantität von Voll-C′ hinzu und verfolgt die eintretende Hämolyse mit kinetischer Methodik, so ergeben sich Kurven, wie sie in Abb. 5 dargestellt sind. Zunächst fällt die unterschiedliche Reaktionsgeschwindigkeit in Abhängigkeit von der verwendeten Species auf und weiter der sigmoidale Kurvenverlauf, den wir heute als Ausdruck einer gewissen Inhomogenität der Zellpopulation sowie des Nacheinanders mehrerer Reaktionen interpretieren, die sich einzelnen C′-Komponenten zuordnen lassen. Unterbricht man die Gesamtreaktion bei den einzelnen erfaßbaren Zwischenstufen, so bleibt die Hämolyse aus. Einige Zwischenstufen sind sogar reversibel (siehe unten).

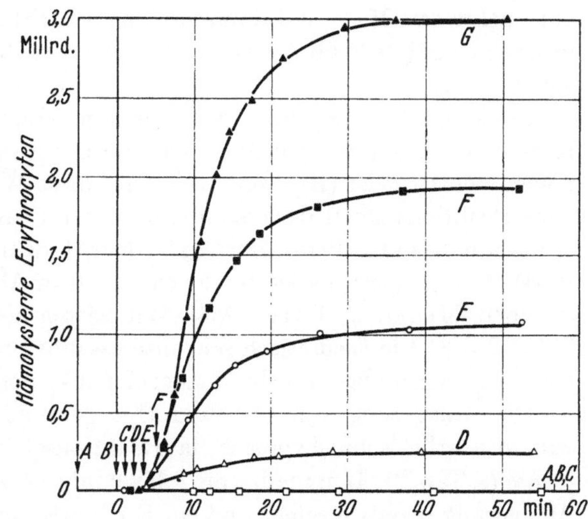

Abb. 6. Nur während der ersten Minuten kann die Hämolyse im limitierten C′-System durch EDTA blockiert werden. Bei A und B wurde EDTA vor C′ zur Reaktionsmischung gegeben, bei C, D, E und F 1,0; 2,1; 3,7 bzw. 5,2 min nach C′. Kurve G ist die Kontrolle ohne EDTA. (Nach MAYER u. LEVINE 1954)

Die C′-Wirkung zeigt mit fallenden Temperaturen steigende Gesamthämolyse-werte, deren Maxima immer später erreicht werden. Dieses Phänomen ist als Resultat des Wettlaufs zwischen hämolytischer Aktivität der C′-Faktoren und der Inaktivierung von Intermediärschritten zu erklären. Mit fallender Temperatur haben immer mehr C'-Moleküle eine Chance zu reagieren, bevor ihre jeweiligen intermediären Reaktionspartner zerfallen sind.

Im Gegensatz zum limitierten AK-System läßt sich das limitierte C'-System nur in den ersten Minuten durch EDTA blockieren (s. Abb. 6). Die gegenüber bivalenten Kationen empfindliche Reaktionsphase ist also kurz und von $^{++}$kationenunempfindlichen Schritten gefolgt (MAYER u. LEVINE 1954).

Ein $^{++}$kationenfreies hämolytisches System kann allein durch Ca^{++}-Zugabe in Gang gesetzt werden. Gibt man 22,5 min später auch Mg^{++} hinzu, so beginnt die

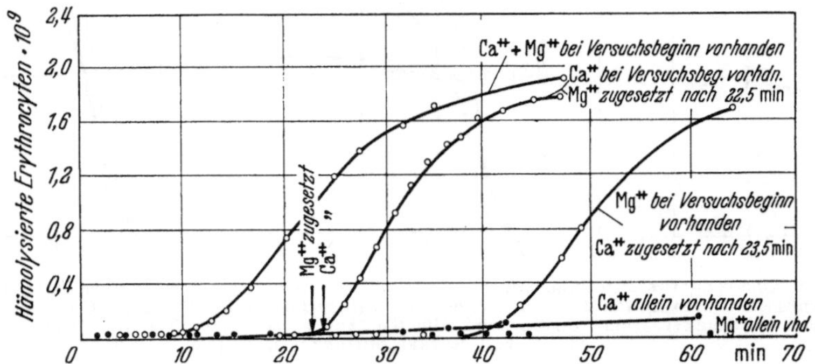

Abb. 7. Der Ca^{++}-empfindliche Reaktionsschritt geht dem Mg^{++}-empfindlichen voraus. Einzelheiten im Text.
(Nach LEVINE, OSLER u. MAYER 1953)

Hämolyse unmittelbar darauf ohne die sonst vorhandene Verzögerung. Gibt man umgekehrt erst Mg^{++} und dann Ca^{++} zu, so tritt die Verzögerungsperiode wieder in Erscheinung (s. Abb. 7). Der Ca^{++}-Schritt muß also dem Mg^{++}-Schritt vorausgehen.

Die Identifizierung der $^{++}$kationenempfindlichen Schritte wurde mittels sog. R-Seren durchgeführt, unter denen man C' versteht, bei dem jeweils eine Komponente entfernt ist (R = removed). Auf diese Weise ließ sich der Ca^{++}-empfindliche Reaktionsschritt der ersten und vierten C'-Komponente zuordnen (HEIDELBERGER u. MAYER 1948), der Mg^{++}-Schritt dem C' 2 (LEVINE, MAYER u. RAPP 1954). C' 3 reagiert als letzter Faktor auch in Abwesenheit bivalenter Kationen (LEVINE, MAYER u. RAPP 1954). Wir hätten also als Reaktionsreihenfolge C' 1 C' 4-C' 2-C' 3. Die theoretisch sehr interessante Bremsung durch zuviel Ca^{++} oder Mg^{++} ist im Hinblick auf ihren Angriffspunkt noch nicht überprüft.

Die Anlagerung von C' 1 und C' 4 geht auch bei niederen Temperaturen außerordentlich schnell vor sich, das Reaktionsgleichgewicht liegt extrem weit nach rechts (s. Tab. 2). Innerhalb von 1 bis 6 min ist selbst bei 0° C ein Maximum an Anlagerung bereits erreicht und ein $EAC'_{1,4}$-Komplex gebildet (LEVINE u. MAYER 1954). Diese hohe Reaktionsgeschwindigkeit bei mangelhafter Trennbarkeit der Schritte C' 1 und C' 4 macht kinetische Analysen technisch sehr schwierig, so daß die Zusammenhänge zwischen der C'-1- und der C'-4-Reaktion noch verborgen sind.

Die auf 1,4 folgende Reaktion des Mg^{++}-empfindlichen C' 2 ist nur wenig langsamer, läßt sich aber unter Ausnutzung der Mg^{++}-Empfindlichkeit des Schrittes besser untersuchen. Läßt man C' 1,4 und 2 auf EA einwirken, so kommt es zum Aufbau eines Komplexes $EAC'_{1,4,2}$, der bei menschlichem C' bei 37° C nach $2^1/_2$ min (LEON 1956a) und beim Kaninchen-C′ bei 32°C nach 80 min (s. Abb. 8) (ROTHER, ROTHER u. LEON 1959) sein Maximum erreicht und dann wieder zerfällt. Der Komplex ist instabil, so daß er bei 37° nach etwa 8 min beim Menschen (LEON 1956a), nach etwa 11 min beim Meerschweinchen (MAYER 1958) (gemessen am gewaschenen und resuspendierten Komplex) und nach etwa 45 min beim Kaninchen nur noch die Hälfte der maximalen Reaktivität aufweist.

Die aus dem schnellen Zerfall von $EAC'_{1,4,2}$ herrührende nur sehr kurze Angreifbarkeit des Komplexes durch den folgenden Schritt C′ 3 ist von besonderem praktischen Interesse, weil erste positive Resultate über die Möglichkeit einer C′ 3-Inaktivierung in vivo bereits vorliegen (OSLER 1959, ROTHER u. ROTHER 1960). Es erscheint nicht ausgeschlossen, daß vielleicht auch in vivo nur eine kurzfristige Ausschaltung von C′ 3 hinreichend ist, den Hämolysemechanismus zu unterbrechen, obwohl alle anderen Partner: Zelle, AK, C′ 1,4 und 2 ungestört reagieren.

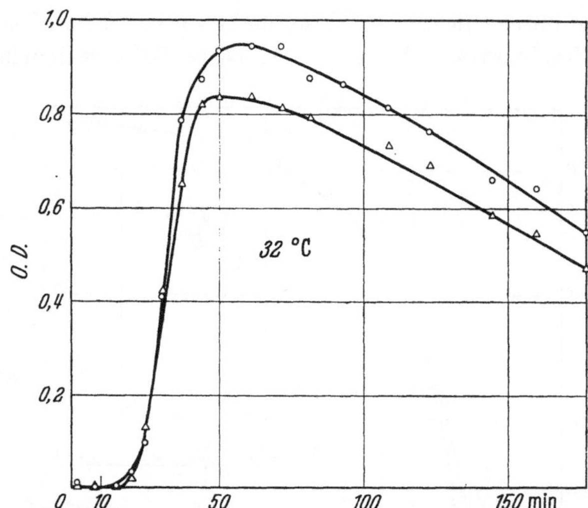

Abb. 8. Bei Reaktion von EA mit C′1, C′4 und C′2 von Kaninchen kommt es zum Aufbau und Zerfall eines Komplexes $EAC'_{1,4,2}$. ○ = Reaktivität des Komplexes gegenüber Kaninchen-C′ in EDTA (=C′3) △ = gegenüber isoliertem und gereinigtem Schweine-C′3 in EDTA. Ordinate: Hämolysegrad als optische Dichte bei 341 mμ. (Nach ROTHER, ROTHER u. LEON 1959)

Die C′ 3-Einwirkung auf den $EAC'_{1,4,2}$-Komplex läßt sich kinetisch verfolgen (s. Abb. 9). Die entstehenden Kurven sind mit zunehmender Zeit zunächst annähernd linear und biegen dann asymptotisch auf die Endhöhe um.

Obwohl sich aus dem Kurvenverlauf auch bei niederer Temperatur kein sicherer Anhalt für eine Mehrstufigkeit der C′ 3-Reaktion ableiten läßt, kann heute kein Zweifel mehr an der Komplexität der Reaktion zwischen 1,4,2-Zellen und C′ 3 bestehen. Wir haben bei Untersuchungen am 1,4,2-Komplex aus Kaninchen gezeigt, daß dieser Komplex durch menschliches C′ 3 nur in Gegenwart eines von uns als „x" bezeichneten Faktors lysierbar ist, der die Reaktion limitiert und der nicht mit C′ 1,2 oder 4 identisch ist (ROTHER,

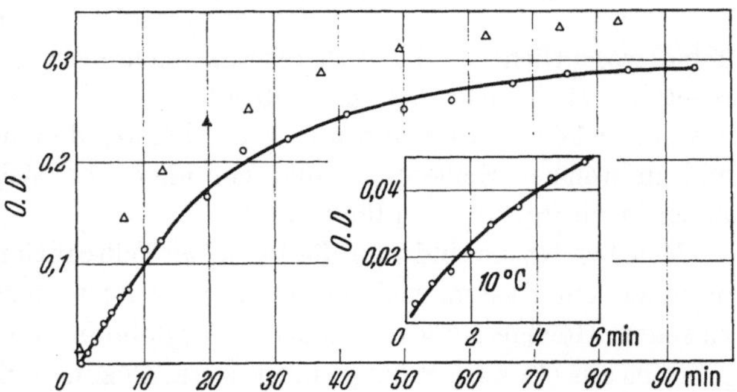

Abb. 9. Kinetik der Reaktion zwischen $EAC'_{1,4,2}$, aus Kaninchen-C′ und C′3 bei 32° C. ○ = Kaninchen-C′ plus EDTA als Quelle für C′3; △ = gereinigtes Schweine-C′3 in EDTA als Quelle für C′3. Die Kurve im eingesetzten Kasten läßt auch bei niederer Temperatur keinen sigmoidalen Verlauf erkennen; Kaninchen-C′ in EDTA als C′3-Quelle

58 K. ROTHER:

ROTHER u. GÖTZE 1959). TAYLOR und LEON beschreiben bei Untersuchungen
über die Lysierbarkeit menschlichen (hu) 1,4,2-Komplexes eine chromatographische Zerlegbarkeit von C′ 3 in 2 Teile, a und b. Durch Reaktion von C′ 3a mit
1,4,2-Zellen ließ sich ein Komplex $EAhuC'_{1,4,2,3a}$ aufbauen, der durch C′ 3b lysierbar war (TAYLOR u. LEON 1959). Beide Teile C′ 3 sind durch Zymosan, wenn auch
in unterschiedlicher Weise, inaktivierbar. Eine Koordinierung unserer mit LEONs
Ergebnissen steht noch aus. Diese Befunde machen eine Nachprüfung unseres

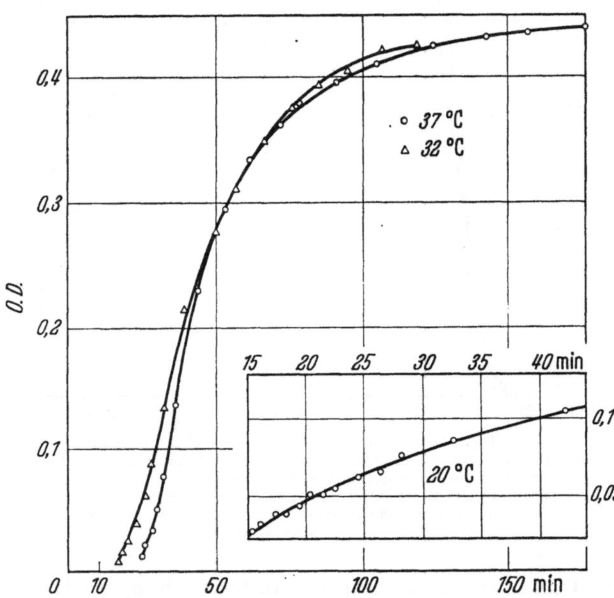

Abb.10. Kinetik der "instrinsic cellular reaction" bei verschiedenen
Temperaturen. Nach Reaktion mit allen Kaninchen-C′-Komponenten
werden die Zellen im Zustand E* gewaschen und wieder in Veronal-
Puffer und EDTA aufgeschwemmt. Der sigmoidale Kurvenverlauf bei
37° und bei 32° ist technisch bedingt und tritt bei 20° nicht mehr auf.
Ordinate: Hämolysegrad als optische Dichte bei 341 mμ.
(Nach ROTHER, ROTHER u. LEON 1959)

Wissens über Eigenheiten von C′ 3 notwendig.

Unmittelbar nach Reak-
tion der sensibilisierten Zellen mit allen C′-Faktoren
tritt noch keine Hämolyse
auf. Vielmehr lassen sich solche Zellen, deren Stadium
als E* bezeichnet wird, noch
waschen und im C′-freien
Puffermilieu resuspendieren
(MAYER u. LEVINE 1954a).
Die einsetzende Hämoglobin-
freisetzung ist nach Kanin-
chen-C′-Wirkung besonders
gut zu studieren (ROTHER,
ROTHER u. LEON 1959) (s.
Abb. 10). Diese Zellen sind,
wie gesagt, runder als normale Erythrocyten, zeigen
aber nach PONDER (1948)
keine Volumenzunahme. Os-
motische Vorgänge spielen
bei der Lyse wahrscheinlich

keine wesentliche Rolle. Nähere Einzelheiten über diese sog. "intrinsic cellular
reaction" sind nicht bekannt, obwohl es z. B. besonders interessant wäre zu
wissen, welche Substanzen außer Oxyhämoglobin noch aus der Zelle austreten
und in welcher Reihenfolge und vor allem, ob sich die Hämolyse solcher E*-
Zellen noch irgendwie aufhalten läßt.

Welcher Natur sind nun die lytischen Teilreaktionen? Es spricht vieles dafür,
in ihnen ein System sich gegenseitig aktivierender und inhibierender Enzyme
zu sehen. Hochgereinigtes C′ 1 ist ein Euglobulin und macht etwa 0,8% des Total-
proteins aus (ECKER, PILLEMER, SEIFTER, DOZOIS u. SAN CLEMENTE 1943). Mittels
EDTA-Behandlung von $EAC'_{1,4}$ oder $EAC'_{1,4,2}$ in der Kälte läßt sich C′ 1-Aktivität
wieder sowohl aus dem $EAC'_{1,4,2}$-Komplex als auch aus dem 1,4-Komplex heraus-
ziehen und das isolierte C′ 1 dann wieder an neue EA anlagern (BECKER 1959b).
Diese Extraktion von C′ 1 ist auch mittels verschiedener Diamine möglich, z. B.
durch Lysinäthylester, durch Cadaverin oder allgemein durch Diamine mit 4—8 C-
Atomen (WIRTZ 1959). Das isolierte oder neu angelagerte C′ 1 hydrolisiert p-Toluen-
sulfonyl-L-Argininmethylester (TAME) (LEPOW, RATNOFF, ROSEN u. PILLEMER

1956) und wird durch eine Reihe organischer Ester, z. B. Tyrosinäthylester (durch Substratkonkurrenz ?) inhibiert (CUSHMAN, BECKER u. WIRTZ 1957). Gleiche Eigenschaften zeigen auch $EAC'_{1,4}$ und $EAC'_{1,4,2}$. Diese Beobachtungen zusammen mit der Möglichkeit, C' 1 durch Diisopropylfluorophosphat zu blockieren (LEVINE 1953), gab Veranlassung zur Annahme einer Esteraseaktivität von C' 1. Wahrscheinlich liegt C' 1 jedoch im normalen Serum zunächst in einer Vorstufe vor (LEPOW, RATNOFF, ROSEN u. PILLEMER 1956), die in Gegenwart von Ca^{++} aktiviert werden muß (LEPOW, WURZ, RATNOFF u. PILLEMER 1954). Auf welche Weise die sensibilisierte Zelle diese Vorstufe aktiviert, ist unklar, jedoch wird C' 1-Aktivität auch nach Streptokinase-Einwirkung auf die Vorstufe in Ca^{++}-Gegenwart beobachtet, was sehr an die Aktivierung von Profibrinolysin erinnert. Säurebehandlung zerstört die Fähigkeit der C' 1-Bindung an EA, jedoch nicht die Esterase-Aktivität (BECKER 1959b). E. BECKER hält daher die Bindung des C' 1-Moleküls an EA für physikalisch-adsorptiv und schreibt dem Molekül trennbare Bindungs- und Enzymeigenschaften zu.

Überraschenderweise nimmt die Extraktion von C' 1 dem $EAC'_{1,4,2}$-Komplex nichts von seiner Reaktionsfähigkeit gegenüber C' 3 (WIRTZ 1959). Anders ist es, wenn C' 1 aus $EAC'_{1,4}$ wieder herauseluiert wird. Das Resultat EAC'_4 ist unfähig, C' 2-Aktivität zu binden (BECKER 1959a). Und weiter zeigte sich, daß C' 1 die Zelle hinsichtlich ihrer Lysierbarkeit durch C' offenbar unverändert läßt, denn EAC'_1, deren C' 1 wieder abgesprengt wurde, sind im hämolytischen System von solchen EA, die nie im Kontakt mit C' 1 waren, nicht unterscheidbar (BECKER 1959a). Die Aktivität von C' 1 scheint sich also nicht nur gegen die Zelle, an der es bindet, sondern auch gegen die flüssige Phase zu richten, deren C' 4 und C' 2 es bindungsfähig macht. Sind C' 4 und C' 2 einmal zellständig und aktiv, so kann auf C' 1 für den weiteren Verlauf der Lyse verzichtet werden (BECKER 1959a).

Aktiviertes Gesamt-C' spaltet Casein oder Eieralbumin in große Polypeptide und zerlegt auch einfache Dipeptide wie z. B. Glycil-Tyrosin in die beiden Aminosäuren, wobei diese Aktivität den Schritten 1,4,2 und nicht der Aktion von C' 3 zuzuordnen ist (PLESCIA, AMIRAIAN u. CAVALLO 1956). Dem C' kommt also auch eine Protease-Eigenschaft zu, die durch die C'-blockierende Wirkung von Indolessigsäure als Proteaseblocker noch untermauert wird. Dipeptid-Konzentrationen von etwa 10^{-2} bis 10^{-3} molar inhibieren die C'-Hämolyse, wahrscheinlich durch Substratkonkurrenz der Peptide mit den Komplexzellen. Diese Peptid-Inhibition führt zu einer Depression der C' 2-Anlagerung an den 1,4-Komplex um etwa 30% (PLESCIA, AMIRAIAN u. CAVALLO 1956), so daß PLESCIA u. Mitarb. die Proteasefunktion des C' mit C' 2 in Verbindung bringen. Die Proteaseeigenschaft ist ebenso wie die Esteraseeigenschaft von C' 1 nicht von vornherein im Serum vorhanden, sondern tritt erst im Laufe der Hämolyse in Erscheinung.

Die Aktivierung von C' 2 steht auf noch unklare Weise in engem Zusammenhang mit dessen Degradation. Während einerseits C' 2 und auch C' 4 ohne Gegenwart von aktiviertem C' 1 nicht an die Zelle gebunden werden kann, zerstört das gleiche C' 1 andererseits die Aktivität von C' 2 und C' 4 in Gegenwart von Ca^{++} (LEPOW, WURZ, RATNOFF u. PILLEMER 1954), was uns dem Verständnis der auf Abb. 8 gezeigten Kinetik des Aufbaus und Zerfalls von $EAC'_{1,4,2}$ näherbringt. C' 2 wird ebenso wie C' 4 ferner auch durch das Endprodukt der Reaktion, durch Zellstromata, inhibiert, während C' 1 kaum beeinflußt wird (PLESCIA, CAVALLO,

Amiraian u. Heidelberger 1958). Ob diese Inaktivierung den oben zitierten Ergebnissen analog ist, nämlich durch $C'\,1$-Reste am Zellgerüst bewirkt wird, ist noch offen. Immerhin ist diese Inhibition aber schnell und extensiv genug, um die Kinetik der Gesamtreaktion zu beeinflussen, so daß wir in diesem Phänomen vielleicht so etwas wie eine Selbststeuerung bei allzu stürmischer Hämolyse sehen müssen.

Tabelle 2. *Schematischer Reaktionsablauf bei der Immunhämolyse durch Komplement unter Fortlassung hemmender Nebenreaktionen.* Einzelheiten siehe Text

Reaktionsablauf	Bemerkungen
$E + A \rightleftharpoons EA$	AK-Transfer möglich
$\quad\quad\downarrow Ca^{++}$	AK durch Carbowax,
$Pro\text{-}C'\,1 \rightarrow C'\,1$	Kieselsäure ersetzbar
$EA + C'\,1 \xrightarrow{Ca^{++}} EAC'_1$	$C'\,1 =$ zu Esterase aktiviertes Proenzym? Enzym- und Bindungseigenschaft differenzierbar
$EAC'_1 + C'\,4 \xrightarrow{Ca^{++}} EAC'_{1,4}$ [$EAC'_{1,4}$ inaktiv]	rel. stabiler Komplex $C'\,1$ eluierbar
$EAC'_{1,4} + C'\,2 \xrightarrow{Mg^{++}} EAC'_{1,4,2}$ [$EAC'_{1,4,2}$ inaktiv]	instabiler Komplex $C'\,1$ eluierbar $C'\,2$ Protease?
$EAC'_{1,4,2} + C'\,3a\ (=\ \text{„Faktor x"}\ ?) \rightarrow EAC'_{1,1,2,3a}$	$C'\,3$-Reaktion komplex
$EAC'_{1,4,2,3a} + C'\,3b\ (= C'\,3\,?) \rightarrow E^*$	Intermediärschritte von $C'\,3$ noch unidentifiziert
$E^* \xrightarrow[\text{"intrinsic reaction"}]{?} Hb + Stroma$	

Der Zerfall von $C'\,2$ führt den $EAC'_{1,4,2}$-Komplex wieder auf seine Vorstufe $EAC'_{1,4}$ zurück. Der Vorgang der Anlagerung und Zerstörung von $C'\,2$ läßt sich beliebig oft wiederholen (Borsos u. Rapp 1959), was ein Hinweis darauf ist, daß wahrscheinlich auch $C'\,2$ die Zelle selbst gar nicht verändert. Der isolierte und in Puffer aufgeschwemmte $EAC'_{1,4}$-Komplex ist sehr stabil, seine Zerstörung ist Folge der Reaktion mit einem noch unbekannten Serumfaktor, der in $C'\,1$- und $C'\,4$-freiem Serum vorhanden ist und auch von $C'\,2$ klar getrennt werden kann (Borsos u. Rapp 1959).

Was die $C'\,3$-Wirkung angeht, so war über deren Inhibition bis vor kurzem eigentlich mehr bekannt als über die Komponente selbst. Diese Inhibitoren finden sich in hochaktiver Form in vielen Normalseren und sind nicht Produkte der lytischen Reaktion, wie die erwähnten gegen $C'\,1,4$ und 2 gerichteten Faktoren. Erste Hinweise auf die Wirkungsweise von $C'\,3$ finden sich in der Möglichkeit, den 1,4,2-Komplex durch Salicylaldoxim der $C'\,3$-Einwirkung unzugänglich zu machen (MILLS u. LEVINE 1959). Die Inhibition von C′ 3 durch Phlorrhizin ist wohl als Ausdruck der Substratkonkurrenz der Substanz mit $EAC'_{1,4,2}$ zu deuten (RODRIGUEZ u. OSLER 1958).

Die Schwierigkeiten bei der Identifizierung des Wirkungsmechanismus von C′ 3 sind großenteils darauf zurückzuführen, daß hierbei nicht eine einfache Reaktion vorliegt, sondern ein ganzes komplexes System, das, wie oben beschrieben, erst teilweise in seine Intermediärschritte zerlegt werden konnte. Mir scheint aber gerade dieses Beispiel besonders gut zu zeigen, wie die Aufdeckung immer neuer Intermediärstufen die Chance erhöht, vielleicht eines Tages einen Inhibitor zu finden, der auch in vivo die hämolytische und andere Immunreaktionen blockiert, ohne gleichzeitig in andere lebenswichtige Systeme einzugreifen.

Literatur

BECKER, E. L.: Concerning the function of the first component of guinea pig complement. Fed. Proc. **18**, 557 (1959a).
— Concerning the mechanism of complement action. IV. The properties of activated first component of guinea pig complement. J. Immunol. **82**, 43 (1959b).
BORSOS, T., and H. J. RAPP: On the action of the second component of guinea pig complement. Fed. Proc. **18**, 560 (1959).
BOWMAN, W. M., M. M. MAYER and H. J. RAPP: Kinetic studies on immune hemolysis: II. The reversibility of red cell-antibody combination and the resultant transfer of antibody from cell to cell during hemolysis. J. exp. Med. **94**, 87 (1951).
COWAN, K. M.: Lysis of sheep erythrocytes by a long-chain polymer polyethylene glycol and complement. Thesis, John Hopkins Univers. School of Hygiene, USA Sept. 1954.
CUSHMAN, W. F., E. L. BECKER and G. WIRTZ: Concerning the mechanisme of complement action. Inhibitors of complement activity. J. Immunol. **79**, 80 (1957).
DOERR, R., u. R. PICK: Über den Mechanismus der primären Toxicität der Antisera und die Eigenschaften ihrer Antigene. Biochem. Z. **50**, 129 (1913).
ECKER, E. E., L. PILLEMER, S. SEIFTER, T. F. DOZOIS and C. L. SAN CLEMENTE: Human complement. Science **98**, 43 (1943).
HEIDELBERGER, M., and M. M. MAYER: Quantitative studies on complement. Advanc. Encymol. **8**, 71 (1948).
— and H. P. TREFFERS: Quantitative chemical studies on hemolysins: Estimation of total antibody in antisera to sheep erythrocytes and stromata. J. gen. Physiol. **25**, 523 (1942).
LANDSTEINER, K., u. H. ROCK: Untersuchungen über Komplementwirkung. Hämolyse durch Kieselsäure und Komplement. Z. Immun.-Forsch. **14**, 14 (1912).
LEON, M. A.: Kinetics of human complement. Proc. Soc. exp. Biol. (N. Y.) **89**, 560 (1955).
— Kinetics of human complement. II. Separation of the reaction between human complement and sensitized cells into two steps. J. Immunol. **76**, 6 (1956a).
— Effect of temperature on activity of guinea pig complement. Proc. Soc. exp. Biol. (N. Y.) **91**, 150 (1956b).
LEPOW, J. H., L. WURZ, O. D. RATNOFF and L. PILLEMER: Studies on the mechanism of inactivation of human complement by plasmin and by antigen-antibody-aggregates. I. The requirement for a factor resembling C′ 1 and the role of Ca^{++}. J. Immunol. **73**, 146 (1954).
— O. D. RATNOFF, F. S. ROSEN and L. PILLEMER: Observations on a pro-esterase associated with partially purified first component of human complement. Proc. Soc. exp. Biol. (N. Y.) **92**, 32 (1956).
LEVINE, L., M. M. MAYER and H. J. RAPP: Kinetik studies on immune hemolysis VI. Resolution of the C'_r reaction step into 2 successive processes involving C′ 2 and C′ 3. J. Immunol. **73**, 435 (1954).
— — Kinetic studies on immune hemolysis. V. Formation of the complex EAC'_x and its reaction with C'_r. J. Immunol. **73**, 426 (1954).
— A. G. OSLER and M. M. MAYER: The respective roles of Ca^{++} and Mg^{++} on Immune Hemolysis. J. Immunol. **71**, 374 (1953).

Mayer, M. M.: Studies on the mechanism of hemolysis by antibody and complement. Prog. Allergy 5, 215 (1958).
—, and L. Levine: Kinetic studies on immune hemolysis: Description of a terminal process, which follows Ca++ and Mg++ reaction steps in action of complement on sensitized erythrocytes. J. Immunol. 72, 511 (1954a).
— — Kinetic studies on immune hemolysis. Rate determination of Mg++ and terminal reaction steps. J. Immunol. 72, 516 (1954b).
Mills, S. E., and L. Levine: The inhibition of immune hemolysis by salicylaldoxime. Fed. Proc. 18, 586 (1959).
Nathan, E.: Über die Wirkung kolloidaler Kieselsäure auf die roten Blutkörperchen. Z. Immun.-Forsch. 19, 216 (1913).
Osler, A. G.: Le role du complement dans les reactions allergiques des tissus. Vortrag im Institut Pasteur Juni 1959.
Plescia, O. J., G. Cavallo, K. Amiraian and M. Heidelberger: Aspects of the immune hemolytic reaction. IV. Inhibition of hemolysis by the reaction products. J. Immunol. 80, 374 (1958).
— K. Amiraian and G. Cavallo: Inhibition of immune hemolysis by proteins and peptides. Fed. Proc. 16, 429 (1957).
Ponder, E.: Hemolysis and related phenomena. New York: Grune and Stratton 1948.
Rodriguez, E., and A. G. Osler: Inhibition of immune hemolysis by phlorizin. Fed. Proc. 17, 533 (1958).
Rother, U., u. K. Rother: Tierexperimentelle Untersuchungen zur Inaktivierung einer Komplement-Komponente in vivo. Vortrag Allergie-Kongreß Hamburg, Mai 1960.
Rother, K., U. Rother u. O. Götze: Untersuchungen über KaC'. III. Die Reaktion zwischen dem Komplex EAKaC'$_4$ und menschlichem C' 3. Z. Immun.-Forsch. 4, 404 (1959).
— — u. M. A. Leon: Kinetic studies of rabbit complement. Z. Immun.-Forsch. 4, 382 (1959).
Taylor, A. B., and M. A. Leon: Third component of human complement: Resolution into 2 factors and demonstration of a new reaction intermediate. Proc. Soc. exp. Biol. (N. Y.) 101, 587 (1959).
Wirtz, G. M.: Binding of the first component of complement to sensitized erythrocytes. Fed. Proc. 18, 605 (1959).

Diskussion[1]

L. Heilmeyer:

Ich danke Herrn Rother für seinen Vortrag. Es ist erfreulich, wenn auch von klinischer Seite saubere Grundlagenforschung betrieben wird, und ich glaube, das kann man hier sagen. Wir wollen gleich darüber diskutieren.

H. Schubothe:

Ich möchte Herrn Rother folgendes fragen: Das Donath-Landsteinersche Hämolysin ist ja in der Lage, menschliche Blutzellen unter geeigneten Bedingungen so zu verändern, daß sie vom Komplementsystem hämolysiert werden. Wenn man nun menschliche Erythrocyten nimmt und mit *unterschwelligen* Dosen von Donath-Landsteinerschem Hämolysin bei Anwesenheit von Komplement behandelt, dann kommt es zu keiner Hämolyse, aber der Coombstest wird positiv. Daraus hat sich die Frage ergeben, ob solche Seren vielleicht außer dem hämolytischen Amboceptor noch eine *zweite* Antikörpermodifikation vom Typ „inkompletter" Antikörper enthalten. Diese Frage hat Dacie durch ein geistreiches Experiment geklärt. Er hat menschliche Erythrocyten in der Kälte mit Donath-Landsteinerschem Amboceptor und Komplement zusammengetan, und zwar hat er in einem Ansatz Meerschweinchenkomplement, in einem Parallelansatz menschliches Komplement genommen. Die Erythrocyten wurden warm gewaschen und dann der Einwirkung von Coombsserum ausgesetzt, und zwar wurden an den Erythrocyten beider Ansätze je zwei Coombsteste durchgeführt, einer mit einem Antimeerschweinchenglobulinserum und einer mit einem Antihumanglobulinserum, also einem gewöhnlichen Coombsserum, mit dem man im Laboratorium täglich arbeitet. Dabei ergaben die Erythrocyten, welche mit dem D-L-Amboceptor plus *Meerschweinchen*komplement sensibilisiert

---

[1] Diskussionsleiter: L. Heilmeyer.

worden waren, nur mit *Antimeerschweinchen*serum, nicht mit Antihumanglobulinserum einen kräftig positiven Coombstest und umgekehrt. Damit ist der Beweis erbracht, daß die Antiglobulinreaktion weder mit einem besonderen „inkompletten Kälteantikörper" noch mit dem hämolytischen Amboceptor selbst erfolgt, sondern mit dem Komplementprotein.

Meine eigentliche Frage ist nun: Können Sie erklären, warum in dem ersten der beiden Ansätze, wo die Erythrocyten mit dem *menschlichen* Amboceptor plus Meerschweinchenkomplement sensibilisiert worden waren, mit Antihumanglobulin keine Reaktion eintritt? Ist der Amboceptor möglicherweise vom Erythrocyten wieder abdiffundiert oder abgewaschen worden und das Komplement hängen geblieben? Oder ist der Amboceptor am Erythrocyten verankert und durch das Komplement maskiert worden?

K. ROTHER:

Wir haben eben gesehen, daß es Antikörper gibt, die des Transfers fähig sind. Es ist also wohl möglich, daß auch in der von Ihnen erwähnten Versuchsanordnung der Antikörper wieder abspringt, ohne daß das Komplement (C_1 oder welche Faktoren immer gebunden sein mögen) verschwindet. Es gibt ein ganzes System von Serumfaktoren, das jede einzelne Intermediärstufe der Komplementreaktion wieder abbauen kann. Darauf bin ich in meinem Vortrag nicht eingegangen. Deshalb ist es auch durchaus möglich, daß bei dem erwähnten Experiment ein solcher intermediärer Abbau stattfindet, dabei aber noch einzelne Komplementmoleküle hängen bleiben. Das hängt ab von der Konzentration und der Aktivität der Faktoren, die die einzelnen Intermediärstufen abbauen bzw. nicht abbauen. Eine Maskierung des Antikörpers brauchte man zur Interpretation des Dacieschen Versuchs also nicht unbedingt anzunehmen.

S. RAPOPORT:

Ich möchte Herrn ROTHER fragen: Kann man die Wirkung der Komplementfraktionen wirklich auf enzymatische Vorgänge zurückführen, oder handelt es sich um stöchiometrische Vorgänge? Das einfache Vorhandensein von enzymatischen Prozessen ist ja noch nicht beweisend. Dagegen finde ich, daß die Tatsache, daß Komplement an den roten Blutkörperchen sitzt und mit einem Antiserum reagiert, wie in dem Beispiel von Herrn SCHUBOTHE, eher für eine stöchiometrische Reaktion spricht, etwa vom Typ der Antigen-Antikörper-Reaktion.

K. ROTHER:

Der Beweis für eine enzymatische Aktivität des Komplementes ist auch noch nicht endgültig erbracht. Es spricht eben nur vieles dafür, vor allem die Beobachtung, daß bestimmte Komplexe bestimmte Fermentaktivitäten aufweisen, EAC'_1 z. B. die einer Esterase.

S. RAPOPORT:

Darf ich noch eine andere Frage stellen: Ist schon einmal ein Experiment solcher Art gemacht worden, daß man C'_1 aus EAC'_1 herauseluiert und nun in Abwesenheit von Erythrocyten auf andere Komplementkomponenten hat einwirken lassen? Entsteht dann aktives $C'4$ usw.?

K. ROTHER:

Ein solcher Versuch wäre als Gegenprobe wichtig, ist meines Wissens aber bisher noch nicht gemacht worden. (Vergleiche aber S. 58 unten).

D. MOHRING:

Wenn man Ihre Formeln (Tab. 2, S. 60) sieht, dann ist man ja leicht geneigt, anzunehmen, daß das C'_1 sich direkt an den Antikörper anlagert. Ich möchte annehmen, daß das auch tatsächlich geschieht und daß es sich nicht um eine Anlagerung an den sensibilisierten Erythrocyten selbst handelt.

K. ROTHER:

Ich glaube, daß es wahrscheinlicher ist, daß die Komplementfaktoren sich *nicht* an den Antikörper anlagern. Es ist durchaus möglich, daß die Komplexsymbole, die wir gebrauchen, insofern nicht der Wirklichkeit entsprechen, als es sich dabei nicht um eine Aufeinanderstapelung der Teilfaktoren handeln muß.

H. Fischer:

Für Herrn Mohrings Auffassung spricht aber doch ein Experiment Heidelbergers: Er hat Antikörper gegen stickstofffreie Pneumokokkenpolysaccharide hergestellt und beide miteinander präzipitieren lassen. Das Präzipitat hat er in Hinsicht auf Gewicht und Stickstoffgehalt analysiert. Wenn die Reaktion nun in Gegenwart von Serum ablief, enthielt das Präzipitat mehr Stickstoff als in Abwesenheit von Serum. Den Zuwachs an Stickstoff führte er auf gebundenes Komplement zurück. Spricht dieser Versuch nicht doch für die Möglichkeit einer Komplementbindung an den Antikörper?

K. Rother:

Die Befunde sind richtig, aber die Deutung ist vor allem auf dem Komplementsymposion in Washington 1957 Gegenstand der Diskussion gewesen, weil bei einer solchen Versuchsanordnung auch damit zu rechnen ist, daß Nichtkomplementproteine mitgerissen und dann mit der quantitativen Stickstoffbestimmung erfaßt werden.

G. Ruhenstrodt-Bauer:

Im Anschluß an Herrn Rapoports Gedankengang möchte ich noch folgendes fragen: Soweit mir bekannt ist, hat Pillemer doch $C'1$, $C'2$ und $C'4$ fast rein dargestellt. Reagieren solche isolierten Komponenten eigentlich miteinander?

K. Rother:

Pillemer hat diese Fraktionen immer nur am Erythrocyten geprüft, so daß man nichts darüber aussagen kann, ob sie auch in Abwesenheit roter Blutkörperchen miteinander reagieren. Übrigens ist eine wirkliche Reindarstellung der Komplementfraktionen bisher noch nicht gelungen. Tatsächlich waren auch Pillemers Fraktionen nur „hochgereinigt" bzw. angereichert. Beispielsweise ist jetzt bekannt, daß C'_2 meist auch einen zweiten, von C'_2 trennbaren, $C_{1,4}$-zerstörenden Faktor enthält. Daneben gibt es auch noch Faktoren, die andere Komplementkomplexe inaktivieren.

S. Rapoport:

Könnten diese zerstörenden Faktoren Proteasebeimengungen sein, die das ganze System ständig labilisieren? Dann müßte sie sich doch durch DFP hemmen lassen.

K. Rother:

Das wäre ein wichtiger Versuch. Allerdings glaube ich, daß er auf erhebliche technische Schwierigkeiten stoßen würde.

Nichtimmunologische hämolytische Serumfaktoren in der menschlichen Pathologie*

Mit Bemerkungen über die Hemmung der Hämolyse, insbesondere durch Cortison

Von

H. Fischer, H. Argenton und W. Fritzsche (Frankfurt/M.)

Mit 16 Abbildungen

Die uns von Herrn Professor Heilmeyer und Herrn Dr. Schubothe gestellte Aufgabe ist, über Faktoren zu berichten, die beim Zustandekommen des beschleunigten Blutabbaus sogenannter „*Nicht-Antikörper-bedingter*" erworbener hämolytischer Anämien eine Rolle spielen. Zuvor soll in wenigen Sätzen klargemacht werden, welche Arten von Anämien uns zu unseren Untersuchungen angeregt haben, bei welchen Primärerkrankungen sie vorkommen und durch welche klinischen Symptome sie charakterisiert und von den „immunologischen" hämolytischen Anämien unterscheidbar sind. Am schnellsten und vielleicht auch am eindrucksvollsten wird dies anhand einiger typischer Verlaufskurven gelingen:

Die erste Abbildung zeigt das Verhalten des Hämoglobinspiegels, der Erythrocytenzahl und der Reticulocytenzahl bei einem Patienten mit chronischer myeloischer Leukämie. Es bestand eine Anämie, deren hämolytische Komponente eindrucksvoll dadurch hervorgehoben wird, daß häufige, in ganz kurzen Abständen wiederholte Bluttransfusionen von jeweils 500 cm³ praktisch ohne jede Wirkung auf Erythrocytenzahl und Hämoglobingehalt blieben. Serologisch wurden keine Antikörper nachgewiesen, die Reticulocytenzahl war nicht erhöht. Zu keinem Zeitpunkt der Erkrankung, und, obwohl während des hier gezeigten Beobachtungszeitraumes 6 l Blut übertragen und „hämolysiert" wurden, ließen sich Ikterus oder eine wesentlich vermehrte Ausscheidung von Gallenfarbstoffen im Harn nachweisen.

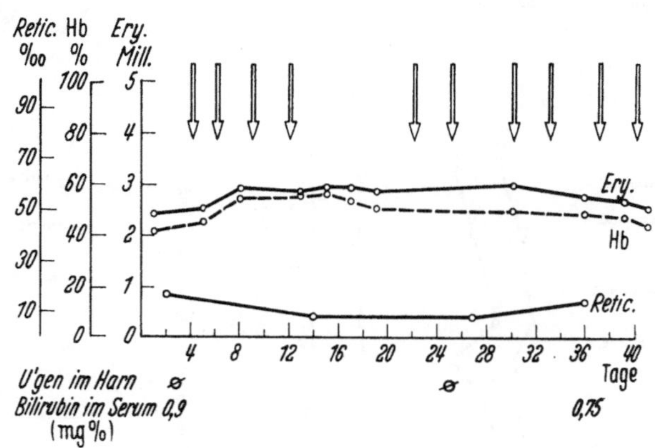

Abb. 1. K., Andreas. *Chronische Myelose*, 1957

Ähnliches gilt auch für die in den Abb. 2—5 gezeigten Krankheitsverläufe und zahlreiche weitere Fälle unseres klinischen Beobachtungsgutes: Trotz gehäufter großer Transfusionen blieb die Erythrocytenzahl und der Hämoglobingehalt

* Aus der I. Medizinischen Universitätsklinik, Frankfurt/Main (Direktor: Prof. F. Hoff).

niedrig, trotz der unzweifelhaft und auch in Einzelfällen durch Ashby-Technik und Chrom⁵¹-Markierung nachgewiesenen, stark verkürzten Überlebenszeit transfundierter Erythrocyten stieg der Bilirubinspiegel im Blut nicht oder nicht

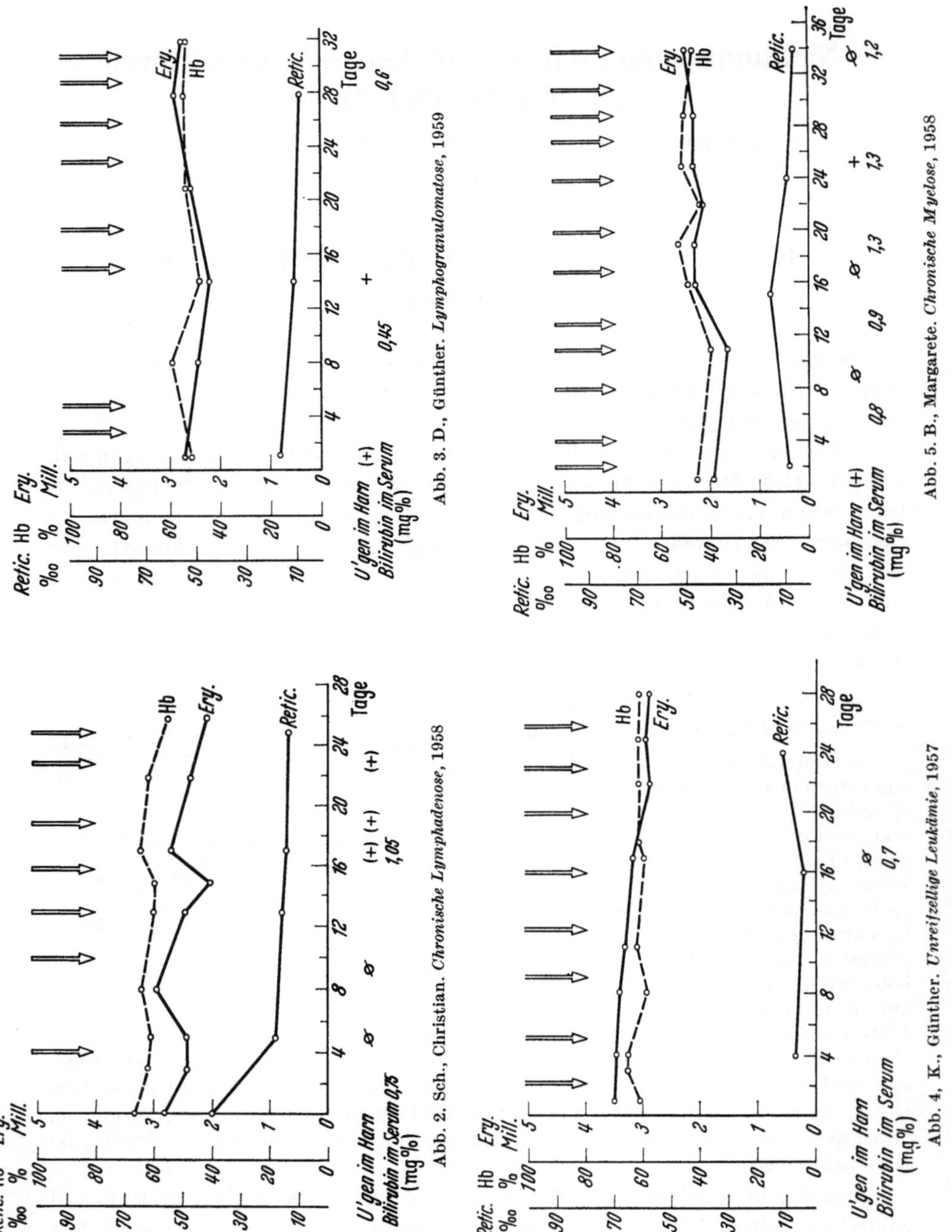

nennenswert an und die Ausscheidung von Urobilinogen im Harn war ebenfalls nur selten erhöht. Es gelang in keinem Falle spezifische, gegen Erythrocyten gerichtete Antikörper nachzuweisen; stets blieb auch die Reticulocytenzahl im Bereich der Norm.

Professor HOFF hat das Syndrom als „*Danaidenphänomen*" bezeichnet und damit sehr plastisch charakterisiert: Wie die Töchter des Danaos sich vergeblich mühten, ein Faß ohne Boden zu füllen, so gelingt es bei solchen Patienten nicht, sie aufzutransfundieren. Trotz der unzweifelhaft gesteigerten Blutzerstörung ist es nicht ohne weiteres möglich, das Schicksal des roten Blutfarbstoffes zu verfolgen, so daß zu erwägen ist, ob nicht das Hämoglobin bei solchen „Danaiden" zum Teil über farblose Zwischenstufen abgebaut wird.

Mit der folgenden Tabelle sollen die Symptome der als Sekundärerkrankungen erworbenen „immunologischen" hämolytischen Anämien denen der beschriebenen „nichtimmunologischen" hämolytischen Anämien gegenübergestellt werden.

Tabelle 1. *Hämolytische Anämien als Sekundärerkrankungen*

	„Immunologisch" Symptomat. hämolytische Anämien (SHA) (DAMESHEK, SINGER u. SCHWARTZ)	„Nicht-Immunologisch" 1. Hämopathische hämolyt. Anämien (HHA; WASSERMAN) 2. Latente hämolyt. Anämien (BERLIN, SCHLEGEL) 3. Danaidensyndrom
Überlebenszeit markierter Erythrocyten	stark verkürzt (exponent. Abfall)	mäßig bis stark verkürzt (meist linearer Abfall)
Antikörper im Serum	meist nachweisbar	fehlen
Bilirubin im Serum	erhöht	nicht erhöht
Fäkale Ausscheidung von Urobilinkörpern	erhöht	normal oder nur mäßig vermehrt
Reticulocytenzahl	stark erhöht	nicht oder nur gering erhöht
Erythropoese im Knochenmark	aktiviert	nicht aktiviert

Aus der Tabelle soll auch ersichtlich werden, daß wir keineswegs die ersten sind, die auf das Fehlen der klinischen Hämolysesymptome beim zweitgenannten Anämietyp hinweisen. Beim Studium der Literatur finden sich wiederholt Hinweise auf diese Tatsache [BERLIN (1951), HYMAN (1951), SCHIER u. Mitarb. (1957), BROWN u. Mitarb. (1951), ROSS u. Mitarb. (1951), VERLOOP (1955) und FREYMANN et al. (1958), CROSBY und BENJAMIN (1957)]. Allerdings hat unseres Wissens bisher keiner der Beobachter, aus deren Reihe wir WASSERMAN (1955) sowie SCHLEGEL und BÖTTNER (1953) besonders hervorheben möchten, die gesteigerte Hämolyse als pathogenetischen Faktor so klar herausheben können, wie uns dies durch die Belastung unserer Patienten mit zahlreichen kurz aufeinanderfolgenden Bluttransfusionen gelang.

Latente hämolytische Anämien — um den Ausdruck von SCHLEGEL zu gebrauchen — finden sich bei vielen Erkrankungen mit gesteigertem Zell- und Gewebszerfall, besonders bei Tumorträgern, nach Bestrahlung [HELLRIEGEL und KRÄMER (1954)], bei Leukämien [HIRSCHFELD (1906), PAPPENHEIM (1906), PASCHKIS (1927)], M. Hodgkin, bei Urämien [GORMSON und GORUP (1955), BOCK, BÖTTNER und SCHLEGEL (1952), VOGEL (1957)] bei exsudativen Phtisen [SCHLEGEL und BÖTTNER (1953)] usw. In dem Gemeinsamen, nämlich dem gesteigerten Zell- und Gewebszerfall, liegt ein wichtiger Ansatzpunkt für die Suche nach den auslösenden, die Hämolyse beschleunigenden, Faktoren. Erlauben Sie mir nun, nach dieser klinischen Einleitung, mit der Schilderung unserer *Modellversuche in vitro* zu beginnen.

Vor einiger Zeit stellten wir uns die Aufgabe, zu prüfen, ob die von Louis Pillemer in seinen Arbeiten über das Properdin-Komplement-System geäußerte Vermutung, Komplement und Properdin seien möglicherweise an zahlreichen Zellmauserungsvorgängen beteiligt, sich experimentell unterbauen ließe [Fischer u. Mitarb. (1958)]. Anhaltspunkte hierfür, oder, genauer gesagt, dafür daß aktives, komplementhaltiges Serum „gewebsfeindlich" ist, finden sich bereits in zahlreichen älteren Arbeiten [so z. B. von Rössle (1944), Letterer (1934), Eppinger (1935), Terbrüggen (1936), Schürman (1936), Masshoff und Grassner (1949)]. Terbrüggen stellte z. B. fest, daß kleine Gewebsstückchen, die man während 24 Std. in aktivem bzw. inaktivem Serum des gleichen Spendertieres bei 37° C unter den Bedingungen der Gewebekultur inkubiert, ein sehr unterschiedliches Aussehen zeigen:

Die in aktivem autologen Serum inkubierten Gewebe (Leber, Niere, Herzmuskel) sind mehrere Zellschichten tief geschädigt, während die im inaktiven gleichen Serum inkubierten auch in den randständigen Partien meist gut erhalten sind. Gemeinsam mit Prof. Sandritter von der Senckenbergischen Pathologie in Frankfurt haben wir diese Versuche wiederholt und reproduzieren können. In Erweiterung der ursprünglichen Anordnung zeigte sich, daß nicht nur bei 56° C inaktiviertes Serum, sondern auch sog. R.-Seren, aus denen die verschiedenen C'-Komponenten und Properdin entfernt oder inaktiviert worden waren, meist die Gewebe weniger schädigen als das komplementhaltige Serum.

Diesen mehr allgemeinen Befund habe ich ganz bewußt zuerst geschildert, um damit anzudeuten, daß alles das, was im Nachfolgenden für die Erythrocyten angeführt wird, unter Umständen auch für die nichtimmunologische Schädigung von Parenchymzellen von Bedeutung sein kann.

Von den im komplement- und properdinhaltigen Blute zirkulierenden Erythrocyten hatten wir zunächst kaum erwartet, daß sie ohne einen, die Komplementanlagerung begünstigenden Belag mit spezifischen Antikörpern von Komplement angegriffen würden. Erst die Ergebnisse von Herrn Martin (1956), (1957), (1958), der aus den Stromata normaler Erythrocyten ein mit Properdin und Komplement reagierendes zymosanähnliches Produkt herstellen konnte, veranlaßten uns zu untersuchen, ob nicht auch normale Erythrocyten, bei über 24 Std. ausgedehnter Inkubation im Serum des gleichen gesunden Spenders, unter Komplement- und Properdinverbrauch aufgelöst würden:

Dies ist nun tatsächlich der Fall:

Tabelle 2. *Hämolyse einer 0,5%igen Erythrocyten-suspension in 1 ml homologer R-Seren nach 20 Std. bei 37°*

	Hämolyse in %
Aktiv-Serum	40
56°-Serum	16
R_1-Serum	7
R_2-Serum	0
R_3-Serum	8
R_4-Serum	7
$R_2 + R_4$-Serum	32

Die Versuchsanordnung bestand darin, das Sediment von 1 ml einer 0,5%igen Erythrocyten-Aufschwemmung mit jeweils 1 ml Serum des gleichen Spenders zu mischen und nach 6—24 Std. den Hämolysegrad (Filter 546 mμ, 1 cm Schichtdicke) gegen das entsprechende Serum als Leerwert photometrisch zu registrieren.

Wie Tab. 2 zeigt, findet in aktivem homologen Serum eine wesentlich stärkere Lyse von Erythrocyten statt als in hitzeinaktiviertem Serum oder in sog. R-Seren.

Diese Lyse geht, wie aus der nächsten Tabelle hervorgeht, mit Verbrauch sämtlicher C'-Komponenten und auch mit Verbrauch von Properdin vor sich. Rekombination von R-Seren führt — nicht in allen Fällen, aber mitunter sehr deutlich — zur teilweisen Wiederherstellung der ursprünglichen lytischen Aktivität.

Tabelle 3. *Abnahme von C' und Properdin bei Inkubation mit autologen Erythrocyten*
Die Zahlenangaben betreffen 50%-Hämolyseeinheiten

	Gesamt C'	Properdin	C'_1	C'_2	C'_3	C'_4
frisches aktives Serum	164	10	—	—	—	—
Serum 20 Std. bei 37° gealtert .	114	3,4	1750	250	500	1750
Serum 20 Std. mit homologen Erythrocyten inkubiert . . .	45	0	1750	50	50	450

Die Lyse ist auch durch den Zusatz von EDTA (welches Ca- und Mg-Ionen komplex bindet) und von Heparin, welches ebenfalls die Komplementwirkung inhibiert, deutlich vermindert (siehe Tab. 4 und 5).

Zusammenfassend darf man aus diesen Ergebnissen den Schluß ziehen, daß unter den Versuchsbedingungen in vitro eine unspezifische, durch Komplement hervorgerufene Hämolyse stattfindet. Diese, wie gesagt erst nach vielstündiger Inkubation deutliche Hämolyse, läßt sich nun durch zahlreiche, die Erythrocyten nur leicht schädigende Vorbehandlungen beschleunigen und verstärken.

Die Vorbehandlung der gewaschenen Erythrocyten mit proteolytischen Fermenten — wir haben Plasmin und Thrombin gewählt, weil diese Fermente unter pathophysiologischen Verhältnissen auch in vivo eine Rolle spielen können — führt zu einer solchen Verstärkung. Nach LEROY und SPURRIER (1955) können außer den genannten proteolytischen auch weitere hydrolytische Fermente wie Glucuronidase, Hyaluronidase und Lysocym Erythrocyten für die Lyse anfällig machen (s. Tab. 6).

Auch die Vorinkubation mit Polysacchariden bzw. Lipopolysacchariden tierischer und bakterieller Herkunft führen zu einer Schädigung der Erythrocyten und damit zu einer beschleunigten und verstärkten Auflösung im eigenen komplementhaltigen Serum (s. Tab. 7).

Tabelle 4. *Verzögerung der unspezifischen Lyse durch EDTA*

	Hämolyse in %
Aktiv-Serum	71
56° C-Serum	32
Aktiv-Serum + 1 mM EDTA	47
Aktiv-Serum + 3 mM EDTA	19
Aktiv-Serum + 5 mM EDTA	10
Aktiv-Serum + 5 mM EDTA + 5 mM Mg^{++} .	56
Aktiv-Serum + 5 mM EDTA + 5 mM Ca^{++} .	24

Tabelle 5. *Verzögerung der unspezifischen Lyse durch Heparin*
(Liquemin „Roche")

	% Hämolyse nach 20 Std. 37° C	Gesamt-Komplement
Aktiv-Serum	40	164
56° C-Serum	8	0
Aktiv-Serum + 50 IE Heparin .	15	132
Aktiv-Serum + 75 IE Heparin .	12	120
Aktiv-Serum + 100 IE Heparin	7	84

Tabelle 6. *Verstärkung der unspezifischen Lyse durch Vorbehandlung mit proteolytischen Enzymen*

		% Hämolyse	
		nach 6 Std.	nach 20 Std.
unbehandelte Erythrocyten	Aktiv-Serum	7	42
	56°-Serum	0	23
	Pufferkontrolle	0	0
Plasmin-vorbehandelte Erythrocyten (0,05%; 60 min; 37°)	Aktiv-Serum	53	100
	56°-Serum	3	41
	Pufferkontrolle	—	39
Thrombin-vorbehandelte Erythrocyten (50 IE; 60 min; 37°)	Aktiv-Serum	34	100
	56°-Serum	0	100
	Pufferkontrolle	0	0

Tabelle 7. *Verstärkung der unspezifischen Lyse durch Vorbehandlung mit Polysaccharidkomplexen*

		% Hämolyse nach 6 Std.
Lipopolysaccharide aus Bact. abort. equi. (Pyrexal „Wander") (0,01%; 60 min; 37°)	Aktiv-Serum	69
	RP-Serum	28
	Pufferkontrolle	0
Zymosan (Fleischmann) (0,02%) 60 min; 37°)	Aktiv-Serum	22
	RP-Serum	2
	Pufferkontrolle	0
Heparin (Liquemin „Roche") (0,02% 6 min; 37°)	Aktiv-Serum	48
	56°-Serum	20
	Pufferkontrolle	0

Im Hinblick auf die eingangs erwähnte klinische Beobachtung, daß nicht-immunologische hämolytische Anämien vor allem bei Erkrankungen mit gesteigertem Gewebszerfall beobachtet werden, erscheint es besonders bemerkenswert, daß Eiweiß- und Gewebszerfallsprodukte, wie sie vermutlich in größeren Mengen als Polypeptide dabei in die Blutbahn gelangen, ebenfalls lyseverstärkend wirken (s. Tab. 8).

Tabelle 8. *Verstärkung der unspezifischen Lyse durch Vorbehandlung mit toxischen Proteinen und Polypeptiden*

		% Hämolyse	
		nach 6 Std.	nach 20 Std.
Unbehandelte Erythrocyten	Aktiv-Serum	2	42
	56°-Serum	0	12
Protamin-vorbehandelte Erythrocyten (0,01%; 60 min; 37°)	Aktiv-Serum	15	58
	56°-Serum	0	53
Histon-vorbehandelte Erythrocyten (0,05%; 60 min; 37°)	Aktiv-Serum	21	100%
	56°-Serum	4	„entfärbt"
Fibrinolyse-Polypeptide (gemeinsam mit Serum inkubiert)	Aktiv-Serum	30	100
	56°-Serum	19	100

In diesem Zusammenhang sei an die grundlegenden Arbeiten von Menkin (1956), Spector (1951) und auch an die neueren Ergebnisse von Schumacher (1957), Westphal und Kickhöfen (1953) und Rehn jun. (1956) erinnert.

Beim verstärkten Gewebszerfall werden vermutlich auch basische Zellkerneiweiße, Histone oder deren Abbauprodukte freigesetzt. Diese sind, wie wir in Untersuchungen, z. T. gemeinsam mit H. BRANDIS, früher festgestellt haben, stark bactericid und cytotoxisch [FISCHER und WAGNER (1954), FISCHER und BRANDIS (1954), FISCHER und RÖWE (1957), GRETCHMAN et al. (1957), SANDRITTER et al. (1959)]. Schädigt man nun Erythrocyten durch Vorbehandlung mit Histon, und das gleiche gilt, wenn man sie gemeinsam mit größeren Mengen Thymuszellkernen oder auch mit Myelocyten aus dem Blut eines Leukämiepatienten inkubiert, so beobachtet man ein interessantes Phänomen: Die Auflösung der Erythrocyten ist beschleunigt, jedoch läßt sich das austretende Hämoglobin photometrisch nicht erfassen; über eine grau-grüne Farbe wird es „entfärbt" [FISCHER u. Mitarb. (1958)]. Bei dem grünlichen Farbstoff handelt es sich um Choleglobin, wie die Absorptionsmaxima zeigen (s. Abb. 6). In diesem Zusammenhang muß darauf aufmerksam gemacht werden, daß PONDER (1951) und in neuester Zeit PIROWSKY (1957) aus Geweben und Leukocytenextrakten elektrophoretisch Fraktionen isolieren konnten, die ebenfalls Hämoglobin in Choleglobin umwandeln.

Es lag nahe zu vermuten, daß bei der allmählichen „Entfärbung" von Hämoglobin nach Histonzusatz in vitro farblose Dipyrrole entstehen, also ein Abbauweg beschritten wird, der nach BINGOLD und seiner Schule (1938), (1955) auch unter pathophysiologischen Bedingungen in vivo eine Rolle spielt. BINGOLD und STICH haben gefunden, daß die Beseitigung des „Katalaseschutzes" die Voraussetzung für die Entstehung von Pentdyopent ist. Tatsächlich wird Katalase — wie Dr. FRITZSCHE (1958) gefunden hat — durch den Zusatz von Protamin, Histon und auch durch sehr hohe Konzentrationen von Spaltpolypeptiden sehr stark gehemmt. Die Voraussetzung zur Entstehung von farblosen Dipyrrolen könnte also gegeben sein. Leider ist es uns bis jetzt nicht gelungen, diese im Reagenzglasansatz oder auch bei unseren Patienten mit Danaidenphänomen nachzuweisen. So bleibt als Tatsache lediglich bestehen, daß gewisse basische Polypeptide und Proteine imstande sind, in vitro das Hämoglobinmolekül so schwer zu denaturieren, daß es seinen Farbstoffcharakter verliert. Ob dieses Phänomen für das Zustandekommen des „Danaidensyndroms" in vivo von Bedeutung ist, muß noch völlig offenbleiben.

Es erhebt sich überhaupt die Frage, ob die bisher gezeigten Modellversuche auf Verhältnisse im Organismus übertragbar sind; mit anderen Worten, ob wir sagen dürfen, daß auch in vivo die Mauserung gealterter Erythrocyten unter Mitwirkung von Komplement stattfindet und weiter, daß die Komplement-induzierte Lyse bei bestimmten unspezifischen Zellschädigungen beschleunigt und verstärkt verläuft.

Ein wichtiger Einwand, der „in Klammern" an dieser Stelle erwähnt werden soll, ist folgender: Man könnte sagen, daß in unseren Modellversuchen in vitro stets die wirkliche „Lyse"

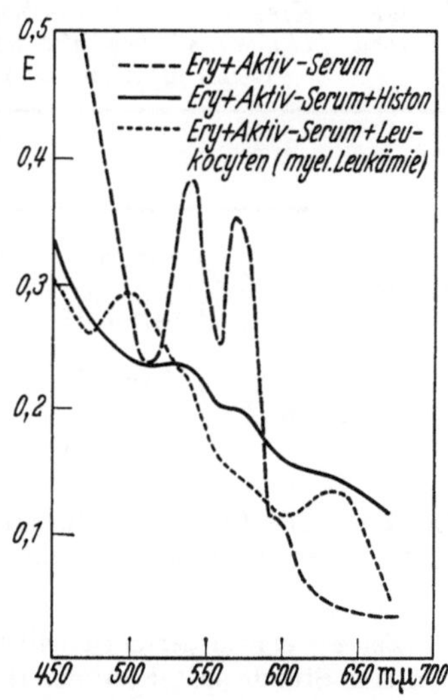

Abb. 6. Absorptionsspektren von Hämolysaten nach 20 Std. Inkubation bei 37° C (Beckmann-Spektrophotometer)

gemessen wird, während gegenwärtig die Meinungen noch durchaus geteilt sind, ob bei der normalen und bei der krankhaft gesteigerten Hämatoklasie überhaupt eine intravasale Lyse erfolgt, oder ob nicht vielmehr eine Fragmentation und sofortige Phagocytose den eigentlichen Mauserungsmechanismus darstellen. Für die letzte Ansicht haben Miescher (1957) und neuerdings auch v. Ehrenstein und Lochner (1959) einige Argumente vorgebracht.

Wie die Entscheidung auch ausfallen wird, einen Widerspruch zu unseren in vitro-Versuchen wird sie kaum darstellen. Die Beladung mit Komplement opsoniert, wie man seit den klassischen Untersuchungen von Wright und Douglas (1903) weiß und wie neuerdings auch für das Properdinsystem unabhängig voneinander von Nanni (1958) und von Rowley (1958) festgestellt wurde, jedes Partikel, Bacterium oder Zelle für Phagocytose und intracelluläre Digestion. In engem Kontakt mit Zellen des RES werden mithin opsonierte Erythrocyten phagocytiert, ohne diesen Kontakt aber nach längerer Verweildauer aufgelöst. Bei unserer Versuchsanordnung kann selbstverständlich nur die Lyse beobachtet werden.

Wir haben ein nach unserer Meinung beweisendes Argument dafür, daß die Ergebnisse unserer in vitro-Versuche auch auf die Verhältnisse im Organismus übertragbar sind: *Das durch Bakterienreizstoffe künstlich hervorgerufene Fieber und die dabei beobachteten Veränderungen.*

Tabelle 9. *Kreuztest mit Blutproben vor (I) und während (II) künstlichen Fiebers* (Bakterien-Reizstoff „Pyrexal")

		% Hämolyse nach 20 Std.; 37°
Erythrocyten I	Serum I	43
	Serum II	53
Erythrocyten II	Serum I	45
	Serum II	85

Ergebnis: Die Lyse von „Fiebererythrocyten" in „Fieberserum" ist verstärkt

Bei 4 Versuchspersonen haben wir vor Injektion des bakteriellen Lipopolysaccharides und eine Stunde später auf der Höhe des Reizstoffiebers Venenblut entnommen und hieraus Serum und eine Suspension gewaschener Erythrocyten hergestellt. Dann wurde, wie aus Tab. 9 hervorgeht, eine Kreuzprobe angesetzt und nach 24 Std. Inkubation das Ergebnis abgelesen. Es war in allen Fällen sinngemäß gleich. Stets erfolgte die stärkste Hämolyse bei der Kombination Fieberserum + Fiebererythrocyten. Aber auch die Kombination Fieberserum + Normalerythrocyten ließ eine, wenn auch geringere Steigerung im Vergleich zur Normalkombination erkennen. Bei einigen Fällen zeigte auch die Inkubation von Fiebererythrocyten in Normalserum einen erhöhten Hämolysewert.

Der Versuch in vitro zeigt also richtig an — was längst bekannt ist — daß beim Fieber eine verstärkte Zellmauserung besteht [Heilmeyer und Plötner (1937), Heilmeyer u. Mitarb. (1959)], er zeigt darüber hinaus weiter an, daß diese verstärkte Mauserungstendenz vor allem auf einer Serumveränderung beruht. Nach unserer Meinung sind aktiviertes Plasmin und die bei der verstärkten Fibrinolyse bzw. Proteolyse vermehrt anfallenden polypeptidartigen Spaltprodukte in erster Linie für die Verstärkung verantwortlich zu machen; wie weiter unten noch ausgeführt wird, kommen jedoch auch Phospholipide wie Lysolecithin in Frage.

Die klare Aussage und gute Reproduzierbarkeit dieser einfachen Versuchsanordnung hat uns ermutigt, sie etwas modifiziert an unseren Patienten mit nicht-immunologisch bedingten hämolytischen Anämien anzuwenden. Die Modifikation mußte darin bestehen, als normales oder Kontrollsystem die Erythrocyten und das Serum eines gruppengleichen gesunden Spenders zu verwenden. Dadurch, daß man nicht im autologen System arbeitet, besteht die Möglichkeit, daß die Resultate infolge serologischer Inkompatibilitäten verfälscht werden. Die Praxis hat jedoch gezeigt, daß sich bei exakter Durchführung — wozu in erster Linie die gleichzeitige Abnahme und gleichartige Verarbeitung der Patienten- und Kontrollblutproben gehört — recht brauchbare Resultate ergeben (FRITZSCHE, GRABISCH u. FISCHER, 1960). Wie wir festgestellt haben, hat in prinzipiell ähnlicher Weise vor uns CROSBY (1957) die verstärkte Lysetendenz bei Leukämiekranken analysiert.

Mit Hilfe des skizzierten Kreuztestes können zwei verschiedene Typen von verstärkter Hämolyse unterschieden werden. In einem Falle ist die Hämolysetendenz auf eine Erythrocytenschädigung, im anderen Falle auf das Vorhandensein pathologischer Serumlysine zurückzuführen.

Die Tab. 10 soll dies am Beispiel zweier typischer Fälle veranschaulichen:

Tabelle 10. *Kreuztest bei typischer Erythrocytenschädigung (Urämie)*

		% Hämolyse nach 20 Std.; 37°
Erythrocyten Patient	Serum Patient	37
	Serum Gesunder	88
Erythrocyten Gesunder	Serum Patient	25
	Serum Gesunder	54

Kreuztest bei pathol. Serum-Lysin (M. Hodgkin Pat. La.)

Erythrocyten Patient	Serum Patient	73
	Serum Gesunder	48
Erythrocyten Gesunder	Serum Patient	84
	Serum Gesunder	48

Bei einer größeren Zahl von Patienten mit Anämien, bei Leukämien, M. Hodgkin und metastasierenden Tumoren haben wir häufig lysierende „Serumfaktoren" festgestellt (s. Tab. 11), bei Patienten mit Anämie bei Niereninsuffizienz dagegen überwiegend eine Erythrocytenschädigung. Dr. FRITZSCHE hat die Verhältnisse bei Urämikern noch eingehender analysiert und hat vielleicht Gelegenheit, hierüber im Anschluß an den Vortrag von Herrn GASSER kurz zu berichten.

Tabelle 11. *Im Kreuztest untersuchte Fälle*

Diagnose	Anzahl	Vermehrte Lyse	Serum-Faktor	Erythrocyten-Faktor
Myeloische Leukose	18	16	14	2
Lymphatische Leukose	13	7	6	1
Tumoranämie	8	5	5	—
Urämie	14	10	1	9
Lymphogranulomatose	4	1	1	—
Panmyelophthise	1	1	1	—

In diesem Referat möchte ich mit der Analyse der „lysierenden Serumfaktoren" fortfahren und darf das bisher Gesagte so zusammenfassen:

Die Modellversuche in vitro haben uns gelehrt, daß ganz verschiedenartige Stoffe, denen nur gemeinsam ist, daß sie die Hülle oder den Stoffwechsel der Erythrocyten schädigen, die Lyse im eigenen Serum zu beschleunigen vermögen. An der Auflösung ist aber immer Serumkomplement mitbeteiligt. Immunologische und nichtimmunologische Cytolyse haben also die Beteiligung von Komplement gemeinsam. Mit dieser Feststellung wird die Beantwortung folgender Frage zu einem Hauptpunkt des Gesamtproblems:

Auf welche Weise bewirkt Komplement die Zellauflösung?

Die Ausführungen meines Vorredners haben uns über den gegenwärtigen Stand der Kenntnisse dieses wichtigen Problems orientiert. Mit der Abb. 7 soll nochmals dargestellt werden, daß die ersten Teilschritte der mehrstufigen Komplementreaktion uns heute recht geläufig sind, daß man aber noch kaum etwas über die letzten Teilreaktionen weiß, die die eigentliche Cytolyse bewirken und z. B. den Austritt von Hämoglobin aus den Erythrocyten ermöglichen.

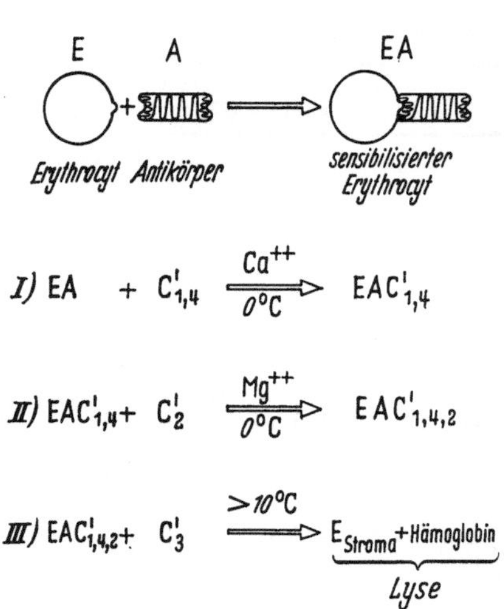

Abb. 7. Reaktionsstufen der Immunhämolyse (nach Mayer, Levine u. a.)

Es gibt zwei verschiedene Auffassungen, wie Komplement die Cytolyse bewirkt. Nach der einen greift es als Ferment die Zelloberfläche an und löst einen integrierenden Bestandteil aus ihr heraus; nach der anderen entsteht bei der Einwirkung der verschiedenen Komplementkomponenten aufeinander ein Cytolysin, wie z. B. Lysolecithin, welches dann gewissermaßen in die Lipoidhülle der Zellmembran „hineingelöst" wird und hierdurch den Zusammenbruch der Zellpermeabilität herbeiführt.

Die letztgenannte Lysolecithinhypothese geht auf Bergenhem und Fahraeus zurück (1936) und wird neuerdings von Isliker (1958) wieder diskutiert.

Will man den Versuch unternehmen, das noch umstrittene „Komplementcytolysin" zu isolieren, so muß man sich darüber im klaren sein, daß es schwer und vielleicht sogar unmöglich ist, die fragliche Substanz aus einem zellhaltigen Reaktionsansatz zu isolieren. Unser Bestreben war daher, das lytische Endprodukt in einem zellfreien Milieu anzureichern. Einen brauchbaren experimentellen Ansatz hierzu lieferte folgende Überlegung:

Serumkomplement wird im Organismus

Tabelle 12. *Das Verhalten von Komplement und Properdin in Serum bei 4° C und bei 37° C (24 Std. Inkubation)*
Die Zahlenangaben betreffen 50%-Hämolyseeinheiten

	Gesamt C'	C'_1	C'_2	C'_3	C'_4	Properdin
4° C	105	2000	150	200	1250	4
37° C	24	400	75	20	80	< 1

ständig rasch neu gebildet und laufend verbraucht. Man kann den Verbrauch auch in vitro bei der Alterung von Serum, z. B. beim Stehenlassen über Nacht im Brutschrank bei 37° C, leicht verfolgen (s. Tab. 12). Es könnte nun durchaus möglich sein, daß dieser Verbrauch in prinzipiell ähnlicher Weise *langsam* erfolgt wie die spezifische Komplementinaktivierung, die sich am Antigen-Antikörper-Komplex sehr rasch abspielt. Der Abnahme von Komplement könnte dann ein Anstieg des lytischen Endproduktes gegenüberstehen.

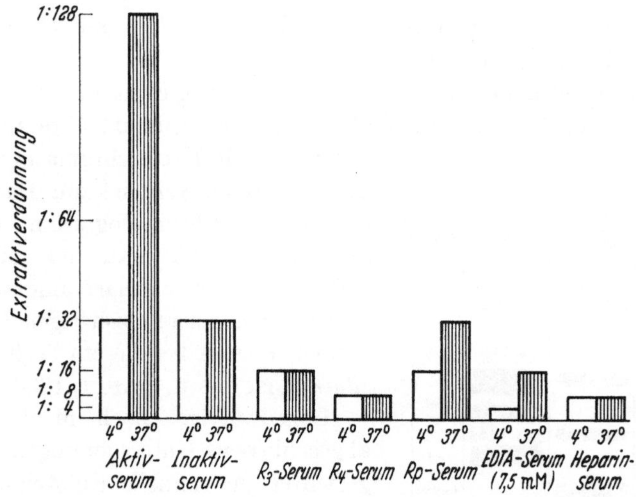

Abb. 8. Die lysierende Aktivität von Filtraten aus Aktivserum und aus R-Seren

Wenn diese Überlegung richtig ist, so müßte man in bei 37° C gealtertem Serum mehr „Komplementcytolysin" erwarten als im gleichen Serum, welches bei 4° C im Kühlschrank gehalten wurde, oder in einem Serum, welches zwar bei 37° C über 24 Std. inkubiert wurde, aus welchem aber zuvor die eine oder andere Komplementkomponente entfernt worden war.

Tatsächlich ließ sich zeigen, daß eiweißfreie Filtrate aus 37° C-Serum häufig noch in Verdünnungen bis 1:128 zellauflösend wirkten, während Filtrate[1] aus 4° C-Serum meist nur in Verdünnung 1:16 wirksam waren. Die Filtrate aus R-Seren, welche zuvor bei 37° C inkubiert waren, wiesen ebenfalls nur sehr niedrige Lysintiter auf. Die Bildung des Cytolysins während der 37° C-Inkubation unterblieb auch in Seren, denen EDTA oder Heparin in komplementhemmender Dosis zugesetzt worden war. Jede Art von Komplementausschaltung hatte somit die Hemmung der Lysinbildung zur Folge (s. Abb. 8) und

	Gesamt C'	C_1'	C_2'	C_3'	C_4'
Aktiv-Serum	80	2000	150	150	750
Adsorb.-Serum	50	100	80	150	100

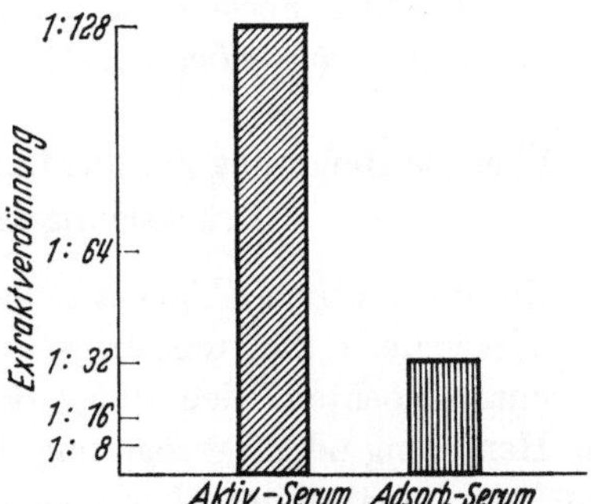

Abb. 9. Verminderung der lysierenden Serumaktivität nach spezifischer Adsorption von $C'_{1,2,4}$ an sensibilisierten Hammelerythrocyten bei 0°C

lieferte damit weitere Indizien dafür, daß das Lysin tatsächlich eng mit der Komplementwirkung verknüpft ist.

---

[1] Die Enteiweißung von Serum erfolgte durch Zugabe des 7fachen Vol. Methanol; Filtrieren durch ein analyt. Filter und Einengen des Filtrates auf dem Wasserbad bis zum Ausgangsvolumen.

Ein weiteres wichtiges Glied in der Indizienkette sehen wir darin, daß Serum, aus dem in ganz spezifischer Weise, nämlich durch mehrfache Adsorption von C′ 1, 2 und 4 aus einem Serum bei 0° C mit Hilfe von EA-Zellen (sensibilisierten Hammelerythrocyten s. Abb. 9), der größte Teil der genannten Komponenten entfernt worden war, bei anschließender Inkubation bei 37° C nicht mehr imstande ist, Lysin zu bilden (siehe Abb. 9).

Meiner Mitarbeiterin Fräulein Dr. I. Haupt gelang es nun zu zeigen, daß das Komplementlysin in der Phospholipidfraktion der Serumextrakte zu finden ist, welche durch Papierchromatographie weiter aufgetrennt werden kann. Das in Abb. 10 dargestellte Chromatogramm soll veranschaulichen, daß man die zellauflösende Substanz in einer scharf umgrenzten Zone findet. Nach unseren bisherigen Erfahrungen handelt es sich bei diesem Stoff um *Lysolecithin* (Fischer u. Haupt, 1960).

Gegenwärtige, noch nicht vollständig abgeschlossene Untersuchungen sind darauf gerichtet, die schnelle Entstehung von Lysolecithin während einer spezifischen Antigen-Antikörperreaktion zu verfolgen. Die bisherigen Ergebnisse sprechen dafür, daß dies tatsächlich der Fall ist.

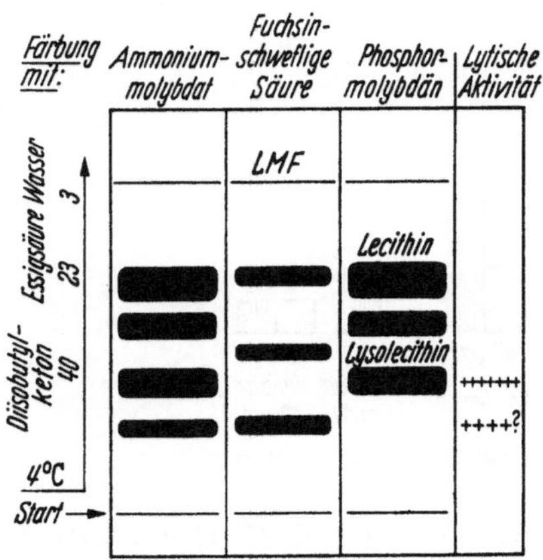

Abb. 10. Papierchromatographische Trennung der Phospholipide (nach Hack und Ferrans)

Lysolecithin ist also mit großer Wahrscheinlichkeit die Substanz, welche gealtertes Serum cytotoxisch macht; es ist nach unserer Ansicht eine der Substanzen, die bei allergischer oder anaphylaktischer Reaktion beschleunigt und vermehrt entstehen, und es ist, um den Bogen zu schließen, unserer Meinung nach auch die Substanz, die gemeinsam mit den anderen oben beschriebenen zellschädigenden Fermenten und Abbaustoffen beim Zustandekommen der *nicht-antikörperbedingten hämolytischen Anämien* eine wichtige Rolle spielt.

Über die Hemmung der nichtimmunologischen Hämolyse, unter besonderer Berücksichtigung der Wirkung von Cortison

Unser eigentliches Thema ist beendet, aber noch nicht ganz das, was wir über Modellversuche zur unspezifischen Hämolyse im homologen aktiven Serum berichten möchten. Vielleicht gestattet uns der Herr Vorsitzende, noch kurz über die Hemmung oder Verzögerung der unspezifischen Lyse einige Bemerkungen zu machen, zumal dieses Thema enge Beziehungen zur Therapie hämolytischer Erkrankungen aufweist.

In vitro läßt sich die Hämolyse in homologem Serum durch Zusätze hemmen, welche auf drei grundsätzlich verschiedenen Wirkungsprinzipien beruhen:

1. Durch Ausschaltung der Komplementwirkung, z. B. durch den Zusatz von EDTA oder von Heparin. (Fischer, Fritzsche und Argenton 1958) (s. Tab. 4 u. 5).

2. Durch Aufbesserung des Energie- und Synthesestoffwechsels der Erythrocyten, z. B. durch die Zugabe von Purinnucleosiden, wie Adenosin oder Inosin

(s. Tab. 13) [PRANKERD (1956), GABRIO et al. (1956), JAFFÉ et al. (1957), HOCK u. Mitarb. (1957), RUBINSTEIN et al. (1958), ABBOZO und DONATI (1959), FISCHER, FRITZSCHE und ARGENTON (1958), WOSEGIEN und FISCHER (1959)].

3. Durch den Zusatz von antiphlogistischen Steroiden, z. B. durch Cortison oder Prednisolon (FISCHER und FRITZSCHE, unveröffentlicht; s. Tab. 14).

Da man über den Wirkungsmechanismus der Prinzipien Nr. 1 u. 2 heute schon recht gut Bescheid weiß, der Wirkungsmechanismus der antiphlogistischen Steroide aber noch recht unklar ist, möchte ich mir erlauben, einige Bemerkungen zu diesem letzten Punkt zu machen:

Tabelle 13. *Verzögerung der unspezifischen Lyse durch Adenosin und Inosin*

Erythrocyten vorgeschädigt mit 0,1% Protamin; 30 min; 37°	% Hämolyse	
	nach 6 Std.	nach 26 Std.
Aktiv-Serum	41	90
56°-Serum	15	78
Aktiv-Serum + 1 mM ⎫ Adenosin	39	86
Aktiv-Serum + 3 mM ⎬ oder Inosin	28	67
Aktiv-Serum + 5 mM ⎭	24	42

Wollte man versuchen, die zahlreichen Ergebnisse von Untersuchungen über die Beeinflussung isolierter Fermente und Fermentsysteme, von Zellpartikeln, von Geweben und schließlich von intakten Tieren durch antiphlogistische Corticoide miteinander in Beziehung und womöglich auf einen gemeinsamen Nenner zu bringen, so wäre dies ein nahezu unmögliches Vorhaben (s. hierzu Lit. bei K. JUNKMANN, W. DIRSCHERL und H. LANGECKER).

Tabelle 14. *Verzögerung der unspezifischen Lyse durch Prednisolon*

	E 546	Hämolyse %
Aktiv-Serum	1,55	90,0
Aktiv-Serum + 1,0 mM Prednisolon	0,94	54,5
Aktiv-Serum + 0,1 mM Prednisolon	0,98	57,0
Aktiv-Serum + 0,01 mM Prednisolon	1,25	72,5
Aktiv-Serum + 0,001 mM Prednisolon	1,45	84,0

Beschränkt man sich dagegen auf die Wirkungen, die unphysiologische, *sehr hohe* Dosen z. B. von Prednisolon (aber auch von anderen Steroiden) auf den intakten ganzen Organismus und auch auf isolierte intakte Zellen und Gewebe haben, so läßt sich eine gewisse Gemeinsamkeit eher herausfinden. Eine derartige Betrachtungsweise ist insofern vom klinischen Standpunkt aus berechtigt, als heutzutage hohe Dosen Prednisolon für die Behandlung akuter Notfälle, z. B. von Schock, Infarkt, Apoplexie, Vergiftungen usw., empfohlen werden und für die Dauerbehandlung von Leukämien und auch von erworbenen hämolytischen Anämien durchaus gebräuchlich sind.

Wie SELYE (1941) fand, wirken viele bekannte Steroide, wenn man sie nur entsprechend hoch dosiert, bei lokaler Applikation *anästhesierend* und bei intravenöser Applikation *narkotisierend*. Nach FLECKENSTEIN (1950) beruht die Lokalanästhesie, und das gleiche gilt für die Vollnarkose, auf der Verhinderung der Depolarisation der elektrischen Grenzmembran, mithin also auf einer in erster Linie physikalischen Grenzflächenveränderung im Sinne der „Abdichtung" oder, anders ausgedrückt, der „verminderten Zellpermeabilität".

Die räumliche Konfiguration der hauptsächlich in einer Ebene angelegten Kohlenwasserstoffringe in Steroidmolekülen legt tatsächlich nahe, daran zu denken, daß diese flächigen Moleküle eine besonders große — und für die verschiedenen Steroide vermutlich spezifische — Affinität zu den verschiedenartigen lipoiden Grenzschichten von Zellen und Gewebe haben und deren Permeabilität beeinflussen.

Die Wirkung von Steroiden ist, wenn man dieser Anschauung zustimmt, in erster Linie eine *physikalisch-chemische*. Diese Hypothese ist keineswegs neu, doch hat sie bisher wenig Anhänger gefunden. Ohne auf die Kontroversen in den Diskussionen über die Steroidwirkungen einzugehen [Lit. s. z. B. bei BLECHER und WHITE (1958)], muß an dieser Stelle vermerkt werden, daß bereits 1953 A. SZENT-GYÖRGY die Steroidhormone als wichtige Regulatoren der Zellpermeabilität bezeichnete und daß in letzter Zeit von HECHTER und seinen Mitarbeitern [LESTER et al. (1958)] gute Argumente für die Permeabilitätshypothese beigebracht wurden.

Nach dieser Zwischenbemerkung darf ich mich wieder der eingangs gestellten Frage zuwenden: In welcher Weise wird der Stoffwechsel von Zellen und im besonderen von Erythrocyten durch hohe Dosen von Prednisolon verändert? Und weiter, lassen sich die evtl. Veränderungen zwanglos als Folgen der herabgesetzten Zellpermeabilität deuten?

Die Antwort auf die so gestellte Frage läßt sich anhand von Literaturdaten und von einfachen Experimenten geben:

Tatsächlich wird die Stoffwechselaktivität — meist gemessen durch den Sauerstoffverbrauch oder die Größe der aeroben Milchsäurebildung — von Gehirnschnitten, Leber und Nierenschnitten [HYANO (1950)], von Synovia [THOMAS und

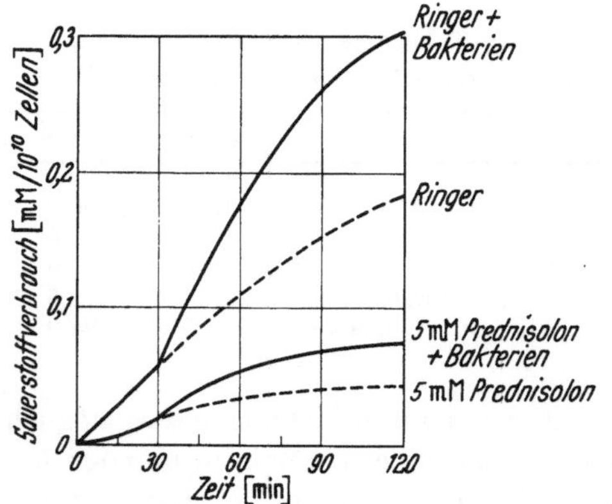

Abb. 11. Leukocytenatmung bei Zusatz von Cortison

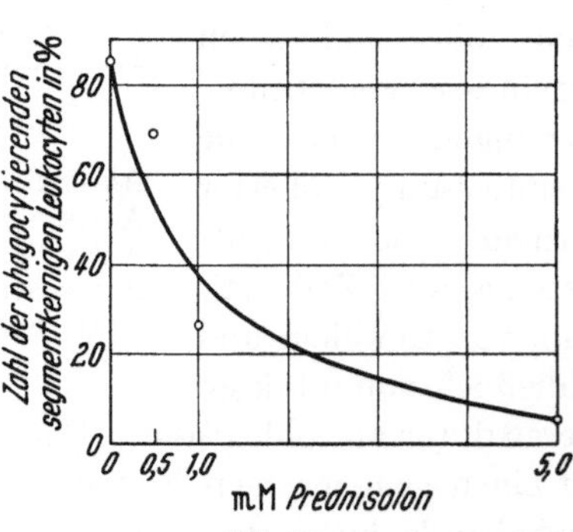

Abb. 12.
Hemmung der Phagocytose durch Cortison

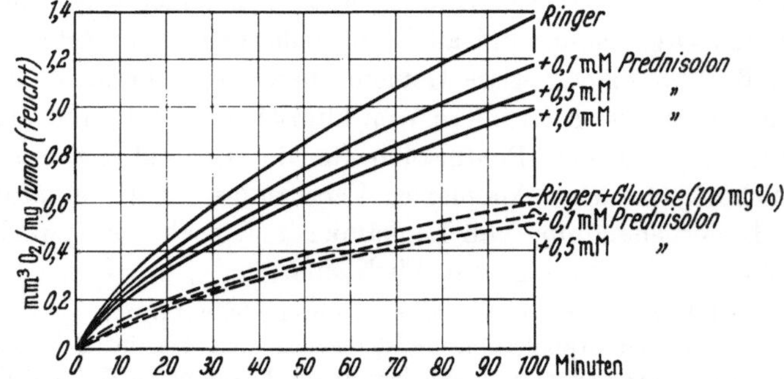

Abb. 13. Beeinflussung der *endogenen* und der *Substratatmung* von Ascitestumorzellen durch Prednisolon

DINGLE (1958)], von Lymphocyten [BLECHER und WHITE (1958)] sowie von Asciteszellen [HÜBENER und CLÖREN (1957)] durch hohe Cortison- oder Prednisongaben erheblich vermindert.

Am Beispiel der Atmung von Schweineleukocyten darf ich diese Hemmung demonstrieren (Abb. 11) und zugleich darauf hinweisen, daß fast parallel mit der

Atmungshemmung auch eine Beeinträchtigung der Phagocytosekapazität erfolgt (Abb. 12) [MOESCHLIN et al. (1953)] (Die Untersuchungen wurden gemeinsam mit Dr. HJ. BECKER und Fräulein CHARLOTTE VOGT durchgeführt).

An Mäuseasciteszellen haben wir ebenfalls die Verminderung der Atmung beobachtet; interessanterweise viel eindrucksvoller bei der sog. „endogenen" Atmung im Vergleich zur Substratatmung (Abb. 13). Dieser Befund könnte als starkes Argument gegen die Permeabilitätshypothese ins Feld geführt werden, s. z. B. bei BLECHER, S. 399; jedoch zu Unrecht, da man keinesfalls nur die äußere Zellhülle als Grenzmembran verstehen darf.

An Asciteszellen haben wir weiter geprüft, was geschieht, wenn man sie mit dem cytotoxischen basischen Eiweißkörper Protamin vergiftet. Protamin wirkt, indem es in die Zellen eindringt und im Inneren eine Reihe von Fermenten hemmt [FISCHER und WAGNER (1954), SANDRITTER u. Mitarb. (1959)]. Es zeigte sich, daß das Eindringen von Protamin durch steigende Konzentration von Prednisolon deutlich gehemmt und die Giftwirkung infolgedessen abgeschwächt wurde (Tab. 15).

Tabelle 15. *Hemmung der „Protaminvergiftung" durch Prednisolon* (Asciteszellen in Ringer-Phosphat)

	Hemmung der O₂-Aufnahme in %
Protamin 0,1%	35
Prednisolon 0,1 mM	21
Prednisolon 0,5 mM	23
Protamin 0,1% + Prednisolon 0,1 mM . . .	37
Protamin 0,1% + Prednisolon 0,5 mM . . .	41

An Erythrocyten haben wir die Aufnahme von Glucose und Inosin unter Prednisolonzusatz untersucht und gefunden, daß diese für beide Substanzen deutlich gehemmt wird (Abb. 14).

Auch in diesem Falle läßt sich also eine Art „Abdichtung" nachweisen. Daß diese „Abdichtung" und konsekutive Abbremsung der Stoffwechselvorgänge ein in erster Linie physikalischer Effekt ist und nicht auf der Hemmung bestimmter Fermente, z. B. solcher der Glykolyse oder des oxydativen Glucoseabbaues beruht, glauben wir durch folgenden Versuch bekräftigen zu können:

6wertiges Chrom wird durch Hämoglobin im Erythrocyteninnern fest gebunden. Zum Transport in das Erythrocyteninnere bedarf es — soweit mir bekannt ist — keines spezifischen

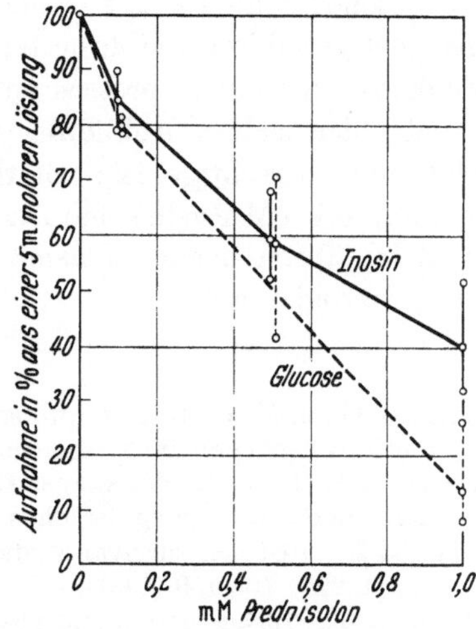

Abb. 14. Hemmung der *Inosin-* und *Glucose-*Aufnahme von Erythrocyten durch Prednisolon

Ferment- oder Carriersystems. In Anwesenheit hoher Dosen von Prednisolon erfolgt dieser Transport in deutlich verringertem Maße (s. Abb. 15).

Wenn man unter dem Eindruck solcher Befunde sich nun wieder an die klinischen Effekte größerer Cortisondosen erinnert, so drängt sich der Gedanke auf, daß möglicherweise in der schonenden und für die meisten Zellsysteme reversiblen Herabsetzung der Stoffwechselvorgänge ein Schutz gegen endogene oder auch exogene Zellgifte zu sehen ist; ein Schutz, der allerdings mit der verminderten

Leistung der betreffenden Zellart erkauft ist. Zur Phagocytose befähigte Zellen können dann nicht mehr phagocytieren; antikörperbildende Zellen bilden vermindert Antikörper; Bindegewebszellen stellen die Faserbildung ein usw. Für Erythrocyten bedeutet die schonende Stoffwechselminderung einen Schutz gegen im Serum vorhandene Cytolysine und damit eine verlängerte Überlebenszeit.

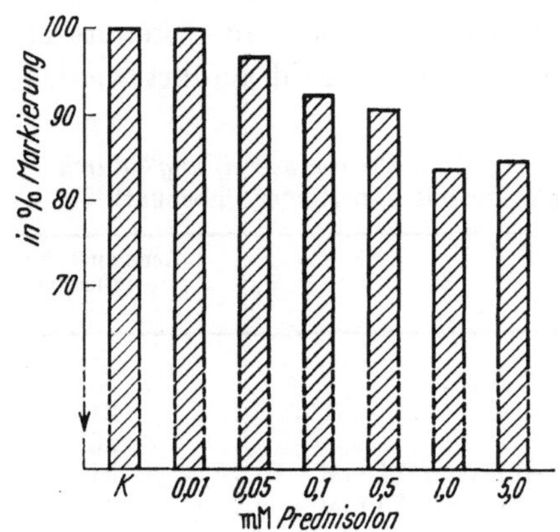

Abb. 15. Hemmung der Cr⁵¹-Markierung von Erythrocyten durch Prednisolon (0,1 µC/ml Vollblut)

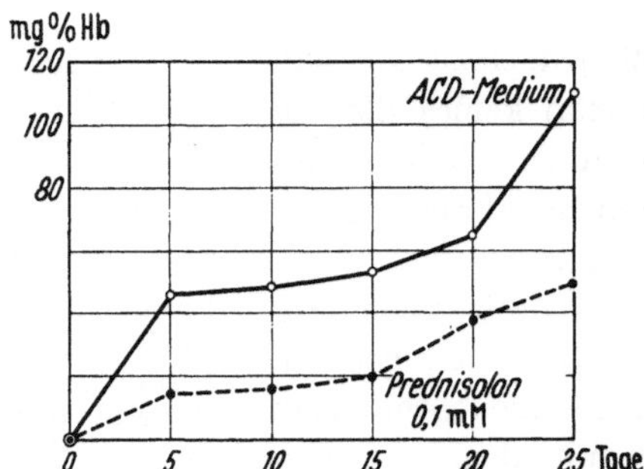

Abb. 16. Hämolysegrad in Blutkonserven mit und ohne Decortinzusatz

Wir sind z. Z. dabei, die geschilderte Arbeitshypothese durch weitere Versuche zu unterbauen. Ein Grund, der uns die Weiterverfolgung dieser Arbeitsrichtung als besonders interessant erscheinen läßt, ist die Hoffnung, durch den Zusatz geeignet gewählter und dosierter Steroide die bisherigen Methoden der Blut- und Zellkonservierung verbessern zu können.

Mit der letzten Abbildung (s. Abb. 16) darf ich Ihnen zeigen, daß diese Hoffnung berechtigt ist: Blutkonserven, welche zum gebräuchlichen ACD-Medium 0,1 mM Prednisolon zugesetzt erhielten, sind — gemessen am Hämolysegrad im überstehenden Plasma — erheblich länger haltbar als die Kontrollen ohne Steroidzusatz.

Literatur

Abbozo, G., u. M. Donati: Schwankungen der ATP-ase, des Natriums und Kaliums im mit Inosin behandelten Blut. Arzneimittel-Forsch. 9, 276 (1959).

Bergenhem, B., u. R. Fåhraeus: Über spontane Hämolysinbildung im Blute unter besonderer Berücksichtigung der Physiologie der Milz. Z. ges. exp. Med. 97, 555 (1936).

Berlin, R.: Red cell survival studies in normal and leukemic subjects. Acta med. scand. Suppl. 252, Vol. 139 (1951).

Bingold, K.: Eigenschaften und physiologische Bedeutung des Pentdyopents. Klin. Wschr. 17, 289 (1938).

— Über die Bedeutung der Katalase in biologischer und klinischer Beziehung. Dtsch. med. Wschr. 80, 603 (1955).

— u. W. Stich: Fortschritte auf dem Gebiet des Blutfarbstoffes. Erg. inn. Med. Kinderheilk. 5, 707 (1954).

Blecker, M., u. A. White: Effects of steroids on the metabolism of lymphoid tissue. Proc. Laurentian Conf. S. 391. Acad. Press 1959.

Bock, H. E., H. Böttner u. B. Schlegel: Die Lebensdauer übertragener Erythrocyten bei Nierenkranken. Ein Beitrag zur Pathogenese der nephrogenen Anämie. Z. ges. exp. Med. 118, 459 (1952).

Böttner, H., u. B. Schlegel: Erythrocytenzerstörende Vorgänge bei Tuberkulosekranken. Tuberk.-Arzt 7, 525 (1953).

BROWN, G. M., S. M. ELLIOT and W. A. YOUNG: The hemolytic factor in the anemia of lymphatic leukemia. J. Clin. Invest. **30**, 130 (1951).

CROSBY, W. A., and N. R. BENJAMIN: An abnormal hemolytic system associated with leukemia and other malignant diseases. Blood **12**, 701 (1957).

DIRSCHERL, W.: Gewebsstoffwechsel und Steroidhormone. 2. Symp. Dtsch. Ges. Endokrin. Goslar 1954 S. 21. Berlin-Göttingen-Heidelberg: Springer 1955.

EHRENSTEIN, G. v., u. D. LOCKNER: Physiologischer Erythrocytenabbau. Acta haemat. (Basel) **3**, 129 (1959).

EPPINGER, H.: Die seröse Entzündung. Wien: Springer 1935.

FISCHER, H., u. H. BRANDIS: Die Wirkung basischer Proteine auf Bakteriophagen und Bakterien. Naturwissenschaften **22**, 41, 533 (1954).

— W. FRITZSCHE u. H. ARGENTON: Die Bedeutung des Properdinsystems für den normalen und gesteigerten Blutzellabbau. Klin. Wschr. **36**, 9, 411—417 (1958).

— u. I. HAUPT: Über das cytolysierende Prinzip von Serum-Komplement. Die Naturwissenschaften **6**, 137 (1960).

— u. K. RÖWE: Basische Polypeptide als „endogene Antibiotika" Vorkommen und Wirkungsweise. Trans. 6th Congr. Europ. Soc. of Haemat. Copenhagen 1957. S. 927. Basel/New York: S. Karger 1958.

— u. L. WAGNER: Die Wirkung niedermolekularer (basischer) Proteine auf Zellen und Organismus. Naturwissenschaften **22**, 41, 532—533 (1954).

FLECKENSTEIN, A.: Die periphere Schmerzauslösung und Schmerzausschaltung. Eine pharmakologische Analyse der Kausalmechanismen. Frankfurt am Main: Steinkopff 1950.

FREYMANN, J. G., S. B. BURELL and E. A. MARKER: Role of hemolysis in anemia secondary to chronic lymphocytic leukemia and certain malignant lymphomas. New Engl. J. Med. **259**, 847 (1958).

FRITZSCHE, W., u. H. FISCHER: Über die Beeinflussung der unspezifischen Lyse von Erythrocyten in vitro und in vivo. IV. internat. Kongr. Biochemie, Wien 1958, Abstr. S. 192.

— F. GRABISCH u. H. FISCHER: Ein einfacher Kreuztest zum Nachweis und zur Charakterisierung der gesteigerten nicht-immunologischen Hämolyse. Fol. hämat. (Neue Folge) **4**, 256 (1960).

GABRIO, B. W., C. A. FINCH and F. M. HUENNEKENS: Erythrocyte preservation: A topic in molecular biochemistry. Blood **11**, 103 (1956).

GORMSEN, J., and P. A. GORUP: Anemia in chronic diseases of the kidneys. Dan. med. Bull. **2**, 195 (1955).

GRETCHMAN, G., H. BRANDIS, H. FISCHER u. W. LIPPERT: Zur Wirkungsweise basischer Proteine auf Bakteriophagen. Schweiz. Z. Path. **20**, 3 (1957).

HAYANO, M. S., S. SCHILLER and R. J. DORFMAN: Influence of various steroids on oxidative function of rat tissue preparations. Endocrinology **46**, 387 (1957).

HEILMEYER, L., u. K. PLÖTNER: Das Serumeisen und die Eisenmangelkrankheit. Pathogenese Symptomatologie und Therapie. Jena: Fischer 1937.

— u. Mitarb. (FRANK u. SCHMIDT): Zit. in L. HEILMEYER, Steuerungsreaktionen bei der Entzündung. Immunopathologie 1. int. Symp. S. 191. Basel/Seelisberg: Benno Schwabe 1959.

HELLRIEGEL, W., u. W. KRÄMER: Zur Behandlung der Bestrahlungsanämie. Medizinische **26**, 925—926 (1954).

HIRSCHFELD, H.: Über Leukämie. Folia haemat. **3**, 332 (1906).

HOCK, A., u. G. HUBER: Einfluß von Inosin auf den Einbau von ^{32}P-Orthophosphat in die Phosphorverbindungen von Erythrocyten bei der Lagerung. Z. physiol. Chem. **308**, 116 (1957).

HÜBENER, H. J., u. ST. CLOEREN: Über die Wirkung von Nebennierenrindenhormonen auf den Basalstoffwechsel. I. Untersuchungen an Ascites-Carcinomzellen. Z. physiol. Chem. **309**, 1 (1957).

HYMAN, G. A.: The anemia of cancer. Amer. J. Roentgenol. **79**, 511 (1951).

ISLIKER, H.: Beitr. The Properdin system and its significance in immunopathology. In Immunopathologie I. Int. Symposium Seelisberg 1958. Benno Schwabe Verl. Basel/Stuttgart, S. 29.

Jaffé, E. R., B. A. Lary, G. A. Vandenhoff, P. Aisen and J. M. London: The effects of nucleosides on the resistance of normal human erythrocytes to osmotic lysis. J. clin. Invest. **34**, 1498 (1957).

Junkmann, K.: Stoffwechselwirkungen der Steroidhormone. 2. Symp. d. Dtsch. Ges. Endokrin. Goslar 1954, S. 1. Berlin-Göttingen-Heidelberg: Springer 1955.

Langecker, H.: Die Wirkungen der Steroidhormone auf Wasser- und Mineralhaushalt. 2. Symp. Dtsch. Ges. Endokrin. Goslar 1954, S. 38. Berlin-Göttingen-Heidelberg: Springer 1955.

Leroy, E. P., and W. Spurrier: Hemolytic properties of some carbohydrates; their possible role in red cell destruction. Blood **10**, 912 (1955).

Lester, G., D. Stone and O. Hechter: The effects of deoxycorticosterone and other steroids on Neurospora crassa. Arch. Biochem. Biophys. **75**, 196 (1958).

Letterer, E.: Beobachtungen an in die Bauchhöhle implantierten Leberstückchen. Verh. dtsch. path. Ges. **27**, 254 (1934).

Martin, H.: Beeinflussung der Properdinaktivität durch Erythrocytenstromata. Verh. dtsch. Ges. inn. Med. **62**, 331 (1956).

— Properdin und Hämolyse. Trans. 6th Congr. Europ. Soc. of Haemat. S. 987. Copenhagen 1957. Basel/New York: S. Karger 1958.

— Über Polysaccharidfraktionen aus Blutzellen und -plasma und ihre pyrogene und properdinbindende Wirkung. VII. Kongr. d. int. Ges. f. Haemat. Rom 1958.

Masshoff, W., u. W. Grasser: Biologische Bewertung von Ergüssen. Klin. Wschr. **27**, 730 (1949).

Menkin, V.: Biochemical mechanism of inflammation. Springfield: Thomas 1956.

Miescher, P.: Role of the RES in hematoclasia in: Physiopathology of the RES ed. by B. N. Halpern, B. Benacerraf and J. F. Delafresneye 1957.

Möschlin, S., W. Zuruzoglu u. I. Crabbé: Untersuchungen über den Einfluß von Cortison und ACTH auf die Phagocytose der Leukocyten und Makrophagen. Acta haemat. (Basel) **9**, 277 (1953).

Nanni, G.: Opsonic activity of Properdin. Experientia (Basel) **14**, 23 (1958).

Pappenheim, E.: Über Leukämie. Folia haemat. **3**, 339 (1906).

Paschkis, K.: Über atypische hämolytische Anämien. Z. klin. Med. **105**, 301 (1927).

Pirowsky, B.: Studies on the hemolysin and agglutinin of leucemic leucocytes. Blood **12**, 620 (1957).

Ponder, E.: Certain hemolytic mechanisms in hemolytic anemia. Blood **6**, 599 (1951).

Prankerd, A. J.: Chemical changes in stored blood, with observations on the effect of adenosine. Biochem. J. **64**, 209 (1956).

Rehn, J.: Habilitationsschrift. Medizinische Fakultät Freiburg 1956.

Ross, J. F., C. L. Crockett and C. P. Emerson: The mechanism of anemia in leukemia and malignant lymphoma. J. clin. Invest. **30**, 669 (1951).

Rössle, R.: Über die seröse Entzündung der Organe. Virchows Arch. path. Anat. **311**, 252 (1944).

Rowley, D.: Pers. Mitteilung 1958.

Rubinstein, D., Sh. Kashket and O. F. Denstedt: Studies on the preservation of blood. VI. The influence of adenosine and inosine on the metabolism of the erythrocyte. Canad. J. Biochem. **36**, 126 (1958).

Sandritter, W., H. Fischer, K. Süssenberger u. H. G. Schiemer: Quantitative histochemische Untersuchungen zum Nachweis der Protaminspeicherung von Mäuseascitestumorzellen. Exp. Cell Res. **17**, 197 (1959).

Schier, E., E. Juranics and J. C. Aub: Hemolytic anemia, a host response to malignancy. Cancer Res. **17**, 767 (1957).

Schumacher, G.: Menkinstoffe, ihnen verwandte Faktoren und deren mögliche Bedeutung. Allergie u. Asthma **3**, 343 (1957).

Schürman, P.: Über die Entstehung der Infarktnekrose. Verh. dtsch. path. Ges. **29**, 234 (1936).

Selye, H.: Correlations between chemical structure and pharmacological actions of steroids. Endocrinology **30**, 437 (1942).

Spector, W. G.: Role of some higher peptides in inflammation. J. Path. Bact. **63**, 93 (1951).

Szent György, A.: Jons, function and permeability in: The mechanism of inflammation. Int. Symp. Montreal 1953, S. 15. Acta Inc. 1953.

TERBRÜGGEN, A.: Über den Einfluß des Blutserums auf die Nekrobiose. Beitr. path. Anat. **98**, 264 (1936).

THOMAS, D. P. P., and J. T. DINGLE: Studies on human synovial membrane in vitro; the metabolism of rheumatoid synovia and the effect of hydrocortisone. Biochem. J. **68**, 231 (1958).

VERLOOP, M. C.: Anemia in systematic diseases. Acta med. scand. **151**, 367 (1955).

VOGEL, K. H.: Anämie bei chronischer Niereninsuffizienz. Medizinische **3**, 110 (1957).

WASSERMAN, L. R., D. STATS, L. SCHWARTZ and H. FUDENBERG: Symptomatic and hemopathic hemolytic anemia. Amer. J. Med. **18**, 961 (1955).

WESTPHAL, O., u. B. KICKHÖFEN: Über endogene Reizstoffe. Z. Rheumaforsch. **12**, 321 (1953); s. a. WESTPHAL, O., O. LÜDERITZ, B. KICKHÖFEN, E. EICHENBERGER u. W. KEIDERLING: Exogene und endogene Reizstoffe. The mechanism of inflammation. International Symposium Montreal 1953, S. 289. Acta inc. 1953.

WRIGHT, A. E., and ST. R. DOUGLAS: An experimental investigation of the role of the blood fluids in connection with phagocytosis. Proc. roy. Soc. **72**, 357 (1903); **73**, 128 (1903).

Diskussion[1]

Mit 1 Abbildung

L. HEILMEYER:

Wir danken Herrn FISCHER für seinen eindrucksvollen Bericht. Das Gebiet der „unspezifischen" Hämolyse war ja bisher ein weißer Fleck auf der Landkarte unserer Erkenntnisse, und ich glaube, die Befunde von Herrn FISCHER und seiner Arbeitsgruppe haben hier doch zum ersten Mal zu etwas konkreteren Vorstellungen geführt, die natürlich noch weiter untermauert werden müssen. Aber was die Abbauprodukte des Hämoglobins betrifft, so muß ich doch sagen, daß ich 15 Jahre lang auf diesem Gebiet gearbeitet und einige Erfahrungen habe, aber ich habe noch keinen einzigen Fall gesehen, wo die Farbstoffendstufen nicht überwiegend als Tetrapyrrole ausgeschieden worden wären. Die orientierenden Urobilinogenproben im Harn Ihrer Patienten schließen keine vermehrte Urobilikörperbildung aus. Um darüber Aussagen zu machen, sind exakte quantitative Analysen in Stuhl und Urin erforderlich. Auch aus dem Serumbilirubinwert können Sie nur begrenzte Folgerungen ziehen. Der Glucoronierungsmechanismus der Leberzelle kann einem erheblich vermehrten Bilirubinanfall gewachsen sein, und dann braucht das Serumbilirubin gar nicht oder nur gering anzusteigen. Ähnliches gilt für den Übertritt von Urobilinkörpern aus dem enterohepatischen Kreislauf in den großen Kreislauf und den Harn. Wenn die Leber sehr gut funktioniert, tritt eben nur sehr wenig in den Harn über. Ich bin überzeugt, daß quantitative Analysen von Stuhl und Urin auf Urobilinkörper auch bei Ihren Patienten im Anschluß an die Bluttransfusion erhöhte Werte ergeben hätten.

C. GASSER:

Für die These von Herrn FISCHER, daß Zellzerfallsprodukte den Erythrocytenabbau steigern können, möchte ich ein klinisches Argument aus der Pädiatrie anführen. Es sind die Verläufe akuter Paramyeloblastenleukämien oder akuter lymphatischer Leukämien unter Cortisontherapie, die im Kindesalter ja zu einem schnellen Rückgang der leukämischen Zellen führt. Wenn man solche Leukämien mit Cortison behandelt, dann tritt zunächst ein Hämoglobinsturz ein. Erst nachher kommt die Remission. Dieser Hämoglobinsturz ist ganz typisch und anscheinend bei leukämischen Formen stärker als bei aleukämischen.

W. STICH:

Zu dem Entfärbungsphänomen möchte ich sagen, daß der Abbau des Hämoglobins zum *Propentdyopent* nach neueren Untersuchungen, die wir durchgeführt haben, hier sicher keine Rolle spielt. Aber ein anderer Abbauweg wäre noch zu diskutieren: der zum *Mesobilileukan*. Das ist eine farblose Verbindung, die wir schon 1948 gefunden haben, und auf die ich gleich in meinem Referat noch näher eingehen werde. Allerdings hat sie eine enorme Aggregationsneigung zu gefärbten Verbindungen.

Aber ich möchte im Zusammenhang mit den Untersuchungen von Herrn FISCHER doch daran erinnern, daß man neuerdings eine hereditäre hämolytische Anämie gefunden hat, bei der große Mengen von Mesobilifuscinen ausgeschieden werden. Es gibt also anscheinend schon

---

[1] Diskussionsleiter: L. HEILMEYER.

die *Möglichkeit*, daß der Hämoglobinabbau einmal anders geschaltet wird und direkt zu farblosen Stufen läuft. *In vitro* haben wir 1950 schon zeigen können, daß sich Hämoglobin, Hämatin und ähnliche Verbindungen durch Oxydoreduktion, ohne daß Bilirubin auftreten muß, in zunächst farblose Substanzen abbauen lassen. Allerdings muß ich Herrn Professor Heilmeyer zustimmen, daß ich unter *biologischen* Bedingungen noch keine Hämolyse gesehen habe (und dazu gehört auch die hereditäre hämolytische Anämie mit Mesobilifuscinurie), die nicht eine Vermehrung von Tetrapyrrolkörpern zum mindesten im Stuhl gezeigt hätte. Also der Nachweis einer Hyperchromie hat nach wie vor große klinische Bedeutung.

L. Heilmeyer:

Ich bitte nun Herrn Linke zu seinem vorgemerkten Diskussionsbeitrag.

A. Linke und S. Schindera:

Über die Autohämolyse in vitro bei gesunden Menschen und bei inneren Erkrankungen*

Wenn Erythrocyten nach Defibrinierung im Vollblut in vitro bei 37° C inkubiert werden, tritt eine mehr oder weniger starke Hämolyse ein. Es wird über diese spontane sog. Autohämolyse in vitro bei gesunden Menschen und bei Patienten mit inneren Erkrankungen berichtet. Die ausführlichen Ergebnisse sollen an anderer Stelle veröffentlicht werden.

Ham und Castle, Dacie, Crosby, Young und Verloop zeigten, daß die Autohämolyse bei konstitutioneller hämolytischer Anämie (sog. Kugelzellanämie) erhöht ist.

Methodik. Sämtliche zur Verwendung kommenden Gefäße sollen silikonisiert und sterilisiert sein. Die Abnahme des Blutes erfolgt mittels einer Flügelkanüle aus einer gestauten Vene. Das Blut wird in einem frisch silikonisierten und sterilisierten Erlenmeyer-Kolben aufgefangen. Das Defibrinieren erfolgt sofort durch vorsichtiges kreisendes Schütteln in einer Richtung ohne Zusatz von Glasperlen. Nach etwa 5 min scheidet sich ein hasel- bis walnußgroßer Fibrinklumpen ab. Das Blut aus dem Erlenmeyer-Kolben wird auf 2 Reagenzgläser verteilt. Der Durchmesser der Reagenzgläser beträgt 13 mm. Das Reagenzglas I, welches mit einem sterilen Korken verschlossen und senkrecht aufgestellt wird, kommt sofort in einen Brutschrank von 37° C. Mit dem Blut des Reagenzglases II werden sofort die Bestimmungen des Hämoglobin im Gesamtblut, die Bestimmung des Hämoglobin im Serum und die Bestimmung des Hämatokrit durchgeführt. Nach 24 Std. werden im Reagenzglas I dieselben Bestimmungen wiederholt.

Das Hämoglobin im Vollblut wird nach Betke und Savelsberg und das Hämoglobin im Plasma nach der Methode von Wu Hsien und Maier jeweils in Doppelbestimmungen sofort nach der Blutentnahme und nach 24 Std. Inkubation bei 37° C bestimmt. Der Hämatokrit wurde nach der Methode von Wintrobe ermittelt.

Den Hämolyse-Index errechneten wir in Anlehnung an Dacie mit folgender Formel:

$$\frac{\text{Hämoglobin im Serum nach 24 Std.} \times (100 - \text{Hämatokrit nach 24 Std.})}{\text{Hämoglobin im Vollblut g\% } \times 1000}$$

Insgesamt wurden 302 Bestimmungen der Autohämolyse (134 Bestimmungen bei gesunden Männern und Frauen verschiedener Altersklassen und 114 Untersuchungen bei Patienten mit inneren Erkrankungen) durchgeführt.

Ergebnisse. In der Tab. 1 werden die Ergebnisse für das Hämoglobin in mg-% im Serum nach 24 Std. und für den Hämolyse-Index in den verschiedenen Altersklassen bei gesunden männlichen und weiblichen Probanden zusammengestellt.

Tabelle 1. *Hämoglobin im Serum und Hämolyse-Index bei 100 gesunden Probanden in den verschiedenen Altersklassen*

Altersklassen	Zahl der Probanden	Hämoglobin mg-% im Serum nach 24 Std. Inkubation	Hämolyse-Index
I (10—30 J.)	30	51 ± 20,4	0,18 ± 0,08
II (30—40 J.)	20	62 ± 29,6	0,19 ± 0,10
III (40—60 J.)	27	65 ± 35,8	0,20 ± 0,12
IV (über 60 J.)	23	80 ± 47,4	0,24 ± 0,10

* Vorgemerkter Diskussionsbeitrag. — Aus der Medizinischen Universitäts-Klinik Heidelberg (Direktor: Prof. Dr. K. Matthes).

Weder für das Hämoglobin im Serum nach 24 Std. Inkubation noch für den Hämolyse-Index kann ein Unterschied in den verschiedenen *Altersstufen*, auch nicht bei Männern und Frauen, statistisch gesichert werden. Die Werte geben als *Normalwerte* einen Vergleich für die Befunde bei hämolytischen Erkrankungen und bei nichthämolytischen hämatologischen und inneren Erkrankungen. Bei *Kugelzellenanämie* steigt der Hämolyse-Index bis zu Maximalwerten von 12,0 an. Auch bei den akuten und chronischen *erworbenen hämolytischen Anämien* ist der Hämolyse-Index signifikant erhöht. Die bei den Patienten mit hämatologischen und mit inneren Erkrankungen gefundenen Ergebnisse der Autohämolyse wurden in der Tab. 2 zusammengestellt.

Tabelle 2. *Hämolyse-Index der Autohämolyse bei 101 Patienten mit Blutkrankheiten und inneren Erkrankungen*

Art der Krankheit	Zahl der Patienten	Hämolyse-Index erhöht
Konstitutionelle Kugelzellenanämie	2	2
Erworbene hämolytische Anämie	2	2
Paroxysmale nächtliche Hämoglobinurie vom Typ Strübing	1	1
Perniziöse Anämie	10	10
Sprue	2	1
Knochenmarksfibrose	6	6
Leukämie	18	4
Lymphogranulomatose	14	2
Plasmocytom	2	2
Polycythaemia vera	4	0
Eisenmangelanämie	2	0
Lebercirrhose	11	0
Hepatitis epidemica	11	0
Verschlußikterus	4	0
Knochenmarkscarcinose	1	1
Purpura rheumatica Schönlein-Henoch	2	0
Endokrine Erkrankungen	5	0
Glomerulonephritis	4	0

Bei zwei Patienten mit konstitutioneller hämolytischer Anämie (sog. Kugelzellenanämie) und bei einem Patienten mit erworbener hämolytischer Anämie trat *nach der Milzexstirpation* eine *Normalisierung* des *Hämolyse-Index* ein. Der bei der *perniziösen Anämie* regelmäßig erhöhte Index normalisierte sich während der Behandlung mit Vitamin B_{12} bzw. Leberextrakten innerhalb von 5—7 Tagen.

Der Unterschied in der Stärke der Autohämolyse zwischen defibriniertem Blut und Citrat-Blut wurde bei einer Patientin mit *paroxysmaler nächtlicher Hämoglobinurie (Typ Strübing-Marchiafava)* gezeigt (Tab. 3). Die Autohämolyse des defibrinierten Blutes war fünfmal größer als diejenige des Citratblutes. Diesen Unterschied haben wir bisher bei keiner anderen Blutkrankheit gefunden. Der Befund weist erneut auf die engen Beziehungen zwischen Blut-

Tabelle 3. *Die Autohämolyse des defibrinierten und des Citrat-Blutes bei paroxysmaler nächtlicher Hämoglobinurie vom Typ Strübing-Marchiafava*

Gesamt-Hämoglobin g-%	Hämatokrit %		Hämoglobin mg-% im Serum		Hämolyse-Index
	sofort	nach 24 Std.	sofort	nach 24 Std.	
a) Defibriniertes Blut					
8,95	28,5	34,0	159	900	6,6
b) Citrat-Blut					
8,95	28,1	27,0	20	160	1,3

gerinnung und Hämolyse beim Strübing-Syndrom hin. Lasch, Linke, Sessner und Völcker konnten mit einer Heparindauertropfinfusion die schwere hämolytische Krise mit Hämoglobinurie beim Strübing-Syndrom schnell und reproduzierbar unterbrechen.

Besprechung der Ergebnisse. Wie viele Faktoren für die Größe der Autohämolyse mit entscheidend sein können, sehen wir bei einer kurzen Betrachtung des Mechanismus der Hämolyse des 24 Std. lang im Brutschrank aufbewahrten Blutes.

Der niedrige Natrium-Gehalt des Erythrocyten wird durch einen energieverbrauchenden Vorgang aufrecht erhalten. Dieses Kationen-kontrollierende System hält Natrium vom Eintritt in den Erythrocyten fern, indem die passive Diffusion von der höheren Konzentration im Plasma in das rote Blutkörperchen hinein aktiv verhindert wird. Dieser Pumpenmechanismus soll sich an der Innenseite der Zellmembran befinden. Werden nun Erythrocyten eine Zeitlang im Brutschrank aufbewahrt, so bewegen sich die Ionen infolge der jetzt unbehinderten Diffusion vom Ort höherer Konzentration zu dem Ort niederer Konzentration. Der Natriumgehalt des roten Blutkörperchen steigt demzufolge langsam an, während sein Kaliumgehalt fällt. Der Gewinn an Natrium übersteigt jedoch den Verlust an Kalium (Maizel). Der Gesamtkationen-Gehalt steigt dadurch an. Um den osmotischen Druck aufrecht zu erhalten, dringt Wasser in das rote Blutkörperchen ein und vergrößert sein Volumen.

Das Kationen-kontrollierende System benötigt zu seiner Tätigkeit Energie. Diese wird durch den Abbau von Glucose gewonnen. Dieser Stoffwechselprozeß wird jedoch infolge allmählichen Absinkens des Glucosespiegels im aufbewahrten Blut unterbrochen. Es kommt zu einem Stillstand der Glykolyse und damit zum Fehlen der Energie.

Es könnte möglich sein, daß der Vorgang der Autohämolyse infolge einer innerhalb von 24 Std. fortschreitenden degenerativen Veränderung an der Zellmembran des Erythrocyten zustande kommt. Möglicherweise haben dabei nicht nur das Kationen-kontrollierende System (die sog. Natrium-Pumpe) und der Glucosestoffwechsel, sondern auch andere Stoffwechselsysteme eine mehr oder weniger große Bedeutung. Ganz allgemein ist hier zunächst die während der 24stündigen Aufbewahrung sich ergebende Verschlechterung der Stoffwechselprozesse des Erythrocyten zu nennen. Diese sind aber notwendig, um die Integrität des roten Blutkörperchens zu erhalten. Die Ursache der Verschlechterung der Stoffwechselprozesse dürfte das Aufbrauchen von energiereichen Ausgangsstoffen, das Aufbrauchen von Enzymen und die Veränderung der Enzyme im Sinne einer fortschreitenden Denaturierung sein.

Es besteht heute kein Zweifel mehr, daß das Plasma lysierende Substanzen enthält. Zu den Lysinen zählen u. a. die Fettsäuren und die lysolecithinartigen Substanzen, welche aus Plasma und Geweben isoliert worden sind. Diese Lysine sind wahrscheinlich in solch geringer Konzentration vorhanden, daß ihre hämolysierende Tätigkeit in vivo sehr langsam ist. Der Vorgang der Fragmentation in vivo mit dem sich anschließenden Vorgang der Phagocytose dürfte wahrscheinlich der normale Mechanismus sein, mit dem Erythrocyten aus dem Kreislauf entfernt werden. Infolge pathologischer Veränderungen kann es zum Ansteigen der Lysinkonzentration kommen. Die Hämolyse wird dann den Vorgang der Fragmentation mit anschließender Phagocytose übertreffen.

Es sind jedoch nicht nur Lysine aus dem Plasma isoliert worden, sondern auch Proteine und Lipoide, welche als Inhibitoren der lysierenden Aktivität oben erwähnter Substanzen dienen. Nach der heutigen Auffassung sind die Lysine im Plasma auf irgendeine Art locker an die Inhibitoren gebunden. Der lytische Komplex „Lysin-Inhibitor" soll sich mit einer geringen Konzentration an freien Lysinen im Gleichgewicht befinden. Als drittes Glied des Komplexes müssen noch die Acceleratoren genannt werden. Es handelt sich also um ein „Lysin-Inhibitor-Acceleratoren-System", das möglicherweise an der Erythrocytenmembran haftet (Ponder). So ist der Erythrocyt mit einem Mechanismus ausgerüstet, der zur eigenen Zerstörung führen kann. In diesem oben genannten System könnte es während der 24stündigen Aufbewahrung des Blutes im Brutschrank zu Veränderungen kommen. Vielleicht findet eine Denaturierung von Eiweißkörpern statt, welche als Inhibitoren wirken und dadurch zu einem Überwiegen der Lysine führen.

Wir erkennen demnach mehrere Komponenten, die wahrscheinlich beim Mechanismus der Autohämolyse berücksichtigt werden müssen. Die genaue Reihenfolge der Veränderungen, welche die Autohämolyse verursachen, sind jedoch noch nicht bekannt.

Diese Untersuchungen sollen einen Beitrag liefern zu dem auf diesem Symposion diskutierten Problem der Beziehungen zwischen dem Energiehaushalt der Erythrocyten und der Hämolyse.

Literatur

BETKE, K., u. W. SAVELSBERG: Stufenphotometrische Hämoglobinbestimmung mittels Cyan-hämoglobin. Biochem. Z. **320**, 431 (1950).

DACIE, I. V.: Observation on autohaemolysis. J. Path. Bact. **52**, 331 (1941).

— The haemolytic anemias, congenital and acquired. London: I. A. Churchill 1954.

— and I. G. SELWYN: Autohaemolysis and other changes resulting from incubation in vitro of red cells from patients with congenital haemolytic anemia. Blood **9**, 414 (1954).

HAM, T. H., and W. B. CASTLE: Relation of increased hypotonic fragility and of erythrostasis to the mechanism of hemolysis in certain anemias. Trans. Ass. Amer. Physics **55**, 127 (1940).

LASCH, H. G., A. LINKE u. H. H. SESSNER: Zur Pathogenese und Therapie der paroxysmalen nächtlichen Hämoglobinurie. Acta haemat. (Basel) **13**, 366 (1955).

— — — u. A. VÖLCKER: Zur Behandlung der paroxysmalen nächtlichen Hämoglobinurie. Klin. Wschr. **36**, 717 (1958).

MAIZELS, M.: Cation control in human erythrocytes. J. Physiol. (Lond.) **108**, 247 (1949).

PONDER, E.: Certain hemolytic mechanisms in hemolytic anemia. Blood **6**, 559 (1951).

— Tissue hemolysins as lysin-inhibitor complexes. J. gen. Physiol. **34**, 551 (1951).

— Present concepts of the structure of the mammalian red cell. Blood **9**, 227 (1954).

SINGER, K., J. C. KLING and S. ROBIN: The life span of the megalocyte and the hemolytic syndrome of pernicious anemia. J. Lab. clin. Med. **33**, 1068 (1948).

STRÜBING, P.: Paroxysmale Hämoglobinurie. Dtsch. med. Wschr. 8, 1, 17 (1882).

VERLOOP, M. C., W. I. T. BAKKER-V. AARDENNE and C. RICCI: In vitro autohaemolysis in congenital and acquired haemolytic disorders. Acta med. scand. **163**, 385 (1959).

YOUNG, L. E., M. J. IZZO, K. J. ALTMAN and S. N. SWISHER: Studies on spontaneous in vitro autohaemolysis and hemolytic disorders. Blood **11**, 977 (1956).

D. BEHRENS:

Ich möchte noch eine methodische Bemerkung zur Bestimmung der Autohämolyse in vitro machen. Wir haben zur Vereinfachung der sterilen Arbeitstechnik Blutproben untersucht, die in 8 ml-Glasperlen-Venülen defibriniert und bebrütet wurden. Zur Gewinnung von Blut für die stufenphotometrische Hämoglobinbestimmung wurde der Gummistopfen der Venüle nach

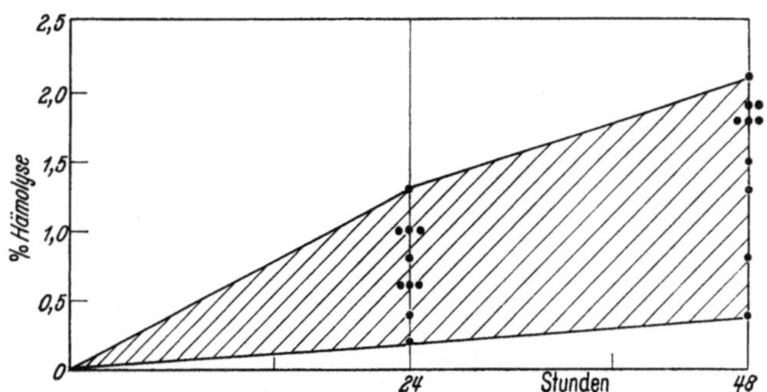

Abb. 1. Autohämolyse normaler Blutproben, die in 8 ml-Glasperlen-Venülen defibriniert und 24 bzw. 48 Std. lang bei 37° C inkubiert wurden

äußerlicher Desinfektion im Bereich der inneren Hohlbohrung mit einer Stahlkanüle Nr. 1 durchstochen und jeweils 2 ml Blut aspiriert. Die Blutentnahmen erfolgten sofort nach dem Defibrinieren sowie nach 24 und 48 Std. Beim letzten Mal wurde der Gummistopfen vollständig entfernt. Die hierbei gewonnenen Autohämolysewerte (Abb. 1) stimmen gut mit den von DACIE sowie von Herrn LINKE gefundenen Größenordnungen überein, so daß dies Verfahren, welches besondere Sterilitätskautelen erspart, für die klinische Routinediagnostik verwert-bar ist.

Der Blutfarbstoffumsatz bei hämolytischen Erkrankungen*

Von

W. STICH (München)

Mit 4 Abbildungen

Die Erythrocyten enthalten als wesentlichen stofflichen und funktionellen Bestandteil den roten Blutfarbstoff Hämoglobin. Der Hämoglobinstoffwechsel ist deshalb eng mit dem Erythrocytenumsatz verknüpft. Dies gilt insbesondere für die Hämolyse und den Blutfarbstoffabbau, deren Korrelation dem Kliniker am Krankenbett schon frühzeitig aufgefallen ist. Die Syndrome der akuten Hämolyse mit Hämoglobinämie und Hämoglobinurie, des hämolytischen Ikterus, der hämolytischen Anämie und der hämolytischen Krankheit entstammen diesen klinischen Beobachtungen beim Patienten. Die damit in Zusammenhang stehende und um die Jahrhundertwende erfolgte Auffindung des chemischen Zusammenhanges zwischen Blutfarbstoff und Gallenfarbstoff war der Ausgangspunkt für die spätere vollendete Entwicklung der Hämoglobin- und Pyrrolchemie durch HANS FISCHER und seine

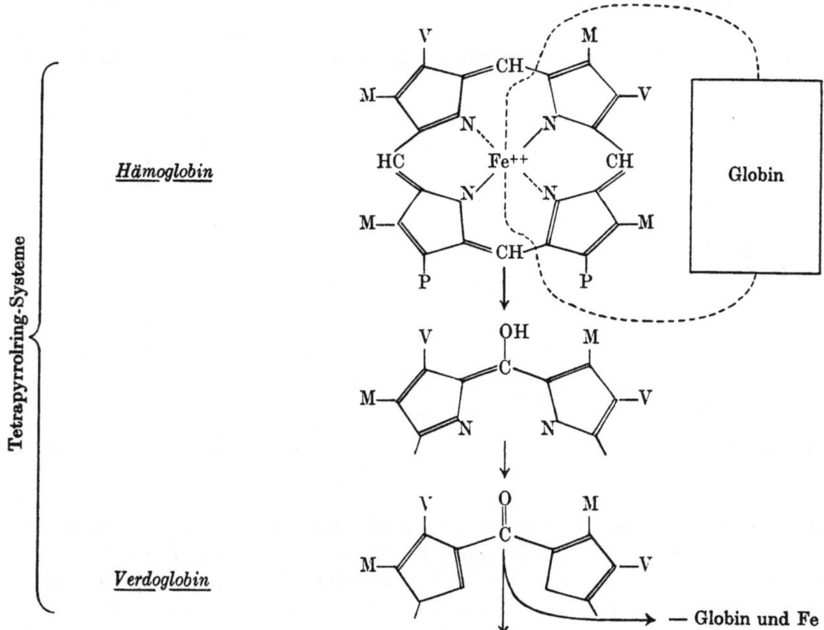

Abb. 1. Der Abbau des Hämoglobins
Abkürzungen: *M* Methylgruppe, *Ä* Äthylgruppe, *P* Propylgruppe, *V* Valingruppe

---

* Aus der I. Medizinischen Universitätsklinik München.

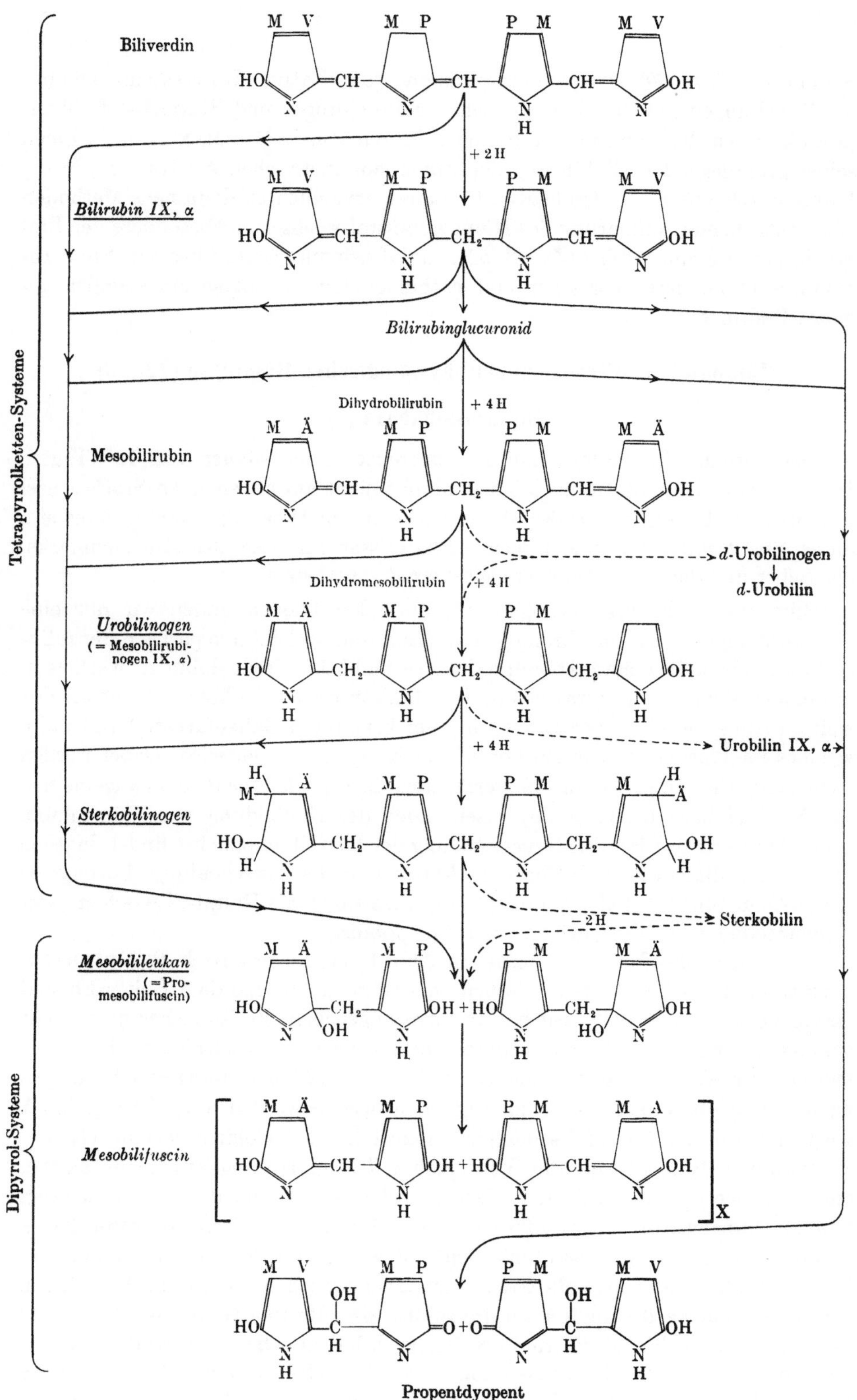

Abb. 1. Der Abbau des Hämoglobins (Fortsetzung)

Schule (*15, 16, 45, 60*). Die ersten exakten und quantitativen Untersuchungen über die Beziehungen zwischen hämolytischen Erkrankungen und Blutfarbstoffabbauprodukten wurden dann in den dreißiger Jahren von L. Heilmeyer im Rahmen seiner grundlegenden Einführung der stufenphotometrischen Analyse (*21*) in die Klinik durchgeführt. In den letzten 15 Jahren ermöglichten dann neue Methoden eine weitgehende Aufklärung des Hämoglobinstoffwechsels, insbesondere der Biosynthese des Hämoglobins (*38, 42, 51*), so daß wir uns heute über den Blutfarbstoffumsatz bei physiologischer und pathologischer Hämolyse ein ziemlich genaues Bild machen können.

Hämoglobinstoffwechsel bei physiologischer Hämolyse (*11, 56*)

Blutfarbstoffabbau (*7*)

Der normale Erythrocyt hat eine begrenzte Lebensdauer von 120 Tagen. Das in ihm enthaltene Hämoglobin A nimmt nicht am allgemeinen Stoffwechsel teil. Mit dem Untergang des Erythrocyten setzt der Abbau des Hämoglobins ein, dieser findet unter physiologischen Verhältnissen im RES des Knochenmarks, der Leber und der Milz, also vorwiegend extravasal, statt.

Hämoglobinabbauprodukte (*55*). Im normalen Plasma finden wir nur eine geringe Menge von „Hämochromogen"-Substanzen, welche eine positive Benzidinreaktion geben. Das erste Abbauprodukt ist wohl das Verdoglobin A, welches in minimaler Menge auch intravasal in den Blutkörperchen vorkommen dürfte. Der weitere Abbau erfolgt über Biliverdin zum bekannten Gallenfarbstoff Bilirubin, welches im Plasma in ziemlich konstanter Menge gefunden wird. Dabei werden gleichzeitig Eisen und Globin frei, welche über ihre "pools" wieder dem allgemeinen Stoffwechsel bzw. im Falle des Eisens auch der Neubildung von Hämoglobin zugeführt werden. Eine Wiederverwendung der Pyrrolkomponente findet dagegen nicht statt, diese verfällt völlig dem Abbau und der Ausscheidung. Porphyrine treten beim Blutfarbstoffabbau nicht auf, diese sind stets Haupt-, Zwischen- oder Nebenprodukte der Biosynthese des Hämoglobins.

Der Abbau des Hämoglobins ist in Abb. 1 (modifiziert nach R. Duesberg) dargestellt. Die Abbaustufen zwischen dem Hämoglobin und dem Biliverdin sind entsprechend den Modellversuchen in vitro angegeben. Es ist bisher noch nicht gelungen, Verdoglobin A in vivo unter physiologischen Verhältnissen mit Sicherheit nachzuweisen, dagegen konnte es von M. Kiese (*27*) bei gesteigerter Hämolyse nach Hämoglobininjektionen eindeutig nachgewiesen werden. Das Verdoglobin A wird im Schrifttum auch als Pseudohämoglobin oder Choleglobin bezeichnet (*17,53*).

Während Hämoglobin und Verdoglobin Tetrapyrrolringsysteme enthalten, stellen Biliverdin und Bilirubin Tetrapyrrolkettensysteme dar. Nach neueren Untersuchungen wissen wir, daß es sich beim Bilirubin um freies Bilirubin IX, α handelt (*39*). Dieses ist wasserunlöslich und wird durch Albumin in Lösung gehalten, es entspricht dem „indirekten" oder „anhepatischen" Bilirubin. Die früheren Deutungsversuche des indirekten Bilirubins als Bilirubin-Globin-Komplex und des direkten Bilirubins als Bilirubin-Natriumsalz haben sich nicht bestätigen lassen. Die Ausscheidung des Bilirubins erfolgt über die Leber. In der Leber erfolgt die Umwandlung des Bilirubins IX, α in Bilirubindiglucuronid, welches dem „direkten" Bilirubin von Hijmans van den Bergh entspricht (*40, 54*).

Die Konjugation des Bilirubins erfolgt in der Leberzelle. Aus frischer Leber konnte ein mikrosomes Fermentsystem erhalten werden, das in vitro Bilirubindiglucuronid synthetisieren kann. Die Leberzelle kann allerdings die Biosynthese des Bilirubindiglucuronids nicht mit freier, sondern nur mit „aktivierter" Glucuronsäure durchführen. In den Mikrosomen der Leber konnte ein Ferment, die Glucuronid-Transferase, nachgewiesen werden, welche Glucuronsäure von Uridinphosphat-Glucuronsäure (UDPGA) auf verschiedene Receptoren überträgt (6).

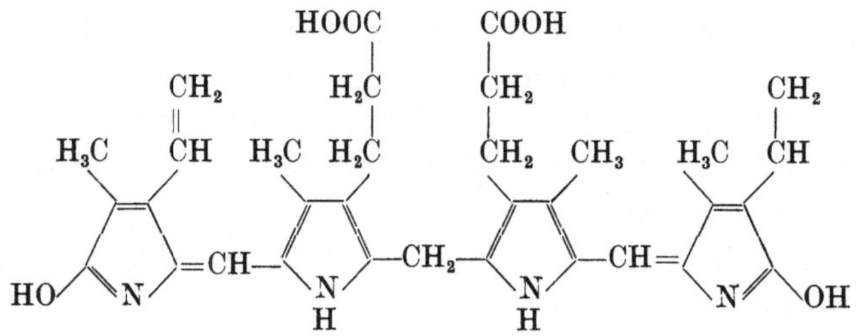

Bilirubin IX, α = indirektes Bilirubin

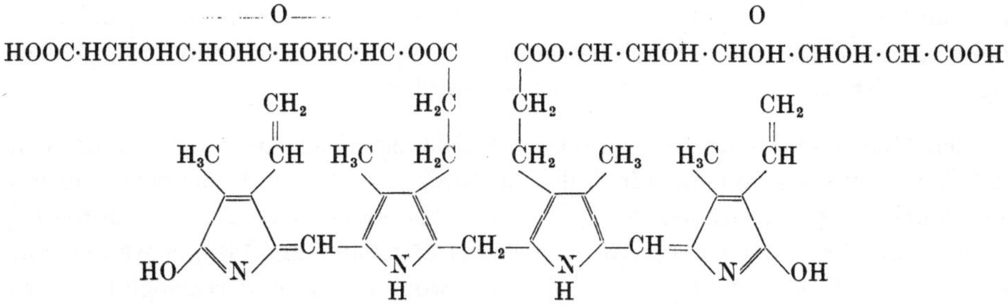

Bilirubin-Diglucuronid = direktes Bilirubin

Abb. 2. *Direktes und indirektes Bilirubin*

Das Bilirubin gehört demnach zu der großen Gruppe von Stoffwechselprodukten und exogenen Stoffen, welche zwecks Ausscheidung in wasserlösliche Form gebracht und dadurch „entgiftet" wird. Das wasserlösliche Bilirubindiglucuronid wird über die Galle in den Darm ausgeschieden (49).

In der Galle kann aber außerdem etwa 25% Bilirubinmonoglucuronid nachgewiesen werden, welches auch nach Hepatektomie auftritt und für das deshalb eine extrahepatische Genese anzunehmen ist. Etwa 80% des Bilirubins werden als Bilirubinglucuronide ausgeschieden (75% Diglucuronid, 25% Monoglucuronid). Daneben soll auch eine Ausscheidung mit anderer Konjugation (vorwiegend Sulfat und Glykokoll) erfolgen, und zwar in Höhe von etwa 20% des Gesamtbilirubins der Galle (8).

Neuerdings konnte gezeigt werden, daß Bilirubindiglucuronid von der Stuhlflora vorzugsweise gegenüber freiem Bilirubin IX, α in Urobilinogen und Stercobilinogen umgewandelt wird (58). Der Umbau des Bilirubindiglucuronids in diese Verbindungen erfolgt über Dihydrobilirubin in Mesobilirubin. Dieses wird über Dihydromesobilirubin in Urobilinogen (Mesobilirubinogen) umgewandelt (12). Außerdem entsteht aus Mesobilirubin das d-Urobilinogen. Durch weitere Reduktion des Urobilinogens entsteht schließlich das Stercobilinogen (33). Durch sekundäre

Oxydation werden d-Urobilinogen in d-Urobilin, Urobilinogen in Urobilin IX,α und Stercobilinogen in Stercobilin umgewandelt (*57*). In den normalen Faeces ist das Stercobilin das vorherrschende Endprodukt des Bilirubinumbaus zu vierkernigen Gallenfarbstoffen (*45*).

In den Faeces werden außerdem Mesobilifuscine verschiedener Aggregationsgrade gefunden, so daß neben dem Umbau auch ein weiterer Abbau der vierkernigen Gallenfarbstoffe zu zweikernigen Pyrrolfarbstoffen anzunehmen ist (*43*). Die Mesobilifuscine kommen durch Oxydoreduktion des Bilirubins, des Mesobilirubins, des Urobilinogens und des Stercobilinogens über eine farblose Verbindung, das Mesobilileukan (= Promesobilifuscin) zur Entstehung (*44*). Ob das Hämoglobin auch in vivo direkt zu Mesobilileukan abgebaut wird, ist noch unklar. In vitro konnte ein solcher Abbau gezeigt werden. Das Mesobilileukan kann in den Faeces nachgewiesen werden.

Ein kleiner Teil der vier- und zweikernigen Gallenfarbstoffe wird im Darmtrakt resorbiert und über die Niere im Harn ausgeschieden. Im normalen Harn können Stercobilinogen, Mesobilileukan und Mesobilifuscine nachgewiesen werden. Aus Urochrom B konnten neuerdings Mesobilifuscine isoliert werden (*52, 59*), so daß die von L. Heilmeyer stammende Hypothese des Urochroms B als hämoglobinogenen Pigments chemisch bestätigt ist. Propentdyopent kann unter physiologischen Verhältnissen nicht nachgewiesen werden.

Zeit-Mengen-Verhältnisse des Blutfarbstoffabbaus. Nach einer Lebensdauer von 120 Tagen wird das Hämoglobin A des Erythrocyten abgebaut. Bei einem durchschnittlichen Gesamtbestand von 700—800 g Hämoglobin werden täglich 6—7 g Hämoglobin (90—100 mg/kg Körpergewicht) abgebaut. Im Plasma werden nur 3—5 mg-% „Hämochromogen"-Substanzen, wohl vorwiegend Hämoglobin bzw. Oxyhämoglobin in Haptoglobinbindung gefunden. Der Verdoglobinspiegel des Blutes liegt sicher unter 0,1 g-%. Nachdem das Protoporphyrin 3,5% des Hämoglobinmoleküls darstellt und Protoporphyrin und Bilirubin praktisch das gleiche Molekulargewicht besitzen, so ergibt sich daraus, daß 1 g Hämoglobin beim Abbau etwa 35 mg Bilirubin ergeben müßten. Tatsächlich konnten Mengen dieser Größenordnung in Gallefisteln nachgewiesen werden. Beim Menschen ist täglich mit einer Bildung von 210—245 mg Bilirubin zu rechnen. Die durchschnittliche Verweildauer des Bilirubins im Plasma beträgt 90 min, der Gesamtbestand im Plasma ist mit etwa 15 mg Bilirubin stets ziemlich konstant. In den Exkreten können durchschnittlich 140—150 mg Stercobilinogen und Urobilinogen mittels quantitativer Methoden erfaßt werden. Das Defizit zu den erwartenden 210—245 mg kann nach neueren Untersuchungen wohl teilweise durch den weiteren Abbau zu Mesobilileukan und Mesobilifuscinen erklärt werden. Vorläufige quantitative Bestimmungen haben ergeben, daß in Harn und Faeces beträchtliche Mengen von Mesobilifuscinen ausgeschieden werden. Neuere Untersuchungen haben gezeigt, daß nach Gabe von N^{15}-Glykokoll ähnlich wie beim Stercobilin bereits in den ersten 10 Tagen ein Gipfel der Ausscheidung von N^{15}-Mesobilifuscin besteht (*19*). Dagegen folgt der zweite Gipfel des N^{15}-Mesobilifuscins etwas später (130 Tage) als der von N^{15}-Stercobilin (120 Tage). Es wird die Auffassung vertreten, daß Mesobilifuscin mehr während der anabolen als der katabolen Phase des Hämoglobinstoffwechsels entsteht.

Es ist schließlich noch zu beachten, daß die quantitative Erfassung aller Abbauprodukte nur als Vergleichsmaß für den Hämoglobinabbau gelten kann, da auch Myoglobin und die Häminfermente zu Gallenfarbstoffen abgebaut werden. Aber trotz dieses Einwands darf die quantitative Bestimmung der Abbauprodukte als klinisch brauchbare Methode gelten, da die anderen Hämoproteide quantitativ nicht sehr ins Gewicht fallen.

Blutfarbstoffaufbau

Stellt der Blutfarbstoffabbau ein direktes Maß für den Grad der Hämolyse dar, so kann der Blutfarbstoffaufbau als Gradmesser der Erythropoese gelten. Normalerweise befinden sich Erythropoese und Hämolyse im Gleichgewicht.

Die einfachsten Bausteine des Hämoglobins sind das dem Citronensäure-Cyclus entstammende Succinyl-CoA und die einfachste Aminosäure, das Glykokoll. Über α-Amino-β-ketoadipinsäure kommt die δ-Aminolaevulinsäure zur Entstehung. 2 Moleküle dieser Aminosäure werden zur Monopyrrolverbindung, dem Porphobilinogen, kondensiert, 4 Moleküle Porphobilinogen bilden jeweils die entsprechenden Porphyrine. Unter physiologischen Umständen wird über Uroporphyrinogen III und Koproporphyrinogen III das Protoporphyrin IX gebildet. Eiseneinlagerung führt zum Häm und die Kupplung mit dem ebenfalls im Erythroblasten synthetisierten Globin schließlich zum Hämoglobin. Uroporphyrin III und Koproporphyrin III treten als Zwischen-, Uroporphyrin I und Koproporphyrin I als Nebenprodukte der Protoporphyrinbildung auf. Die tägliche Produktion an Protoporphyrin beträgt im Rahmen der Hämoglobin-Biosynthese etwa 210 bis 245 mg. Die einzelnen Zwischenreaktionen dieser Biosynthese werden von bestimmten Fermenten katalysiert.

Im Harn können die Porphyrinvorstufen nachgewiesen werden: $2130 \pm 415\,\gamma$ δ-Aminolaevulinsäure und $1550 \pm 170\,\gamma$ Porphobilinogen pro die.

Im Blut lassen sich in den Erythrocyten Protoporphyrin (10—$12\,\gamma/100$ cm³) und Koproporphyrine (2—$3\gamma/100$ cm³) nachweisen.

Im Harn werden bei fleisch- und chlorophyllfreier Ernährung bis zu $100\,\gamma$ Porphyrine/die nachgewiesen. Es handelt sich vorwiegend um die Koproporphyrine I und III, daneben werden aber auch Uroporphyrine sowie 5-, 6- und 7-fach karboxylierte Porphyrine gefunden.

In den Faeces werden bis zu $300\,\gamma$ Porphyrine/die gefunden. Es handelt sich vorwiegend um die Koproporphyrine I und III, daneben aber auch um Protoporphyrin IX, Mesoporphyrin IX und Deuteroporphyrin IX bzw. Mitteltyp.

Hämoglobinstoffwechsel bei pathologischer Hämolyse (*10*)

Die hämolytischen Erkrankungen zeigen ein charakteristisches Verhalten ihres Hämoglobinstoffwechsels. Dabei sind allgemeine Veränderungen und spezielle Störungen zu unterscheiden.

Allgemeine Veränderungen

Chronischer hämolytischer Ikterus bzw. Anämie. Das klinische und analytische Bild dieser Zustände wird durch eine je nach der Schwere des Blutzerfalls mehr oder weniger beträchtliche Vermehrung der Blutfarbstoffabbauprodukte gekennzeichnet. Die indirekte Hyperbilirubinämie wird durch freies, also wasserunlösliches

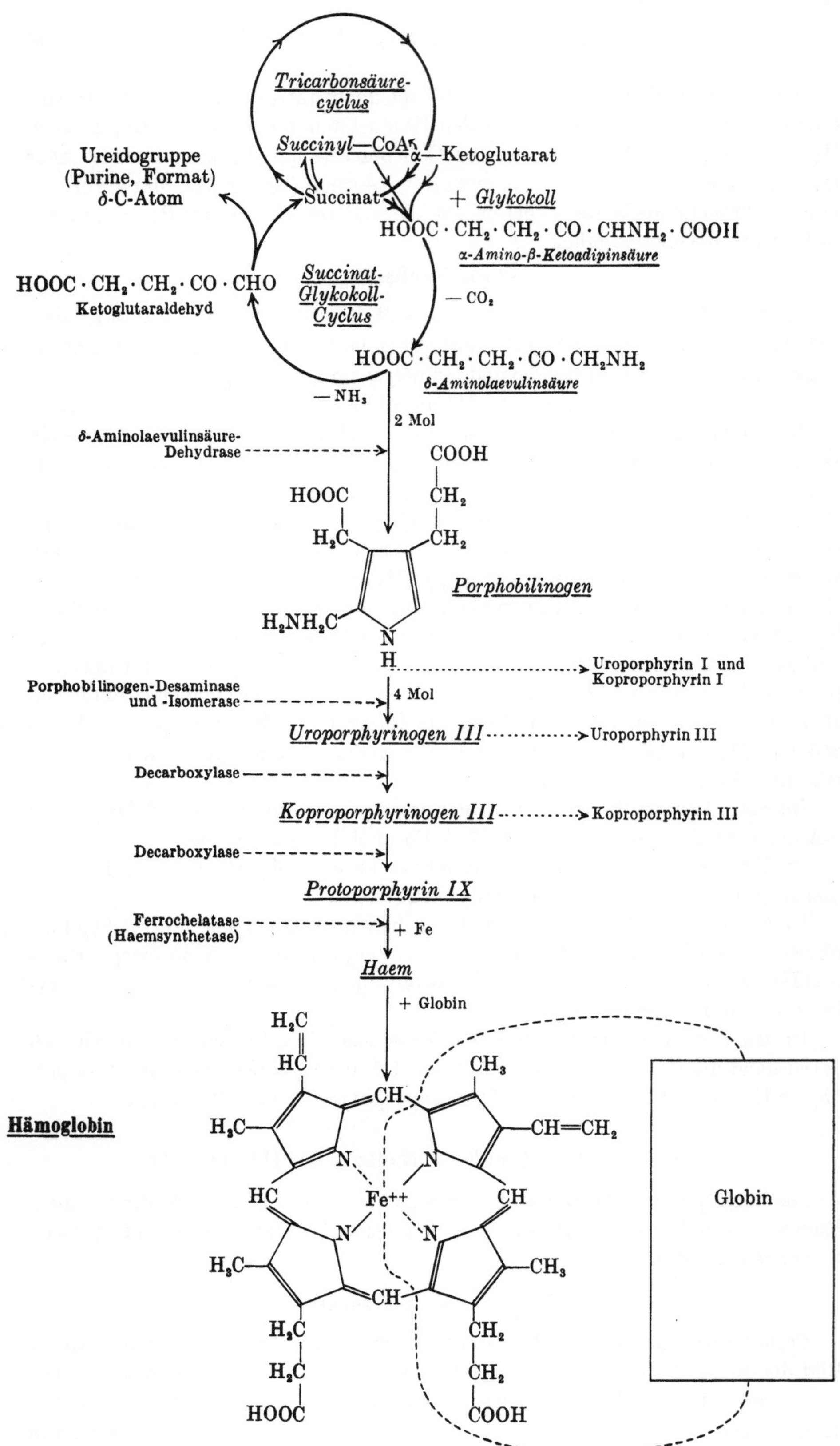

Abb. 3. Der Aufbau des Hämoglobins

und nicht nierenfähiges Bilirubin hervorgerufen, was das Bild des acholurischen Ikterus erklärt. Das Bilirubin wird über die Galle in den Darm ausgeschieden, dort erfolgt der wesentliche Umbau und Abbau. In den Faeces wird daher eine oft exzessive Vermehrung der vier- und zweikernigen Umbau- und Abbauprodukte gefunden. Die quantitative Bestimmung von Stercobilin und Urobilinen ergibt Werte zwischen 400—2000 mg pro die, also oft das Zehnfache der Norm. Daraus kann die Lebensdauer der Erythrocyten größenordnungsmäßig gut bestimmt werden. Durch isotopologische Etikettiermethoden, etwa mit Radiochrom, kann vergleichsweise die Lebensdauer der Erythrocyten bestimmt werden, so daß Diskrepanzen von Hämoglobinstoffwechsel und Hämolyse aufgedeckt werden können. Ein geringer Teil der im Darm entstandenen Umbau- und Abbauprodukte wird resorbiert. Die Leber nimmt sicher beträchtlichen Einfluß, was sich aus der Vermehrung bestimmter Umbauprodukte des Bilirubins bei Leberschäden zeigt.

Im Harn werden vermehrte Mengen von Stercobilinogen, Urobilinogen, Mesobilileukan, Mesobilifuscinen (Urochrom B), Propentdyopent und Uroerythrin ausgeschieden. Durch die Messung der Harnfarbe kann man ebenfalls Einblick in den Grad der Hämolyse und des Blutfarbstoffabbaus gewinnen (*20, 22*).

Die Ausscheidung der Porphyrine hängt von der Erythropoese und Neubildung von Hämoglobin ab. Findet eine kompensatorische Steigerung der Erythropoese statt, so kann eine sekundäre Porphyrinurie auftreten. Dabei gelangen oft 100 bis 400 γ Porphyrine, vorwiegend Koproporphyrine zur Ausscheidung. Auch in den Faeces steigt dabei der Porphyringehalt beträchtlich an.

Analytische Untersuchungen der Hämolyse und des Hämoglobinstoffwechsels zeigen, daß die Grenze der kompensatoris hen Erythropoese etwa bei der 6—8-fachen Mehrproduktion von Hämoglobin liegt, dies entspricht einer Erythrocytenlebensdauer von etwa 18—20 Tagen. Ist die Erythrocytenlebensdauer aber kürzer und findet eine noch stärkere Hämolyse statt, so kann keine ausreichende Kompensation mehr stattfinden, und es entsteht aus der hämolytischen Krankheit ohne Anämie die hämolytische Anämie.

Die Veränderungen des Hämoglobinstoffwechsels bei hämolytischen Erkrankungen werden durch das Verhalten von Hämolyse und Erythropoese erklärt, es können passagere Veränderungen, durch hämolytische und aregeneratorische Krisen, eintreten.

Akute Hämolyse. Die Folgen der Hämolyse für den Hämoglobinstoffwechsel hängen nicht nur von der Menge der hämolysierten Blutkörperchen, sondern auch von den zeitlichen und örtlichen Verhältnissen ab. Im Gegensatz zur chronischen Hämolyse findet die akute in der Regel schnell und intravasal statt und führt zum

Tabelle 1. *Schicksal des Hämoglobins bei physiologischem und pathologischem Blutabbau*

1. Abbau des Hämoglobins im RES zu	Bilirubin	Ikterus
2. Bindung des Hämoglobins an Haptoglobin im Plasma und Bildung von	Hp-Hb-Komplex	Hämoglobinämie durch gebundenes Hämoglobin
3. Spaltung des Hämoglobins zu Hämatin und Bindung des Hämatins an Albumin zu	Methämalbumin	Intravasale Hämolyse
4. Ausscheidung des freien Hämoglobins bei Hämoglobinämie über die Niere	Hämoglobinurie	Akute Hämolyseniere

Auftreten einer Hämoglobinämie mit oder ohne Hämoglobinurie. Für die Verarbeitung der akuten Hämolyse mit Hämoglobinämie stehen dem Organismus verschiedene Wege zur Verfügung.

Ein Teil des Hämoglobins wird über das RES zu Bilirubin abgebaut, dieses über die Leber, den üblichen Weg, ausgeschieden. Ein zweiter Weg ist die neuerdings beschriebene Bindung des Hämoglobins durch eine bestimmte Gruppe von Plasmaproteinen, die Haptoglobine (1). Diese Haptoglobine, von denen man die allelen Gene Hp 1 und Hp 2 kennt, besitzen die elektrophoretische Mobilität von α_2-Globulin, während der Haptoglobin-Hämoglobin-Komplex eine solche von β_2-Globulin aufweist. Die Haptoglobine vermögen 80-140 mg Hämoglobin pro 100 cm³ Plasma zu binden. Der Komplex, welcher ein Molekulargewicht von etwa 150 000 besitzt, kann nicht mehr in der Niere ausgeschieden werden. Wird also die hämoglobinbindende Kapazität der Plasma-Haptoglobine nicht überschritten, so tritt keine Hämoglobinurie auf. Eine geringe Überschreitung scheint von der Niere durch tubuläre Rückresorption verarbeitet zu werden. Die häufig bei Hämoglobinämien ohne Hämoglobinurie anzutreffende Hämosiderinurie spricht für einen Hämoglobinabbau in der Niere selbst. Es ist von Interesse, daß bei hämolytischen Erkrankungen Hypo- oder gar Ahaptoglobinämien nachgewiesen wurden (36). Ein dritter Weg tritt ein, wenn die Haptoglobin-Kapazität überschritten wird. Es ist dies die Bildung von Hämatin bzw. Methämalbumin (14), welches ebenfalls nicht harnfähig ist. Während die Halbwertszeit für Hämoglobin im Plasma etwa 135 min beträgt, ist diejenige des Methämalbumins mit 350 min wesentlich länger. Das Methämalbumin wird wie Hämoglobin zu Bilirubin abgebaut (32). Der Nachweis des Methämalbumins spricht immer für eine intravasale Hämolyse. Schließlich steht als letzter Weg die Elimination des freien Hämoglobins im Plasma über die Niere als Hämoglobinurie zur Verfügung. Auf die mögliche ominöse Entwicklung einer Hämolyse- oder Crush-Niere sei hier nur hingewiesen, es handelt sich dabei um eine akute tubuläre Niereninsuffizienz im Sinne eines hämorenalen Syndroms.

Spezielle Störungen

Methämoglobinämie. Das Methämoglobin oder Hämiglobin ist ein physiologischer Blutbestandteil. Es entsteht laufend bei der Oxygenierung des Blutes durch Oxydation des Hämoglobins. Durch bestimmte Fermentsysteme des Erythrocyten erfolgt eine ständige Rückreduktion zu Hämoglobin und damit eine Erhaltung des Blutfarbstoffs in funktionsfähigem Zustand (34). Der physiologische Methämoglobingehalt des Blutes liegt dadurch unter 1%.

Durch bestimmte Gifte, die Methämoglobinbildner (24), kommt es zur toxischen Methämoglobinämie, welche häufig mit Heinz-Körper-Bildung und hämolytischen Erscheinungen einhergeht (26). Die Erhöhung des Methämoglobingehalts allein führt aber nicht zur pathologischen Hämolyse. Dafür sprechen vor allem die Beobachtungen bei kongenitaler Methämoglobinämie (9), einem hereditären Leiden, bei dem ein Mangel an Hämoglobinreduktase besteht (18). Trotz beträchtlicher Erhöhung des Methämoglobingehalts im Blut (30—40%) besteht bei diesen Patienten keine pathologische Hämolyse, sondern das klinische Bild wird von der Cyanose bestimmt. Außer diesen enzymopathisch bedingten kongenitalen Methämoglobinämien gibt es auch eine hereditäre Methämoglobinämie durch pathologisches Methämoglobin Hb M (25). Neuerdings sind zwei Varianten

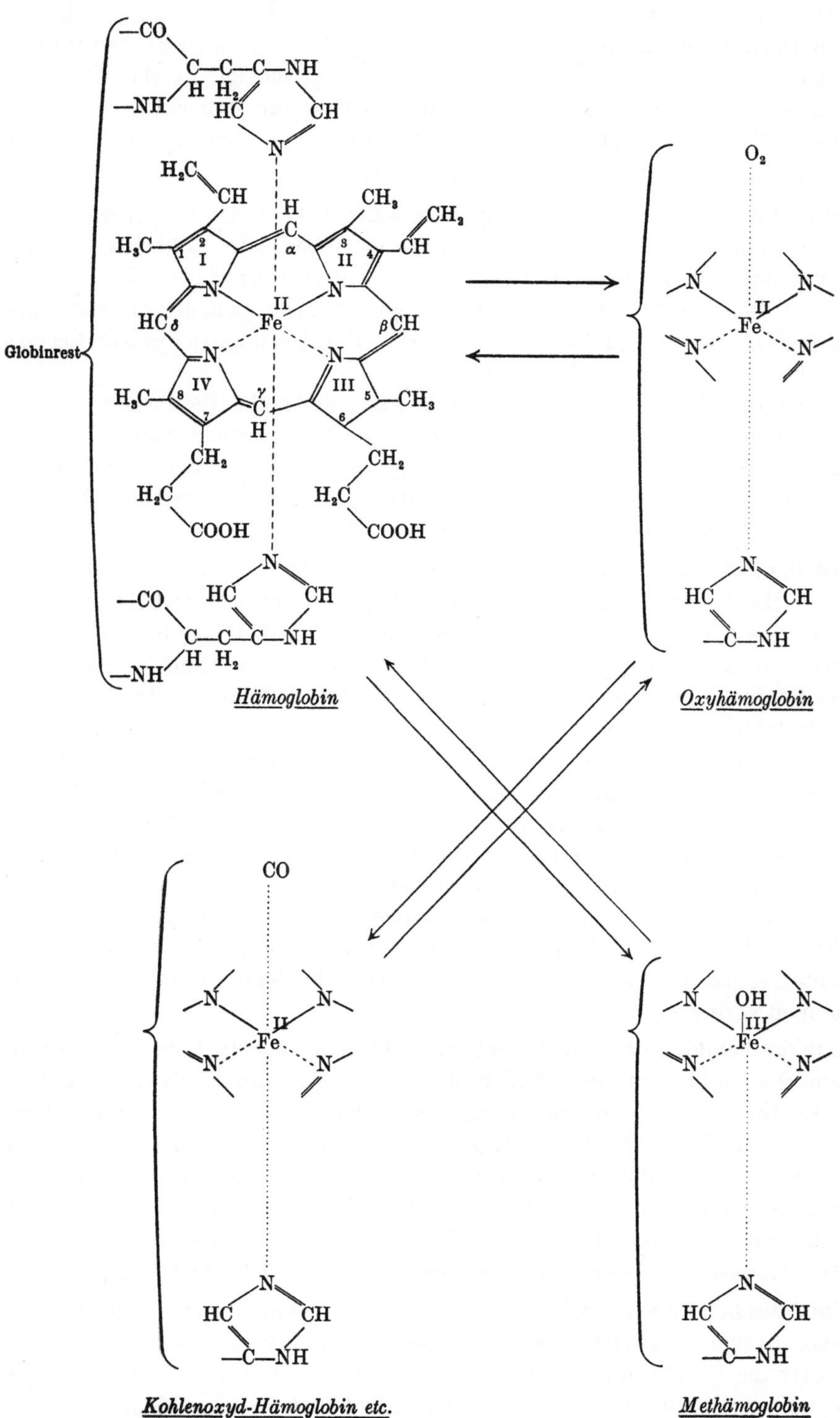

Abb. 4. Strukturformeln von Hämoglobin, Oxyhämoglobin, CO-Hämoglobin und Methämoglobin und die Möglichkeiten ihrer gegenseitigen Umwandlungen

dieses Hb M bekannt geworden: Hb M_L und Hb M_S. Im Gegensatz zu den Hämoglobinopathien durch andere pathologische Hämoglobine ist bisher bei den Hämoglobinopathien durch Hb M nur Cyanose und keine pathologische Hämolyse beschrieben worden. Auch diese Beobachtung spricht dafür, daß weder die Erhöhung des Methämoglobingehalts allein noch die Anwesenheit eines pathologischen Methämoglobins allein zur Hämolyse führen muß.

Carboxyhämoglobinämie. Unter physiologischen Umständen läßt sich im Blut bereits ein minimaler, aber ziemlich konstanter Gehalt von Kohlenoxyd- oder Carboxyhämoglobin nachweisen (46). Neuere Untersuchungen ergaben Mittelwerte von 0,48 —0,65% ± 0,1% COHb (13). Es ließ sich zeigen, daß das endogene CO bei der Oxydation und Aufsprengung der α-Methingruppe der prosthetischen Gruppe des Hämoglobins gebildet wird.

Bei hämolytischen Erkrankungen besteht eine leichte, aber deutliche Carboxyhämoglobinämie, wobei maximale Werte von 4% COHb erreicht werden können. Der Anstieg des COHb ist ein Zeichen für gesteigerte Hämolyse mit erhöhtem Hämoglobinabbau. Die Bestimmung des COHb kann daher als weitere Methode zur Erfassung hämolytischer Vorgänge dienen (13).

Sulfhämoglobinämien (Verdoglobinämien) (29). Es wurde bereits erwähnt, daß ein grüner Blutfarbstoff, das Verdoglobin A, als physiologisches Zwischenprodukt des Hämoglobinabbaus zu Gallenfarbstoffen zu gelten hat. Unter pathologischen Verhältnissen kann es zur Vermehrung des Verdoglobins A und zum Neuauftreten weiterer Verdoglobine kommen (27). Das altbekannte Sulfhämoglobin wird heute als Verdoglobin$_S$ bezeichnet, außer diesem sind Verdoglobin$_{PH}$, Verdoglobin$_{CN}$ und Verdoglobin$_{NO_2}$ bekannt (28). Die Verdoglobine dürfen wohl als irreversible Abbauprodukte des Hämoglobins aufgefaßt werden. Sulfhämoglobin- oder Verdoglobinämien werden nach Einwirkung bestimmter Blutgifte beobachtet (3). Häufig ist eine Kombination mit weiteren Erythrocytenschädigungen, so daß es zur pathologischen Hämolyse und Elimination der Sulfhämoglobin-haltigen Erythrocyten kommt. Neuerdings wurde auch eine kongenitale Sulfhämoglobinämie beschrieben (35). Es wurde dabei lediglich eine Cyanose aber keine gesteigerte Hämolyse beobachtet, so daß wohl ähnliche Verhältnisse wie bei den kongenitalen Methämoglobinämien vorliegen.

Familiäre hämolytische Anämie mit Mesobilifuscinurie (41). Neuerdings wurde eine familiäre und hereditäre hämolytische Anämie mit Einschlußkörper-Bildung in den Erythrocyten und Ausscheidung eigenartiger brauner Pigmente im Harn bekannt (30). Es handelt sich um Patienten mit hämolytischer Anämie, leichtem Ikterus, Milztumor und dunkelbraunem Harn. Etwa 30% der Erythrocyten enthielten Einschlußkörper, welche von Heinz-Innenkörpern nicht zu unterscheiden waren. Die dunkelbraunen Pigmente im Harn verhielten sich wie Mesobilifuscine, so daß ein Hämoglobinabbau zu zweikernigen Pyrrolfarbstoffen angenommen wird.

Hämolytische Komponente der Bleivergiftung. Hämolytische Zeichen und Koproporphyrine III sind bei der Bleivergiftung schon lange bekannt. Das Blei vermindert die Biosynthese des Protoporphyrins, so daß das Eisen nicht in der üblichen Menge für die Hämbildung Verwendung findet und eine Hypersiderämie resultiert. Neuerdings konnten wir bei der Untersuchung von Arbeitern mit Bleieinwirkung und Bleivergiftung ein neues biochemisches Kriterium der toxischen

Bleiwirkung nachweisen. Die Ausscheidung einer Porphyrinvorstufe, der δ-Amino-laevulinsäure, ist dabei im Harn beträchtlich und oft sogar exzessiv vermehrt. Die Mengen an δ-Aminolaevulinsäure können dabei über 100 000 γ pro die, also über das 50 fache der normalen Ausscheidung betragen. Die Ausscheidung an Porpho-bilinogen ist dabei im Bereich der Norm. Es muß aus den bisherigen Befunden angenommen werden, daß das Blei einen Stoffwechselblock zwischen δ-Amino-laevulinsäure und Porphobilinogen hervorruft, wohl im Sinne einer toxischen Enzymopathie.

Hämolytische Komponente der perniziösen Anämie. Bei der perniziösen Anämie ist auf der Seite des Hämoglobinabbaus das fast regelmäßige Auftreten von Hämatin bzw. Methämalbumin und auf der biosynthetischen Seite das Auftreten relativ beträchtlicher Mengen von Koproporphyrin I auffällig. Während das Methämalbu-min für gewisse intravasale Hämolyse spricht, läßt das Koproporphyrin I auf Zellstoffwechselstörungen des Megaloblasten schließen.

Erythropathische hämolytische Anämie bei kongenitaler Porphyrie (Porphyro-cytose) (48). Bei dieser Erkrankung liegt eine angeborene Stoffwechselstörung im Bereich der Biosynthese des Hämoglobins im Erythrocyten vor. Sie wird des-halb auch als Porphyria erythropoetica bezeichnet. Klinisch imponiert eine pro-grediente Photodermatose mit Erythrodontie und eine hämolytische Anämie mit Milztumor. Im roten Harn, der im UV-Licht intensive Rotfluorescenz zeigt, werden riesige Mengen von Uroporphyrin I, weniger auch Koproporphyrin I ausgeschieden. Der Porphyringehalt des Blutes und des Knochenmarks ist ganz beträchtlich erhöht, und zwar im wesentlichen durch Porphyrine der Isomerenreihe I. Bei der Porphyrie besteht eine wohl durch Enzymopathie bedingte Entgleisung der Por-phyrin-Biosynthese via Porphyrin I. Es ist wohl anzunehmen, daß nicht der patho-logische Porphyringehalt zur gesteigerten Hämolyse führt, sondern der zugrunde liegende Stoffwechseldefekt der Erythroblasten (50).

Thalassämien. Bei den weit verbreiteten Thalassämien ist bisher eine ver-minderte Bildung von Protoporphyrin IX und ein partieller Block in der Kombi-nation von Protoporphyrin und Eisen nachgewiesen worden (2). Die Thalassämie zeigt gewisse Beziehungen zur hereditären Anaemia hypochromica sideroachrestica (23). Im Gegensatz zu diesen zeigt sie jedoch regelmäßig eine Vermehrung von HbF und HbA$_2$.

Abnorme Hämoglobine und Hämoglobinopathien (31). Durch Störung der Biosynthese der Eiweißkomponente des Hämoglobins entstehen abnorme Hämo-globine (4, 5). Es gibt heterozygote Träger der abnormen Hämoglobine (Hämo-globinosen) und homozygote Kranke mit hämolytischen Anämien (Hämoglobino-pathien). Die Hämoglobinosen und Hämoglobinopathien haben eine weltweite Bedeutung erhalten. Neben den reinen Hämoglobinopathien gibt es auch Hämo-globinopathien durch Kombination von 2 abnormen Hämoglobinen. Es ist noch nicht erwiesen, ob die abnormen Hämoglobine bereits allein für das Zustande-kommen der pathologischen Hämolyse verantwortlich sind oder ob diese auf die der pathologischen Hämoglobin- bzw. Globinbildung zugrunde liegenden Zellstoff-wechselstörung zurückzuführen ist. Der zweiten Auffassung kommt m. E. in Analogie zur Methämoglobinämie, Sulfhämoglobinämie und Porphyrocytose mehr Wahrscheinlichkeit zu. Außer den bekannten Veränderungen bei chronischer und akuter Hämolyse sind keine spezifischen Störungen des Hämoglobinabbaus bei Hämoglobinopathien bekannt.

Der englische Forscher Sir Michael Foster hat einmal zu Beginn unseres Jahrhunderts den Fortschritt in der Wissenschaft mit dem Anstieg einer Wendeltreppe verglichen, von der aus der Beobachter periodisch dieselbe Landschaft übersieht, jedesmal jedoch von einem höheren Standpunkt aus. Dieser bildliche Vergleich besitzt gerade für das Hämoglobin und insbesondere für die Betrachtung von Hämoglobinstoffwechsel und Hämolyse auch heute noch seine Gültigkeit. Seit Felix Hoppe-Seyler vor fast 100 Jahren seine Untersuchungen über das Hämoglobin begann, sind zahlreiche neue und wertvollste Ergebnisse auf diesem Gebiet erzielt worden (7, 37, 47). Die Zahl der noch vorhandenen und sich immer wieder neu erhebenden Fragen ist aber nicht kleiner, sondern eher noch größer geworden.

Literatur

1. Allison, A. C.: Haptoglobins. Blut 5, 201 (1959).
2. Bannerman, R. M., M. Grinstein and C. V. Moore: Haemoglobin synthesis in thalassaemia. Brit. J. Haemat. 5, 102 (1959).
3. Begg, Th. B.: Sulphämoglobinaemia. Brit. Med. J. 1955, 701.
4. Betke, K.: Anomale menschliche Hämoglobine. Klin. Wschr. 34, 113 (1956).
5. — Hämoglobinanomalien. Schweiz. med. Wschr. 88, 1005 (1958).
6. Billing, Barbara, and G. H. Lathe: Bilirubin metabolism in jaundice. Amer. J. Med. 24, 111 (1958).
7. Bingold, K., u. W. Stich: Fortschritte auf dem Gebiet des Blutfarbstoffs. Ergebn. inn. Med. Kinderheilk. N. F. 5, 707 (1954).
8. Butt, H. R.: Bilirubin metabolism. Gastroenterology 36, 161 (1959).
9. Codounis, A.: Hereditary methaemoglobinaemic cyanosis. Brit. med. J. 1952, 368.
10. Crosby, W. H.: The metabolism of hemoglobin and bile pigment in hemolytic disease. Amer. J. Med. 18, 112 (1955).
11. Duesberg, R.: Zur Physiologie und Pathologie des Hämoglobinstoffwechsels. Verh. dtsch. Ges. inn. Med. München: J. F. Bergmann 1948.
12. — Physiologie und Klinik des Urobilinstoffwechsels. In „Pathologie, Diagnostik und Therapie der Leberkrankheiten", S. 171. Berlin-Göttingen-Heidelberg: Springer 1957.
13. Engstedt, L.: Endogenous formation of carbon monoxide in hemolytic disease. Acta med. scand. Suppl. to Vol. 159, 1—63 (1957).
14. Fairley, N. H.: Methaemalbumin. Quart. J. Med. 38, 95 (1941).
15. Fischer, H., u. H. Orth: Die Chemie des Pyrrols. Bd. 1: Pyrrol und seine Derivate. Mehrkernige Pyrrolsysteme ohne Farbstoffcharakter. Leipzig: Akad. Verl. Ges. 1934.
16. — — Die Chemie des Pyrrols. Bd. 2/1: Porphyrine, Haemin, Bilirubin und ihre Abkömmlinge. Leipzig: Akad. Verl. Ges. 1937.
17. Foulkes, E. C., R. Lemberg and P. Purdom: Verdohaem and verdoglobins. Proc. Roy. Soc. Edinb. B 138, 386 (1951).
18. Gibson, G. H., and D. C. Harrison: Familial idiopathic methaemoglobinaemia. Lancet 1947, 941.
19. Gilbertsen, Sigrid, P. T. Lowry, Violet Hawkinson and C. J. Watson: Studies of the dipyrrylmethene ("fuscin") pigments I. J. clin. Invest. 38, 1166 (1959).
20. Heilmeyer, L.: Blutfarbstoffwechselstudien. V. Mitt. Der Farbstoffwechsel beim hämolytischen Ikterus und einigen hämolytischen Anämien verschiedener Genese. Dtsch. Arch. klin. Med. 172, 628 (1932).
21. — Medizinische Spektrophotometrie. Jena: Gustav Fischer 1933.
22. — Die hämolytischen Anämien. Sang 21, 105 (1950).
23. — Die sideroachrestischen Anämien. Dtsch. med. Wschr. 84, 1761 (1959).
24. Heubner, W.: Methämoglobinbildende Gifte. Ergebn. Physiol. 43, 9 (1940).

25. Hörlein, H., u. G. Weber: Über chronische familiäre Methämoglobinämie und eine Modifikation des Methämoglobins. Dtsch. med. Wschr. 1948, 476.
26. Jung, F.: Über toxische Schädigungen an Erythrocyten. Klin. Wschr. 1947, 459.
27. Kiese, M., u. L. Seipelt: Bildung und Elimination von Verdoglobinen. Naunyn-Schmiedeberg's Arch. exp. Path. Pharmak. 200, 648 (1943).
28. — Darstellung und Eigenschaften von Verdoglobinen. Naunyn-Schmiedeberg's Arch. exp. Path. Pharmak. 204, 385 (1947).
29. Hämoglobine und andere Hämoproteide. Dtsch. Z. ges. gerichtl. Med. 42, 529 (1954).
30. Lange, R. D., and J. H. Akeroyd: Congenital hemolytic anemia with abnormal pigment metabolism and red cell inclusion bodies. Blood 13, 950 (1958).
31. Lehmann, H.: Hämolytische Erkrankungen auf der Basis von Hämoglobinanomalien. Siehe Referat in diesem Symposionbericht.
32. London, I. M.: Conversion of hematin into bile pigments. J. biol. Chem. 184, 373 (1950).
33. Lowry, P. T., N. R. Ziegler, Ruth Cardinal and C. J. Watson: The conversion of N^{15}-labeled mesobilirubinogen to stercobilinogen by fecal bacteria. J. biol. Chem. 208, 543 (1954).
34. Matthies, H., F. Jung u. Ruth Schäfer: Über Stoffwechselleistungen von roten Blutkörperchen III. Naunyn-Schmiedeberg's Arch. exp. Path. Pharmak. 225, 352 (1955).
35. Miller, A. A.: Congenital sulfhemoglobinemia. J. Pediat. 51, 233 (1957).
36. Nyman, Margarete, K. Gydell and B. Nosslin: Haptoglobin and erythrokinetic. Clin. chim. Acta 4, 82 (1959).
37. Plötner, K., u. K. Betke: Pathologie des Hämoglobins und verwandter Stoffe. Handb. Allg. Pathol. IV/2, 245 (1957).
38. Rimington, C.: Some aspects of haemoglobin biosynthesis and their importance to medicine. Brit. med. J. 5078, 1017 (1958).
39. Schmid, R.: Some aspects of bile pigment metabolism. Clin. Chem. 3, 394 (1957).
40. — Neuere Gesichtspunkte auf dem Gebiete des Gallenfarbstoffwechsels. Helv. med. Acta 24, 273 (1957).
41. — G. Brecher and T. Clemens: Familial hemolytic anemia with erythrocyte inclusion bodies and a defect in pigment metabolism. Blood 14, 991 (1959).
42. Shemin, D.: The biosynthesis of porphyrins. Ergebn. Physiol. 47, 299 (1957).
43. Siedel, W., W. von Poelnitz u. F. Eisenreich: Bilifuszin und Mesobilifuszin als natürliche Abbauprodukte des Blutfarbstoffs. Naturwissenschaften 34, 314 (1947).
44. — W. Stich u. F. Eisenreich: Pro-mesobilifuszin (Mesobilileukan), ein neues physiologisches Abbauprodukt des Blutfarbstoffs. Naturwissenschaften 34, 316 (1948).
45. — Gallenfarbstoffe. In Lehr- und Handbuch der physiologischen Chemie. Berlin-Göttingen-Heidelberg: Springer 1951.
46. Sjöstrand, T.: Carboxyhemoglobin. Nord. Med. 43, 211 (1950).
47. Stich, W.: Biochemie und Funktion des Hämoglobins und verwandter Stoffe. Handb. Allg. Pathol. IV/2, 204 (1957).
48. — Die kongenitale Porphyrie, eine erythropathische hämolytische Anämie. Schweiz. med. Wschr. 88, 1012 (1958).
49. — Direktes und indirektes Bilirubin. Blut 4, 125 (1958).
50. — Humane und experimentelle Porphyrinkrankheiten. Münch. med. Wschr. 101, 455 (1959).
51. — Neue Ergebnisse über Porphyrinstoffwechsel und Porphyrinkrankheiten. Klin. Wschr. 37, 681 (1959).
52. — u. Gertrud Stärk: Chromatographische Analyse des Urochrom B. Beitrag zur Ableitung des Harnfarbstoffs vom Blutfarbstoff. Naturwissenschaften 2, 56 (1953).
53. Stier, E.: Über den grünen Blutfarbstoff. Z. Ges. inn. Med. 9, 257 (1947).
54. Talafant, E.: The nature of direct and indirect bilirubin. Czechoslov. Chem. Commun. 22, 661 (1957).
55. Watson, C. J.: The pyrrol pigments and hemoglobin catabolism. Minn. Med. 39, 294 (1956).
56. — Some challenging aspects of hemoglobin metabolism. Ann. intern. Med. 47, 611 (1957).
57. — Composition of the urobilin group in urine, bile and feces and the significance of variations in health and disease. J. Lab. clin. Med. 54, 1 (1959).

58. Watson, C. J., M. Campbell and P. T. Lowry: Preferential reduction of conjugated bilirubin to urobilinogen by normal feces flora. Proc. Soc. exp. Biol. (N. Y.) 98, 707 (1958).
59. — and Y. Shibata: Preparation of mesobilifuscine (methylester) from urochrome B in human urine (Persönl. Mitt.).
    Zeile, K.: Blutfarbstoffe, Haeminfermente und Zellhaemine, natürliche Porphyrine.
60. In Lehr- und Handbuch der physiologischen Chemie. Berlin-Göttingen-Heidelberg: Springer 1951.

Diskussion[1]

Mit 14 Abbildungen

L. Heilmeyer:

Ich danke Herrn Stich für sein umfassendes Referat und darf gleich im Anschluß daran einiges zum Blutumsatz bei hämolytischen Anämien sagen.

Vor etwa 25 Jahren herrschte allgemein die Auffassung, daß die Lebensdauer der roten Blutkörperchen in der peripheren Blutbahn etwa 4 Wochen betrage. Die Feststellung der täglichen Urobilinausscheidung in Stuhl und Harn wies aber auf eine wesentlich längere Lebensdauer hin. Wir fanden beim Gesunden eine tägliche Urobilinausscheidung von 150—200 mg, was einer täglichen Hb-Destruktion von 4—5 g entsprechen würde. Bei einem Gesamthämoglobinbestand von 600—800 g würde das einer mittleren Lebensdauer von 150 Tagen entsprechen. Nun haben exakte Untersuchungen mit injiziertem Lackblut und injiziertem Hämin sowie mit Blutzerstörung durch Phenylhydrazin und genauer Bestimmung der Urobilinkörperausscheidung ergeben, daß nur rund $^2/_3$ des abgebauten Hämoglobins als Urobilin erscheinen. $^1/_3$ entzieht sich der Bestimmung infolge anderer Abbauprodukte oder vielleicht durch Wiederverwertung der Pyrrole oder noch kleinerer Bruchstücke zum Hämoglobinneubau. Nimmt man also an, daß $^2/_3$ als Urobilin erscheinen, so würde beim Gesunden die Lebensdauer noch um $^1/_3$ kürzer sein als die genannte Zahl, also 100 Tagen entsprechen. Zu einer ähnlichen Zahl gelangt man durch Berechnung der Reifungszeit der Reticulocyten und Feststellung ihrer Zahl im Blut. Da die Reifungszeit der Reticulocyten der Gruppen 3—4 ungefähr einen Tag beträgt und ihre Zahl 1%, so ergibt sich daraus wiederum eine mittlere Lebenszeit von 100 Tagen. Wir haben deshalb diese Lebensdauer postuliert, und sie ist durch die Bestimmungsmethoden nach Ashby und auch mit Radioisotopen glänzend bestätigt worden. Ich möchte damit nur dagen, daß die Bestimmung der Hämoglobinabbauprodukte, vor allem in Verbindung mit der Bestimmung der Reticulocyten und ihrer Reifungszeit, doch ganz brauchbar für die Schätzung der Erythrocytenlebensdauer ist. Nun wurde aber in letzter Zeit bei manchen pathologischen Zuständen, vor allem bei hämolytischen Anämien, eine merkwürdige Diskrepanz zwischen den Ergebnissen des Hämoglobinumsatzes und der Bestimmung der Eyrthrocytenlebensdauer mit Cr^{51} oder anderen Methoden entdeckt. Wir selbst sind mehrfach auf diese Diskrepanz gestoßen, und ich möchte sie Ihnen an einem Fall einer atypischen nichtsphärocytären hämolytischen Anämie aufzeigen.

Die 24jährige Patientin schied täglich 1258 mg Urobilin im Stuhl und Harn aus. Dies würde einer täglichen Destruktionsquote von 31,6 g Hb entsprechen. Der Hämoglobingehalt des zirkulierenden Blutes betrug zu dieser Zeit 423 g, so daß sich die Überlebenszeit zu 13,4 Tagen berechnen würde. Nehmen wir an, daß nur $^2/_3$ der Hämoglobinabbauprodukte durch die Urobilinbestimmung erfaßt werden, so wäre die Überlebenszeit der Erythrocyten sogar nur 8,5 Tage. Die Reticulocytenzahl der Patientin betrug 18%. Da hierbei auch unreifere Reticulocyten der Gruppen 1 und 2 massenhaft vorliegen mit einer Reifungszeit von 2 Tagen, so würde die Überlebenszeit der Erythrocyten sich danach auf etwa 12 Tage berechnen, stimmt also größenordnungsmäßig ausgezeichnet mit der aus den Abbauprodukten errechneten Größe überein. Zu unserer großen Überraschung ergab die Bestimmung der Überlebenszeit mit Cr^{51} einen Wert von etwa 30 Tagen. Der Unterschied ist so groß, daß er nicht durch Bestimmungsfehler bedingt sein kann. Was liegt hier vor? Offenbar gibt es bei dieser hämolytischen Anämie einen Hämoglobinzerfall, der durch die Bestimmung der Lebenszeit der Erythrocyten mit Cr^{51} nicht erfaßt wird. Das ist nur möglich, wenn das Hämoglobin bereits vor der Entlassung der Zellen ins periphere Blut zerfällt, also im Knochenmark oder sehr kurz nach der Entlassung ins periphere Blut. Schon normalerweise scheint es im geringen Umfang so etwas zu geben, wie die Untersuchungen von London, Shemin und Rittenberg mit etikettiertem Glykokoll gezeigt haben. Dabei erscheint schon in den ersten Tagen nach der Gabe etikettiertes Urobilin

---

[1] Diskussionsleiter: L. Heilmeyer.

im Stuhl, was von einem sehr raschen Häminabbau aus oder in neugebildeten Zellen herrührt ("Haem diversion"). Dieser Vorgang scheint nun bei manchen hämolytischen Anämien, besonders auch bei der Perniciosa und bei der akuten Erythroblastose gesteigert zu sein (LONDON u. Mitarb., BALDINI u. Mitarb.). Die Untersuchungen von Frau EILERS an meiner Klinik haben gezeigt, daß bei solchen hämolytischen Anämien die Zahl der sog. Achromocyten und Achromoreticulocyten sehr vermehrt ist. Es handelt sich dabei um besonders hinfällige Zellen, die unter dem Einfluß des Färbevorgangs ihr Hämoglobin verlieren. Es ist sehr wahrscheinlich, daß diese Zellen auch im Knochenmark oder in der Strombahn sehr hinfällig sind, so daß sie durch die Chrommarkierung nicht erfaßt werden. Wir möchten deshalb diesen Vorgang als Kurzschlußhämolyse bezeichnen. Ihre Existenz ist auch auf anderem Wege, nämlich durch Verfolgung der Eiseneinbaurate, erschlossen worden. Berechnet man das Plasmaeisenturnover und — durch Feststellung der Eiseneinbaurate in die Erythrocyten — die Größe des effektiven Hämoglobineisenturnovers, so findet man, daß gerade bei solchen hämolytischen Anämien ein großer Teil des Plasmaeisens, das täglich die Blutbahn verläßt, nicht im Hämoglobin der fertigen Erythrocyten erscheint. Wenn das Radioeisen aber in die kurzlebigen Erythrocyten eingebaut wird, die sehr rasch wieder zerfallen, so haben wir ein großes Plasmaeisenturnover, von dem nur ein Teil in das effektive Hämoglobinturnover eingeht. Jedoch ist es nicht möglich — wie es vielfach in amerikanischen Arbeiten geschieht —, das gesamte nichteffektive Hämoglobinturnover auf eine Kurzschlußhämolyse zu beziehen, da es auch noch Eisenumsetzungen außerhalb der Hämoglobinsynthese, etwa im Gewebseisen, gibt, die unter pathologischen Bedingungen stark ansteigen können. Es erscheint deshalb besser, die Kurzschlußhämolyse mit den bewährten alten Methoden der Urobilinbestimmung und Reticulocytenzählung zu bestimmen. Eine Untersuchung dieser Frage bei den verschiedensten Anämieformen erscheint lohnend und aussichtsreich.

H. FRANZ:

Ergänzend zu dem eben von Herrn Professor HEILMEYER erwähnten Fall von atypischer nichtsphärocytärer hämolytischer Anämie darf ich noch eine graphische Darstellung der gefundenen Daten zeigen (Abb. 1). Ein Vergleich mit den (schraffiert eingezeichneten) Normalwerten zeigt, daß Reticulocyten und Urobilinkörperausscheidung auf das zehnfache und mehr erhöht sind. Die Radiochromkurve dagegen ergibt eine scheinbare halbe Erythrocytenlebensdauer von etwa 14 Tagen, und nach der Methode von MOLLISON und VEALL läßt sich aus ihr eine mittlere Lebensdauer von etwa 30 Tagen errechnen, also eine Umsatzsteigerung auf nur etwa das vierfache. Die Problematik dieser Diskrepanz hat Herr Professor HEILMEYER bereits erörtert.

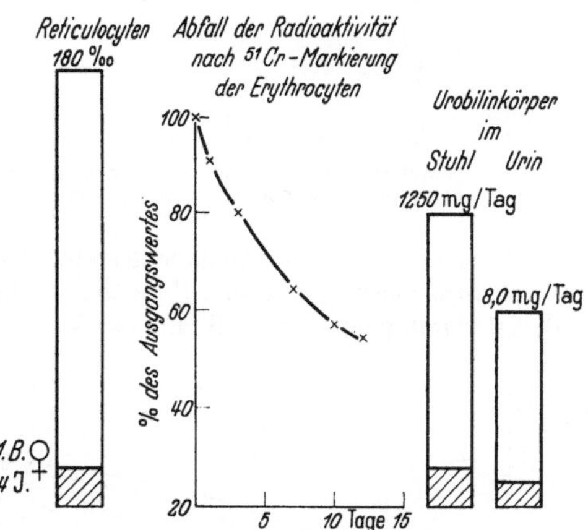

Abb. 1. Reticulocytenwerte, Radiochromkurve und Urobilinkörperausscheidung bei einem Fall vom atypischer nichtsphärocytärer hämolytischer Anämie. Die schraffierten Teile der Säulen geben die Normalwerte an

L. HEILMEYER:

Ich bitte nun Herrn GARBY und anschließend Herrn VAN ROOD zu ihren vorgemerkten Diskussionsbeiträgen.

L. GARBY:

Der Plasma-Hämoglobin-Umsatz[1]

Mit 2 Abbildungen

Die Frage nach dem Abbauort der roten Blutkörperchen unter normalen und pathologischen Bedingungen ist noch nicht beantwortet. Obschon eindeutige Befunde fehlen, scheinen die meisten Forscher die Ansicht angenommen zu haben, daß normalerweise Phagocytose im RES der Milz, der Leber und des Knochenmarks eine Rolle spielt, und daß ein gewisser intra-

[1] Vorgemerkter Diskussionsbeitrag aus der Pädiatrischen Abteilung des Universitätshospitals Uppsala, Schweden.

vasculärer Abbau auch vorkommen mag. Wir[1] haben das Problem der intravasculären Hämolyse unter normalen Bedingungen beim Menschen in folgender Weise angepackt: Wenn Erythrocyten in der Blutbahn zerstört werden, wird das freigesetzte Hämoglobin voraussicht-

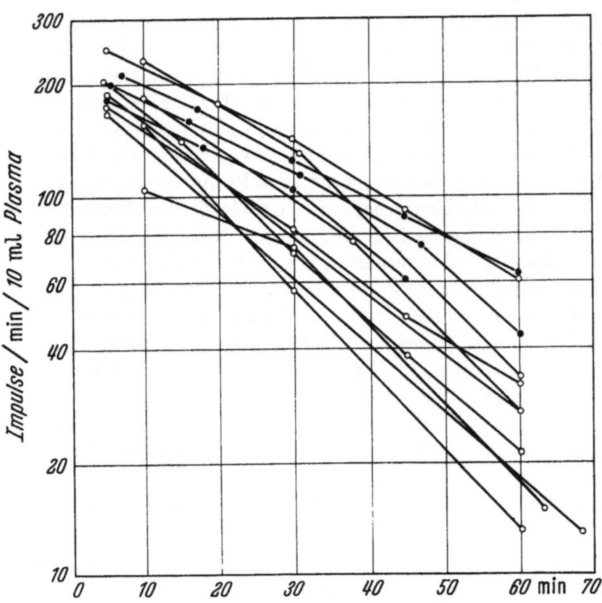

Abb. 1. Elimination ^{59}Fe-markierten Hämoglobins aus dem Plasma nach intravenöser Injektion bei 12 Normalpersonen

lich als Haptoglobin-gebundenes Hämoglobin erscheinen, das im Plasma zirkuliert. In einer solchen Situation werden wir einen stationären Zustand des Plasma-Hämoglobin-Pools vor uns haben, wo der Zufluß zum Pool gleich dem Abfluß vom Pool ist. Der Zufluß wird dann den Grad des intravasculären Abbaues widerspiegeln, und eine Bestimmung der Größe des Flusses wird das gestellte Problem lösen. Der totale Hämoglobinumsatz beträgt wie bekannt ungefähr 8 g pro Tag. Wenn der Plasma-Hämoglobinumsatz von derselben Größenordnung ist, so kann man daraus schließen, daß ein signifikanter intravasculärer Abbau vorkommt. Umgekehrt, wenn der Plasma-Hämoglobinumsatz klein ist im Vergleich mit 8 g pro Tag, so kann man daraus auf einen unbedeutenden intravaskulären Abbau schließen.

So sind wir vor die Aufgabe gestellt, den Plasma-Hämoglobinumsatz zu bestimmen bei Konzentrationen von Plasma-Hämoglobin, die im Bereiche der Norm liegen. Im Prinzip kann dies dadurch geschehen, daß man das Verhalten von intravenös injiziertem Hämoglobin verfolgt. Es kann indessen gezeigt werden, daß der Erfolg dieser Methode in hohem Maße von der Genauigkeit abhängt, mit der man Plasma-Hämoglobinkonzentrationen im Bereiche der Norm oder nahe dabei messen kann, und es kann auch gezeigt werden, daß genaue Messungen mit den üblichen Methoden nicht möglich sind. Dagegen liefert ein anderes Vorgehen exaktere Resultate, nämlich wenn man die Kinetik des Verschwindens von markiertem Hämoglobin verfolgt.

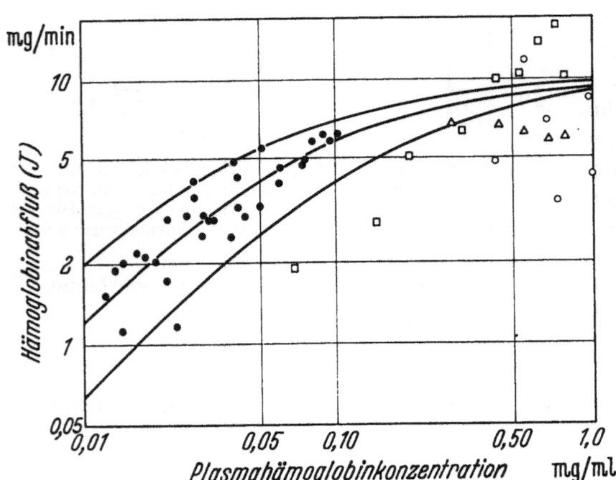

Abb. 2. Beziehung zwischen Plasmahämoglobinabfluß und Plasmahämoglobinkonzentration

Wir beobachteten das Verhalten von intravenös injiziertem, mit ^{59}Fe-markiertem Hämoglobin bei 12 Normalpersonen. Ungefähr 100 mg Hämoglobin wurden injiziert. Die Resultate sind in Abb. 1 zu sehen. Wenn das Hämoglobin in einer wirklichen Tracer-dosis gegeben worden wäre, würde das Verschwinden nach dem Gesetz einer Reaktion erster Ordnung erfolgen. Obschon die Daten zeigen, daß eine Reaktion erster Ordnung angenähert ist, macht eine eingehendere Analyse klar, daß dies nicht ganz stimmt, was bedeutet, daß die

[1] Garby, L., and W. Noyes: Studies on hemoglobin metabolism I: The kinetic properties of the plasma hemoglobin pool. J. clin. Invest. 38, 1479 (1959).

Beladung mit Hämoglobin nicht bloß in Tracerdosis erfolgte. Dieses Verhalten zeigt aber außerdem, daß wir es mit einem Sättigungsmechanismus für den Hämoglobinabfluß zu tun haben. Der Ansatz $-J_A^* = -\dfrac{c^*}{c} \cdot J_A = \dfrac{dc^* V}{dt}$ ist integrierbar und von dem besonderen Modell unabhängig, wenn man nur annimmt, daß labile extravasculäre Hämoglobin-Pools nicht existieren. Hier bedeuten J_A^* und J_A den Abfluß des radioaktiven bzw. nicht-radioaktiven Hämoglobins, c^* und c die Konzentrationen des radioaktiven bzw. nicht-radioaktiven Hämoglobins, V das Plasmavolumen und t die Zeit.

Da das Hämoglobin nicht in einer wirklichen Tracerdosis injiziert wurde, hat uns dieses Vorgehen ermöglicht, nicht nur den Abfluß bei normalen Konzentrationen abzuschätzen, sondern auch den Abfluß bei Konzentrationen über der Norm zu bestimmen. Abb. 2 zeigt die Beziehung zwischen dem Abfluß und der Plasma-Konzentration. Die offenen Punkte stellen die Werte von LAURELL und NYMAN[1] dar sowie diejenigen von JANDL und Mitarbeitern[2], die das Verschwinden von Hämoglobin aus dem Plasma bei hohen Konzentrationen untersucht haben. Die ausgefüllten Punkte zeigen unsere Werte. Die allgemeine Form der Kurve läßt den Schluß ziehen, daß pro Zeiteinheit nur eine bestimmte maximale Menge Hämoglobin aus dem Plasma entfernt werden kann, und daß nur bei sehr kleinen Konzentrationen der Fluß der Konzentration direkt proportional ist. Durch Extrapolation hinunter bis zum Normalbereich, d. h. etwa 0,5 mg pro 100 ml Plasma[3], ist es möglich, wenigstens approximativ den Abfluß unter normalen Bedingungen abzuschätzen. Wie man sehen kann, beträgt er ungefähr 0,5 mg Hämoglobin pro Minute und sicher weniger als 1 mg pro Minute. Dies entspricht ungefähr 0,7 g pro Tag und sicher weniger als 1,5 g pro Tag. Diese Beträge sind klein im Vergleich mit dem normalen totalen Hämoglobinumsatz (8 g pro Tag) und unterstützen die Idee, daß normalerweise nur ein geringer Grad von intravasculärem Abbau erfolgt.

I. G. EERNISSE und J. J. VAN ROOD:

Quantitative Aspekte der Hämolyse[4]
Mit 11 Abbildungen

Eins der Probleme bei der Untersuchung der hämolytischen Syndrome ist der quantitative Aspekt der Hämolyse. Angenäherte Daten kann man erhalten durch das Zählen der Reticulocyten, das Bestimmen des Serumbilirubingehaltes und des Gehaltes von Urobilinogen in den Faeces. Selbstverständlich ist es nur mit einer direkten Bestimmung der Überlebensdauer der Erythrocyten möglich, den Blutumsatz exakt zu bestimmen.

Dadurch, daß Cr^{51} aus den Erythrocyten eluiert wird, ist es für die Untersuchung dieses Problems weniger geeignet.

Diisopropyl-fluorophosphonat markiert mit P^{32} (DFP^{32}) zeigt diesen Nachteil nicht (COHEN und WARRINGA 1954).

Das DFP verbindet sich unlösbar mit den Esterasen (z. B. Cholinesterase, Aliesterase) im Organismus, so auch mit den Esterasen der Erythrocyten und wird erst nach Abbau des Substrates frei. Es wird dann als DIP (Di-iso-propylphosphat) in den Urin ausgeschieden. Das DIP ist ein biologisch unwirksamer Stoff und bindet sich daher nicht mehr an die Erythrocyten.

Technik: a) Für Markierung in vivo werden 0,5—1 mg DFP^{32} (50—100 μC) intramuskulär injiziert. Die an die Erythrocyten gebundene Radioaktivität wird verfolgt, indem man in geeigneten Zeitabständen je etwa 10 ml venöses Blut entnimmt und die Aktivität der gewaschenen Erythrocyten mit einem Flüssigkeits-Geiger-Müller-Zähler mißt. Sie wird nach der Korrektion für den physikalischen Abfall pro Volumeneinheit, Gramm Hämoglobin oder Gramm Erythrocyten-Stickstoff ausgedrückt.

---

[1] LAURELL, C.-B., and M. NYMAN: Studies on the serum haptoglobin level in hemoglobinemia and its influence on renal excretion of hemoglobin. Blood 12, 493 (1957).

[2] JANDL, J. H., A. RICHARDSON JONES and W. B. CASTLE: The destruction of red cells by antibodies in man. I. Observations on the sequestration and lysis of red cells altered by immune mechanisms. J. clin. Invest. 36, 1428 (1957).

[3] HANKS, G. E., and H. CHAPLIN jr.: Hemoglobin concentration of circulating plasma. Fed. Proc. 18, 479 (1959).

[4] Vorgemerkter Diskussionsbeitrag aus der Blutbank des Universitätskrankenhauses Leiden (Niederlande).

b) Für Markierung in vitro werden zu ungefähr 500 ml frischem Blut in ACD etwa 35 μg DFP^{32} hinzugefügt (4—7 μC). Nach Inkubation von 30 min wird das markierte Blut transfundiert, mit oder ohne Plasma. Weiterhin verfährt man wie unter a).

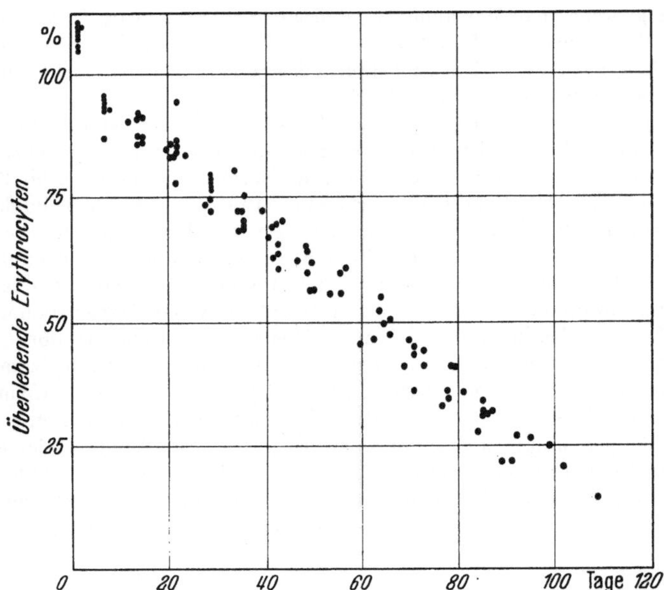

Abb. 1. Elimination DFP^{32}-markierter Erythrocyten bei 9 Normalpersonen nach intramuskulärer Injektion der radioaktiven Substanz

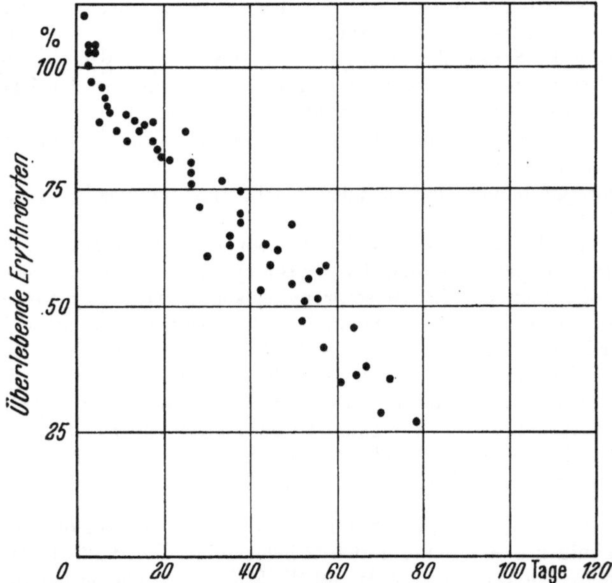

Abb. 2. Elimination DFP^{32}-markierter Erythrocyten bei 7 Normalpersonen nach Markierung der roten Blutkörperchen in vitro. (Aus technischen Gründen mußte bei der Umzeichnung der Kurve ein kleinerer Maßstab für die Ordinate als in Abb. 1 gewählt werden, wodurch ein stärkeres Gefälle der Punktkurve vorgetäuscht wird.)

Resultate: Abb. 1 und 2 zeigen die Resultate bei einer Anzahl Patienten mit normaler Überlebensdauer der Erythrocyten nach Markierung in vivo bzw. in vitro. Alle Kurven zeigen einen geradlinigen Verlauf: nach Markierung in vivo variiert die Überlebensdauer von 113 bis 132 Tage mit einem Durchschnitt von 126,2 ± 6,7 Tagen. Nach Markierung von Spenderblut in vitro fanden wir eine Überlebensdauer nach Transfusion bei Patienten ohne hämatologische Anomalien von 101 bis 136 Tagen, durchschnittlich 117,6 ± 12,9 Tage.

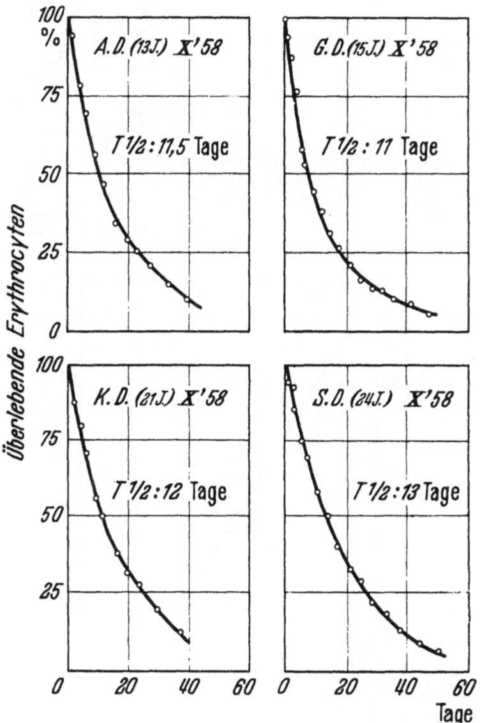

Abb. 3. Erythrocytenüberlebenszeitkurven bei 4 Patienten mit kongenitaler sphärocytärer hämolytischer Anämie. Markierung der Blutkörperchen durch intramuskuläre Injektion von DFP[32]

Bei den 15 Patienten mit einer kongenitalen hämolytischen Anämie werden im allgemeinen exponentiell verlaufende Kurven gefunden, wie Abb. 3 und 4 zeigen.

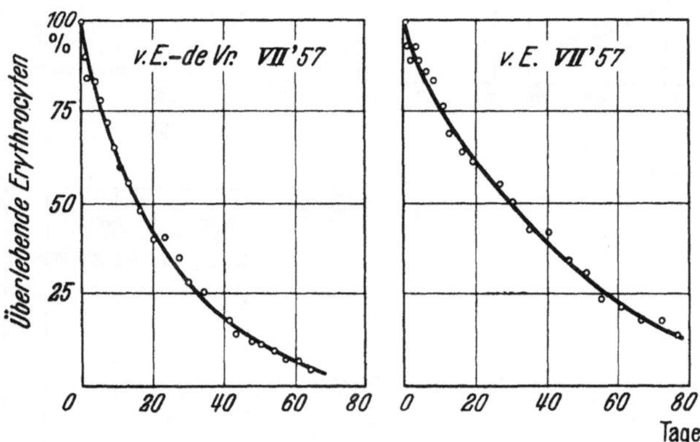

Abb. 4. Erythrocytenüberlebenszeitkurven bei 2 Patienten mit nichtsphärocytärer hereditärer hämolytischer Anämie. Markierung der Blutkörperchen durch intramuskuläre Injektion von DFP[32]

Bei Abb. 3 handelt es sich um 4 Brüder mit kongenitaler sphärocytärer hämolytischer Anämie, während in Abb. 4 die Kurven von einer Mutter und ihrem Sohn, die an einer nicht-

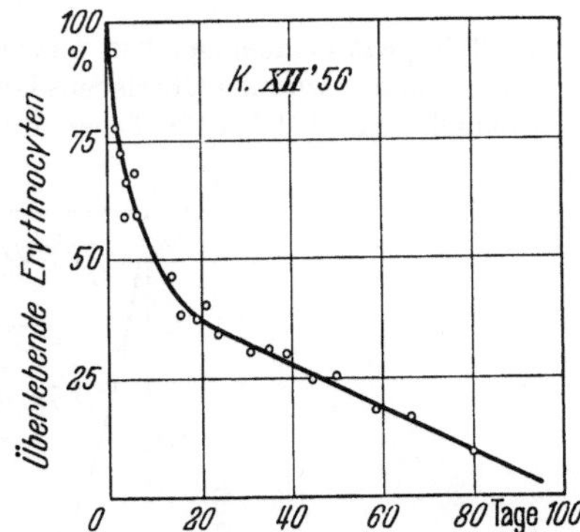

Abb. 5. Erythrocytenüberlebenszeitkurven bei einem Patienten mit kongenitaler nichtsphärocytärer hämolytischer Anämie. Markierung der Blutkörperchen durch intramuskuläre Injektion von DFP³²

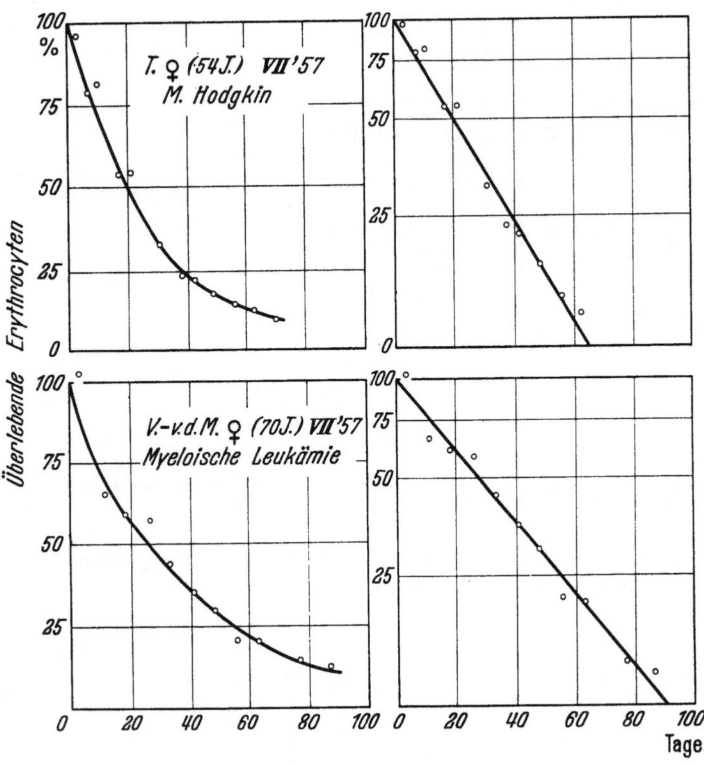

Abb. 6. Erythrocytenüberlebenszeitkurven bei je einem Patienten mit Morbus Hodgkin und chronischer myeloischer Leukämie in doppelter Darstellung: links arithmetische, rechts logarithmische Teilung der Ordinate. Markierung der Blutkörperchen durch intramuskuläre Injektion von DFP³²

Abb. 7. Erythrocytenüberlebenszeit bei zwei Patienten mit chronischer lymphatischer Leukämie. Markierung der Blutkörperchen durch intramuskuläre Injektion von DFP³²

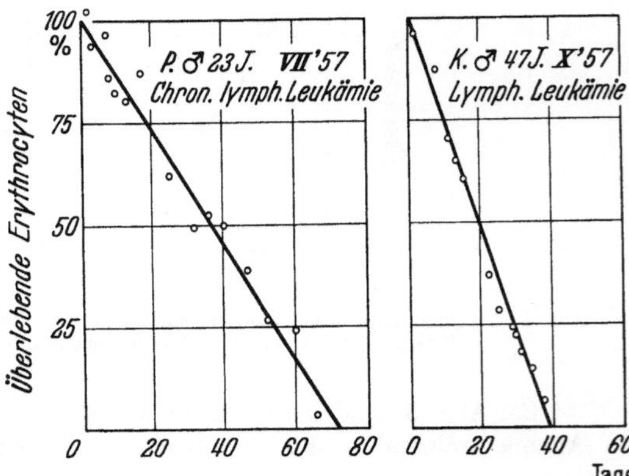

sphärocytären hämolytischen Anämie leiden, abgebildet sind. Abb. 5 zeigt die Kurve eines Patienten, der auch an einer kongenitalen nichtsphärocytären hämolytischen Anämie leidet. Es ist deutlich, daß hier zwei Zellpopulationen vorhanden sind: eine mit einer beinahe normalen Überlebensdauer, während die andere ein T/2 von ungefähr neun Tagen hat.

Bei malignen Erkrankungen kann man ebenfalls eine exponentiell verlaufende Kurve finden, wie in Abb. 6 bei Patienten gezeigt wird, die an einer myeloischen Leukämie bzw. an einer Lymphogranulomatose leiden. Bei zwei anderen Patienten mit chronischer lymphatischer Leukämie fanden wir allerdings eine geradlinig verlaufende verkürzte Überlebenszeit (Abb. 7).

Erörterungen: Die Resultate, die wir bei Patienten mit normaler Erythrocytenüberlebensdauer gefunden haben, stimmen gut mit denen überein, die mit anderen Techniken gefunden worden sind (N^{15}-Glycin, Ashby-Technik).

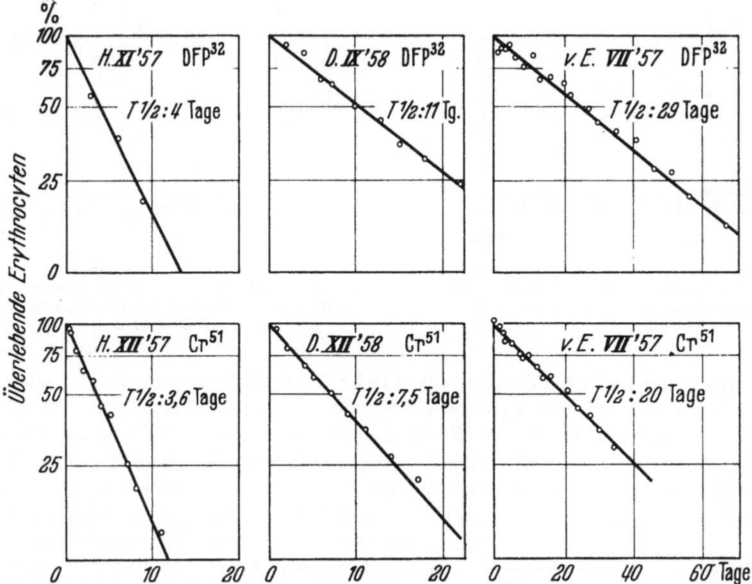

Abb. 8. Vergleichende Überlebenszeitbestimmungen bei 3 Patienten mit der DFP³²-Methode (intramuskuläre Injektion) und der Cr⁵¹-Methode (Markierung in vitro)

Inwiefern die Kurven bei den verschiedenen hämolytischen Anämien die Wirklichkeit widerspiegeln, kann man nicht a priori sagen. Es können nur indirekte Argumente dafür angeführt werden, daß die erhaltene DFP-Kurve auch bei hämolytischen Krankheitsbildern ein richtiges Bild vom Erythrocytenabbau gibt:

a) Die Form der Verkürzung. Sie weist auf einen konstanten extracellulären erythrolytischen Faktor hin in Fällen, wo man dies auch erwarten würde (erworbene hämolytische Anämie: Antikörper; kongenitale Sphärocytose: Milz).

b) Die Korrelation, die mit der Cr⁵¹-Kurve bei denselben Patienten (Abb. 8) gefunden wurde. Wenn man die Cr⁵¹-Kurve auf die Weise korrigiert, wie es von DONOHUE (1955) angegeben wurde, bekommt man eine Kurve, die praktisch identisch ist mit der DFP-Kurve. Gute Übereinstimmungen zeigen auch die berechneten mittleren Überlebenszeiten (Tab. 1).

Tabelle 1. *Mittlere Erythrocytenlebensdauer errechnet nach der Cr⁵¹-Methode und verglichen mit den Werten der DFP³²-Methode bei 3 verschiedenen Patienten*

T/2 Cr⁵¹	Mittlere Erythrocytenlebensdauer	
	Cr⁵¹-Methode (Korrigiert nach DONOHUE)	DFP³²-Methode
3,6 Tage	5,7 Tage	5,8 Tage
7,5 Tage	13 Tage	16 Tage
20 Tage	50 Tage	42 Tage

Vollständigkeitshalber sei hier noch mitgeteilt, daß bei keinem der Patienten mit kongenitaler hämolytischer Anämie oder malignen Erkrankungen Autoantikörper gegen Erythrocyten nachweisbar waren.

Aller Wahrscheinlichkeit nach wird der exponentielle Verlauf der Kurven nicht durch ein immunologisches Geschehen bestimmt, sondern entweder durch einen biochemischen Stoffwechselfehler der Erythrocyten, demzufolge sie gegenüber einem physiologischen "stress" (Passage durch die Milz bei kongenitaler hereditärer Sphärocytose) nicht genügend widerstandsfähig sind, oder durch eine extracelluläre nichtimmunologische Noxe.

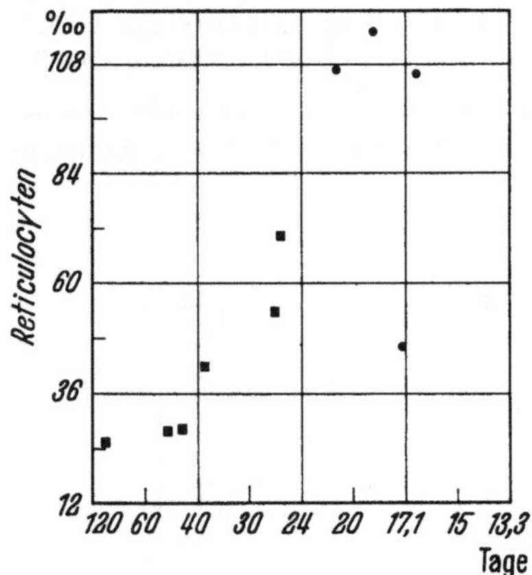

Abb. 9. Korrelation von Reticulocytenwerten und mittlerer Erythrocytenlebensdauer. ● sphärocytäre, ■ nichtsphärocytäre hereditäre hämolytische Erkrankungen

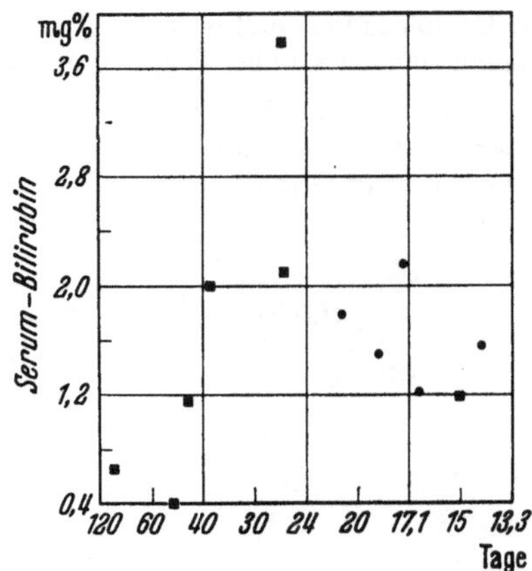

Abb. 10. Korrelation von Serumbilirubinwerten und mittlerer Erythrocytenlebensdauer. ● sphärocytäre, ■ nichtsphärocytäre hereditäre hämolytische Erkrankungen

Die Erklärung der linear verkürzten Kurve (Abb. 7) ist nicht so einfach. Der Zustand des ersten Patienten verschlechterte sich stark während der Beobachtung, und er starb kurze Zeit nach der Beendigung der Kurve. Es ist theoretisch denkbar, daß der hämolysierende Prozeß an Stärke zunahm und sich deshalb eine geradlinige Kurve ergab. Es wäre allerdings sehr merkwürdig, daß die Änderung genau in einem Grade zugenommen hat, daß eine lineare Kurve entstehen konnte. Bei dem zweiten Patienten braucht man auf diese Erklärung nicht

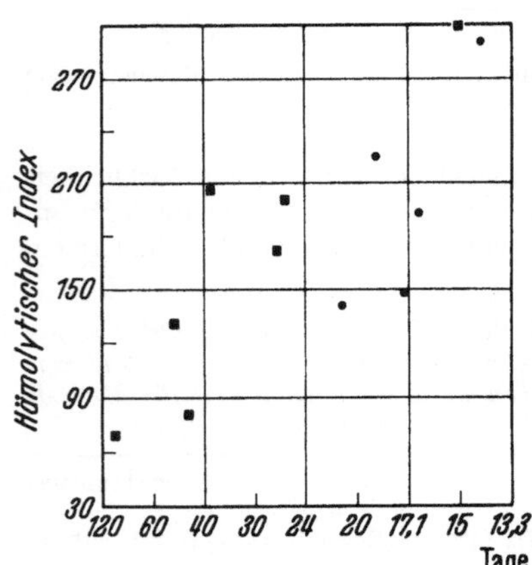

Abb. 11. Korrelation von hämolytischem Index und mittlerer Erythrocytenlebensdauer. ● sphärocytäre, ■ nichtsphärocytäre hereditäre hämolytische Erkrankungen

zurückzugreifen; er war während der Beobachtung in einem "steady state". Die einzige Erklärung, die übrigbleibt, ist, daß bei diesem Leukämiepatienten nicht allein der Stoffwechsel der Leukopoese, sondern auch der der Erythropoese gestört war. Hierdurch würde die potentielle Überlebensdauer der Erythrocyten von den normalen 120 Tagen auf (in diesem Falle) 72 Tage verringert werden. Leider waren wir nicht in der Lage, die Erythrocyten auf einen etwaigen abnormen Stoffwechsel zu untersuchen.

Selbstverständlich stellt sich die Frage, wie die Korrelation zwischen der Bestimmung der Erythrocytenlebensdauer mit DFP[32] und den anderen Indexzahlen für Hämolyse waren.

Es empfiehlt sich, für solch einen Vergleich die durchschnittliche Überlebensdauer ["Mean Survival Time" (MST) nach Mollison, 1956] zu verwenden. Abb. 9 zeigt die Korrelation der MST mit der durchschnittlichen Anzahl Reticulocyten. Bei den Patienten mit einer kongenitalen hämolytischen Anämie zeigte sich, daß — von einem Falle abgesehen — eine gute Korrelation besteht.

Wie sich aus Abb. 10 ergibt, besteht keine Korrelation zwischen der MST und dem Bilirubingehalt des Serums. Erstaunlich ist das nicht, da der Serumbilirubinwert außer der zirkulierenden Gesamtmenge des Hämoglobins und der mittleren Lebensdauer der Erythrocyten vor allem von der Geschwindigkeit abhängt, mit der die Leber das Bilirubin verarbeiten kann. Es zeigte sich, daß bei einigen Patienten der Bilirubin-Belastungstest eine verzögerte Ausscheidung ergab. Es ist uns nicht bekannt, inwiefern diese zuweilen beobachtete verzögerte Bilirubin-Ausscheidung vor allem bei der kongenitalen hämolytischen Anämie auf eine enzymatische Störung weist, die sich nicht auf die Erythrocyten beschränkt. Die Korrelation zwischen der MST und der Urobilinogen-Ausscheidung in den Faeces pro Gramm zirkulierenden Hämoglobins ist gut (Abb. 11).

Schlußfolgerungen: Um eine quantitative Einsicht in die Hämolyse zu bekommen, ist die Bestimmung der „wahren" Erythrocytenüberlebensdauer die unmittelbarste Methode. Mit ihr haben sich verschiedene Typen von Verkürzung der Überlebenszeit ergeben, die auf differente Mechanismen des Blutabbaus hinweisen. Auf diese Weise trägt die Methode auch zu einer besseren Einsicht in die qualitativen Aspekte des Erythrocytenabbaus bei. DFP[32] ist im Augenblick die am besten geeignete Substanz für solch eine Untersuchung, weil es aus den roten Blutkörperchen im Gegensatz zu Cr^{51} nicht eluiert wird und die Resultate deshalb nicht korrigiert zu werden brauchen.

Die durchschnittliche Lebensdauer der Erythrocyten bei Patienten mit kongenitalen hämolytischen Anämien in einem "steady state" ergab eine gute Korrelation zu der Anzahl der Reticulocyten, eine befriedigende Korrelation zu der Urobilinogenausscheidung, jedoch keine Korrelation zum Bilirubingehalt des Serums.

Literatur

COHEN, J. A., and M. G. P. J. WARRINGA: Journal of Clinical Investigation **33**, 459 (1954).
DONOHUE, D. M., a. o.: British Journal of Haematology 1, 249 (1955).
MOLLISON, P. L.: Blood transfusion in Clinical Medicine (2nd ed) Springfield: Thomas 1956.

H. D. WALLER:

Ich möchte im Anschluß an die Ausführungen von Herrn STICH noch an das biologisch sehr interessante Phänomen erinnern, daß in den Erythrocyten *endogen* Kohlenoxyd gebildet werden kann. Die diesbezüglichen Befunde von SJÖSTRAND haben wir an der Marburger Klinik mit sehr empfindlichen Methoden reproduzieren können. Man findet, daß beim Gesunden stets 0,3—0,4% des Hämoglobins als Kohlenoxydhämoglobin vorliegen. Und bei hämolytischen Anämien ist diese endogene Karboxyhämoglobinbildung stark gesteigert.

H. LEHMANN:

Herr STICH hat darauf hingewiesen, daß bei Individuen, die das abnorme Hämoglobin M haben, keine pathologische Hämolyse vorliegt. Hierzu möchte ich bemerken, daß alle bisher bekannten Hämoglobin-M-Träger heterozygot sind. Nur ein kleiner Teil ihres Hämoglobins wird von Hb M gebildet. Sie entsprechen den Sichelzellträgern und den Hämoglobin-AC- und Hämoglobin-AD-Individuen. Die Frage nach homozygoten Hämoglobin-M-Individuen erübrigt sich, da diese gar nicht lebensfähig sein würden.

K. BECK:

Wir haben bei verschiedenen Ikterusformen den Glucuronidstoffwechsel untersucht und möchten kurz über die Befunde beim hämolytischen Ikterus berichten.

Die Glucuronierung des Bilirubins selbst zu verfolgen, ist schwierig, da dieses Glucuronid — abgesehen vom Verschlußikterus — von der Leber mit der Galle in den Duodenalsaft ausgeschieden wird, wo es einer quantitativen Erfassung schwer zugänglich ist. Wir führten deshalb Belastungen mit einem anderen Glucuronsäurepaarling, nämlich mit Menthol durch, das als gepaarte Glucuronsäure im Harn erscheint und sich dort gut und vollständig nachweisen läßt.

10 Patienten mit hämolytischem Ikterus wurden mit einer Kontrollgruppe von 12 Normalpersonen verglichen. Dabei wurde nach oraler Belastung mit 1 g Menthol der Harn in 4 Dreistundenportionen gesammelt. Während Gesunde die maximale Glucuronsäureausscheidung in per ersten Dreistunden-Harnportion nach Belastung zeigten, fiel bei Patienten mit hämolytischem Ikterus die maximale Glucuronsäuremenge erst in der zweiten Dreistunden-Harnportion,

also verzögert, an. Auch die gesamte Glucuronsäureausscheidung innerhalb von 12 Std. nach der Belastung war beim hämolytischen Ikterus der Norm gegenüber signifikant vermindert. Die Bildung des Mentholglucuronids ist also nicht nur verzögert (wie z. B. bei der funktionellen Hyperbilirubinämie), sondern es wird beim hämolytischen Ikterus auch *insgesamt* beträchtlich weniger Menthol an Glucuronsäure gepaart als beim Normalen.

Aber auch ohne Belastung mit Menthol ließ sich die Störung der Glucuronidbildung erkennen. Die Patienten schieden bereits im normalen 24-Std.-Harn signifikant weniger Glucuronide aus als die Normalen. [Einzelheiten finden sich in Acta Hepato-Splenologica **3**, 155, (1960).]

Wir neigen zu der Auffassung, daß beim hämolytischen Ikterus das glucuronidbildende Fermentsystem der Leber durch Bilirubin kompetitiv gehemmt wird. Das vermehrt anfallende Bilirubin, das — wie der Ikterus zeigt — auf die Dauer selbst nicht in genügender Menge konjugiert werden kann, würde die Kapazität der Leber derart erschöpfen, daß auch andere, harnpflichtige Glucuronsäurepaarlinge bei ihrer Paarung zu kurz kommen. Dabei handelt es sich um toxische Substanzen aus dem Magen-Darm-Trakt und aus dem Stoffwechsel. Die Befunde verdienen deshalb auch klinisches Interesse, weil sie darauf hinweisen, daß sich beim hämolytischen Ikterus neben der Anämie eine latente Intoxikation auf den Allgemeinzustand der Patienten ungünstig auswirkt.

Der Eisenstoffwechsel bei hämolytischen Erkrankungen* **

Von

FRIEDRICH WÖHLER (Freiburg i. Br.)

Mit 16 Abbildungen

In den letzten Jahren sind auf dem Gebiet des Eisenstoffwechsels zahlreiche neue Erkenntnisse gewonnen worden, die durch die Kombination von biochemischen Methoden und der Anwendung der Isotopenindicatoren, insbesondere des Fe^{59}, ermöglicht wurden. Diese Forschungen ergaben auch neue Vorstellungen über den intermediären Eisenstoffwechsel bei hämolytischen Anämien. Es erscheint selbstverständlich, daß alle Ereignisse, welche die Bildung oder die Zerstörung der roten Blutzellen beeinflussen, besondere Wirkungen auf den Eisenstoffwechsel zeitigen müssen, da bekanntlich weit über die Hälfte des menschlichen Eisens als Hämoglobineisen vorliegt. Wenn man annimmt, daß der Gesamthämoglobinbestand etwa 900 g beträgt und der Eisengehalt des Hämoglobins 0,34% ausmacht, so enthält das gesamte zirkulierende Blut etwa 3 g Eisen. Hierzu darf man noch den Hämoglobineisengehalt des Knochenmarkes mit etwa 250 mg (HEILMEYER, 1951) rechnen. Demgegenüber beträgt das Myoglobineisen etwa 0,6 g, während auf die Zellhämine etwa 1 g entfällt. Nur mit 3—4 mg wird das im Plasma an das Transferrin gebundene Eisen berechnet. Das als Ferritin und Hämosiderin vorliegende Depoteisen kann etwa mit 1 g eingesetzt werden.

Im folgenden darf zuerst auf die physiologischen Verhältnisse des intermediären Eisenstoffwechsels beim Menschen eingegangen werden, wobei insbesondere der Weg des Eisens von der Resorption bis zum Einbau in das Hämoglobinmolekül und seine Freisetzung beim Abbau dargelegt werden soll.

Wie durch die grundlegenden Untersuchungen von L. HEILMEYER (1942) bekannt ist, wird durch den Magensaft und die Galle das Eisen aus der Nahrung herausgelöst und durch die Salzsäure des Magensaftes und reduzierende Substanzen im Lumen des Magen-Darm-Kanals in die zweiwertige Form überführt und so leicht resorbierbar gemacht (s. Abb. 1).

In der Mucosazelle wird das Eisen an das sog. Apoferritin gebunden. Es entsteht dabei das Ferritin. Dieses stellt ein Eisenproteid dar, welches in der Zelle bei der Eisenspeicherung synthetisiert wird und nach magnetischen Messungen 20—24% dreiwertiges Eisen enthält (MICHAELIS u. Mitarb.). Das Eisen kann aus dieser Verbindung durch eine reduktive Spaltung wieder freigesetzt werden. Der eisenfreie Eiweißkörper — das Apoferritin — ist ein homogenes Eiweiß mit einem Molekulargewicht von 460000 und steht in seinen Eigenschaften den Globulinen

---

* Aus der Medizinischen Universitätsklinik Freiburg i. Br. (Direktor: Prof. Dr. Dr. h. c. L. HEILMEYER).

** Das nachstehende, im Programm vorgesehene Referat konnte während des Symposions nicht gehalten werden und erscheint deshalb an dieser Stelle *ohne* Diskussion.

nahe. Aus der Aminosäurenzusammensetzung und der Aminostickstoffbestimmung wurde berechnet, daß im Ferritin auf eine Peptidbindung ein Atom Eisen kommt und daß das Eisen als FeOOH gebunden sei (KUHN, SÖRENSEN u. BIRKOFER). Nach BIELIG (1958) handelt es sich bei dem Ferritin um eine Einschlußverbindung von polymerem Eisenoxydhydrat $(FeOOH)_x$ in das Apoferritin.

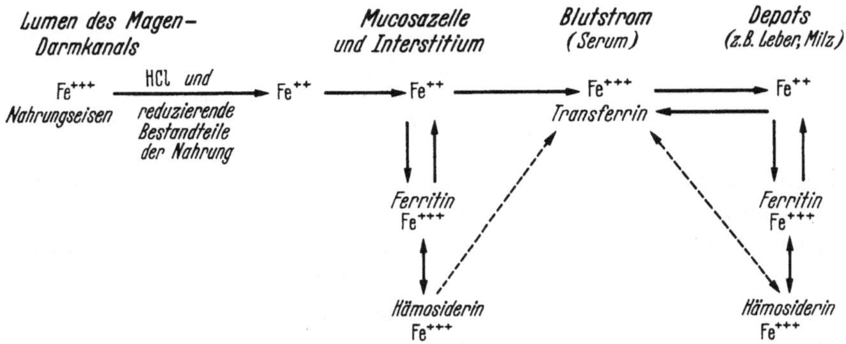

Abb. 1. Schema der Eisenresorption

Das Eisen wird vom Ferritin der Mucosazelle physiologischerweise an das eisenbindende β_1-Globulin des Serums, das sog. Transferrin oder Siderophilin, abgegeben. Dieses stellt die eigentliche Transportform des Eisens im Organismus dar, wie es in dem Schema von HEILMEYER u. PLÖTNER (1937) über die Plasmaeisenbewegung aufgezeigt wird (s. Abb. 2).

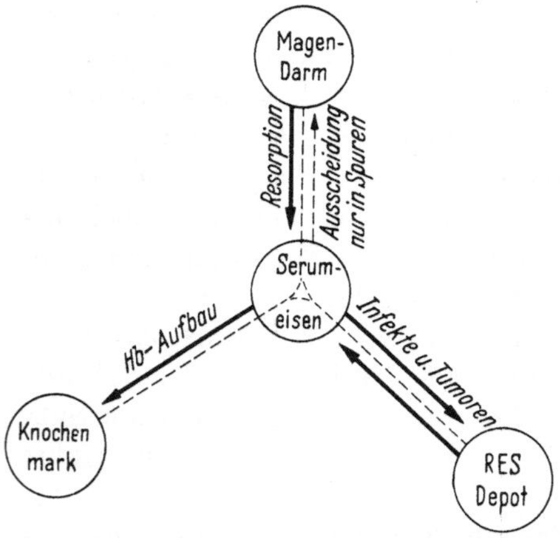

Das Transferrin kann pro Molekül zwei Atome Eisen in der dreiwertigen Form in einem Komplex binden, der gleichzeitig noch zwei Moleküle Carbonat enthalten soll (SCHADE, 1955). Ein Mensch von 70 kg Gewicht hat etwa 9 g Transferrin, die 11—12 mg Eisen transportieren könnten, da es jedoch normalerweise nur zu einem Drittel mit Eisen abgesättigt ist, können jeweils nur 3,5—4 mg Eisen gebunden werden. Um die zur Hämoglobinsynthese erforderlichen 25—30 mg in 24 Std. umsetzen zu können, muß die Transferrinmenge nach SCHADE (1955) 7mal, nach MO-

Abb. 2. Schema der Plasmaeisenbewegung

TULSKY u. FINCH 12mal eingesetzt werden. Dabei kann nach dem erstgenannten Autor das Eisen aus dem beim Blut-pH stabilen Komplex durch Erniedrigung des pH-Wertes unter 7 abgespalten werden. Aber auch bei einer Reduktion des dreiwertigen Eisens zu zweiwertigem, wie sie durch die Ascorbinsäure des Blutes bewirkt werden könnte, wird das Eisen vom Transferrin freigesetzt. Es hat sich gezeigt, daß das Plasmaeisen des Mannes etwa 100—120 γ-%, das der Frau hingegen 80—100 γ-% beträgt. Die Eisenbindungskapazität für beide Geschlechter ist nach FINCH u. Mitarb. (1954) mit 300—360 γ Eisen pro 100 ml Plasma gleich.

Wie in dem obenstehenden Schema aufgezeigt, gelangt das Eisen mit dem Transferrin nach der Resorption zuerst in die Leber und von dort an die Stätten des eigentlichen Verbrauches wie z. B. für den Hämoglobinaufbau in das Knochenmark. Bei Infekten wird Eisen vom Transferrin vor allem in die Zellen des reticuloendothelialen Systems abgegeben. Bei Blutzerfall und reaktiv nach Blutverlusten sowie Infekten kann es aus den Zellen des RES, wo es in der zweiten Depoteisenform, dem Hämosiderin, gespeichert werden kann, dem Organismus zur Verfügung stehen.

Bei dem Hämosiderin handelt es sich nach den neuesten Untersuchungen um ein nucleotidhaltiges Eisenproteid, wobei man sich vorstellen darf, daß es immer dann in der Zelle entsteht, wenn das Angebot von Eisenionen sehr groß ist und diese nicht mehr in der Form des Ferritins gebunden werden können. Um eine Ausfällung des Eisenoxydhydrates zu verhindern, greift die Zelle dabei offenbar dann auf Nucleotidkomponenten zurück, die als Schutzkolloid wirken. Weiterhin findet sich im Hämosiderin ein sehr geringer Eiweißanteil, der als Apoferritin charakterisiert werden konnte. Der Nucleotidanteil beträgt etwa 25%, der Proteinanteil (Apoferritin) etwa 17,0%, während der Eisenanteil, als FeOOH vorliegend, 58,0% beträgt (WÖHLER u. BIELIG).

Wie aufgezeigt, werden die Eisenatome vom Transferrin in das Knochenmark transportiert, wo sie von diesem direkt an die Erythroblasten und sogar noch an die Reticulocyten abgegeben werden können, andererseits werden sie in die Reticulumzellen aufgenommen und als Ferritin gespeichert.

Wie BESSIS in elektronenmikroskopischen Untersuchungen nachweisen konnte, gelangen Ferritinmoleküle durch Pinocytose aus den Reticulumzellen als Ganzes in die Erythroblasten. In diesen erfolgt der Aufbau des Hämoglobinmoleküls aus einfachen Bausteinen wie Glycin und Acetat (SHEMIN u. RITTENBERG). Über die Delta-amino-laevolinsäure werden dann die Pyrrole gebildet, die das Tetrapyrrolringsystem, wie wir es letztlich im Protoporphyrin vorfinden, darstellen. In dieses wird das Eisen eingelagert.

Weiterhin wird in den Erythroblasten auch das Globin aufgebaut und durch Zusammenschluß mit 4 Hämmolekülen das Hämoglobinmolekül gefertigt. Dabei wurde deutlich, daß zuerst das Protoporphyrin III gebildet wird, aus dem dann durch Eiseneinlagerung und Globinbindung das Hämoglobin entsteht.

Beim Hämoglobinabbau in vitro erfolgt zunächst die Abspaltung des Globins und damit die Bildung des Hämatins, aus welchem dann durch Abspaltung des Eisens die Porphyrine entstehen. Im Organismus dagegen kommt es zu einer Sprengung des Porphyrinringes, und zwar stets an der α-Methinbrücke, an welcher zunächst Sauerstoff angelagert und die C—OH-Gruppe dann zu einer Ketogruppe dehydriert wird. Durch diesen irreversiblen Vorgang verliert der Porphyrinring dann seine Stabilität, und durch weitere Oxydationen kommt es zur Ringsprengung (FISCHER u. LIBOWITZKY, 1938; SIEDEL; STIER; BARKAN u. Mitarb., 1939, sowie andere). Es entsteht dabei das grüne Verdoglobin, von BARKAN (1937) früher als Pseudohämoglobin bezeichnet. Das Eisen des Verdoglobins ist leicht abspaltbar.

Nach der Eisenabspaltung entsteht als erster Gallenfarbstoff das Biliverdinglobin. Durch Reduktion kommt es zur Bildung von Bilirubinglobin und durch Abtrennung des Eiweißanteils zu Bilirubin. Abb. 3 gibt diesen Vorgang nach einem Schema von Heilmeyer wieder (eine ausführliche Darstellung findet sich in dem Referat von Prof. Stich, S. 88 ff.). Wie deutlich wird, sind es gekuppelte

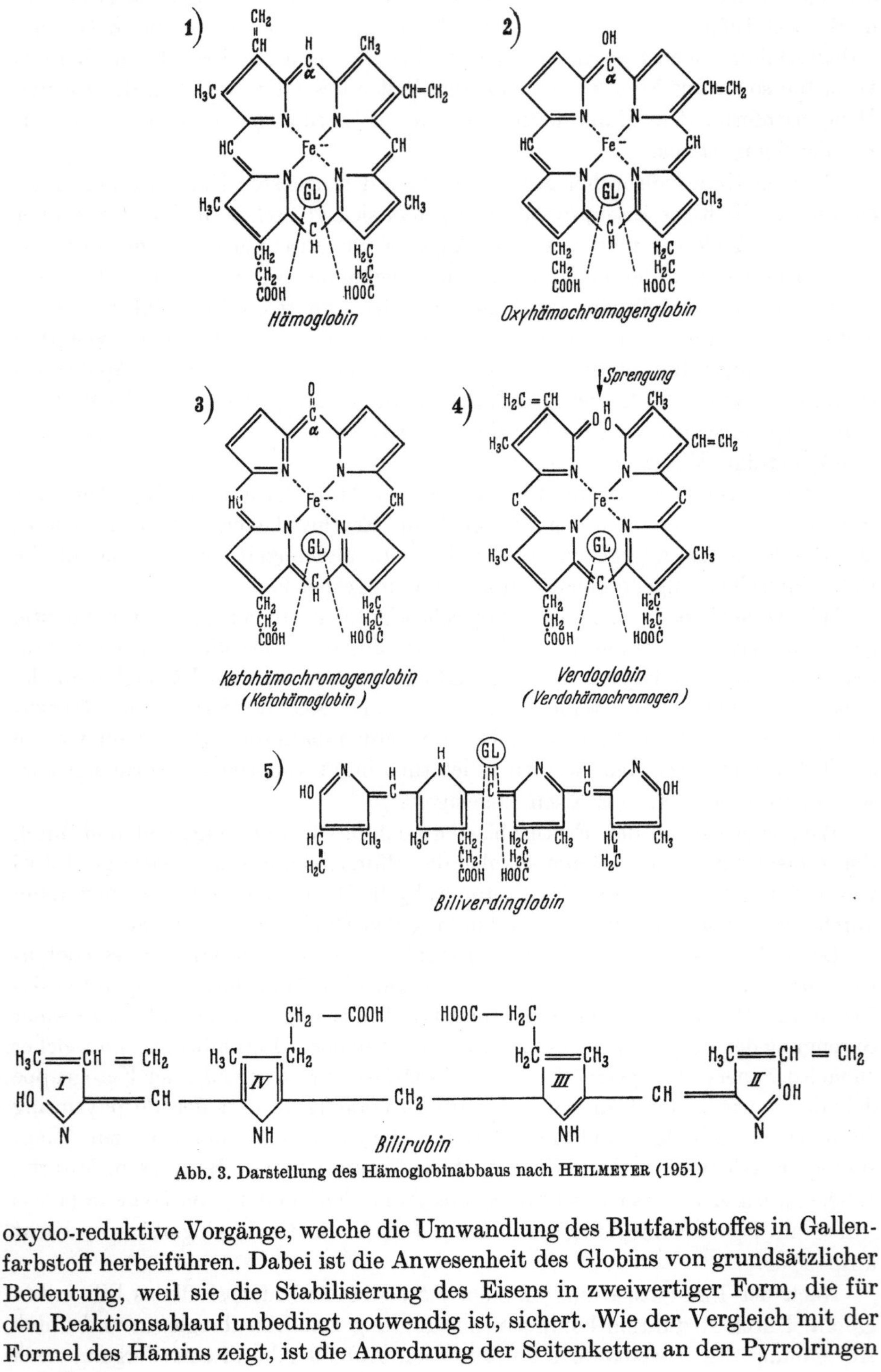

Abb. 3. Darstellung des Hämoglobinabbaus nach Heilmeyer (1951)

oxydo-reduktive Vorgänge, welche die Umwandlung des Blutfarbstoffes in Gallenfarbstoff herbeiführen. Dabei ist die Anwesenheit des Globins von grundsätzlicher Bedeutung, weil sie die Stabilisierung des Eisens in zweiwertiger Form, die für den Reaktionsablauf unbedingt notwendig ist, sichert. Wie der Vergleich mit der Formel des Hämins zeigt, ist die Anordnung der Seitenketten an den Pyrrolringen des Bilirubins genau dieselbe, d. h. auch das Bilirubin gehört zum isomeren Typ III und leitet sich direkt von dem Blutfarbstoff ab. Dazu braucht nur der Porphyrinring an der α-Methinbrücke durch Oxydation gesprengt zu werden, wobei die Methingruppe als Kohlensäure oder als Ameisensäure entfernt wird.

Wie schon Virchow im Jahre 1847 vollkommen richtig erkannt hat, kann die Bilirubinbildung im Organismus in Blutextravasaten, physiologischerweise im RES oder in der Leber erfolgen. Auch die Identität des Hämatoidins mit dem Bilirubin wurde schon von Virchow postuliert. Diese Auffassung fand durch die Arbeiten von Fischer u. Reindel (1923) ihre endgültige Bestätigung.

Neben dem Abbau des Hämoglobins über die Tetrapyrrolfarbstoffe Bilirubin, Mesobilirubin zu den Urobilinkörpern hat Bingold durch die Auffindung des Pentdyopent einen neuen oxydativen Weg des Hämoglobinabbaues entdeckt, bei welchem der Tetrapyrrolring in zwei Dioxypyrromethene zerfällt, eine Tatsache, welche bei manchen Hämoglobinurien von Wichtigkeit ist.

Erste grundlegende Untersuchungen über den Eisenstoffwechsel bei hämolytischen Erkrankungen wurden von Heilmeyer u. Plötner mit Hilfe der Serumeisenbestimmung im Jahre 1937 durchgeführt. Es gelang diesen Autoren, in der Regel eine Erhöhung des Serumeisenspiegels bei hämolytischen Anämien nachzuweisen, ein Befund, der immer wieder erhoben werden konnte. In Phenylhydrazin-Versuchen gelang es dann Heilmeyer (1937) klarzustellen, daß die Erhöhung des Serumeisenspiegels dabei in Abhängigkeit von dem Blutabbau erfolgte; denn die Serumeisenwerte waren um so höher, je massiver der Erythrocytenabbau vor sich ging. Gleichzeitig wurde in diesen Versuchen deutlich, daß eine Eisenanreicherung in Leber und Milz dann nicht einzutreten braucht, wenn die Blutregeneration überwiegt.

Besonders charakteristisch für das Verhalten des Serumeisens zur latenten Bindungskapazität und zum Sättigungsgrad des Transferrins bei hämolytischen Erkrankungen erscheint das Ergebnis der Untersuchungen von Smith, Schulman u. Morgenthau, wie es in der folgenden Tabelle wiedergegeben wird. Die Zahlen lassen erkennen, daß einer beträchtlichen Erhöhung des Serumeisens eine relative Erniedrigung der latenten Bindungskapazität gegenübersteht, während der Sättigungsgrad dadurch erhöht erscheint.

Tabelle 1. *Verhalten von Serumeisen zu der latenten Bindungskapazität und zum Sättigungsgrad des Transferrins bei hämolytischen Anämien*

	n	Serumeisen γ-%	latente Bindungskapazität γ-%	Sättigungsgrad %
1. Sphärocytische Anämien	9	214	61	77
2. Sichelzellenanämien	7	196	82,8	70
3. Mediterrananämie	10	203	0	100

Besondere Verhältnisse liegen bei der Erhöhung des Serumeisenspiegels der Cooleyschen Mediterrananämie vor, welche im Gegensatz zum klassischen, hämolytischen Ikterus mit einer Erhöhung der osmotischen Resistenz einhergeht. Offenbar treffen hier die sehr erhebliche Hämolyse infolge Mutation der Erythrocyten und eine Störung der Hämosynthese zusammen. Ersteres gibt sich durch den hämolytischen Ikterus mit erheblich gesteigerter Blutmauserung, letzteres durch eine Entwicklungshemmung der Erythroblasten in der Knochenmarkskultur oder auch durch eine Porphyrinvermehrung in den Erythrocyten und im Urin zu erkennen. So bestehen also zwei Gründe für eine meist beträchtliche Erhöhung des Serumeisengehaltes. Der nicht selten vorhandene hypochrome Anämiecharakter beruht also in diesem Falle nicht auf einem Eisenmangel, wie aus den vergleichenden Eisenstoffwechseluntersuchungen bei der Mediterrananämie und der essentiellen hypochromen Anämie von Perosa u. a. hervorgeht (Schäfer 1953).

Das beim Blutzerfall freiwerdende Eisen wird für den Neuaufbau von Hämoglobin wieder benützt, so daß im Gleichgewicht dieser beiden Vorgänge das Plasmaeisen völlig normal sein kann, jedoch ist der Umsatz des Plasmaeisens oft gesteigert. Überwiegt der Zerfall die Neubildung, so kommt es zum Anstieg des Plasmaeisens, der so lange anhält, bis der Eisenbedarf für den Neuaufbau im Knochenmark den Eisenanfall durch Zellzerfall überwiegt. Da das Eisenbindungsvermögen des Plasmas bei hämolytischen Zuständen leicht herabgesetzt ist (Laurell 1947), so kann bei Erhöhung des Serumeisens durch Blutzerfall unter Umständen die Sättigungsgrenze überschritten werden und eine Bindung an Albumin eintreten. Damit sind ideale Bedingungen für eine gesteigerte Aufnahme des Eisens in die Depotorgane gegeben. Tatsächlich läßt sich auch nach Injektion von radioaktivem Eisen bei hämolytischen Zuständen eine gesteigerte Abwanderung erkennen, wie sie in Abb. 4 wiedergegeben wird.

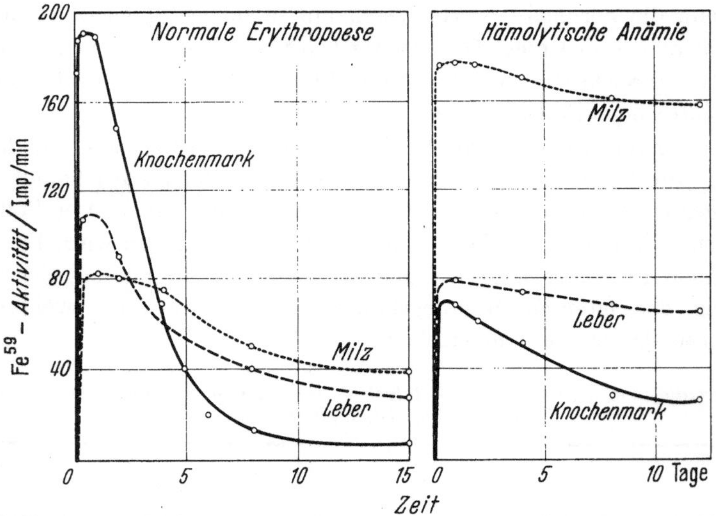

Abb. 4. Bestimmung der Fe⁵⁹-Aktivität in Leber, Milz und Knochenmark durch externe γ-Strahlenmessung bei normaler Erythropoese und hämolytischer Anämie

Das Eisen wird dann meist in der Form von Hämosiderin gefunden, doch ist auch die Ferritinfraktion vermehrt. Die Eisenspeicherung hängt von der jeweiligen Knochenmarksfunktion ab. Ist letztere, wie häufig bei Hämolysen, erheblich gesteigert, so wird das Eisen vermehrt zur Hämoglobinsynthese gebraucht und man findet dann nur eine sehr geringe Hämosiderose in den Depotorganen. In Abb. 5 wird schematisch nach Finch u. Mitarb. (1949) der Hämoglobineisenumsatz dargestellt.

Durch diese Verhältnisse wird die Bedeutung der Knochenmarkstätigkeit für den Eisenstoffwechsel unterstrichen, denn liegt sie darnieder, so wird ein erhöhtes Plasmaeisen zu erwarten sein und die Depotorgane sind mit Eisen überfüllt. Radioaktives Eisen erscheint dann nicht oder nur sehr spät in den Erythrocyten.

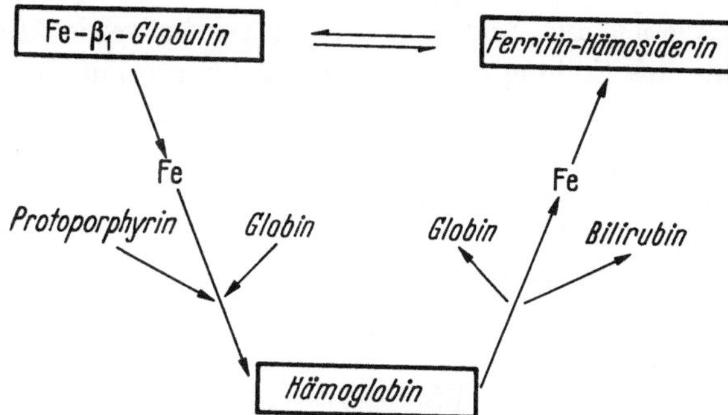

Abb. 5. Hämoglobineisenumsatz (nach FINCH)

Dies trifft vor allem für die perniziöse Anämie zu, welche mit einem hohen Plasmaeisengehalt, einer Erniedrigung der Sättigungsgrenze und Verringerung des Transferringehaltes einhergeht. Hierdurch wird die Tendenz zur Eisenabgabe an die Depots erhöht, während die Resorption vermindert ist, wie Abb. 6 aufzeigt.

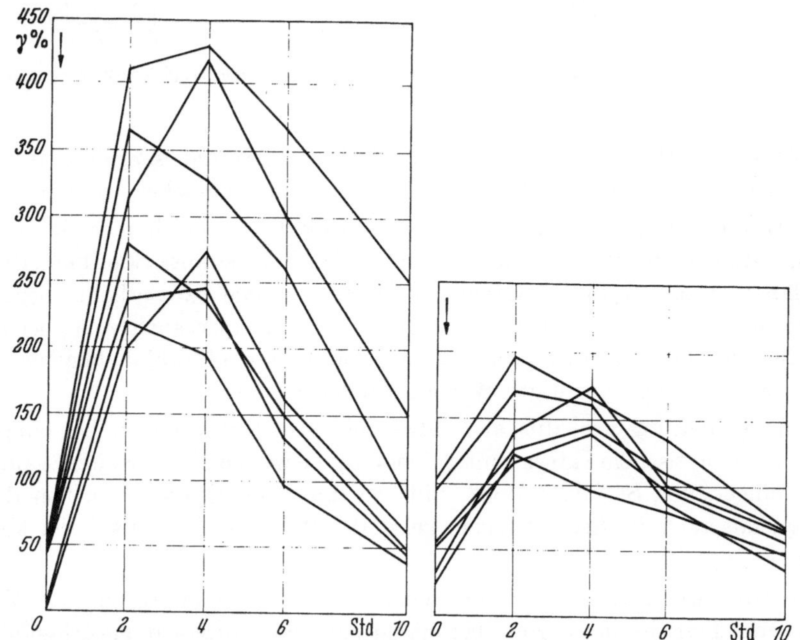

Abb. 6. Eisenresorptionskurven nach Gabe von 1 g Ferrum reductum beim Normalen und bei perniziöser Anämie
(nach HEILMEYER, 1956)

Entsprechend der beschleunigten Abwanderung des Eisens aus dem Plasma zeigen die Serumeisenwerte nach oraler Belastung kaum einen Anstieg. Auch nach parenteraler Eisenverabreichung tritt nur eine geringfügige Steigerung des Serumeisens ein. In dem Augenblick aber, wenn durch Zufuhr des fehlenden Katalysators

B 12 die erythropoetische Knochenmarksfunktion in Gang kommt, tritt eine völlige Umstellung im Eisenstoffwechselgeschehen ein, wie sie aus dem Diagramm von Büchmann (Abb. 7) deutlich wird. Der Plasmaeisenwert erreicht kurz vor oder während der Reticulocytenkrise seinen tiefsten Punkt, um dann allmählich wieder auf subnormale Werte anzusteigen. Waren die Eisendepots schlecht gefüllt, so bleibt dieser Anstieg aus, und es wird ein vorher verdeckter Eisenmangel sichtbar. Die schlechte Füllung der Eisendepots könnte mit der Achylie in Zusammenhang stehen. Nach Einsetzen einer wirksamen Therapie wird aber die Resorption immer gesteigert gefunden. Aber auch in Bilanzversuchen mit Radioeisen wird über erhöhte Resorption berichtet.

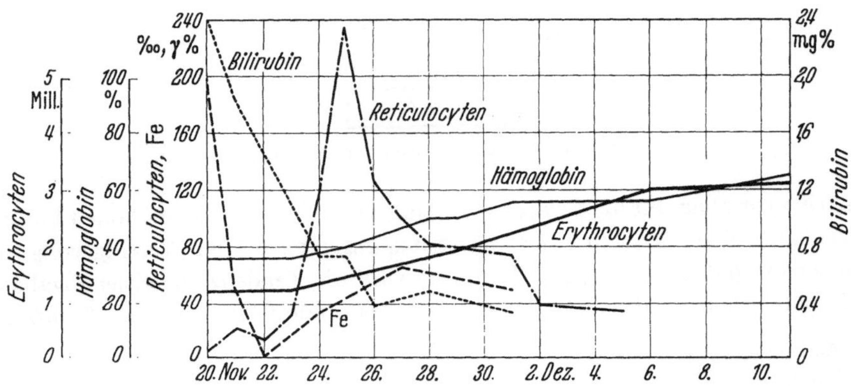

Abb. 7. Abfall des Serumeisens bei erfolgreicher Therapie einer perniziösen Anämie mit gleichzeitiger Vermehrung der Reticulocyten (nach Büchmann)

Wie Abb. 7 deutlich veranschaulicht, darf aber der Serumeisenspiegel durchaus auch als Gradmesser für eine erfolgreiche Therapie angesehen werden.

Eine Hyposiderämie bei hämolytischen Zuständen kann immer dann resultieren, wenn ein zusätzlicher Infekt auftritt, allerdings konnte Schäfer (1953) zeigen, daß auch hämolytische Krisen mit Fieber normale bzw. erhöhte Serumeisenwerte aufweisen. Eine verstärkte Hämolyse kann aber auch z. B. bei der Malaria die eigentliche Infekthyposiderämie neutralisieren, obwohl im allgemeinen bei dieser Erkrankung erniedrigte Werte gefunden werden.

Auf die Bedeutung der Milz als Abbaustelle der Erythrocyten bei einigen Fällen von hämolytischem Ikterus mit Splenomegalie weisen die sehr interessanten Untersuchungen von Schäfer (1953) hin, wo unter der Operation neben dem Bilirubingehalt auch der Serumeisenspiegel in der Milzvene höher als in der Milzarterie war.

Interessanterweise kann aber auch eine Serumeisenerhöhung auf das Vorkommen von Ferritin im Serum bei hämolytischen Prozessen zurückgeführt werden (Wöhler u. Schonlau). In Tab. 2 werden die Serumeisenwerte bei verschiedenen Erkrankungen des blutbildenden Systems und hämolytischen Anämien von Fällen aufgeführt, bei denen Ferritin im Serum nachzuweisen war. Es erscheint auf Grund der niedrigen Erythrocytenzahlen möglich, daß das Ferritin durch den niedrigen Sauerstoffgehalt im Sinne von Granick freigesetzt wird, andererseits kann auch eine Leberzellschädigung durch eine Hypoxämie im Sinne von

BÜCHNER zum Untergang von Leberzellen und damit zur Ausschleusung des Ferritins geführt haben.

Die Tatsache des gesteigerten Erythrocytenabbaus bei hämolytischen Erkrankungen lenkte schon früh die Aufmerksamkeit auf die Bestimmung der Erythrocytenlebenszeit. ASHBY (1919) gelang es mit Hilfe der Differentialagglutination und HEILMEYER (1932) mit Untersuchungen über die Reticulocytenzahlen, die Reticulocytenreifungsdauer sowie auf Grund der Hämoglobinabbauprodukte im Stuhl und Harn die Erythrocytenlebenszeit mit 100—120 Tagen zu bestimmen.

Tabelle 2. *Vorkommen von Ferrritin im Serum bei Erkrankungen des blutbildenden Systems und hämolytischen Anämien*

Fall	Diagnose	Serum-eisen γ-%	Serum-Cu γ-%	Bilirubin Ges. mg-%	Dir.	Ta-kata mg-%	Welt-mann	Thy-mol	Pro-throm-bin %	Hb g-%	Ery. Mill.	HbE
1	Panmyelophthise	196	165	1,06	0	100	7. R.	0	100	9,0	2,8	32
2	Panmyelophthise . . .	210	173	0,49	0	100	6. R.	0	90	6,6	1,88	36
3	Panmyelophthise . . .	210	147	0,41	0	100	7. R.	(+)	100	6,5	2,3	28
4	Panmyelophthise . . .	231	160	0,51	0	100	7. R.	0		7,0	2,3	30
5	Paramyeloblastenleukämie	175	199	0,42	0,1	100	1. R.	0		7,5	2,4	31
6	Paramyeloblastenleukämie	273	173	0,23	0	100	8. R.	0		9,5	2,6	36
7	Lymphat. Leukämie . .	259	89	0,37	0	100	1. R.	0		9,2	2,4	38
8	Osteomyelosklerose . . .	248	199	0,96	0	100	9. R.	0		8,0	2,2	36
9	Milzvenenthrombose . .	156	157	0,78	0	100	6. R.	0		15,0	4,4	33
10	Perniziöse Anämie . . .	248	210	0,75	0	90	9. R.	+		4,3	1,07	40
11	Marchiafava-Anämie . .	294	120	1,15	0	100	9. R.	0		8,5	2,7	31

Dieser Befund wurde durch mit Radioeisen markierte Erythrocyten bestätigt, da ihre Lebenszeit 100—120 Tage betrug, d. h. sie waren während dieser Zeit im Plasma nachweisbar. In welchem Organ nun die physiologisch gealterten Erythrocyten abgebaut werden, konnte durch neueste Untersuchungen von EHRENSTEIN u. LOCKNER aus dem Institut von Herrn Prof. v. HEVESY an Kaninchen experimentell einer Klärung zugeführt werden. Sie zeigten, daß die mit Radioeisen markierten Erythrocyten zu etwa 54—74% im Knochenmark, zu 8—35% in der Leber und 2—8% in der Milz abgebaut werden. In diesem Zusammenhang erscheint es wichtig, auf die Untersuchungen von BESSIS hinzuweisen, aus denen hervorgeht, daß das Eisen aus den im Knochenmark phagocytierten Erythrocyten vom Cytoplasma des Makrophagen direkt in die Erythroblasten überführt wird. So konnten FINCH u. Mitarb. (1949 b) zeigen, daß mindestens 75% des Eisens aus absterbenden Erythrocyten wieder in junge Zellen eingebaut werden, obwohl die Versuchspersonen wohlgefüllte Eisendepots hatten. WEST u. Mitarb. zeigten tierexperimentell, daß nur 10% des für den normalen Aufbau von Erythrocyten benötigten Eisens aus den Depotfraktionen Ferritin und Hämosiderin stammten.

Die Lebensdauer der Erythrocyten ist bekanntlich bei den hämolytischen Erkrankungen erheblich verringert, läßt sich aber durch die Markierung mit Radiochrom für jeden Krankheitsfall exakt bestimmen, wie es KEIDERLING u. SCHMIDT erst jüngst wieder zeigen konnten. In diesen Untersuchungen wurde auch die Erhöhung des Serumeisens bei stark überwiegendem Erythrocytenabbau gegenüber der Neubildung erneut bestätigt.

Bei hämolytischen Prozessen tritt als Abbauorgan anstelle des Knochenmarkes die Milz bzw. das Reticuloendotheliale System. Besonders deutlich wird

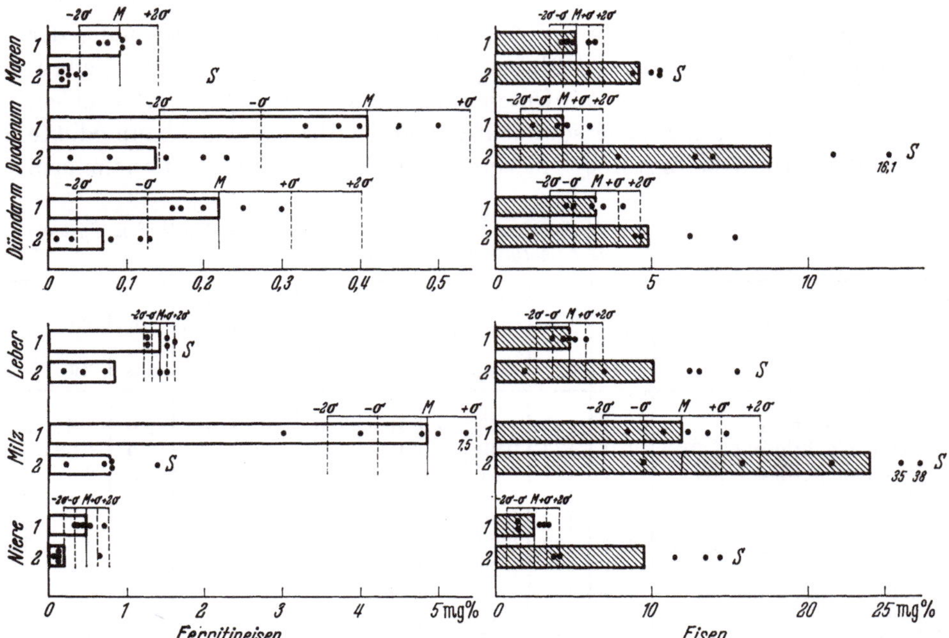

Abb. 8. Verhalten des Ferritin- und Nicht-Ferritineisengehaltes von Magen, Duodenum, Dünndarm, Leber, Milz
und Niere nach experimenteller Hämolyse durch Phenylhydrazin. *1* normal; *2* Phenylhydrazin 12,5 mg/kg s.c.
5 mal innerhalb eines Monats

dies bei experimentellen Hämolysen im Tierversuch (s. Abb. 8). Prozentual
gesehen erscheint die Milz für die Eisenablagerung deutlich bevorzugt, während

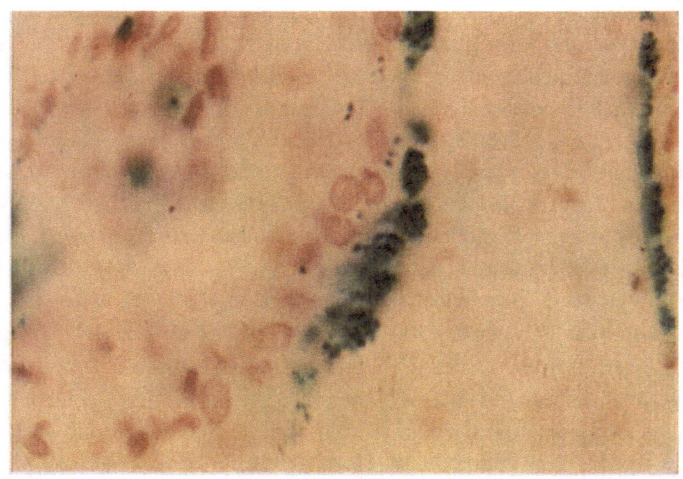

Abb. 9. Hämosiderin in den Mucosazellen bei experimenteller Hämolyse durch Phenylhydrazin und oraler
Ferrosulfat-Zufuhr

die Leber geringere Werte aufwies, aber absolut gesehen doch mehr Eisen enthielt.
Wie zu erkennen ist, erscheint die Ferritinfraktion in den Organen deutlich ver-

ringert, während die Zunahme hauptsächlich das Hämosiderin betrifft. Gleichzeitig wird offenbar vermehrt Eisen resorbiert, was bei zusätzlicher Eisengabe zu einer Anreicherung von Hämosiderin in den Mucosazellen führen kann (s. Abb. 9). Normalerweise ist eine solche Hämosiderinanreicherung in den Mucosazellen selbst bei langdauernder oraler Eisenzufuhr nicht anzutreffen.

Auch beim Menschen findet man bei Organanalysen Verstorbener eine erhebliche Zunahme des Hämosiderins von Leber und Milz, wobei absolut gesehen die Leber überwiegt. In Abb. 10 werden vergleichend der Ferritin- und Hämosiderineisengehalt bei verschiedenen Erkrankungen des blutbildenden Systems einander gegenübergestellt.

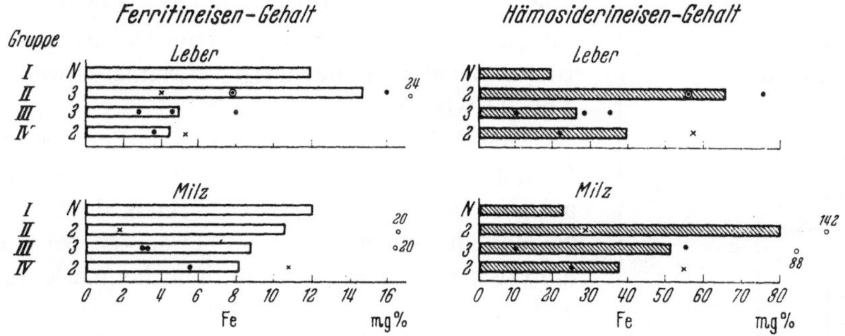

Abb. 10. Ferritin- und Hämosiderineisengehalt bei verschiedenen Erkrankungen des blutbildenden Systems. (*I* normal, *II* hämolytische Anämien, *III* Paramyeloblastenleukämien, *IV* (×) Lymphogranulomatose; (•) Reticulose)

Wie Abb. 10 deutlich werden läßt, erscheint die Verringerung der Ferritinfraktion nicht so ausgeprägt wie im Tierversuch, wobei berücksichtigt werden muß, daß im Tierversuch wohl ein zeitlich akuteres Geschehen vorliegt, während beim Menschen der krankhafte Prozeß doch über längere Zeit verlaufen ist und dabei die Zelle Zeit hatte, aus den angebotenen Eiweißbausteinen des Hämoglobins Ferritin zu synthetisieren.

Bekanntlich kann bei hämolytischen Anämien histologisch oft eine Eisenanreicherung vorgefunden werden, die einer Hämochromatose ähnlich ist. In diesem Zusammenhang darf auf den Begriff der Transfusionshämosiderose eingegangen werden. Es ist nämlich eine Erfahrungstatsache, daß bei histologischen und analytischen Untersuchungen der in den Organen anzutreffende Eisengehalt um vieles höher liegt, als er durch den hämolytischen Krankheitsprozeß, Transfusionen und etwa verabreichtes

Tabelle 3. *Der Lebereisengehalt bei Transfusionshämosiderosen im Vergleich zu der verabfolgten Eisenmenge* (nach BOUSSER u. PEAN)

	Lebereisen in g	Verabreichtes Eisen in g
ZELTMACHER	29	6,75
CHESNER	47	2,75
MUIRHEAD	17,50	14,50
	12,5	7,6
WYATT	2,6	2,2
	75,7	33,6

Eisen erklärt werden kann (Tab. 3). In dieser werden von verschiedenen Autoren durchgeführte Untersuchungen bei Transfusionshämosiderosen im Vergleich zu der verabfolgten Eisenmenge aufgezeigt. Die Erklärung dürfte darin liegen, daß durch den dauernden erhöhten Hämoglobinabbau und den damit verbundenen Störungen des intermediären Eisenstoffwechsels offenbar der Regulationsmechanismus für die Eisenaufnahme funktionsuntüchtig wird und nun massiv Eisen in den Organismus hineinströmt, wie es auch die Hämosiderinablagerungen in den Mucosazellen deutlich werden lassen.

Eine weitere Besonderheit bei hämolytischen Anämien stellt das Vorkommen der sog. Siderocyten im peripheren Blut dar. Dabei besteht offenbar kein grundsätzlicher Unterschied zwischen erworbenen hämolytischen Anämien und kongenitalem hämolytischen Ikterus wie Bilger u. Mitarb. (1960) zeigen konnten.

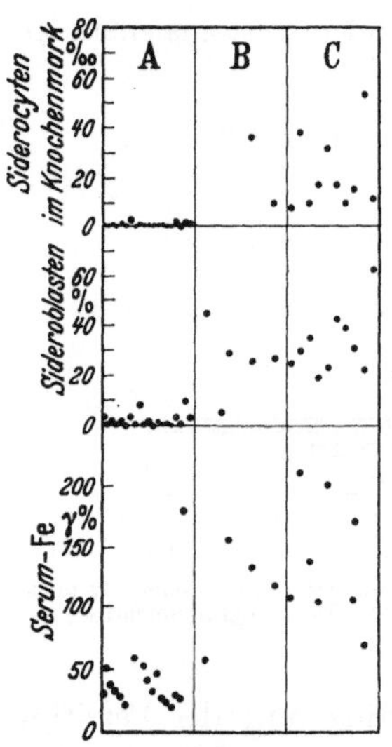

Abb. 11. Sideroblasten- und Siderocytenwerte des Knochenmarkes und Siderocytenwerte des peripheren Blutes mit den zugehörigen Serumeisenwerten. A: Eisenmangelanämien, infektiös toxische Anämien, Tumoranämien mit erniedrigten Serumeisenwerten. B: Hämolytische Anämien. C: Perniziöse Anämien (nach Anagnostu und Bilger)

Eine Ausnahme macht allerdings die perniziöse Anämie, bei der keine Erhöhung der Siderocytenwerte in der Peripherie nachzuweisen ist. Eine Übersicht über das Verhalten der Sideroblasten und Siderocyten des Knochenmarks und der Siderocytenwerte des peripheren Blutes nebst den zugehörigen Serumeisenwerten gibt Abb. 11 wieder.

Eine Abhängigkeit zwischen dem Schweregrad der Hämolyse und dem Auftreten der Siderocyten besteht offenbar nicht; mit Bilger (1960) darf auch angenommen werden, daß die Siderocyten bei einer hämolytischen Anämie aus dem Knochenmark stammen und nicht etwa in der Peripherie entstehen. Ob die Vermehrung der Sideroblasten und Siderocyten Ausdruck einer Verwertungsstörung des Eisens beim Aufbau des Hämoglobinmoleküls bei hämolytischen Anämien darstellt, muß offengelassen werden, liegt jedoch nahe anzunehmen.

Zur Charakterisierung der typischen Eisenstoffwechselverhältnisse bei bestimmten hämolytischen Anämien werden im folgenden die außerordentlich wichtigen Befunde von Pollycove u. Mitarb. aufgezeigt, welche von vielen anderen Autoren bestätigt werden konnten. In Abb. 12 wird das Originaldiagramm von Pollycove wiedergegeben, welches das Verhalten an Transferrin gebundenen radioaktiven Eisens, das intravenös appliziert wurde, darstellt. Wie man erkennt, kommt es sehr schnell zur Abwanderung aus dem Plasma, denn innerhalb von 2 Std. sind schon etwa 50% der injizierten Menge abgewandert. Erst etwa nach 6—8 Std. verlangsamt sich dieser Vorgang, und nach etwa 2 Tagen findet man eine geringe gleichmäßige Abwanderungsrate. Wie deutlich wird, ist die Masse des radioaktiven Eisens in das Knochenmark eingeströmt, wo es etwa nach 4 Std. sein Maximum erreicht. Wesentlich geringere Mengen finden sich in Leber und Milz wieder. Etwa nach anderthalb Tagen erscheinen dann radioaktive Erythrocyten in der Peripherie. Die normale Utilisation des Radioeisens ergibt, daß innerhalb von 7—10 Tagen etwa 85—100% in die Erythrocyten eingebaut werden. Die aufgezeigten Werte bleiben dann für etwa 100 Tage konstant, um dann langsam abzusinken. Infolge eines Wiedereinbaus findet man normalerweise den tiefsten Punkt am 130. Tag, es kommt dann wieder zu einem langsamen Anstieg. Die eigentliche Lebenszeit der Erythrocyten dürfte wie bekannt jedoch bei 120 Tagen liegen. Sehr einprägsam erscheint die

Abwanderung des in die Erythrocyten eingebauten Radioeisens durch die aufgezeigte Abbildung, da sich etwa am 10. Tage über dem Knochenmark fast keine γ-Strahlung mehr nachweisen läßt.

Betrachtet man nun die Verhältnisse bei einer hereditären Sphärocytose, so finden wir gegenüber den Normalwerten eine sehr schnelle Abwanderung in das

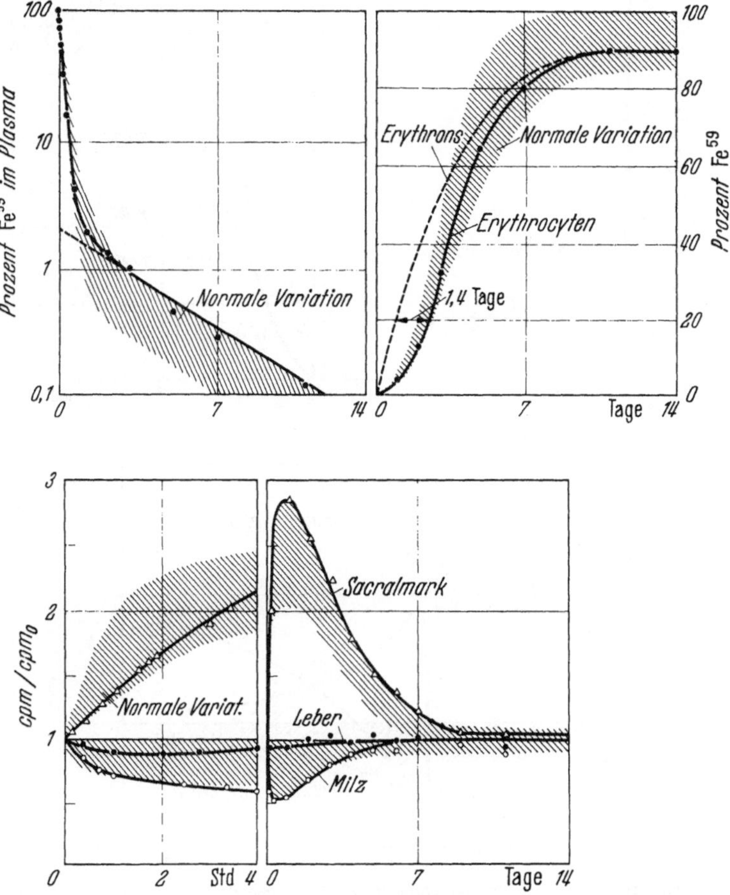

Abb. 12. Schicksal von Radioeisen, welches an Transferrin gebunden bei einem Gesunden intravenös appliziert wird. Tägliche Hämoglobinsynthese 6,6 g pro Tag, mittlere Erythrocyten-Lebenszeit = 122 Tage (nach POLLYCOVE)

hyperplastische Knochenmark, wie die Abb. 13 erkennen läßt. So erscheinen die über dem Knochenmark erhaltenen Werte relativ schnell sehr hoch, aber auch Leber und Milz nehmen offenbar vermehrt Radioeisen auf. Nachdem die Radioeisen enthaltenden Erythrocyten in der Blutbahn erscheinen und dann in der Milz sehr schnell abgebaut werden, findet sich vollkommen parallel diesem Vorgang ein Anstieg der Milzradioaktivität. Allerdings wird das radioaktiv markierte Eisen doch z. T. wieder relativ schnell an das Plasma abgegeben, so daß sich daraus dann ein etwa gleichbleibender Radioeisenspiegel in diesem einstellt. Für den aufgeführten Fall wurde von POLLYCOVE eine tägliche Hämoglobinsynthese von 26,4 g pro Tag errechnet. Gleichzeitig wurde die Lebenszeit der Erythrocyten mit 21 Tagen, also einer etwa 6fachen Erniedrigung angegeben. Der Einbau des Eisens erfolgte in 1,3 Tagen, war also normal.

Als Typ einer erworbenen hämolytischen Anämie darf der folgende Fall von POLLYCOVE mit Laennecscher Lebercirrhose angeführt werden (Abb. 14). Wie man erkennt, findet sich hier ein ähnliches Verhalten wie bei der hereditären

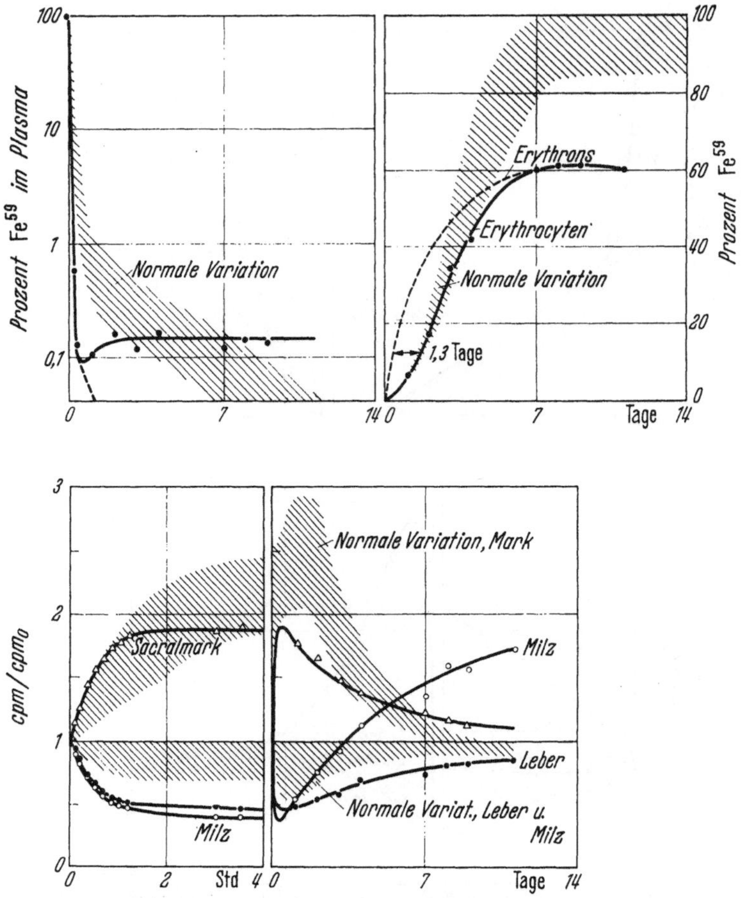

Abb. 13. Verhalten intravenös gegebenen an Transferrin gebundenen Radioeisens bei einer hereditären Sphärocytose. Tägliche Hämoglobinsynthese 26,4 g/Tag, mittlere Erythrocyten-Lebenszeit 21 Tage (nach POLLYCOVE)

Sphärocytose. Nämlich eine sehr schnelle Abwanderung des applizierten Eisens in das Knochenmark und sehr frühzeitig einsetzende Zerstörung der Erythrocyten erkenntlich an dem schnell ansteigenden Radioeisengehalt der Milz. Obwohl die Erythropoese, wie die errechnete tägliche Hämoglobinsynthese von 80,5 g pro Tag erkennen läßt, stark erhöht erscheint, reicht sie nicht aus, die um das 20fach erniedrigte Lebenszeit der Erythrocyten zu kompensieren. In diesem Fall wurde auch mit Radiochrom die Überlebenszeit der Erythrocyten bestimmt. Sie ergab, daß über 50% innerhalb einer Woche zerstört wurden.

Das Verhalten des intermediären Eisenstoffwechsels bei perniziöser Anämie gibt Abb. 15 wieder. Wie man sieht, erfolgt auch hier die Abwanderung des Radioeisens aus dem Plasma sehr schnell. Allerdings kommt es schon nach dem ersten Tag wieder zum Auftreten von Radioeisen im Plasma wohl aus den Depots Leber und Milz. Gleichzeitig findet man einen sehr schnellen Anstieg des Radioeisens im Knochenmark, wo es fixiert erscheint, während die Inkorporation in die Erythrocyten sehr niedrig ist. Die sog. Hämoglobinisationszeit ist bemerkenswert verlängert und beträgt 4,4 Tage. POLLYCOVE scheint hierdurch die Möglich-

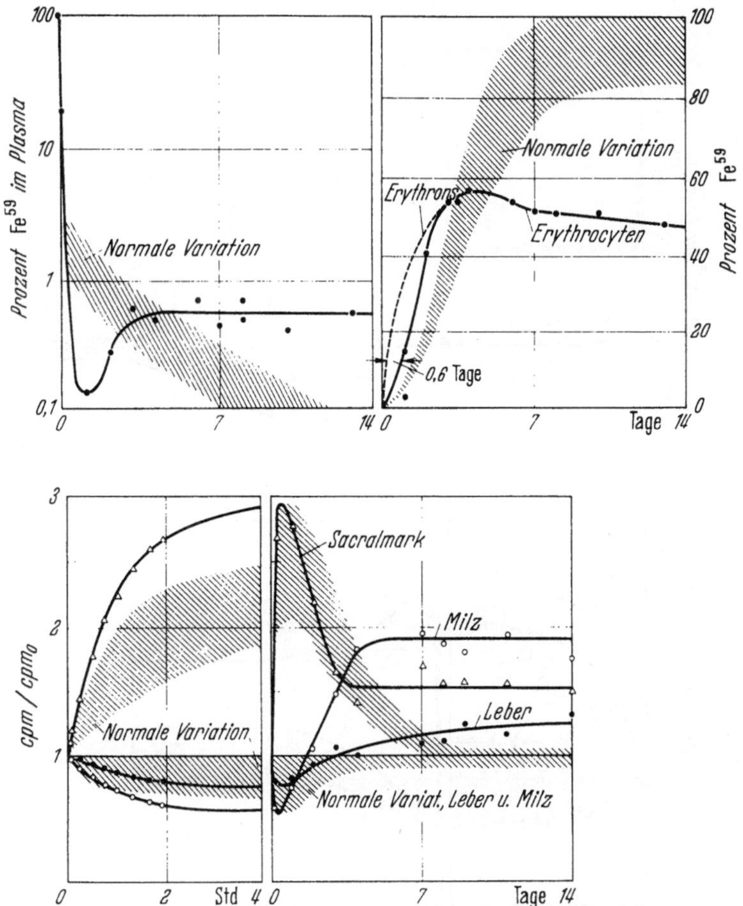

Abb. 14. Erworbene hämolytische Anämie bei Laennecscher Lebercirrhose. Tägliche Hämoglobinsynthese 80,5 g mittlere Erythrocyten-Lebenszeit 5,4 Tage (nach POLLYCOVE)

keit zu bestätigen, daß auch eine Zerstörung der Erythroblasten im Knochenmark erfolgt. Als Ausdruck des Erythrocytenabbaus in der Milz findet sich, wie zu erwarten, ein Anstieg des Radioeisens in diesem Organ. Der langsame Anstieg der Radioaktivität über der Leber dürfte seine Ursache in dem Austausch zwischen Plasma und Eisendepot haben. Dieses Verhalten des Eisenstoffwechsels erscheint typisch für solche Anämien, bei denen eine Störung der Erythropoese im Knochenmark vorhanden ist und ein Abbau der Erythroblasten bzw. der unreifen Vorstufen der Erythrocyten erfolgt. So für die Thalassaemia maior und letztlich auch für die hämolytische Anämie infolge Bleiintoxikation.

Nach dieser Charakterisierung der typischen Veränderungen im intermediären Eisenstoffwechsel bei den einzelnen Formen der hämolytischen Anämien erscheint es wichtig, auf das Haptoglobin hinzuweisen, denn so wie das Transferrin das leicht ionisierbare Eisen binden kann, ist das Haptoglobin in der Lage, die Ausscheidung von Plasmahämoglobin zu verhindern, da es sich fest mit diesem verbindet.

Bisher sind drei Haptoglobintypen beobachtet worden, deren Molekülgrößen verschieden sind. Ein Molekül Haptoglobin 1—1 mit einem Molekulargewicht von

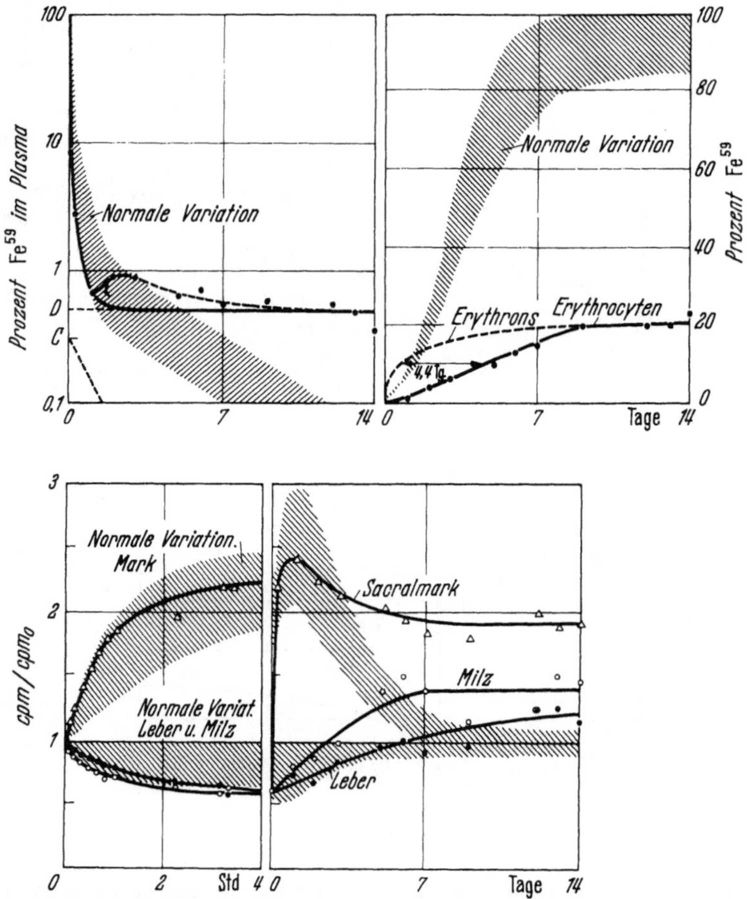

Abb. 15. Intermediärer Eisenstoffwechsel bei perniziöser Anämie. Tägliche Hämoglobinsynthese 38,3 g, mittlere Erythrocyten-Lebenszeit 7 Tage (nach POLLYCOVE)

etwa 85000 bindet ein Molekül Hämoglobin. Das Molekulargewicht dieses Komplexes beträgt 155000 und ist somit nicht mehr ultrafiltrabel. Hämoglobin selber mit einem Molekulargewicht von 68000 kann durch die Glomerula eliminiert werden, wird aber dann etwa zu 10% rückresorbiert. LAURELL u. Mitarb. konnten zeigen, daß erst dann Hämoglobin ausgeschieden wird, wenn die Haptoglobinbindungsfähigkeit überschritten wird. Wie man weiß, kommt Hämoglobin normalerweise bis 0,5 mg-% im Serum vor, aber selbst Werte von 100 mg-% können registriert werden, ohne daß eine Hämoglobinurie auftritt. In der folgenden Abbildung (Abb. 16) werden die grundlegenden Untersuchungen von LAURELL dargestellt.

Wie man sieht, erscheint erst nach einer zweiten Injektion von 3,35 g Hämoglobin im Urin. In diesem Fall war also durch die erste Injektion die ganze Bindungsfähigkeit ausgeschöpft worden, und selbst das freie Hämoglobin wurde nicht ausgeschieden infolge der Fähigkeit der Tubulusepithelien, Hämoglobin aus dem Primärharn zu resorbieren. Nach der zweiten Injektion finden wir — nachdem die Bindungsfähigkeit ausgenützt worden war — fast alles applizierte Hämoglobin im Urin wieder. Die sog. Nierenschwelle war also niedriger als zuvor. Dieser

Vorgang erscheint insofern besonders wichtig, als es bei dauernder Hämoglobinurie zu einer Anreicherung freigesetzten Hämoglobineisens in den Tubulusepithelien kommt, wo es dann als Hämosiderin gespeichert wird. Die Eisenspeicherung in den Tubulusepithelien kann aber so exzessiv sein, daß darüber die Zelle zugrunde geht. Im Urin kann in diesen Fällen dann mit der Berlinerblau-Reaktion eine positive Eisenreaktion an Hämosideringranula erzielt werden.

Betrachten wir die pathologischanatomischen Befunde, so kann bei dem familiären hämolytischen Ikterus gelegentlich eine erhebliche Hämosiderose der Milz gefunden werden. Auch bei der Sichelzellanämie steht die Hämosiderose der Milz im Vordergrund, während Eisenpigmentablagerungen in Leber, Niere und Knochenmark zurücktreten.

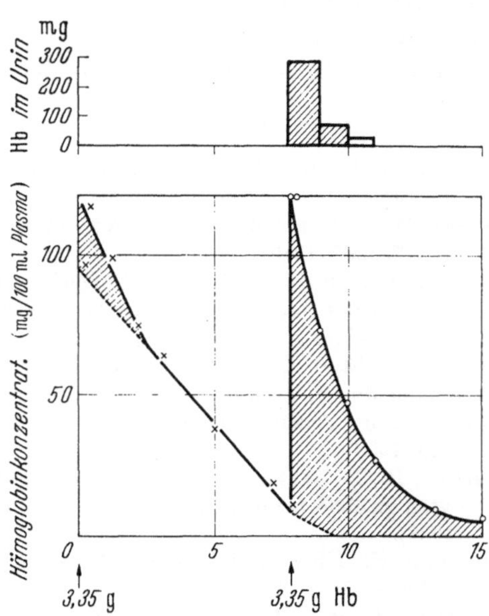

Abb. 16. Plasmakonzentration von freiem und gebundenem Hämoglobin und Konzentration von Hämoglobin im Urin nach intravenöser Hämoglobinzufuhr (nach LAURELL). ▨ freies Hb, ☐ gebundenes Hb

Bemerkenswert sind die Eisenbefunde bei der Thalassämia major, da die Eisenablagerungen in den Organen eine weitgehende Ähnlichkeit mit denen bei der Hämochromatose aufweisen, insbesondere imponiert die Siderose der Epithelzellen parenchymatöser Organe.

Charakteristisch für die fetale Erythroblastose ist neben der Hämosiderose der Leber und Milz aber auch die der Nieren. Sie betrifft vorzugsweise die Nierenepithelien, seltener Glomerulusschlingen und das interstitielle Bindegewebe. Bei der perniziösen Anämie steht die Leberhämosiderose durchaus im Vordergrund. In der Niere findet sich das Hämosiderin in den Hauptstückepithelien. Diese Speicherung kann so intensiv sein, daß die Rinde makroskopisch braun erscheint. Ursächlich dürfte hierfür die Rückresorption aus dem Lumen der Harnkanälchen in Betracht kommen. Der Eisengehalt der Milz tritt oft hinter dem der Leber zurück. Bei der Marchiafava-Anämie findet man infolge der Hämoglobinurie als typischen Befund eine Nierenhauptstück-Hämosiderose als Ausdruck der Rückresorption des Hämoglobins nach Passage des Glomerulus-Apparates.

Bei hämolytischen Anämien auf dem Boden abnormer serologischer Reaktionen finden sich oft eine Siderose und Erythrophagocytose der Sternzellen, Hämosiderinablagerungen in den Leberzellen, der Pulpa und den Balkenvenen der Milz sowie in Makrophagen der Lunge und eine nicht auf die Hauptstücke beschränkte Hämosiderose der Nieren, während Knochenmark und periportale Lymphknoten histochemisch kein Eisenpigment enthalten.

Zusammenfassend lassen die aufgezeigten Ergebnisse erkennen, daß hämolytische Prozesse eine erhebliche Beeinflussung des intermediären Eisenstoffwechsels hervorrufen. Dabei gestatten die modernen Untersuchungsmethoden mit Radioisotopindicatoren einen weitgehenden Einblick in den Ablauf des Eisenumsatzes und eine genaue Bestimmung der Erythrocytenlebenszeit. Die ergänzend dargestellten vielen anderen Untersuchungsergebnisse haben zur Aufklärung der Pathogenese der hämolytischen Anämien wesentlich beigetragen.

Literatur

Anagnostu, E., u. R. Bilger: Untersuchungen über die siderophilen Einschlußkörperchen in den Erythroblasten und Erythrocyten. 5. Europ. Hämatologen-Kongreß 1955.

Ashby, W.: Determination of the length of life of transfused blood corpuscles in man. J. exp. Med. **29**, 267 (1919).

Barkan, G.: Blutfarbstoff, Eisen, Gallenfarbstoff. Neuere Untersuchungen über eisenhaltige Begleiter des Hämoglobins. Klin. Wschr. **1937 II**, 1265.

— u. G. S. Walker: J. biol. Chem. **131**, 447 (1939).

Bessis, M.: Etude au microscope électronique du role de la ferritine dans le cycle hémoglobinique du fer. Eisenstoffwechsel. Stuttgart: Thieme 1959.

Bielig, H. J.: Persönl. Mitteilung, Max Planck-Institut für medizinische Forschung, Heidelberg (1958).

Bilger, R., B. Bernauer u. R. Merker: Untersuchungen über Sideroblasten und Siderocyten im Knochenmark und peripheren Blut. Folia haemat. (Frankfurt) N.F. im Druck (1960).

Bingold, K.: Über das Pentdyopent in seiner Bedeutung für die Lösung des Blutfarbstoffproblems. Med. Klin. **1946**, 475.

Bousser, J., et G. Pean: Hémosiderose et hémochromatose exogènes post-transfusionelle. Bull. Soc. méd. Hôp. Paris **68**, 616 (1953).

Büchmann, P.: Eisenstoffwechsel bei hämolytischen Anämien. Eisenstoffwechsel. Stuttgart: Thieme 1959.

Büchner, F.: Allgemeine Pathologie. 3. Aufl. München-Berlin: Urban & Schwarzenberg 1959.

Ehrenstein, G. v., u. D. Lockner: Physiologischer Erythrocytenabbau. Acta haemat. (Basel) **22**, 129 (1959).

Finch, C. A., J. G. Gibson, W. C. Paecock and R. G. Fluharty: Iron metabolism. Utilization of intravenous radioactive iron. Blood 4, 105 (1949).

— J. A. Wolff, C. E. Rath and R. G. Fluharty: Iron metabolism. Erythrocyte iron turnover. J. Lab. clin. Med. **34**, 1480 (1949).

Fischer, H., u. H. Libowitzky: Überführung von Kopro-hämin I in Kopro-glaukobilin. Hoppe-Seylers Z. physiol. Chem. **251**, 198 (1938).

— u. E. Reindel: Hoppe-Seylers Z. physiol. Chem. **127**, 299 (1923).

Granick, S.: Ferritin; its properties and significance for iron metabolism. Chem. Rev. **38**, 379 (1946).

Heilmeyer, L.: Blutfarbstoffwechselstudien. 5. Mitteilg. Der Farbstoffwechsel beim hämolytischen Ikterus und einigen hämolytischen Anämien verschiedener Genese. Wirkungen des Leberstoffs und peroraler Milzverabreichung. Dtsch. Arch. klin. Med. **172**, 628 (1932).

— Handbuch der inn. Med. Bd.: Blut und Blutkrankheiten, 4. Aufl. Berlin-Göttingen-Heidelberg: Springer 1951.

— Phenylhydrazinversuche (1937). Zitiert im Handbuch der allg. Pathologie. Funktion und Stoffwechsel der Schwermetalle, das Eisen. Bd. IV, Teil II. Berlin-Göttingen-Heidelberg: Springer 1957.

— Handbuch der allg. Pathologie. Funktion und Stoffwechsel der Schwermetalle, das Eisen. Bd. IV, Teil II. Berlin-Göttingen-Heidelberg: Springer 1957.

— Die sideroachestischen Anämien. Dtsch. med. Wschr. 84, 39, S. 1761 (1959).

Heilmeyer, L., u. I. v. Mutius: Untersuchungen über die Eisenherauslösung aus Nahrungsmitteln durch Magensaft und Galle. Z. ges. exp. Med. **112**, 192 (1942).
— u. R. Plötner: Das Serumeisen und die Eisenmangelkrankheit. Jena: Gustav Fischer Verlag 1937.
Kuhn, R., N. A. Sörensen u. L. Birkofer: Über die Eisenproteide der Milz; der Bauplan des Hämosiderins. Ber. dtsch. chem. Ges. **73**, 823 (1940).
Laurell, C. B.: Studien über den Transport und den Stoffwechsel des Eisens im Körper. Acta physiol. scand. **14**, Suppl. 46 (1947).
— u. M. Nyman: Haptoglobin als Hämoglobin-Transporteur im Plasma. Protides of the biological fluids. Amsterdam: Elsevier Publishing Company 1958.
Michaelis, L., C. D. Coryell u. S. Granick: Die magnetischen Eigenschaften des Ferritins und einiger anderer kolloidaler Eisenverbindungen. J. biol. Chem. **148**, 463 (1943).
Motulsky, A. G., and C. A. Finch: University of Washington School of Medicine Seattle, Washington USA, Haematologykongreß Prives 1954.
Perosa, L.: Nuove prospettive patogenetische per il "quadro emolitico" delle sindromi emopatiche mediterranee e di altre emopatie. Boll. Soc. ital. Biol. sper. **26**, 7 (1950).
Pollycove, M.: Ferrokinetics: Techniques. Eisenstoffwechsel. Stuttgart: Thieme 1959.
Schade, A. L.: Nutr. Rev. **13**, 225 (1955).
— and J. Oyama: Bound iron and unsaturated iron binding capacity of serum: rapid and reliable determination. Proc. Soc. exp. Biol. **91**, 70 (1956).
Schäfer, K. H.: Der Eisenstoffwechsel des wachsenden Organismus. Ergebn. inn. Med. Kinderheilk. **4**, 706 (1953).
Schmidt, H. A. E., u. W. Keiderling: Die Lebenszeit Cr^{51}-markierter Erythrocyten bei ikterischen Krankheitsbildern. Klin. Wschr. **37**, 7, 335 (1959).
Shemin, D., u. D. Rittenberg: J. biol. Chem. **159**, 567 (1945).
Siedel, W.: Chemie und Physiologie des Blutfarbstoffabbaus. Ber. dtsch. chem. Ges. **77**, 21 (1944).
Smith, C. A., J. Schulman and M. Morgenthau: Iron metabolism in infants and children. Advanc. pediat. **5**, 195 (1952).
Stier, E.: Zwischenprodukte der Umwandlung von Häminen in Gallenfarbstoff. Hoppe-Seylers Z. physiol. Chem. **272**, 239 (1942).
Virchow, R.: Die pathologischen Pigmente. Virchows Arch. path. Anat. **1**, 379 u. 407 (1847).
West, H. D., P. F. Hahn, W. F. Clark and E. W. Schapelle: Amer. J. Physiol. **169**, 194 (1952).
Wöhler, F., u. H. J. Bielig: Über die Natur des Hämosiderins. Eisenstoffwechsel. Stuttgart: Thieme 1959.
— u. F. Schonlau: Über das Vorkommen von Ferritin im Serum. Klin. Wschr. **37**, 8, 445 (1959).

Abgrenzung und Klassifizierung hämolytischer Erkrankungen*

Von

H. Schubothe (Freiburg i. Br.)

Die Zahl der bisher bekannten hämolytischen Erkrankungen ist so groß, daß im Rahmen unseres Symposions nicht jede einzelne von ihnen ausführlich besprochen werden kann. Unser Programm beschränkt sich auf eine kleine Auswahl klinischer Krankheitseinheiten, die durch neuere Forschungen besonders aktuell geworden sind. Bevor wir jedoch mit den speziellen Diskussionen beginnen, wollen wir kurz auf die Abgrenzung hämolytischer Erkrankungen eingehen und einen Blick auf ihre verschiedenen Kategorien werfen. Gleichzeitig wollen wir versuchen, die einzelnen klinischen Bilder, soweit das nach dem heutigen Wissensstand möglich ist, unter ätiologischen und pathogenetischen Gesichtspunkten zu klassifizieren.

Der Begriff der hämolytischen Erkrankung ist definiert als ein Zustand abnorm vermehrten Blutkörperchenabbaus, der in der Regel eine Steigerung der Erythropoese und damit eine Intensivierung des gesamten Blutumsatzes zur Folge hat. Ikterus und mehr oder minder ausgesprochene Blässe sind die klinischen Symptome, zu denen sich bei akzentuiertem intravasalen Blutzerfall noch eine Hämoglobinurie gesellen kann. Die wichtigsten Laboratoriumsbefunde sind: Hyperplasie des roten Knochenmarks, Reticulocytenvermehrung, oft erniedrigte Hämoglobin- und Erythrocytenwerte, verkürzte Erythocytenlebensdauer, Hyperbilirubinämie und vermehrte Ausscheidung von Blutfarbstoffabbauprodukten im Stuhl und Urin.

Eine hämolytische Erkrankung braucht nicht zu einer Anämie zu führen. Ein mäßig gesteigerter chronischer Blutkörperchenabbau kann durch eine stetig vermehrte erythropoetische Regeneration voll kompensiert sein. Auch kurzdauernde akute hämolytische Attacken mäßigen Umfangs, wie sie etwa bei der Marschhämoglobinurie oder der paroxysmalen Kältehämoglobinurie vorkommen, führen in der Regel nicht zur Anämie.

Hämolytische Erkrankungen können als selbständige Krankheitseinheiten oder als Begleitkomponenten anderer Krankheiten auftreten. Mindestforderung für den Terminus „hämolytische Erkrankung" oder „hämolytische Krankheitskomponente" ist jedoch, daß klinisch eindeutige Symptome eines erhöhten Blutumsatzes vorliegen. *Es gibt eine Reihe von Zuständen mit ganz geringfügiger Blutumsatzsteigerung, die klinisch latent bleibt. Diese Zustände sollten von den hämolytischen Erkrankungen im engeren Sinne abgegrenzt und als latente Blutumsatzsteigerungen bezeichnet werden.*

---

* Aus der Medizinischen Universitätsklinik Freiburg im Breisgau (Direktor: Prof. Dr. Dr. h. c. L. Heilmeyer).

Auch den von LONDON u. Mitarb. (1949, 1950), BALDINI u. Mitarb. (1959) und anderen diskutierten Mechanismus der „Hämablenkung" (überschießende Produktion und Ausscheidung von Pyrrolen, die für die Hämoglobinsynthese nicht verwertet werden), kann man nicht als einen „hämolytischen" Prozeß ansprechen, da ein solcher ja durch den (physiologischen oder pathologischen) Untergang einer hämoglobinhaltigen Zelle definiert ist. Falls es jedoch vorkommen sollte, daß unreife Vorstufen roter Blutkörperchen, die schon Hämoglobin enthalten, vor ihrem Austritt in die Blutbahn bereits im Knochenmark zugrunde gehen — was bei manchen Erkrankungen diskutiert, wenn auch noch nicht bewiesen worden ist —, dann müßte ein solcher Vorgang wohl mit zu den „hämolytischen" Prozessen gerechnet werden.

Eine Klassifizierung hämolytischer Erkrankungen ist schwierig. Ein restlos befriedigendes Schema für sie zu finden, ist zur Zeit noch nicht möglich. In den letzten Jahren sind aber so viele neue hämolytische Krankheitseinheiten beschrieben worden, daß man sie ohne systematische Einordnung kaum noch überblicken kann. Deshalb scheint uns der Versuch einer Klassifizierung oder wenigstens übersichtlichen Zusammenstellung gerechtfertigt zu sein, die gleichzeitig den praktischen Belangen der klinischen Differentialdiagnose dienstlich ist.

Die herkömmliche Gliederung in hereditäre und erworbene hämolytische Erkrankungen ist nach wie vor zweckmäßig. Sie muß aber um eine weitere Abteilung kombinierter (hereditärer und exogener) Ätiologie erweitert werden. Hinzu kommt noch eine provisorische Abteilung klinischer Bilder, deren Ätiologie und Pathogenese bisher ungeklärt ist. Nach diesen Gesichtspunkten ist die folgende Klassifizierung hämolytischer Erkrankungen möglich, die hiermit zur Diskussion gestellt werden soll.

I. Hereditäre hämolytische Erkrankungen

A. Hämolytische Erkrankungen auf der Basis genetisch determinierter biochemischer oder struktureller Defekte des Cytoplasmas der roten Blutkörperchen

  1. Hereditäre Sphärocytose
  2. Gruppe der hereditären nichtsphärocytären hämolytischen Erkrankungen (wahrscheinlich mehrere zur Zeit noch nicht endgültig differenzierbare Krankheitseinheiten umfassend)
  3. Hereditäre elliptocytäre hämolytische Erkrankung

B. Hämolytische Erkrankungen auf der Basis einer biologischen Minderwertigkeit der Erythrocyten bei hereditärer Störung der Hämsynthese

  4. Erythropathische hämolytische Anämie bei kongenitaler Porphyrie
  5. Hereditäre hämolytische Anämie mit Heinzkörperbildung und Mesobilifuscinurie
  6. Thalassämie (gleichzeitig kombiniert mit einer hereditären *quantitativen* Hemmung der Erwachsenenhämoglobinsynthese)

C. Hämolytische Erkrankungen auf der Basis einer biologischen Minderwertigkeit der Erythrocyten bei hereditärer qualitativer Störung in der Synthese der Globinkomponente des roten Blutfarbstoffs

  7. Hämoglobin-SS-Krankheit (Sichelzellanämie)
  8. Hämoglobin-CC-Krankheit
  9. Hämoglobin-DD-Krankheit[1]
  10. Hämoglobin-EE-Krankheit[1]

---

[1] Bei diesen Zuständen findet sich nur eine ganz geringe Blutumsatzsteigerung.

D. Hämolytische Erkrankungen auf der Basis einer biologischen Minderwertigkeit der Erythro-cyten bei Kombination von Genen der Gruppen A bis C

11. Hämoglobin-SC-Krankheit
12. Hämoglobin-SD-Krankheit
13. Hämoglobin-SE-Krankheit
14. Hämoglobin-SG-Krankheit[1]
15. Hämoglobin-S-Thalassämie (Mikrodrepanocytose)
16. Hämoglobin-C-Thalassämie
17. Hämoglobin-D-Thalassämie[1]
18. Hämoglobin-E-Thalassämie
19. Hämoglobin-G-Thalassämie[1]
20. Hämoglobin-H-Thalassämie
21. Hämoglobin-Lepore-Thalassämie[1]
22. Hämoglobin-S-Sphärocytose
23. Hämoglobin-S-Elliptocytose (Elliptodrepanocytose)
24. Hämoglobin-S-Thalassämie-Sphärocytose

II. Erworbene hämolytische Erkrankungen

A. Hämolytische Erkrankungen auf der Basis eines erworbenen erythrocytären Defektes

1. Chronische hämolytische Anämie mit paroxysmaler nächtlicher Hämoglobinurie (Schlafhämoglobinurie)
2. Hämolytische Komponente der Erwachsenenerythroblastose
3. Hämolytische Komponente der perniziösen Anämie
4. Hämolytische Komponente der subakuten und chronischen Bleivergiftung

B. Durch extraerythrocytäre Faktoren bedingte erworbene hämolytische Erkrankungen

a) Durch Isohämantikörper bedingte hämolytische Erkrankungen
5. Morbus haemolyticus neonatorum
6. Durch blutgruppenunverträgliche Transfusionen bedingte hämolytische Krisen und deren Folgeerscheinungen

b) Durch Autohämantikörper bedingte hämolytische Erkrankungen
7. Hämolytische Erkrankungen durch inkomplette Wärmeautoantikörper
8. Hämolytische Erkrankungen durch agglutinierende und hämolysierende Kälteanti-körper
9. Paroxysmale Kältehämoglobinurien durch Donath-Landsteinersche Hämolysine

c) Durch Arzneimittel oder Chemikalien hervorgerufene allergische Erkrankungen mit autohämolytischen Krisen
10. Durch Arzneimittel und andere chemische Substanzen induzierte Hämolysen vom Immunkörpertyp

d) Durch chemische oder physikalische Schädigung primär normaler roter Blutkörperchen bedingte hämolytische Erkrankungen
11. Hämolytische Erkrankungen durch Einwirkung chemischer Blutgifte auf primär nor-male Erythrocyten
12. Hämolytische Erkrankungen durch Einwirkung toxischer Substanzen natürlicher Her-kunft auf primär normale Erythrocyten
13. Hämolysen auf der Basis einer T-Transformation der Erythrocyten („Polyagglutin-abilität") unter Mitwirkung eines normalen Serumfaktors
14. Hypotoniehämolysen nach Übertritt von destilliertem Wasser in die Blutbahn
15. Hämolytische Komplikationen von Verbrennungen

III. Hämolytische Erkrankungen kombinierter (hereditärer + exogener) Ätiologie

1. Durch Vegetabilien (Favismus), Arzneimittel sowie andere chemische Substanzen in-duzierte hämolytische Krisen auf der Basis einer hederitären Enzymerythropathie
2. Toxisch bedingte hämolytische Innenkörperanämie des Neugeborenen

---

[1] Siehe Fußnote S. 133

IV. Erworbene hämolytische Erkrankungen ungeklärter Ätiologie und Pathogenese

1. Marschhämoglobinurie
1. Schwarzwasserfieber bei Malaria
3. Hämolytische Anämie bei thrombotischer Mikroangiopathie
4. Hämolytisch-urämisches Syndrom
5. Hämolytische Krisen und Anämien während Graviditäten, nach Geburten und bei Eklampsien
6. Hämolytische Anämie bei Hypogammaglobulinämie (Prasad-Koza-Syndrom)
7. Hämolytische Anämien bei ,,Hypersplenismus''
8. Hämolytische Komplikation der akuten Hepatitis
9. Hämolytische Komplikation der infektiösen Mononucleose
10. Fakultative nichtimmunologische hämolytische Komponente bei Lebercirrhose
11. Fakultative nichtimmunologische hämolytische Komponente bei myeloischen und lymphatischen Leukämien und anderen proliferativen Erkrankungen
12. Bisher nicht klassifizierte arzneimittelinduzierte hämolytische Erkrankungen
13. Akute familiäre Hämoglobinurie (BERNARD)

Die vorstehende Gliederung kann bei unserem heutigen Wissensstand natürlich nur einen vorläufigen Charakter haben. Es ist möglich, daß neue Forschungsergebnisse eine andere Einordnung dieses oder jenes Krankheitsbildes erfordern oder das Schema durch neue pathogenetische Kategorien erweitern. Zur Abklärung mehrerer in der letzten Abteilung (IV) aufgeführten hämolytischen Syndrome sind bereits die ersten Schritte getan.

Unsere Zusammenstellung zeigt, daß wir heute schon über 50 verschiedene hämolytische Krankheitseinheiten unterscheiden können. Alle im einzelnen zu besprechen, ist hier nicht der Ort. Mehreren von ihnen sind Hauptreferate auf diesem Symposion gewidmet. Im übrigen sei auf die vorzüglichen monographischen Übersichtsdarstellungen DACIES (1954, 1960) mit ihren ausführlichen Literaturangaben verwiesen.

Literatur

BALDINI, M., H. H. FUDENBERG, K. FUKUTATE and W. DAMESHEK: The anemia of di Guglielmo syndrome. Blood **14**, 334—363 (1959).
DACIE, J. V.: The haemolytic anaemias. Congenital and acquired. London: Churchill 1954.
— The haemolytic anaemias. I. The congenital haemolytic anaemias. 2. Edition. London: Churchill 1960.
LONDON, I. M., D. SHEMIN, R. WEST and D. RITTENBERG: Heme synthesis and red blood cell dynamics in normal humans and in subjects with polycythemia vera, Sickle-cell anemia and pernicious anemia. J. Biol. Chem. **179**, 463—484 (1949).
— R. WEST, D. SHEMIN and D. RITTENBERG: On the origin of bile pigment in normal man. J. Biol. Chem. **184**, 351—358 (1950).
SCHUBOTHE, H.: Erworbene hämolytische Erkrankungen. Ther. Monat **9**, 270—282 (1959).

The nature of the erythrocyte defect and the haemolytic mechanism in hereditary spherocytosis and hereditary nonspherocytic haemolytic anaemia*

By

T. A. J. PRANKERD (London)

With 6 Figures

Crosstransfusion experiments have shown that in the group of haemolytic anaemias which appear to be congenital the defect causing haemolysis resides in the cell. It is my purpose to consider what we know of defects in red cells which may be transmitted within families and lead to premature red cell destruction, leaving aside the disorders due to chemical abnormalities in haemoglobin structure. The anaemias, therefore, with which I shall be concerned are those usually known as the hereditary spherocytic and nonspherocytic anaemias.

One may imagine the following groups of abnormalities in cells which would predispose to their early destruction:

1. Changes in shape
2. Changes in surface structure
3. Changes in cell metabolism.

In this group of anaemias the shape of red cells is usually abnormal, the surface structure so far as it has been investigated is usually normal, whilst cell metabolism frequently appears to be abnormal.

It has been known for many years that the red cell in hereditary spherocytosis is thicker than normal, and the ordinary tests of osmotic fragility used in diagnosis depend on this increase in cell thickness for their means of detection. It is well known that the red cell behaves as an osmometer and will not tolerate any stretching of its membrane, osmotic fragility tests on fresh blood are thus a function only of cell thickness. Detection of this disease by changes in osmotic fragility has been extended by the use of blood incubated for 24 hrs. before carrying out the fragility measurements. The test in these conditions is, of course, still firstly a function of cell thickness, but the factors leading to any change in shape during incubation must also be taken into consideration if the full significance of the test is to be appreciated. What changes are known which occur in red cells during incubation? During the first 24 hrs. the most important appear to be changes in electrolyte concentration which lead to an increase in total cell cation, an increase in cell water and to cell swelling.

In fig. 1 are shown the increase in cation content water and cellswelling which occur in normal red cells on incubation for 24 hrs.

---

* From the University College Hospital Medical School, London.

Changes in cation content, therefore, appear to be marked, but the factors controlling their movement in the red cells are incompletely known. However, we do know that energy is required for their transport and it is reasonable to look to glycolysis if we are trying to discover any cause of the deviation from normal in the behaviour of cells in osmotic tests after incubation.

YOUNG, ALTMAN and I (1955) originally studied intracellular phosphorylation in hereditary spherocytosis with the aid of P^{32} observing the partition of this isotope

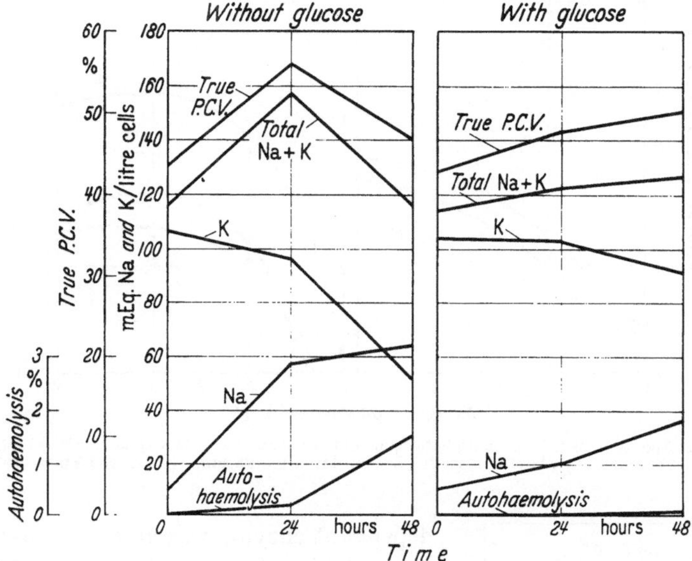

Fig. 1. Changes in volume and electrolytes of red cells incubated in vitro with and without glucose for 48 hours. (Reproduced by kind permission from Blood, 9, 414, SELWYN and DACIE, 1954)

amongst intracellular esters after incubation in vitro. We observed a decreased flux of P^{32} into adenosinetriphosphate (ATP) and 2,3-diphosphoglycerate fractions of the abnormal cells and found that these cells contained slightly less ATP than normal red cells.

These changes are shown in fig 2. It shows the specific activities of intracellular phosphate esters in normal and hereditary spherocytosis cells after incubation in vitro with P^{32} orthophosphate. The diminished activity in the ATP pool and high activity in orthophosphate pool characteristic of these abnormal cells can be seen.

Several problems are raised by these findings. Firstly one wonders whether they represent the basic chemical defect within these cells, and what, if any, enzyme deficiency they indicate. To these problems there are yet no clear answers but two observations may be relevant. For instance, the abnormal pattern of phosphate partition can be completely reversed to normal if nucleosides are used as substances in in vitro experiments. This suggests that the defect may be by-passed by using an alternative pathway of metabolism, such as the hexose monophosphate, shunt for producing intracellular energy stores, and that the defect in glycolysis probably resides before the formation of triose phosphates.

Another pointer to a possible enzyme lesion comes from TABECHIAN and ALTMAN's (1956) work. They showed that the hereditary spherocytic cell is abnormally sensitive to the inhibiting action of fluoride on its metabolism, judged by measurements of P^{32} exchange. Such a finding led them to suggest that a magnesium

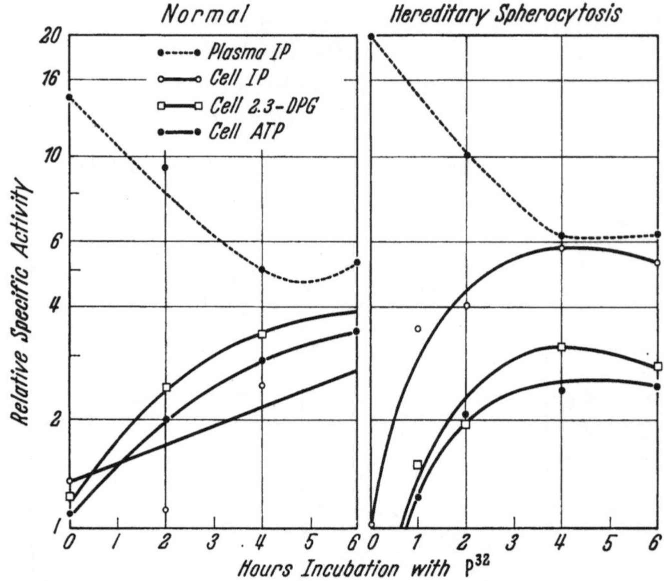

Fig. 2. Rate of incorporation of P^{32} into phosphate esters in normal and hereditary spherocytic red cells incubated at 37° C. P^{32} added as orthophosphate to plasma. (From PRANKERD, ALTMAN and YOUNG 1955)

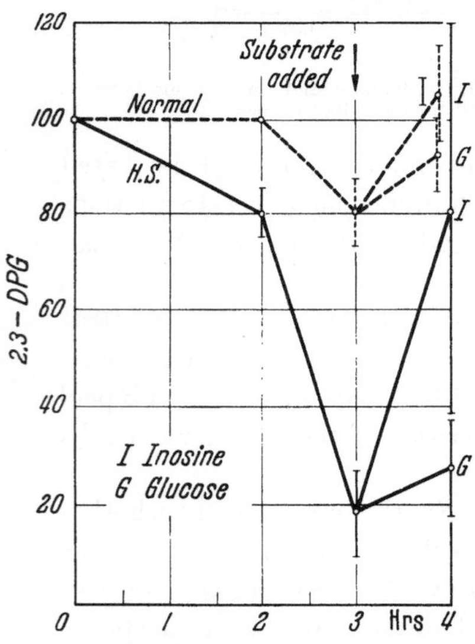

Fig. 3. Changes in 2,3,diphosphoglycerate concentration of normal and hereditary spherocytic cells on incubation without glucose in saline buffer for 4 hours. At 3 hours either glucose (G) or inosine (I) was added to bring the substrate concentration to 0.005 molar

dependant enzyme was at fault. Taking these two considerations together one might suspect the enzyme phosphofructokinase as being the possible defect.

The problems of these findings are how they are related to the pathogenesis of haemolysis in vivo. They could certainly form a basis for the increased osmotic fragility findings after incubation in vitro. Further tests that I have made on hereditary spherocytosis cells reveal other evidence of instability of their phosphate esters. For instance if red cells from normals and hereditary spherocytic subjects are taken, washed and incubated in a saline-phosphate-bicarbonate buffer without glucose for 3 hours, there is a greater breakdown of phosphate ester in the hereditary spherocytic cells than in the normals.

Fig. 3 shows these changes. Red cells were washed and incubated in buffer without glucose. It shows the fall in 23 diphosphoglycerate during incubation in normal cells and the effect of adding substrate at 2 hrs. More extensive changes are seen in hereditary spherocytic cells.

It might be argued that the changes of increased cell osmotic fragility after incubation are simply due to the cell starting off the period of incubation thicker than normal. However, nature provides her own proof against this in the patients from typical hereditary spherocytic families who have no increase in osmotic fragility of their fresh red cells but whose cells show this change after incubation. These patients are also of great importance in another respect for, as their cells show no increase in thickness when fresh (as measured by osmotic methods), they can be used to assess the importance of cell shape in bringing about haemolysis in vivo. A comparison can thus be made between spherocytic and nonspherocytic cells from patients of the same family of hereditary spherocytosis, both of whom have a haemolytic state and both of whose cells show evidence of defective phosphate ester metabolism. Fig. 3, 4 and 5 shows the results of labelling the two types of cells with Cr^{51} and injecting them into healthy compatible recipients and following their survival and sites of destruction.

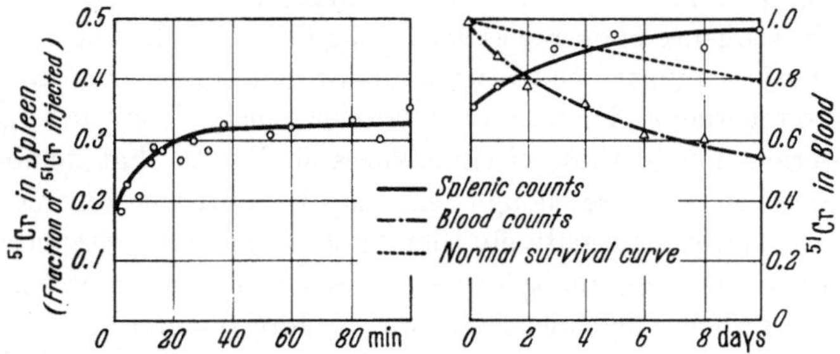

Fig. 4. Changes in spleen counts and peripheral blood counts after injection of Cr^{51} labelled hereditary spherocytic cells into a normal recipient. (The injected cells had an increased fresh osmotic fragility). (From PRANKERD 1960)

Fig. 4 shows an experiment of this sort using spherocytic cells and it can be seen how these cells are immediately held up in the spleen and subsequently destroyed. In Fig. 5 are the results with nonspherocytic cells where there is no immediate hold up of the impacted cells in the spleen yet a similar rate of destruction in the body.

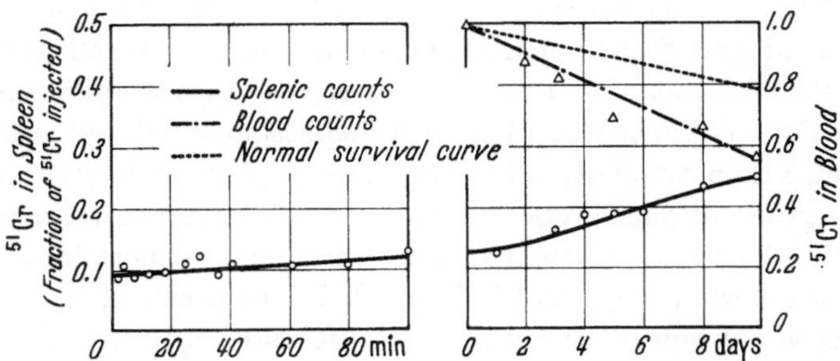

Fig. 5. Changes in spleen counts and peripheral blood counts after injection of Cr^{51} labelled hereditary nonspherocytic cells into a normal recipient. (The injected cells showed no increase in fresh osmotic fragility, but an increase in incubated osmotic fragility). (From PRANKERD 1960)

These results make it clear that it cannot be only cell shape which leads to in vivo red cells destruction, and that other factors must be operating. Furthermore the fact the that accumulation of radio-activity in the spleen is less than that disappearing from the peripheral blood suggests that about 10—15% of cell destruction is extrasplenic. Since the spleen is known to be necessary for destruction of hereditary spherocytic cells, and these findings suggest that all cells are not destroyed within it, then the spleen must condition hereditary spherocytic cells in some way which can lead to their elimination either within or without this organ.

One further piece of indirect evidence suggesting that the shape of the cell is not the only factor contributing to its destruction can be found in experiments using artificial spherocytes. Thus it was found by CASTLE and his colleagues (1948) that gentle heating of normal blood would produce cells with osmotic fragility patterns mimicring hereditary spherocytic cells. We have been able to do this and have found that cells so treated metabolise normally on cooling, and that if there cells are labelled with Cr^{51} and their fate in a normal body followed, they behave differently from the analogue hereditary spherocyte. In a typical experiment the artificial spherocytes survive longer in the circulation and although sequestered at the same rate in the spleen initially, they appear better able to survive stagnation in this organ and thus escape for recirculation.

I picture the sequence of events as something like the following. Many red cells entering the spleen stagnate one to two hours or more under conditions in which they are packed together and deficient in available glucose. They undergo excessive metabolic deterioration in these circumstances similar to that demonstrable in vitro. If this damage is severe enough cells may be destroyed during the time of stagnation in the spleen, alternatively they may escape and recirculate. A certain number of cells will re-enter the spleen after brief recirculation and if these have not had time to recover their metabolic state before re-entering the spleen they will undergo further damage and may then either be destroyed within the spleen or on further recirculation. Thus there is a continuous process of progressive damage to the metabolism of the cell within the spleen eventually leading to its destruction either within that organ or without.

In addition to the abnormalities I have mentioned so far there are other features of the hereditary sperocytic cell which call for comment although their significance is not yet apparent. Some investigators have suggested that this cell is deficient in lipid, but our analyses and those of another group of workers have not confirmed this. It has however been known for a long time that this type of spherocyte has a higher than normal haemoglobin content (MAIZELS 1948). Part of the water in the cell is bound in this protein matrix so that the part remaining for intracellular solutes is reduced; in addition cell potassium is reduced by about 10%. As I have said, I do not understand the significance of these differences.

The other group of haemolytic anaemias to be considered are a very mixed lot, collectively known as congenital nonspherocytic haemolytic anaemias. It is likely that these will ultimately be classified on a biochemical basis as there do not appear to be any consistent morphological features upon which classification can be based. In six instances which I have seen four showed definite biochemical defects; in the remaining two the tests used did not show any abnormality. I have applied the following chemical analyses to most of these cases; glucose uptake, P^{32} uptake and intracellular partition of phosphate esters, lactate production, lipid analyses, response to metabolic stress and glutathione stability. In spite of this number of analyses I cannot find any recurring specific features which would enable the individual disorders to be grouped. Only two of these anaemias appeared to have an obvious hereditary basis. One was a family with eliptocytosis in whom my studies are incomplete; the other was a family whose cells show, I think, a deficiency of the enzyme di-phosphoglyceromutase. This deficiency involved red cells in both father and son, neither of whom were cured by splenectomy and whose cells had a mixed fragility curve. The enzyme defect is deduced from the failure of the cells to resynthesise 2,3 diphosphoglycerate after this compound has been depleted by incubation and storage.

The relevant point in figure 6 is the failure of resynthesis of 2,3 diphosphoglycerate after addition of substrate following 2 hrs. incubation of the cells in buffer without glucose.

Failure of resynthesis occurred both in the presence of glucose or nucleoside, even when utilisation of these substance could be demonstrated.

In other instances of this group of disorders I have also found evidence of impaired glycolysis, and in these cells one can usually also show glutathione instability, but I have not come across patients showing glutathione instability solely as a result of glucose 6-phosphate dehydrogenase deficiency. I have no doubt that a number of different enzyme defects will soon be detected in this group of disorders which will enable specific classification to be made. At the moment I can only suggest dividing them into two broad groups; those with

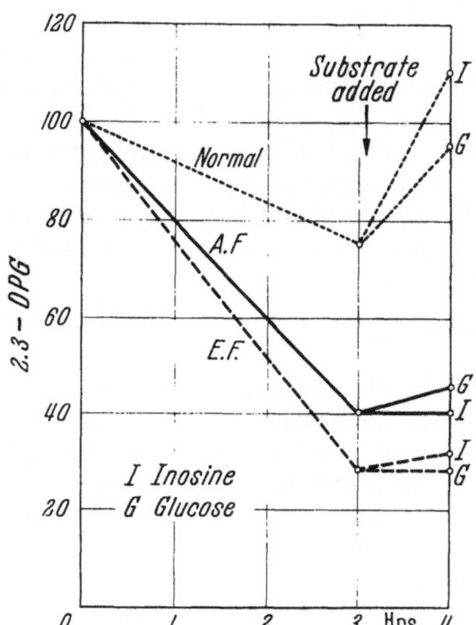

Fig. 6. Changes in 2,3,diphosphoglycerate concentration in the cells of a patient with congenital non-spherocytic haemolytic anaemia incubated in saline buffer without glucose

metabolic abnormalities and those without, and one will wonder whether this classification bears any relationship to the natural history of the haemolytic state. From the few cases we have studied and those well documented in the literature, it appears that splenectomy very rarely cures haemolysis, but quite frequently lessens the haemolytic rate. It may therefore be reasonable to suppose that the metabolic damage in these cells is too severe to allow a normal red cell life span, even when the spleen is removed. Removal of the spleen removes a site which increases the metabolic damage to the red cells and therefore may lessen the rate of red cells destruction.

A lot of what I have said is, I fear, only theory, but facts are slowly appearing which permit theory to be elaborated. More facts are needed to prove or disprove these theories.

References

EMERSON, C. P., S. C. SHEN, T. H. HAM and W. B. CASTLE: The mechanism of blood destruction in congenital haemolytic jaundice. J. clin. Invest. **29**, 1180 (1947).

HAM, T. H., S. C. SHEN, E. M. FLEMMING and W. B. CASTLE: Studies on the destruction of red cells. IV. Thermal Injury. Blood **3**, 373 (1948).

MAIZELS, M.: The anion and cation contents of normal and anaemic bloods. Biochem. J. **30**, 821 (1936).

PRANKERD, T. A. J.: Studies on the pathogenesis of haemolysis in hereditary spherocytosis. Quart. J. Med. **29**, 160 (1960).

PRANKERD, T. A. J., K. I. ALTMAN and L. E. YOUNG: Abnormalities of carbohydrate metabolism of red cells in hereditary spherocytosis. J. clin. Invest. **34**, 1268 (1955).
TABECHIAN, H., K. I. ALTMAN and L. E. YOUNG: Inhibition of P^{32} orthophosphate exchange by sodium fluoride in erythrocytes from patients with hereditary spherocytosis. Proc. Soc. exp. Biol. (N. Y.) **92**, 712 (1956).

Diskussion[1]

Mit 1 Abbildung

E. GERLACH:

Ihr Befund über den außerordentlich hohen Radiophosphortransport in die intracelluläre Orthophosphatfraktion von Sphärocyten ist interessant. Wir haben den Phosphatstoffwechsel an *normalen* menschlichen Erythrocyten untersucht. Unsere Ergebnisse stimmen mit Ihren Kontrollbeobachtungen überein. Müßte man aber bei der von Ihnen gefundenen hohen spezifischen Aktivität der intracellulären Orthophosphatfraktion der Sphärocyten nicht auch an die Möglichkeit denken, daß sie methodisch bedingt sein könnte? Von uns an normalen Fällen durchgeführte orientierende Beobachtungen würden durchaus für eine solche Möglichkeit sprechen.

H. FISCHER:

Herrn PRANKERD verdanken wir die wichtige Entdeckung, daß man gealterte Erythrocyten durch den Zusatz von Inosin „verjüngen" kann. Etwa gleichzeitig und unabhängig haben in Amerika GABRIO und FINCH die gleiche Tatsache gefunden. Die Inosinwirkung beruht auf der Einschleusung von energiereichem Pentosephosphat, das zur Erhöhung des ATP-Spiegels, zur Aktivierung bestimmter Fermente und auch zur Erhöhung der mechanischen und osmotischen Resistenz von Erythrocyten beitragen kann. Inosin ist wiederholt als Zusatz zu Blutkonserven empfohlen worden, merkwürdigerweise aber bisher noch kaum für die Therapie hämolytischer Erkrankungen verwendet worden.

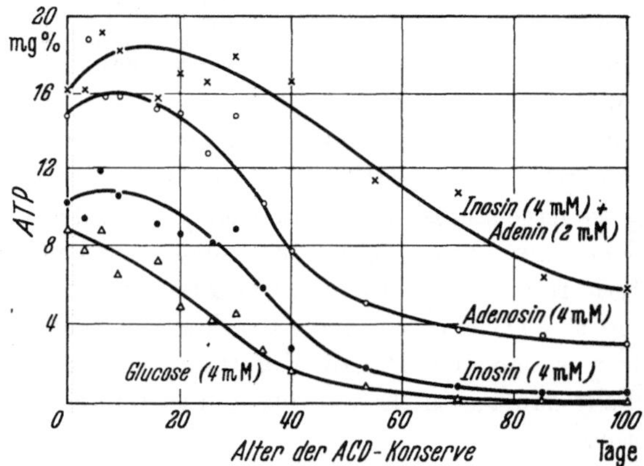

Abb. 1. ATP-Regeneration in Erythrocyten aus ACD-Konserven nach 60 min langer Inkubation mit verschiedenen Zusätzen

In diesem Zusammenhang darf allerdings nicht vergessen werden, daß I. MAENEL, U. HAENEL, G. HUBER und K. H. KÄRCHER [Klin. Wschr. **35**, 141 (1957)] vor einigen Jahren aus theoretischen Erwägungen heraus Inosin für die Behandlung einer ganzen Reihe von Erkrankungen vorgeschlagen haben.

Wir haben in unserer Klinik erste Versuche unternommen, die nichtimmunologischen hämolytischen Anämien mit Inosin zu beeinflussen. Dabei hat sich gezeigt, daß mehrere Gramm Inosin i.v. als Dauertropf verabreicht ohne Schaden vertragen werden. Das in den Körper gelangende Inosin wird jedoch von einer ganzen Reihe von Geweben verwertet und gelangt

---

[1] Diskussionsleiter A. ALDER.

sicher nur zu einem kleinen Teil in die Erythrocyten. Es ist daher noch verfrüht, eine Aussage zu machen, ob Inosin für die Therapie erworbener hämolytischer Erkrankungen von Bedeutung sein wird. Mein Mitarbeiter Dr. WOSEGIEN hat vor wenigen Tagen in Berlin über die Wirkung von Inosin auf verschiedenartige Zellen und Gewebe berichtet. Eines der Ergebnisse scheint mir im Zusammenhang mit dem Hämolyseproblem wichtig:

Es ließ sich zeigen, daß die Wirkung von Inosin auf den ATP-Gehalt konservierter Erythrocyten erheblich verstärkt werden kann, wenn man gleichzeitig kleine Mengen Adenin dem Inkubationsmedium zusetzt. Die Abb. 1 zeigt einen Versuch, bei dem einer gewöhnlichen Blutkonserve in Zeitabständen von 10—15 Tagen Proben entnommen wurden, die mit Glucose, Inosin bzw. Inosin + Adenin inkubiert wurden. Anschließend wurde der ATP-Gehalt von den Erythrocyten bestimmt. Wie wohl deutlich ist, hört der günstige Effekt von Inosin etwa nach 50—60 Konservierungstagen auf, während Inosin mit Adeninzusatz noch nach über 100 Tagen imstande ist, den ATP-Gehalt in den Erythrocyten zu steigern. Von derFortsetzung solcher Versuche erhoffen wir uns einige nicht nur für die Blutkonservierung, sondern möglicherweise auch für die Therapie hämolytischer Erkrankungen wichtige Ergebnisse.

Die Natur des Erythrocytendefektes und der Hämolysemechanismus der Thalassämie*

Von

Paolo Introzzi (Pavia/Italien)

Mit 11 Abbildungen

Die Thalassämie ist eine angeborene mehr oder minder schwere Anämie, die durch eine Minderwertigkeit der Erythrocyten charakterisiert ist. Sie manifestiert sich in drei verschiedenen Krankheitsgraden. Die schwerste Form entspricht dem *homozygoten Status* der Thalassämie-Gene. Sie ist letal und bietet das Krankheitsbild, welches von Cooley bei Kindern beschrieben wurde und als Cooley-Anämie oder Thalassaemia maior (Valentine und Neel, 1944) bekannt ist.

Die beiden anderen Formen sind weniger schwer und entsprechen dem *heterozygoten* Status der Thalassämie-Gene. Eine von diesen, die schwerere, ist jene Form, die die italienischen Kliniker Rietti, Greppi und Micheli zwischen 1925 und 1930 als hämolytischen Ikterus mit erhöhter Erythrocytenresistenz beschrieben haben. Diese entspricht nach der Nomenklatur von Valentine und Neel (1944) der Thalassaemia minor.

Die zweite heterozygote Form ist nur schwach ausgeprägt; sie stellt einen besonderen biologischen Status dar, der in Gegenden mit relativ hoher Thalassämie-Gen-Frequenz häufiger vorkommt. Die angelsächsischen Autoren nennen diese Variante „thalassemic trait". Valentine u. Mitarb. (1944) bezeichnen sie als Thalassaemia minima, Silvestroni und Bianco (1949) als Mikrocytämie.

Die typischen hämatologischen Befunde bei **Thalassaemia minima** sind:

1. Hypochrome Mikrocyten (Silvestroni, 1949).

2. „Schießscheiben-Zellen" (Target cells nach Dameshek, 1943) im peripheren Blutausstrich.

3. Erhöhte osmotische Resistenz der Erythrocyten in hypotonischen Lösungen (Silvestroni, 1949; Valentine und Neel, 1944), deren Ursache vor allem die Platocytose der Erythrocyten und vielleicht auch eine besondere Struktur ihrer Oberflächenschichten ist (Hoffman und Wolman, 1956).

4. Stark verminderte mechanische Erythrocytenresistenz.

5. Die Stärkeblock-Elektrophorese nach Kunkel und Wallenius (1955) zeigt, daß der langsamere Teil des Erwachsenen-Hämoglobins Hb A_2 vermehrt ist und im Durchschnitt 4% statt normal etwa 2% beträgt (Abb. 1a u. 1b). Der Nachweis einer solchen Vermehrung von Hb A_2 ist ein ausgezeichnetes Mittel zur Erkennung schwach ausgeprägter Krankheitsvarianten.

---

* Aus der Medizinischen Universitätsklinik Pavia/Italien (Direktor: Prof. Dr. Paolo Introzzi).

6. Ungenügende Ausstattung der Erythrocyten mit Hämoglobin: der Hb-Gehalt jedes einzelnen Erythrocyten kann 10—15 Mikrogamma gegenüber dem Normalwert von 27—31 Mikrogamma betragen.

7. Vermehrung des erythropoetischen Serumfaktors (Erythropoetin): dies wurde in meiner Klinik von Marinone u. Mitarb. (1957, 1958, 1959) festgestellt. Das Erythropoetin nimmt zu, wenn die Sauerstoffspannung im Blut infolge der Hämoglobinverminderung abnimmt (Abb. 2).

8. Dadurch tritt bei den Patienten mit leichteren Krankheitsvarianten eine mäßige Polyglobulie auf, und

9. eine ausgesprochene Hyperplasie des erythroblastischen Gewebes, und zwar bei Fehlen von Zeichen der Hämolyse und der Anämie. Die erythroblastische Hyperplasie des Marks wird von einer erheblichen Verkleinerung der Erythrocyten (Astaldi u. Mitarb., 1954) und von cytochemischen Veränderungen begleitet.

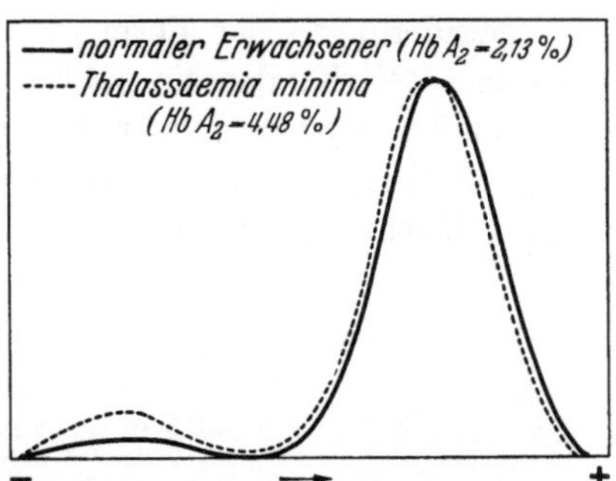

Abb. 1a.   Hämoglobin-Elektrophoresediagramm eines normalen Erwachsenen und eines Patienten mit Thalassaemia minima

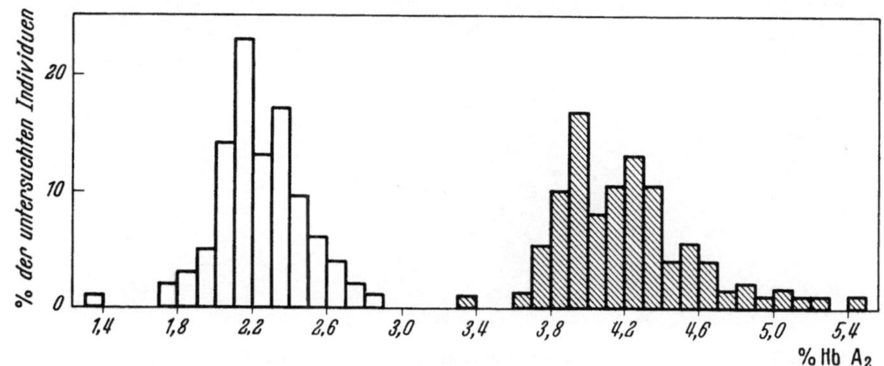

Abb. 1b. Prozentualer Anteil von HbA₂ am Gesamthämoglobin bei gesunden Erwachsenen (weiße Säulen) und Patienten mit Thalassaemia minima (schraffierte Säulen)

Die **Thalassaemia minor,** die mittelschwere Krankheitsvariante, steht zwischen der Thalassaemia maior und minima.

Charakteristisch für sie sind:

1. Verminderte Erythrocytenzahl, d. h. Anämie.

2. Hyperhämolyse.

3. Hyperproduktion des erythropoetischen Faktors teils als Folge der konstitutionellen Hypochromie, teils der hämolytischen Anämie.

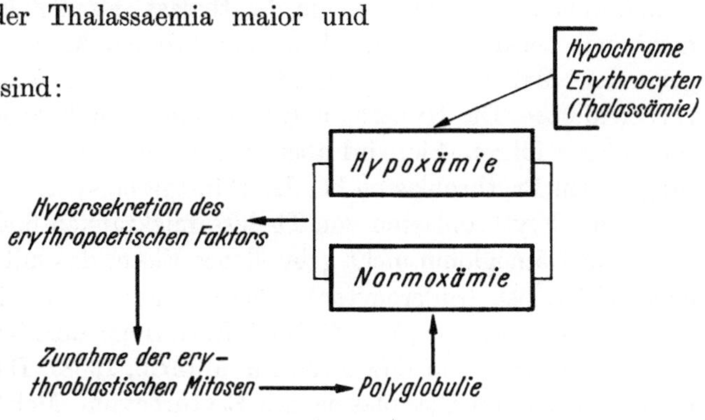

Abb. 2.
Schema des zur Polyglobulie führenden Mechanismus bei der Thalassämie

4. Intensive erythroblastische Hyperplasie im Knochenmark mit vermehrter und beschleunigter Erythrocytenbildung.

5. Abnorme Hinfälligkeit der Erythrocyten mit folgender Hyperhämolyse.

6. Veränderungen der Form der Erythrocyten: Anisocytose, Poikilocytose, Hypochromie, Vorhandensein zahlreicher „Zielscheibenzellen" und einiger polychromatophiler oder oxyphiler Erythroblasten sowie intensive Vacuolisierung der roten Blutkörperchen, die MARINONE u. Mitarb. elektronenoptisch nachwiesen, und die vielleicht Ursache der vermehrten Fragilität ist (Abb. 3).

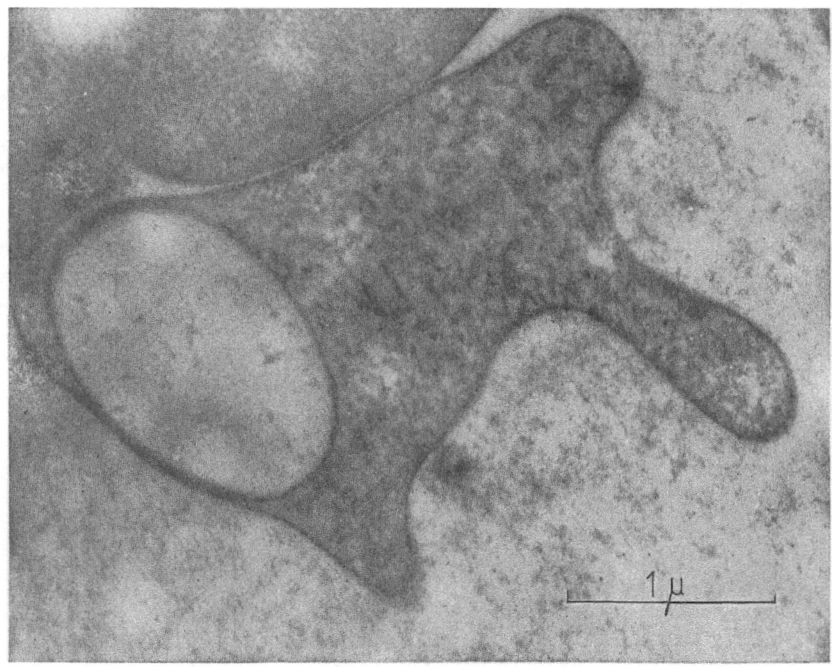

Abb. 3. Vacuolen im elektronenoptischen Schnittpräparat eines Thalassämieerythrocyten

Die Hypochromie beim Thalassämiekranken ist Folge einer Insuffizienz der Hämoglobinsynthese. Diese ungenügende Synthese des Hämoglobins ist ein grundlegendes Charakteristicum der thalassämischen Erythropoese. Sie ist aber nicht, wie bei den gewöhnlichen hypochromen Anämien, an einen Eisenmangel gebunden. Man findet im Gegenteil bei der Thalassämie Hypersiderinämie und Hypersiderose. Die Hyperhämolyse ist einer der Faktoren, die zu dieser Hypersiderinämie führen. Sie wird aber auch durch eine unvollkommene Eisenverwertung in den Erythroblasten bei der Hämoglobinsynthese bedingt.

In den Erythroblasten von Thalassämiekranken findet man nämlich:

1. An Hämoglobin nicht gebundenes Eisen, das mit der Reaktion von PERLS nachweisbar ist (Siderocyten). Dieses Eisen stellt sich elektronenoptisch in Form von Ferritin dar (Abb. 4). Nach Entfernung der Milz tritt intraerythrocytäres Ferritin vermehrt auf (MARINONE u. Mitarb., 1958). Die Ferritinkörnchen liegen manchmal frei im Cytoplasma des Erythrocyten. Meistens aber sind sie in eine feine Membran eingeschlossen, und bilden Körperchen, die von RICHTER als

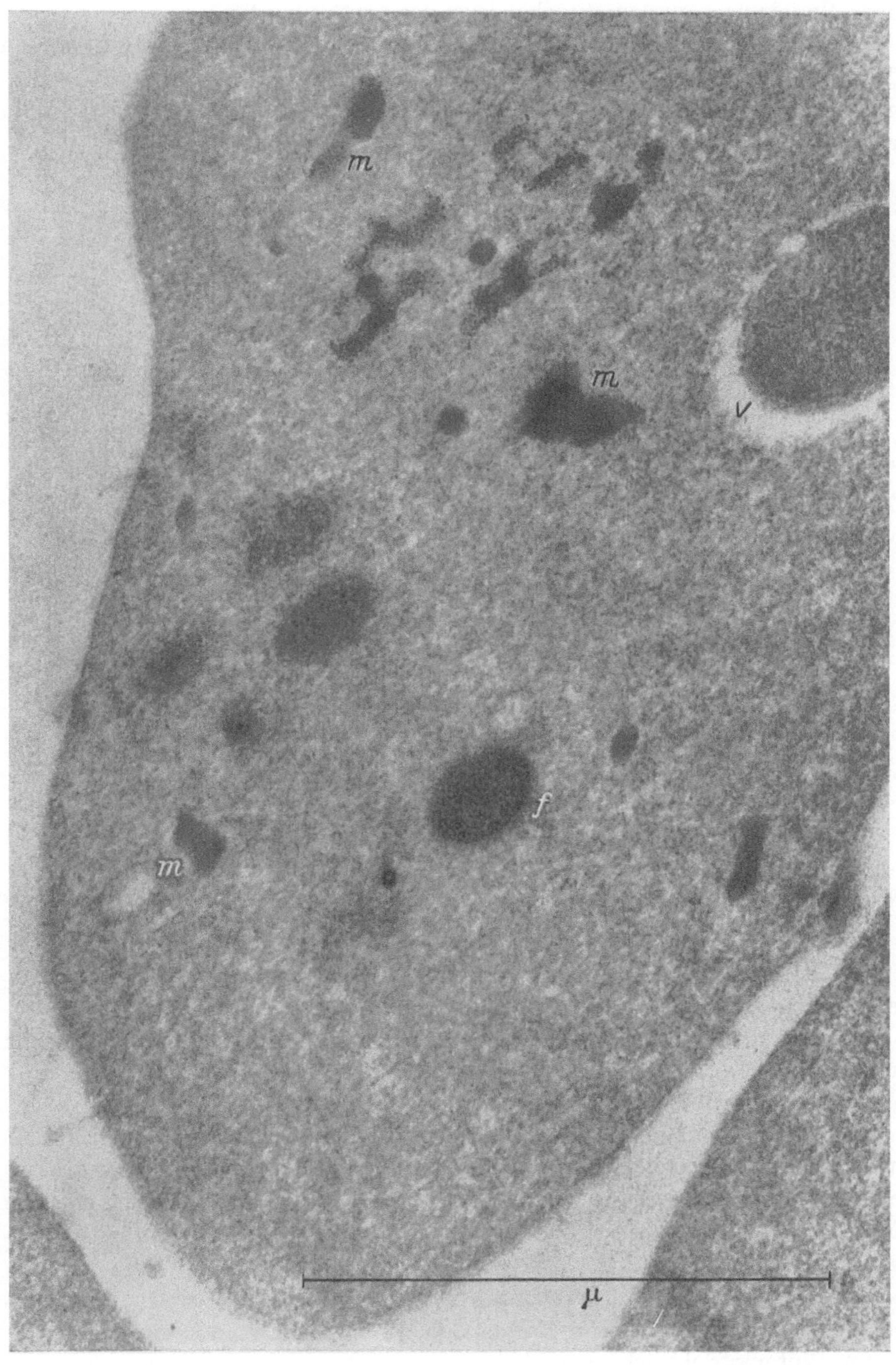

Abb. 4. Ferritinanhäufungen im elektronenoptischen Schnittpräparat eines Thalassämieerythrocyten; *m* Verdichtungen, *f* Ferritin, *v* Vacuole

„Siderosomen" bezeichnet werden (Abb. 5). Diese Siderosomen stehen sicher in engen Beziehungen zu den Mitochondrien der Erythroblasten.

2. Der Gehalt an Protoporphyrin IX und an Coproporphyrin III ist in den Thalassämieerythrocyten erhöht: das ist ein Ausdruck der Unfähigkeit der Erythroblasten, die Synthese von Porphyrin und Eisen zur Bildung von Häm im erforderlichen Umfang durchzuführen.

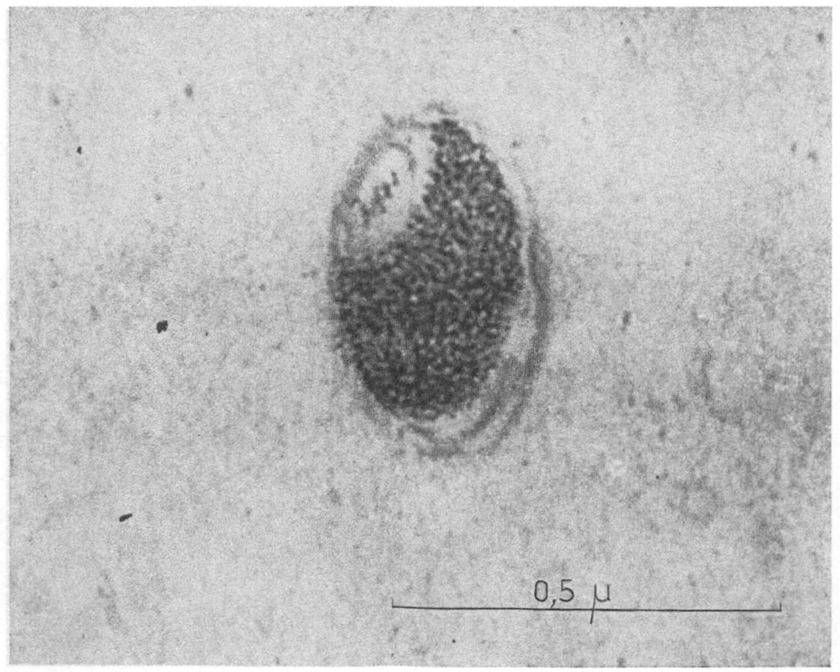

Abb. 5. Von einer Membran umgebenes Ferritinhäufchen („Siderosom") im elektronenoptischen Schnittpräparat eines Thalassämieerythrocyten

3. Das Studium des erythrocytären Hämoglobins bei Patienten mit Thalassaemia minor ergibt folgende Befunde:

a) Vorhandensein von Erwachsenenhämoglobin wie bei der Thalassaemia minima.

b) Auftreten eines anderen Hämoglobintyps: des fetalen Hämoglobins.

4. Das Knochenmarksbild wird von einer Hyperplasie der basophilen Erythroblasten und von einer Mikroerythroblastose beherrscht. Diese Erythroblasten zeigen komplexe cytochemische Veränderungen, und die daraus hervorgehenden Erythrocyten haben eine sehr viel kürzere Lebensdauer als die normalen Erythrocyten.

Schwererwiegend, intensiver und absolut charakteristisch sind die hämatologischen Veränderungen beim Morbus Cooley, der **Thalassaemia maior.**

Im Blutausstrich sieht man lichtoptisch starke Deformierungen der Erythrocyten. Sie zeigen Formen, die Freudenberg als „absurd" bezeichnet hat, und zwar Anisocytose, Poikilocytose, Anisochromasie, „Zielscheibenzellen" und kleine Erythrocytenfragmente (sog. Schistocyten).

Das Elektronenmikroskop zeigt noch weitere Besonderheiten. Man erkennt hier, wie die bizarren Formveränderungen mit einer so ausgedehnten und starken

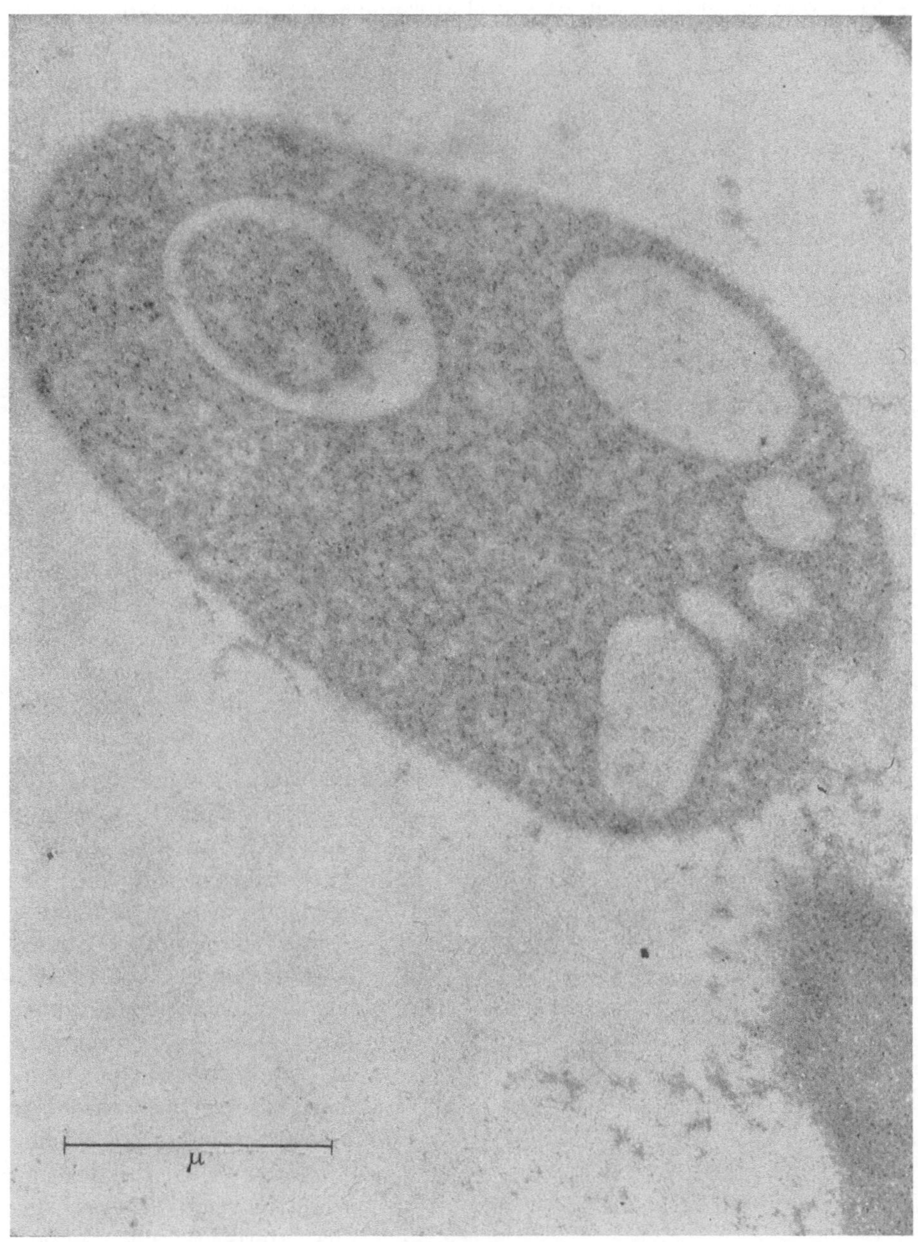

Abb. 6. Hochgradige Vacuolisierung eines Erythrocyten bei Thalassaemia maior im elektronenoptischen Schnittpräparat

Vacuolisierung einhergehen, daß in manchen Fällen der Erythrocyt wie ein Schwamm aussieht (Abb. 6). Sehr wahrscheinlich ist diese Vacuolenbildung eine der Ursachen für die kürzere Lebensdauer der Erythrocyten, für ihre verminderte

Resistenz in vitro gegenüber mechanischem Trauma und für ihre erhöhte Resistenz gegenüber hypoosmotischen Lösungen.

Bei dieser schweren Form der Thalassämie ist die Hämoglobinkonzentration des Erythrocyten niedrig (nur 10—15 Mikrogamma pro Zelle gegenüber normal 27—31 Mikrogamma).

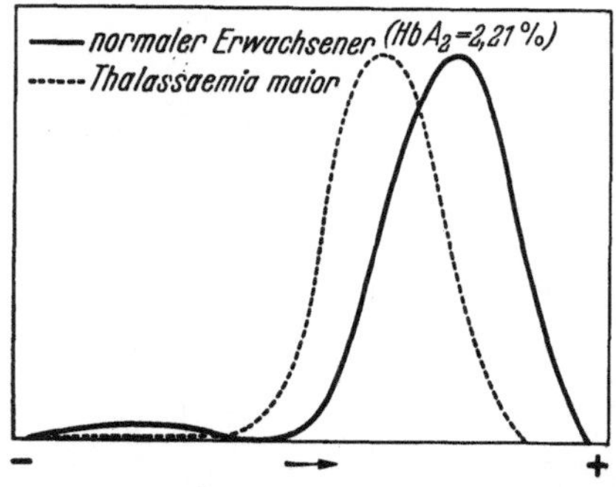

Abb. 7. Hämoglobinelektrophoresediagramm eines normalen Erwachsenen und eines Patienten mit Thalassaemia maior

Man könnte darüber streiten, ob die leeren Räume, die das Elektronenmikroskop sichtbar macht, Folge einer angeborenen strukturellen Anomalie des Stromas sind und diese Stromaanomalie primäre Ursache für die reduzierte Hämoglobinkonzentration ist, oder ob umgekehrt die ungenügende Synthese des Blutfarbstoffs Ursache der morphologischen Erythrocytenveränderung ist. Wahrscheinlich induziert das pathologische Gen bei der Thalassämie *gleichzeitig* die Veränderung des Hämoglobins einerseits und die des Erythrocytenstromas andrerseits. In jedem Fall führen diese erythrocytären Veränderungen bei der Thalassaemia maior zu einer schweren Störung des Sauerstoffaustausches, und diese, zusammen mit der verstärkten Hämolyse, über eine vermehrte Bildung von Erythropoetinen zu einer enormen Stimulierung des erythroblastischen Gewebes.

Neben dem geringen Hämoglobingehalt beobachtet man in den Erythrocyten große Mengen von nichthämoglobingebundenem Eisen, ebenso Protoporphyrin IX und Koproporphyrin III. Die Hämoglobinanalyse zeigt einen sehr niedrigen Prozentsatz an Erwachsenenhämoglobin (nach unseren Beobachtungen 10—20% des Gesamthämoglobins). Der größte Teil des Hämoglobins hat dagegen die Charakteristica des fetalen Hämoglobins, sowohl bei der elektrophoretischen Untersuchung (Abb. 7) wie auch bei den Alkalidenaturations- und Kristallisationsproben.

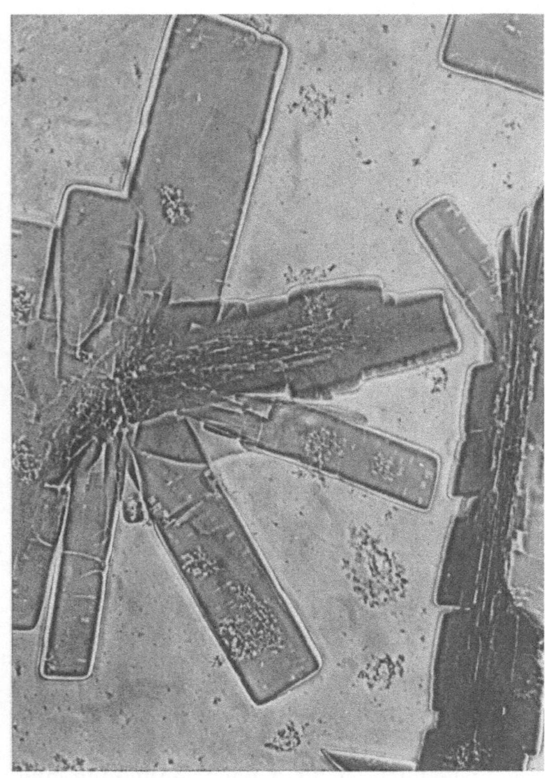

Abb. 8.
Kristallisationsmodus von normalem Erwachsenenhämoglobin

Beim normalen Erwachsenen vollzieht sich die intraerythrocytäre Kristallisation des Hämoglobins in zwei aufeinander folgenden Phasen. In der ersten Phase bilden sich kleine orthogonale Kristalle, die sich in der zweiten Phase entsprechend dem Phänomen der kristallinen Polygonalisation zu charakteristischen großen orthogonalen Kristallen verbinden (Abb. 8). Im Erythrocyten des Neugeborenen, der noch einen großen Anteil fetalen Hämoglobins enthält, ist der Kristallisationsmodus anders. Hier entstehen zahlreiche kleine stets voneinander isolierte Körnchen (Abb. 9). Bei Patienten mit Thalassaemia maior kristallisiert das Hämoglobin nach dem gleichen Modus wie normales fetales Hämoglobin, nur sind die Kristalle in den Erythrocyten weniger zahlreich als in normalen Neugeborenenblutkörperchen und haben anders gelagerte Kristallisationskerne.

Die thalassämischen Veränderungen der Erythropoese haben eine außerordentliche Hinfälligkeit der Erythrocyten zur Folge: das bedeutet eine kritische Verstärkung der Hypoxämie und eine enorme Ausschüttung des erythropoetischen Plasmafaktors. Dadurch werden die Erythroblasten des Marks fortlaufend zur Reproduktion angeregt. Die Folgen dieser Funktionsstörung sind die Mikroerythroblastose, die Verkürzung der interkinetischen Periode und die Häufung von Mitosen. Dennoch kann die erythroblastische Hyperplasie die übermäßige Erythrocytenzerstörung niemals kompensieren.

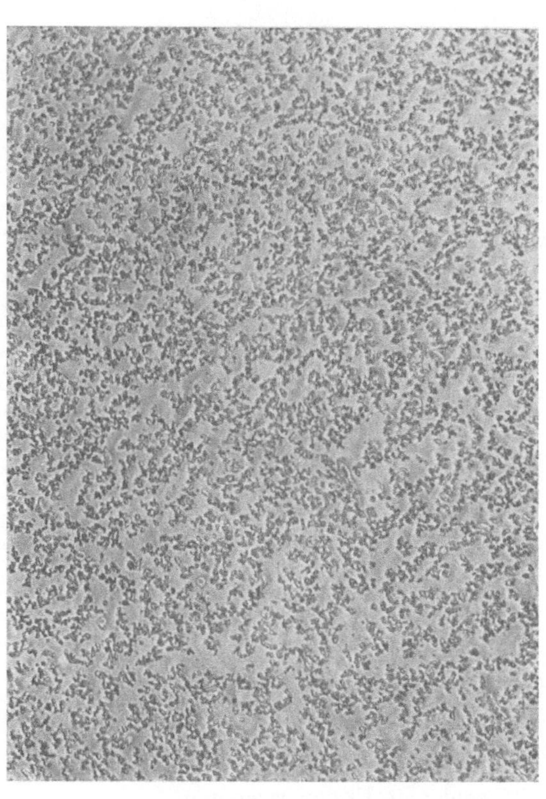

Abb. 9. Kristallisationsmodus von normalem fetalen Hämoglobin

Bei der Cooley-Anämie findet man auch eine reticulohistocytäre Hyperplasie der Milz und der Lymphknoten. Sie tritt im Gefolge der kontinuierlichen Anflutung von Erythrocytenfragmenten ein, die fortlaufend aus dem Blut eliminiert werden müssen.

Die Hyperhämolyse führt zu Hyperbilirubinämie, Hyperurobilinurie und Ikterus, zu Hypersiderinämie und Hypersiderose der Organe.

Cytochemisch zeigen die Erythroblastenkerne einen normalen Gehalt an Desoxyribonucleinsäure (DNS). Dagegen sieht man im Cytoplasma eine unregelmäßige Verteilung der basophilen Substanz in Form von Körnern verschiedener Größe. Ihre chemische Zusammensetzung ist noch nicht geklärt. Außerdem findet man im Cytoplasma der Erythroblasten noch zahlreiche metachromatische Einschlüsse von Mucopolysaccharidnatur, die eine positive PAS-Reaktion geben (Abb. 10). Nach Astaldi u. Mitarb. (1954) sind sie gegen Amylase resistent, nach Dameshek u. Mitarb. nicht. Nach den Untersuchungen Marinones verhalten sie sich in dieser Beziehung unterschiedlich. Diese Einschlüsse sind für den Morbus Cooley nicht spezifisch, aber sie kommen nur bei dieser Krankheit häufig und zahlreich vor. In meiner Klinik haben Marinone und Alescio nachweisen können, daß auch in der megalopoetischen, prähepatischen embryonalen Periode des Menschen PAS-positive Einschlüsse im Cytoplasma der Erythroblasten vorkommen.

In vielen Erythroblasten von Patienten mit Cooley-Anämie können schließlich Granula mit positiver Eisenreaktion nachgewiesen werden.

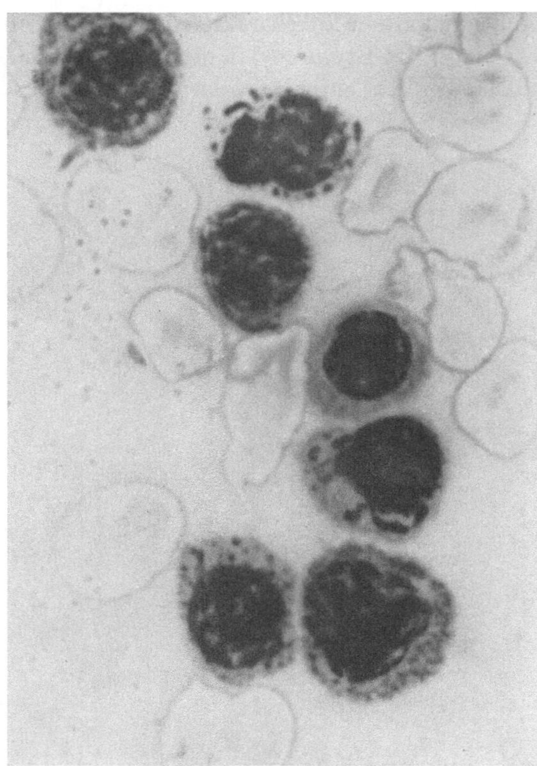

Abb. 10. PAS-positive Mucopolysaccharideinschlüsse im Cytoplasma von Erythroblasten bei Cooley-Anämie

Zusammenfassend zeigt der Morbus Cooley oder die Thalassaemia maior:

1. ungenügende Hämoglobinsynthese in den Erythroblasten,
2. schlechte Eisenverwertung,

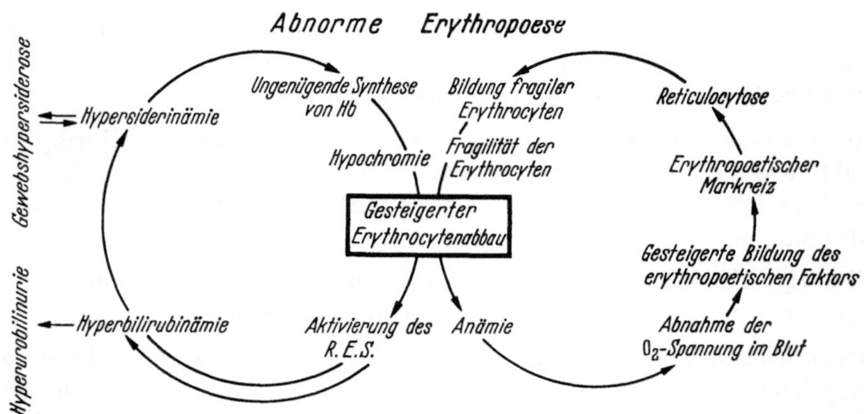

Abb. 11. Schema der Beziehungen zwischen Erythropoese und Erythrocytenabbau bei der Thalassaemia maior (nach Marinone)

3. Reifungshemmung der Erythroblasten,
4. Bildung von hypochromen Erythrocyten,
5. abnorm hinfällige Erythrocyten und Hyperhämolyse.

Durch die ungenügende Eisenverwertung ist die Cooley-Anämie Prototyp einer *sideroachrestischen Anämie* in dem Sinne, den HEILMEYER diesem Begriff gegeben hat.

In Abb. 11 sind die wichtigsten erythropoetischen Anomalien der Thalassämie zusammengestellt. Besonders betont sei die Tatsache, daß alle Veränderungen bei dieser Krankheit Folge eines primären Defektes im Stoffwechsel der Erythroblasten sind, von dem sich die Erythrocytenanomalien substantiell ableiten. Der Hämolysemechanismus wird bei dieser Erkrankung auf der Ebene verschiedener reticulohistiocytärer Stadien sekundär ausgelöst durch die primäre und zentrale Störung in der Erythropoese. Abnorme Hinfälligkeit und verkürzte Lebensdauer der Erythrocyten sind seine unmittelbaren und wesentlichen biologischen Folgen.

Literatur

ASTALDI, G., E. G. RONDANELLI et al.: An abnormal substance present in the erythroblasts of thalassaemia major. Cytochemical investigations. Acta haemat. (Basel) **12**, 143 (1954).
— P. TOLENTINO et al.: La talassemia (morbo di Cooley e forme affini). Pavia: Tipografia del libro 1951.
BESSIS, M., et J. GORIUS-BRETON: Le cycle du fer dans l'organisme révélé par le microscope électronique. Pathologie et Biologie, 2173 N. XIX (1957).
CHINI, V., and C. MALAGUZZI-VALERI: Mediterranean hemopathic syndromes. Blood **4**, 989 (1949).
DALAND, G. A., and W. B. CASTLE: A simple and rapid method for demonstrating sickling of the red blood cells and the use of reducing agents. J. Lab. clin. Med. **33**, 1082 (1948).
DAMESHEK, W.: Familial mediterranean target oval-cell syndromes. Amer. J. med. Sci. **205**, 643 (1943).
GATTO, I.: Talassemia (microcarterocitosi) e drepanocitosi. Acta Genet. med. (Roma) **2**, 19 (1953).
HOFFMAN, J. F., I. J. WOLMAN et al.: Ultrastructure of erythrocyte membranes in thalassemia major and minor. Blood **11**, 946 (1956).
KUNKEL, H. G., R. CEPPELLINI et al.: Observations on the minor basic hemoglobin component in the blood of normal individuals and patients with thalassemia. J. clin. Invest. **36**, 1615 (1957).
— and G. WALLENIUS: New hemoglobin in normal adult blood. Science **122**, 288 (1955).
MARINONE, G.: Problèmes anciens et acquisitions récentes sur une érythropathie congénitale singulière: la thalassémie. Bull. Soc. vaud. Sci. Nat. **67**, 109 (1959).
—, C. BERNASCONI et al.: L'elettroforesi su blocco d'amido nello studio delle emoglobine dei soggetti normali e talassemici. Progr. med. (Napoli) **12**, 741 (1956).
— e C. BERNASCONI: L'emoglobina dei talassemici. Studio elettroforetico su blocco d'amido. Bibl. haemat. Pavia 1957.
— — Das Verhalten des langsamen Hämoglobins des Erwachsenen bei Normalen und bei Thalassämie. Folia haemat. N. F. **2**, 28 (1958).
— — Caratteristische elettroforetiche dell' emoglobina in individui normali, in pazienti con disordini ematologici di vario tipo ed in soggetti affetti da talassemia. Rass. Fisiopat. clin. ter. **31**, 555 (1959).
— — et al.: Studi di citologia elettronica nella talassemia. Haematologica **43**, 1123 (1958).
MASRI, M. S., A. M. JOSEPHSON et al.: Starch block electrophoretic studies of human hemoglobin solutions. Blood **13**, 533 (1958).
MOORE, C. V., M. GRINSTEIN et al.: Observations on the biosynthesis of hemoglobin in thalassemia. Rel. VII. Congr. Soc. Int. Emat., Roma 1958.
SILVESTRONI, E.: Microcitemia e malattie a substrato microcitemico. Falcemia e malattie falcemiche. Roma: Ed. Pozzi 1949.

Silvestroni, E., e I. Bianco: Su alcuni nuovi reperti elettroforetici dell' emoglobina umana normale e microcitemica. Progr. med. (Napoli) 13, 225 (1957).

Sturgeon, P., and C. A. Finch: Erythrokinetics in Cooley's anemia. Blood 12, 64 (1957).

Valentine, W. N., and J. V. Neel: Hematologic and genetic study of the transmission of thalassemia. Arch. intern. Med. 74, 185 (1944).

Wintrobe, M. M., E. Matthews et al.: A familial hemopoietic disorder in italian adolescents and adults resembling mediterranean disease (Thalassemia). J. Amer. med. Ass. 114, 1530 (1940).

Diskussion[1]

A. Alder:

Ich danke Herrn Betke, daß er uns das schöne Referat von Herrn Introzzi, der leider erkrankt ist, so lebendig vorgetragen hat und bitte ihn, den Referenten auch in der Diskussion zu vertreten.

E. Brinkmann:

Auf Grund einer eigenen Beobachtung einer Familie mit Thalassaemia minor möchte ich auf 3 morphologische Befunde hinweisen, die nach meiner Kenntnis der Literatur allerdings in weiten Grenzen schwanken können, in meinen Fällen aber sehr ausgesprochen waren, zumal die erste Hälfte dieses Vormittages ganz überwiegend der Chemie gewidmet war und die Morphologie doch der eigentliche Ursprung der Hämatologie ist: die *Schistocytose*, die von Marmont eingehend beschrieben wurde und die bei meiner Untersuchung der mir unter dem Verdacht des konstitutitionellen hämolytischen Ikterus überwiesenen Patienten für die Diagnose ausschlaggebend war — die Fragmentierung der Erythrocyten war besonders auffallend im mit Brillantkresylblau gefärbten Vitalpräparat, während sonst die Erythrocyten sich bei dieser Methode der Kugelform nähern und eine Poikilocytose dabei verschwinden kann. Dann die *Leptocytose*, die zur Bildung der Targetzellen führt — die Zellen können so extrem dünn werden, daß sich 2 Erythrocytenhälften gegeneinander um 180° drehen und sog. Achterformen zustande kommen (Astaldi, Tolentino u. Sacchetti). Schließlich die von Astaldi als *Kerninsuffizienz* bezeichnete Erscheinung im Mark, wobei die Kernausstoßung der orthochromatischen Erythroblasten unterbleibt oder stark verzögert ist, so daß die Zelle noch im kernhaltigen Zustand ihre Substantia reticulofilamentosa verliert — dieses erklärt die relativ niedrige Reticulocytenzahl bei der Thalassämie, die in meinen Fällen 30000—50000 betrug. Dasselbe Phänomen kann man übrigens auch bei einem Teil der orthochromatischen Megaloblasten der perniziösen Anämie beobachten.

A. Marmont:

Ich möchte erwähnen, daß der erste, der diese Erythrocytenfragmentierung beschrieben hat, Cooley gewesen ist. Er hat sie schon in der Zählkammer gesehen. Die Achterformen, die Herr Brinkmann erwähnte, habe ich in Brillantkresylblaupräparaten sehr oft beobachtet. Man findet auch hantelförmig deformierte Erythrocyten ("dumb-bell deformation"), bei denen eine Fragmentierung eintreten kann. Deshalb habe ich an die Möglichkeit gedacht, daß eine erhöhte mechanische Fragilität einer der Faktoren der gesteigerten Hämolyse bei der Thalassämie sein könnte. In letzter Zeit haben wir auch phasenoptische Untersuchungen gemacht. Und im Phasenkontrastmikroskop sehen diese Erythrocyten etwas anders aus: da liegt das Hämoglobin in zwei Polen der Zelle, und dazwischen ist eine sehr dünne Schicht von Stroma, das ganz frei von Hämoglobin ist. Wenn man nun in den elektronenoptischen Bildern diese Vacuolen sieht, könnte man daran denken, daß es sich um Bezirke von hämoglobinfreiem Stroma handelt. Da ich kein Fachmann auf elektronenoptischem Gebiet bin, weiß ich nicht, ob eine solche Interpretation zulässig ist. Aber ich möchte sie zur Diskussion stellen.

H. D. Waller:

Durch die freundliche Vermittlung von Herrn Professor Larizza aus Sardinien hatten wir in Marburg vor kurzem die Gelegenheit, zwei Fälle von Cooley-Anämie zu untersuchen. Dabei

---

[1] Diskussionsleiter A. Alder.

konnten wir einige interessante Befunde erheben. Der Energiestoffwechsel der Erythrocyten war völlig normal. In beiden Fällen enthielten sie aber praktisch keine alkalische Phosphatase. Ferner war der Hämiglobingehalt der roten Blutkörperchen bei beiden Patienten auf etwa 3—5% erhöht. Da sie ungefähr 90% fetales Hämiglobin enthielten, möchten wir annehmen, daß die Hämoglobinvermehrung auf eine verminderte Hämoglobinreduktionsgeschwindigkeit zurückzuführen ist, die wir gemessen haben, und die nur etwa 50% der Norm betrug.

W. Stich:

Bei der Thalassaemia minor wird so großer Wert auf die Erfassung des Hämoglobins A_2 gelegt. Nun ist mir eine Mitteilung von Schlegel bekannt geworden, nach der die Verschiedenheiten der Unterfraktionen des Erwachsenenhämoglobins auf einen Alterungsprozeß zurückgeführt werden.

K. Betke:

Das gilt nur für das Hämoglobin A_3. Das Hämoglobin A_2 ist eine echte, besondere Hämoglobinfraktion, die mit der Alterung nichts zu tun hat. Die Beobachtungen von Herrn Schlegel bestätigen sehr schön die von Kunkel bereits erhobenen Befunde, daß an in vitro gealterten Blut- oder Hämoglobinproben der Anteil von Hämoglobin A_3 größer wird. Schlegel hat dies auch in vivo nachgewiesen, indem er transfundierte Erythrocyten zu verschiedenen Zeitpunkten aus dem Empfängerblut mit der Methode der Differentialagglutination wiedergewann und dabei feststellte, daß mit zunehmendem Alter der Erythrocyten diese Hämoglobinfraktion immer schneller wanderte. Die A_2-Komponente ist aber etwas völlig anderes. Sie wird als solche primär synthetisiert und bei der Thalassämie eben in etwa der doppelten Menge wie beim Normalen.

H. Schulten:

Es würde mich interessieren, wo die von Herrn Brinkmann untersuchte Familie herstammt. Wir sehen in Köln ja relativ viele Fälle von Patienten mit Thalassämie. Sie kommen alle aus der Eifel und der Gegend von Trier. Und da handelt es sich doch offenbar um Gene, die zur Zeit der römischen Kolonisation dorthin gelangt sind.

E. Brinkmann:

Wir haben natürlich auch nach Beziehungen unserer Patienten zum Mittelmeerraum gesucht, aber keine gefunden: sie stammen aus Ostpreußen.

H. R. Marti:

Es sei noch ein kurzer Hinweis auf das genetische Problem der Thalassämie gestattet. In letzter Zeit geht die Tendenz dahin, an Stelle eines einzigen Thalassämie-Gens eine Mehrzahl von Thalassämie-Genen anzunehmen. Wir fanden kürzlich bei einer Schweizer Sippe mit Thalassämie-Anlage neben typischen Fällen von Thalassaemia minor noch 2 Personen, die als einzige hämatologische Veränderung eine Vermehrung des fetalen Hämoglobins aufweisen. Es gibt dafür 3 Erklärungsmöglichkeiten: 1. Unterschied im Genotypus. 2. Abweichung im Phänotypus mit ungenügender Penetranz der übrigen Symptome. 3. von der Thalassämie unabhängige Erscheinung. Allein durch erbbiologische Untersuchungen läßt sich entscheiden, ob ein spezielles Gen für die Hb F-Vermehrung existiert. Von den obenerwähnten Personen mit isolierter Hb F-Vermehrung sind nur 2 Nachkommen vorhanden, bei denen weder ein erhöhtes Hb F noch andere Thalassämie-Symptome vorliegen. Vielleicht sind in Ländern, in denen die Thalassämie häufiger ist, weitere Beobachtungen über den Erbgang isolierter Hb F-Vermehrung in Thalassämie-Sippen gemacht worden.

H. Lehmann:

Die Thalassämie umfaßt ja eine Gruppe von mehreren Veränderungen: Hb F, Vergrößerung des Hb A_2-Anteils, Mikrocytose usw. Nun hat man Familien gesehen, bei denen das eine und das andere zusammen oder nicht zusammen vorkommt. Familien, bei denen nur das Hb F vermehrt auftritt, haben wir zuerst in Westafrika gefunden und den Zustand „nichtmikrocytäre Thalassämie" genannt. Das gleiche hat man dann in Ostafrika und in Amerika beobachtet. Der Befund ist also wiederholt bestätigt worden.

F. JUNG:

Wenn man sich überlegt, welche Faktoren zur Fragmentation und Schistocytose der Erythrocyten führen, dann muß man doch annehmen, daß hier eine Störung der Membranproteine vorliegt. Eine Fragmentation kann man nicht auf das Hämoglobin beziehen, denn es ist ja bekannt, daß solche Phänomene auch am hämoglobinfreien Stroma auftreten können. Wenn nun die Hämoglobineiweißsynthese gestört ist — und das werden wir in dem folgenden Referat von Herrn LEHMANN noch näher hören — dann liegt die Vermutung nahe, daß auch andere Zellproteine, vielleicht auch die Strukturproteine fehlerhaft synthetisiert werden. Es ist ja anzunehmen — und hier darf ich auf eine Hypothese von SCHORN in Prag zurückgreifen —, daß die Eiweißfabrik der Zelle ähnlich wie unsere moderne Industrie arbeitet, nur mit kleineren Normteilen, und daß dieselben Normteile, wie SCHORN das für die Eiweißsynthese im Pankreas bewiesen hat, in *verschiedene* Zellkomponenten eingebaut werden. Wenn wir nun eine Zelle haben, die fehlerhafte Hämoglobinnormteile produziert, so liegt die Vermutung nahe, daß auch in einem Stromaprotein ein falscher Normteil auftaucht, und wenn ich auf mein Faltbootmodell zurückkommen darf, dann dieses Faltboot an irgendeiner Stelle einen gebrochenen Stab aufweist. Das sollte man doch einmal überprüfen, indem man das Stromaeiweiß der Erythrocyten näher analysierte.

G. SANSONE:

I wish to say only a few words about the diagnosis of thalassaemia.

We applied in many cases of thalassaemia the test proposed by BETKE and coworkers of acid denaturation on slide [G. SANSONE and L. MASSIMO: Minerva pediatrica 11, 246 (1959)].

The red cells in cases of thalassaemia major are not denatured at all. In thalassodrepanocytosis 50% are denatured. In thalassaemia minima 3—4% of red cells or more are denatured.

I think this is a very good diagnostic test.

K. BETKE:

Wir sind erfreut, daß Herr SANSONE mit unserer Elutionsmethode, die ja vor allem Herr KLEIHAUER entwickelt hat, so schöne Resultate erzielt hat. Das Prinzip des Verfahrens ist ja, daß man aus Erythrocyten in fixierten Ausstrichen durch einen sauren Phosphat-Citrat-Puffer das Erwachsenenhämoglobin herauslösen kann, während fetales Hämoglobin in den Zellen liegenbleibt. Bei der Thalassaemia minima findet man dann manchmal einzelne solcher fetalen Zellen in Fällen, wo mit der chemischen Methode kein faßbares Resultat zu erreichen ist. Insofern ist die Elutionsmethode für die praktische Diagnostik vielleicht ganz brauchbar.

L. HEILMEYER:

Herr INTROZZI hat auf Grund elektronenoptischer Bilder die Eiseneinlagerungen in den Sideroblasten als Ferritin bezeichnet, weil man ja — das geht auf BESSIS zurück — diese Vierpunktstrukturen als Ferritin erkannt hat. Wenn sich das Eisen in den Siderophoren aber außerordentlich anhäuft, dann kann man das nicht mehr als Ferritin im *chemischen* Sinn bezeichnen, denn es ist ja mit der Berlinerblaureaktion gut nachweisbar, während Ferritin diese Reaktion nicht ergibt. Die Siderophorengranula enthalten sehr viel mehr Eisen und weniger Eiweiß als das Ferritin. Ferritin hat 36%, Hämosiderin 21% Eiweiß. Allerdings liegen die gleichen Teilstrukturen zugrunde, denn mein Mitarbeiter WÖHLER hat gezeigt, daß die Eiweißgrundlage des Ferritins und des Hämosiderins, nämlich das Apoferritin und das Apohämosiderin, identisch sind. Das hat er mit Aminosäureanalysen und serologischen Methoden exakt nachweisen können. Aber wir sind, glaube ich, nicht berechtigt, die Siderophorengranula, welche die Berlinerblaureaktion geben, als Ferritin anzusprechen. Diese sollten nach wie vor als Hämosiderinkörnchen bezeichnet werden.

Und noch ein zweites: Diese Eisenspeicherungen, die wir bei Thalassämien in der Leber und anderen Organen finden, die manchmal so weit gehen, daß das Bild einer Hämochromatose entsteht, finden wir bei *allen* sideroachrestischen Anämien. Auch bei den von uns beschriebenen Fällen hat eine Leberpunktion immer eine Hämosiderose ergeben, auch wenn es sich um keine *hämolytische* Anämie handelte. Bei gesteigerter Hämolyse mag das noch stärker ausgeprägt sein. Aber das Entscheidende ist die Eisenüberflutung des Organismus. Wie diese zustande kommt, ist noch nicht geklärt. Vielleicht versucht der Organismus das Eisen in großen

Mengen hereinzuholen, um es den erythropoetischen Zellen nach dem Massenwirkungsgesetz im Überschuß anzubieten, weil eben der Einbau ins Hämoglobin erschwert ist.

Schließlich noch ein Wort über die Abgrenzung der hereditären sideroachrestischen Anämie. Sie hat ja gewisse Ähnlichkeiten mit der Thalassämie. Aber bei ihr ist das fetale Hämoglobin und das Hämoglobin A_2 nicht vermehrt. Das ist eben doch ein fundamentaler Unterschied, abgesehen davon, daß bei ihr der Blutumsatz nicht gesteigert ist. Da möchte ich doch mit Herrn LEHMANN annehmen, daß bei der Thalassämie eben mehrere pathologische Gene zusammentreffen, und daß bei der hereditären sideroachrestischen Anämie das für den verzögerten Eiseneinbau ins Hämoglobin verantwortliche Gen isoliert vorliegt, ohne die gleichzeitige Störung der Hämoglobinsynthese im Sinne eines vermehrten Auftretens von Hb F und Hb A_2.

C. GASSER:

Darf ich noch kurz zwei Probleme der Thalassämie zur Diskussion stellen? Wenn man einen Patienten mit Thalassaemia maior splenektomiert, dann hat man ja einen gewissen Erfolg: der Blutumsatz wird zwar nicht normalisiert, aber die Patienten benötigen danach weniger Bluttransfusionen und bekommen deswegen auch eine weniger starke Transfusionshämosiderose. Die Reticulocytenwerte steigen aber nach der Splenektomie auf ein noch höheres Niveau an und z. T. auch die Erythroblasten. Das gleiche Phänomen kommt übrigens auch bei der hereditären nichtsphärocytären hämolytischen Anämie vor. *Warum* erscheinen nun mehr Reticulocyten, obwohl die Hämolyse nicht mehr so stark ist? Sind das möglicherweise Reticulocyten, die vorher von der Milz abgefangen wurden?

Das zweite Problem sind die bekannten Knochenveränderungen bei der Thalassaemia maior, die Ausweitung der Markräume, der Bürstenschädel usw. Man sagt immer, das sei nur die Folge der vermehrten Blutbildung, aber es gibt ausgeprägte Formen von Thalassaemia minor und ähnlichen Erkrankungen, bei denen die Knochenveränderungen fehlen. So erhebt sich die Frage, ob die Störung des Knochenaufbaues bei der homozygoten Thalassämie, der Sichelzellanämie usw. auf einer besonderen, hierfür verantwortlichen genetischen Anomalie beruht.

L. HEILMEYER:

Das ist ein sehr interessantes Problem, daß nach Herausnahme der Milz eine zusätzliche Reticulocytenvermehrung eintreten kann. Bei der hereditären Sphärocytose ist das ja umgekehrt. Ich glaube aber nicht, daß dieses Mehr an Reticulocyten vorher von der Milz abgefangen wurde. Ich möchte eher annehmen, daß die roten Blutzellen nach Splenektomie in einem noch unreiferen Stadium aus dem Knochenmark entlassen werden, während sie bei Anwesenheit der Milz bis zu einem Stadium im Mark verbleiben, wo mehr von der Substantia reticulofilamentosa zurückgebildet worden ist, daß also die Milz doch einen Einfluß auf das Knochenmark hat.

Hämolytische Erkrankungen
auf der Basis von Hämoglobinanomalien*

Von

H. Lehmann (London)

Mit 13 Abbildungen

Seit 100 Jahren ist bekannt, daß das menschliche Hämoglobin nicht einheitlich ist. 1866 hat Körber in Dorpat gefunden, daß das Hämoglobin des Nabelschnurblutes alkaliresistent ist und sich damit vom Hämoglobin des Erwachsenen deutlich unterscheidet. Es wird heute fetales Hämoglobin oder Hb F genannt. Das Hb F macht etwa 60—80% des Blutfarbstoffs bei der Geburt aus. Dann fällt es langsam in ungefähr 4—5 Monaten ab. In einigen Fällen kann es weiterhin in geringen Mengen nachweisbar bleiben, doch ist es gewöhnlich nach 2—3 Jahren praktisch fast völlig verschwunden. Späteres Auftreten des Hämoglobin F ist pathologisch. Das fetale Hämoglobin verursacht selbst keine Krankheit, es ist nur ein Anzeichen dafür, daß eine Anämie begonnen hat während einer Zeit, in der der Säugling noch nicht die Fähigkeit verloren hatte, Hb F zu bilden. Die Ursachen hierfür können verschieden sein. Es kann sich um eine Ernährungsanämie handeln, um eine hereditäre Sphärocytose oder um eine andere angeborene hämolytische Anämie. Wir haben eine ganze Reihe von Adoleszenten mit einer hereditären Sphärocytose gesehen, die einen deutlichen Anteil fetalen Hämoglobins besaßen. Nach Splenektomie verschwand dann mit der Anämie auch das Hb F, obwohl die Zellen sich im übrigen ja nicht verändert hatten.

Die Krankheit, bei der erstmalig eine starke Vermehrung von fetalem Hämoglobin auffiel, war die Thalassämie (Liquori, 1951). Wir wissen heute, daß bei Thalassämie die Bildung des normalen Erwachsenenhämoglobins (Hb A) gehemmt ist, so daß gewissermaßen kompensatorisch die Bildung von Hb F, außerdem aber auch die Bildung einer kleinen Nebenkomponente, die man Hb A_2 nennt, stärker hervortritt. Es war schon lange bekannt, daß die Krankheit bei den Mittelmeervölkern vorkommt und man hatte sie deshalb nach dem griechischen Wort ϑάλασσα (= Meer) „Thalassämie" benannt. Wie wir heute wissen, ist sie aber keineswegs auf die Mittelmeerländer beschränkt. In Ostasien gibt es viel mehr thalassämische Patienten als in Europa. Charakteristisch für die Erkrankung ist, daß die Erythrocyten zu wenig Hämoglobin enthalten. Das Verhältnis der Zelloberfläche zum Hämoglobin ist also größer als normal. Damit hängt wahrscheinlich die typische Erhöhung der osmotischen Resistenz zusammen. Die übrigen Befunde wurden bereits eingehend von Herrn Introzzi besprochen.

---

* Aus der Abteilung für Pathologie (Direktor: Prof. J. W. S. Blacklock), St. Bartholomew's Hospital, London.

Für unser Thema sind die folgenden Punkte von besonderem Interesse: Erstens hat man gefunden, daß die Thalassämie eine erbliche Krankheit ist, die bei Homozygoten schwerer als bei Heterozygoten verläuft. Zweitens hat man entdeckt, daß innerhalb eines und desselben Landes in bestimmten Regionen mehr Menschen an der Krankheit leiden als in anderen Gegenden. Das gilt z. B. in Italien ganz besonders für die Poebene um Ferrara. Man hat sogar vermutet, die besondere Schönheit der ferrarischen Frauen auf mittelalterlichen Gemälden, ihr blasser Teint und ihr Gesichtsschnitt seien durch die Thalassämie bedingt. Nun ist sehr interessant, daß in diesen Gegenden auch besonders oft Malaria vorkommt. Von HALDANE (1949) ist die Frage aufgeworfen worden, ob die heterozygote Thalassämie ihren Träger gegenüber der Malaria widerstandsfähiger macht. Da die Homozygoten meist schon im Kindesalter sterben, müßte ja die Häufigkeit der Thalassämie langsam absinken. Wenn nun normale Individuen an der Malaria häufiger sterben als heterozygote Thalassämieträger, ließe sich die hohe Frequenz der Thalassämie erklären (balancierter Polymorphismus). Vielleicht entwickelt sich der Malariaparasit in Thalassämieerythrocyten nicht so gut wie in normalen Zellen.

Sporadisch kommt die Thalassämie in der ganzen Welt vor. So sahen wir auch einen Fall in England. Abb. 1 zeigt eine Weltkarte von der Verteilung der

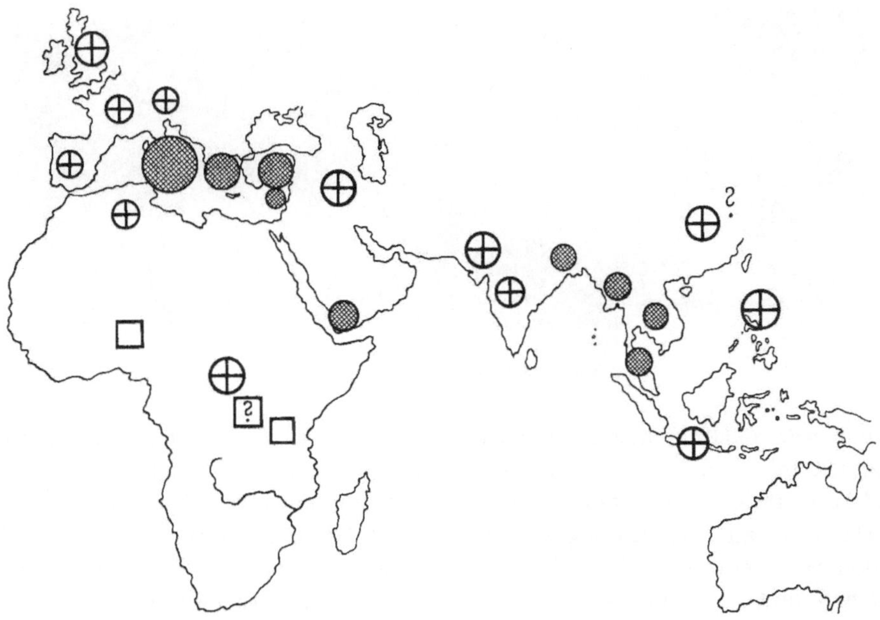

Abb. 1. Weltkarte der Thalassämie. ▨ endemisch; ◐ sporadisch; ☐ nicht-mikrocytische Thalassämie

Thalassämie, und zwar die Gegenden, wo sie wirklich sehr häufig vorkommt. Als Kreuze sind sporadische Vorkommen eingezeichnet. Die Karte hat aber wahrscheinlich nur vorläufigen Charakter. Denn wenn man genau nachprüft, wird man bestimmt hier und da finden, daß das Auftreten der Thalassämie gar nicht so sporadisch ist.

Die Karos zeigen die Gegend, wo man die neuerdings beschriebene nichtmikrocytäre Thalassämie entdeckt hat [EDINGTON und LEHMANN (1955)]. Das ist eine

Abart mit normaler Erythrocytenmorphologie, aber deutlicher Erhöhung von Hb F ohne Erhöhung von Hb A_2. Auch sie ist erblich.

China ist wahrscheinlich ein ganz reiches Reservoir von Thalassämie. Das wissen wir von Hong Kong und Jamaika, wo es ja viele Chinesen gibt und die Thalassämie häufig vorkommt. Neulich haben wir 160 Blutproben untersucht, die von Dr. Jackson aus Newcastle von einer Expedition aus Tibet mitgebracht

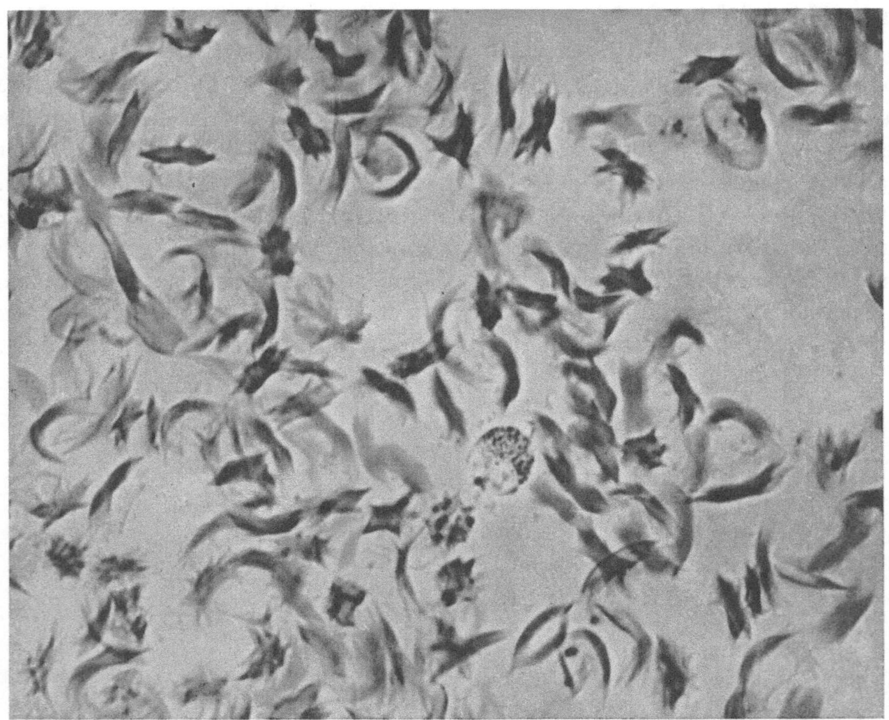

Abb. 2. Sichelzellen. Vergr. 720fach

worden waren. Unter diesen fand sich ein Fall von Thalassämie. Wie schon oben betont, wird bei der Thalassämie kein anomales Hämoglobin gebildet, sondern es treten an sich normale Komponenten abnorm stark hervor.

Das erste anomale Hämoglobin beschrieben Hörlein u. Weber (1948). Sie fanden es bei einer erblichen Methämoglobinämie. Wurde das Globin vom Häm getrennt und ein normales Häm mit dem Globin des Patienten vereinigt, resultierte wieder der anomale Blutfarbstoff. Die Ursache der Anomalie mußte also im Globin liegen. Dieses anomale Methämoglobin heißt heute Hb M. Es ist der einzige Blutfarbstoff, der auch ein anomales sichtbares Spektrum aufweist.

Abb. 2 zeigt die Sichelzellen, die Sie ja alle kennen. Sie kommen durch die Anwesenheit eines anomalen Hämoglobins, des Hb S, zustande, das die Eigenschaft hat, bei Sauerstoffentzug in einen kristalloiden Zustand (Taktoide) überzugehen. Pauling und seine Kollegen entdeckten das Hämoglobin S und zeigten 1949, daß es sich elektrophoretisch anders verhält als Hb A (Abb. 3a). Auch diese Anomalie tritt in homozygoter (S/S) und heterozygoter Form (A/S) auf. Im Elektrophoresediagramm eines heterozygoten Sichelzellmerkmalsträgers sieht man dementsprechend 2 Hämoglobine, das normale Hb A und das langsamer wandernde Hb S. Ein homozygoter Patient (Sichelzellanämie) hat nur Hb S (Abb. 3 b). Es ist interessant, daß bei den heterozygoten Merkmalsträgern stets etwas mehr Hb A als

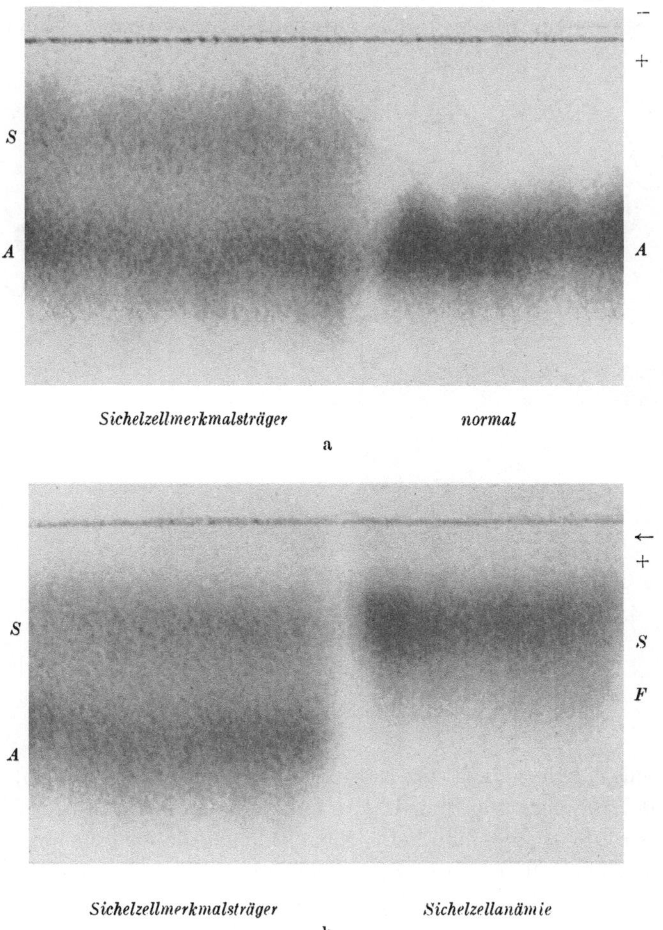

Abb. 3a u. b. a) Elektrophorese normalen Hämoglobins (rechts) und Hämoglobins eines heterozygoten Sichelzellmerkmalsträgers (links). Im heterozygoten Blut finden sich zwei Hämoglobine: normales Erwachsenen- (*A*) und Sichelzellhämoglobin (*S*), ← Hämoglobin appliziert. b) Elektrophorese zweier Sichelzellblute. Links Merkmalsträger (*A* + *S*). Rechts Anämie (*S* und kein *A*). In der Anämie (rechts) ist etwas fetales Hämoglobin vorhanden, das als eine Zunge dem Hämoglobin *S* vorauswandert, ← Hämoglobin appliziert

anomales Hämoglobin gebildet wird. Der wichtigste pathologische Vorgang bei der Sichelzellanämie ist klinisch die Krise, die durch akut auftretende Schmerzen in den Gelenken, Knochen, Muskeln und im Abdomen charakterisiert ist. Wenn die Sauerstoffsättigung in den venösen Gefäßgebieten zu stark absinkt, kommt es intravital zur Sichelung der Erythrocyten mit Verlegung der Strombahn durch verfilzte Zellagglomerate. Dadurch entstehen Infarkte. Sie sind das Substrat der Krisen. Sie treten an sich nur bei Homozygoten auf. Wenn aber Sichelzellmerkmalsträger in eine Atmosphäre mit verringertem Sauerstoffdruck kommen, z. B. in Flugzeugen, die nicht gegen Unterdruck geschützt sind, können auch bei ihnen Infarkte, vor allem Milzinfarkte, auftreten.

Sichelzellen wurden zuerst bei amerikanischen Negern beobachtet. Es war aber nicht überraschend, daß sie auch bei afrikanischen Negern zu finden waren. Wichtig war jedoch, daß man bei den afrikanischen Negern große Unterschiede zwischen den einzelnen Stämmen fand. Bei den in Zentralafrika wohnenden hamitischen Stämmen, die ziemlich europäide Gesichtszüge haben, kommen

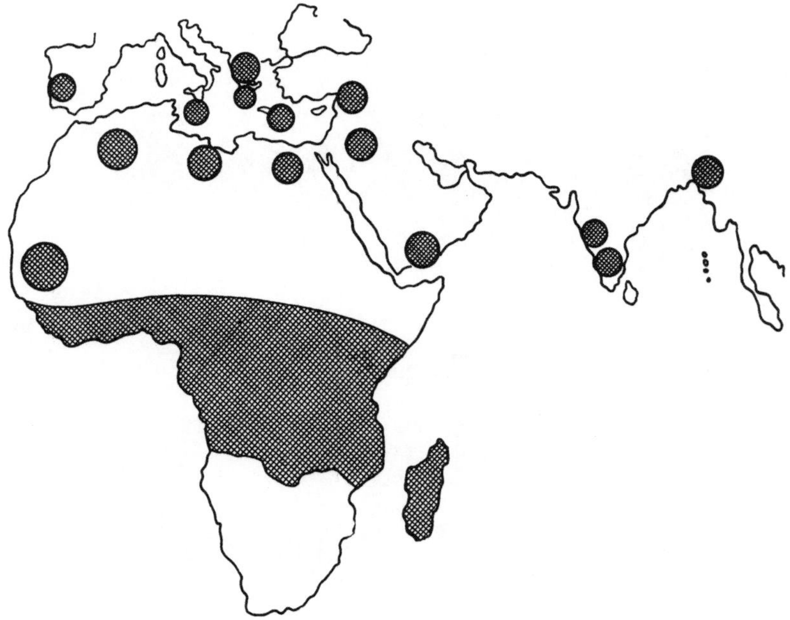

Abb. 4. Verbreitung des Sichelzellhämoglobins in der Alten Welt

keine oder wenige Sichelzellen vor, während ihre nächsten Nachbarn, die Bantus, zu 20—40% der Bevölkerung Sichelzellen haben. Noch interessanter ist folgendes: In Indien gibt es im allgemeinen keine Sichelzellen. Aber es gibt eine Gruppe von Stämmen mit Sichelzellen, die in Südindien leben. Sie stammen wahrscheinlich von Sichelzellträgern ab, die aus dem Mittel-Osten in der spätneolithischen Zeit einerseits nach Afrika und andererseits nach Indien abgewandert sind. Spätere Bevölkerungswellen haben keine Sichelzellen. Die Draviden und Arier haben ebenfalls keine Sichelzellen.

Abb. 4 zeigt die Verteilung des Hb S in der Alten Welt. Abgesehen von Afrika kommt es hier und da im Mittelmeergebiet vor, wo es wahrscheinlich durch afrikanische Sklaven in römischer Zeit hingelangt ist. Die Areale in Indien wurden schon besprochen. Warum ist Hb S nun in einem mittleren Gürtel Afrikas so häufig, und warum fehlt es an anderen Stellen Afrikas, so z. B. südlich des Sambesi? Sicher spielen hier einerseits die erwähnten Bewegungen der Völkerstämme eine Rolle. Andererseits stoßen wir auf die gleiche Frage, die wir oben bei der Wechselwirkung zwischen Thalassämie und Malaria diskutiert haben (Allison, 1957). In manchen Stämmen Afrikas finden sich 40% Sichelzellträger. Es ist so gut wie erwiesen, daß Sichelzellträger nicht an tropischer Malaria sterben.

Somit liegt hier der balancierte Polymorphismus klar auf der Hand: Die Heterozygoten bleiben am Leben, während beide Homozygoten (Hb A/A und Hb S/S) entweder an der Malaria oder an der Sichelzellanämie sterben. So kann man auch erklären, warum in manchen früher von Malaria verseuchten Gegenden Griechenlands in einem kleinen Bevölkerungsareal 20—30 % Sichelzellträger vorkommen. Wenn auch nur wenige Sichelzellgene ihren Weg dorthin gefunden haben: in einer schweren Malariagegend können sie sich wegen des balancierten Polymorphismus durchsetzen und die Oberhand gewinnen.

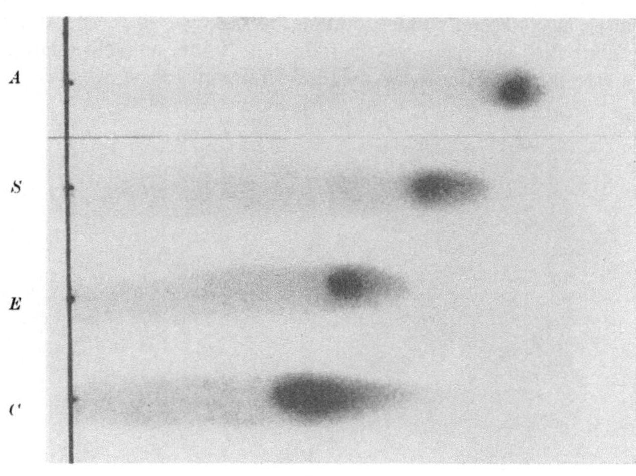

Abb. 5. Elektrophorese des Hämoglobins *A* und anderer langsamer zum positiven Pole wandernder Hämoglobine. Homozygotisches *A, S, E, C*

Mit der Methode der Hämoglobinelektrophorese hat man noch weitere anomale Hämoglobine gefunden. Zunächst das Hb C. Es unterscheidet sich vom Hb S dadurch, daß es noch etwas langsamer wandert als dieses (Abb. 5). Wie beim Hb S kennt man heterozygote (Hb A/C) und homozygote Individuen (Hb C/C). Es hat sich weiter herausgestellt, daß die Gene für Hb A, Hb S und Hb C Allele sind, d. h. ein Mensch kann die Kombinationen A/S, A/C oder S/C haben. Man kann sozusagen vom Elektrophoresepapier eine Diagnose des Genotypus stellen, vom Phänotyp auf den Genotyp schließen (siehe Abb. 7).

Hb C ist ebenfalls anthropologisch interessant. Man findet es nur in Westafrika. Im Goldküstenbereich gibt es ungefähr 20—30% Hb C-Merkmalsträger. Sie sind auch etwas weiter östlich vorhanden, aber nicht jenseits des Flusses Niger. Er ist eine ebenso scharfe Grenze wie der Sambesi für das Hb S im Süden (Abb. 6).

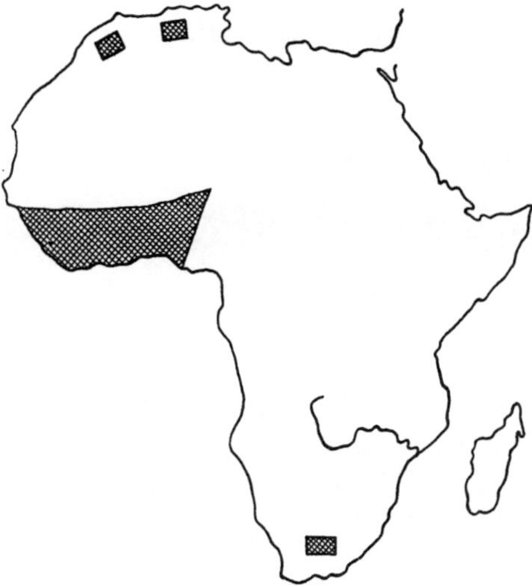

Abb. 6. Hämoglobin C in Afrika. Dieses Hämoglobin ist typisch westafrikanisch. Die Häufigkeit ist am größten in Nord-Ghana und Volta. Durch Sklavenhandel ist das Gen auch nach Südafrika und Nordafrika gekommen

Übrigens gibt es nicht nur beim Menschen verschiedene Hämoglobine, sondern auch bei Tieren. Beim Rind gibt es 2 Hämoglobine, ein schnelles Hb a und ein langsames Hb b. Eines dieser beiden, das schnelle, ist das typische Hämoglobin des europäischen Rindes, des Bos taurus, während das indische Rind viel von dem langsamen Hb b in seinem Blut hat. Besonders interessant ist, daß es in England, wo die meisten Rinder der Bos-taurus-Rasse angehören, eine kleine Gruppe gibt, die Jersey-Cow, Guernsey-Cow und Devonshire-Cow, die ebenfalls, und zwar heterozygot das langsame „indische" Hämoglobin besitzt. Dieses ist interessanterweise die einzige englische Kuh, die man nach den Tropen exportieren konnte.

Ähnliches findet man auch in Afrika. In Uganda gibt es noch Rinder, die ein wenig den alten ägyptischen Rindern ähneln, mit langen Hörnern. Außerdem gibt es den „modernen" Zebubullen, der mehr wie die indischen Rinder aussieht. Man hat nun zeigen können, daß die ersteren mehr Hb a haben als die letzteren.

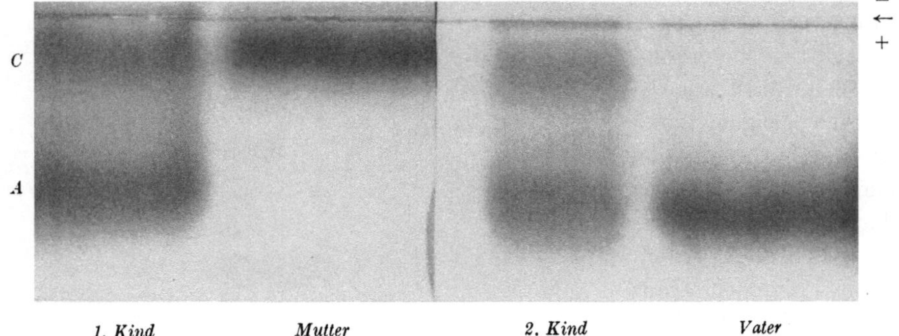

Abb. 7. Hämoglobinelektrophorese einer Familie mit Hämoglobin C. Der Vater ist normal, die Mutter ist eine Hämoglobin-C-Homozygote. Beide Kinder sind A-C-heterozygot. ← Hämoglobin appliziert

Abb. 7 zeigt den Stammbaum einer Familie. Der Vater hat Hb A, die Mutter hat homozygot Hb C, sie haben zwei Kinder mit Hb A/C. Das entspricht genau den Erwartungen. Bald stieß man aber auf Schwierigkeiten. So sehen wir in Abb. 8 eine Familie, wo der Vater Hb A hat, und die Mutter Hb A/S. Das Kind hat scheinbar Hb S/S. Dies ist dadurch zu erklären, daß zusammen mit dem Gen für das anomale Hämoglobin auch das Gen für Thalassämie vererbt worden ist. Das letztere unterdrückt die Hb A-Bildung. Der Vater hat eine heterozygote Thalassämie. Er vererbte seinem Kinde nicht nur ein Gen für Hb A, sondern außerdem ein Gen für die Unterdrückung des Hb A. Da das Kind nun ein Hb S von der Mutter, ein Hb A und ein Unterdrückungsgen für Hb A

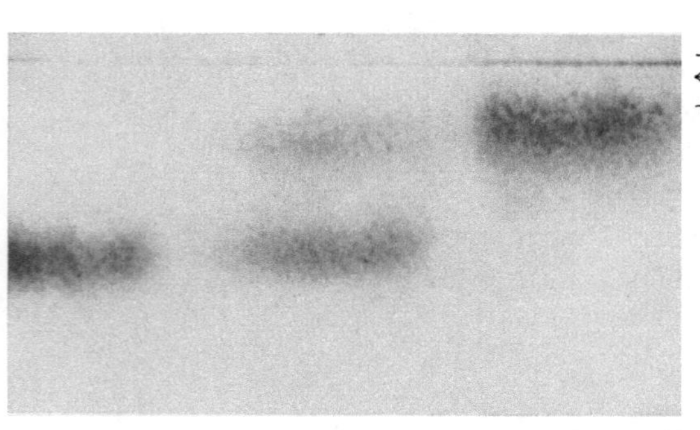

Abb. 8. Hämoglobinelektrophorese einer Familie, bei der der Vater kein Sichelzellhämoglobin besitzt, die Mutter eine Heterozygote und das Kind *scheinbar* ein Sichelzellhomozygot (SS) ist. Der Vater ist thalassämisch und das Kind hat Sichelzell-Thalassämie (s. Text)

vom Vater ererbte, ist das Ergebnis phänotypisch beinahe dasselbe wie bei Sichelzellanämie. Abb. 9 zeigt als Beispiel einen typischen Sichelzellmerkmalsträger und einen der verschiedenen Typen der Sichelzell-Thalassämie-Kombination.

Eine weitere Schwierigkeit ergab sich, als man ein Hämoglobin fand, das sich elektrophoretisch genau so wie Hb S bewegte, aber die Erythrocyten sichelten nicht. Man nannte es Hb D. Es ist dadurch vom Hb S zu unterscheiden, daß seine

Löslichkeit in reduzierter Form normal ist, während die des reduzierten Hb S außerordentlich gering ist. Das Blutbild des Homozygoten erinnert wieder an die Thalassämie. Es zeigt „Schießscheibenzellen" mit großer Oberfläche und dem Mißverhältnis zwischen Inhalt und Oberfläche.

Als nächstes anomales Hämoglobin wurde das Hb E entdeckt (Abb. 5). Es wandert elektrophoretisch schneller als Hb C, aber langsamer als Hb S. Die Homozygoten besitzen wieder die flachen, dünnen Zellen. Das Hb E ist ostasiatischer Herkunft. Der höchste Prozentsatz, 15—20%, findet sich in Burma und Siam. Weiterhin kommt es in Bengal und Indonesien vor, nicht aber in China.

Von den Urstämmen Indiens haben die Weddoiden Hb S, die Weddas von Ceylon dagegen haben Hb E. Sie gehören zu den Protomalayen. Vereinzelt gibt es Hb E auch in der Türkei.

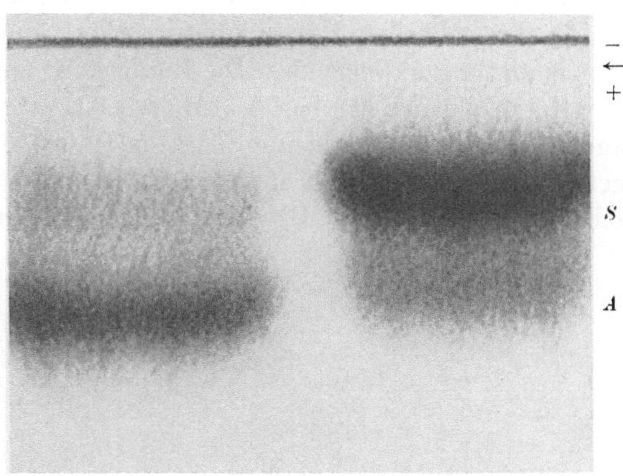

Abb. 9. Der Unterschied in der Hämoglobinelektrophorese eines einfachen Sichelzellheterozygoten (A + S) und eines Patienten mit Sichelzellthalassämie (S + A). Die Thalassämie unterdrückt die Produktion des Hämoglobins A. ← Hämoglobin appliziert

So ergibt sich ein interessantes Bild: Von den Hämoglobinopathien, die viele Millionen von Menschen betreffen, umfaßt die Thalassämie einen breiten Gürtel vom Mittelmeer bis Ostasien. Das Hb S findet sich hauptsächlich in Afrika, reicht aber bis Asien hinüber. Das Hb C ist auf Westafrika beschränkt, Hb E auf Ostasien.

Außer diesen weit verbreiteten anomalen Hämoglobinen gibt es nun noch eine ganze Anzahl anderer, die seltener vorkommen. Das wichtigste von ihnen ist das schon erwähnte Hb D, das ungefähr 1—2% in einem bestimmten Bezirk Indiens ausmacht. Zu den selteneren gehört das Hb G, das elektrophoretisch etwas schneller als Hb S wandert. Bemerkenswert ist, daß der Hb G-Homozygote klinisch und hämatologisch keine Besonderheiten aufweist. Die bisher erwähnten anomalen Hämoglobine bewegen sich elektrophoretisch alle langsamer als Hb A, und man hat auch noch weitere dieser Art gefunden, die jedoch seltener sind, so das Hb L und das Hb P.

Es gibt aber auch anomale Hämoglobine, die schneller als Hb A wandern, so das Hb H, das Hb I, das Hb J, das Hb K und das Hb N. Von diesen ist das Hb H besonders zu erwähnen (Abb. 10). Es ist sehr instabil. So wird es z. B. beim Stehen in der Kälte denaturiert. Durch Anfärben der Erythrocyten im Feuchtpräparat mit Brillantkresylblau fällt es in Form multipler „Innenkörper" aus,

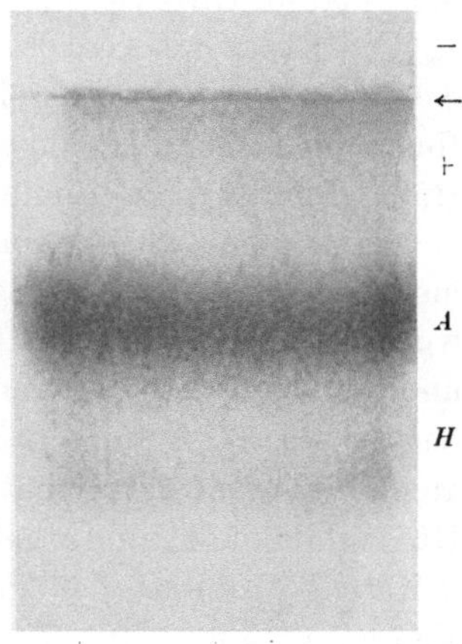

Abb. 10. Hämoglobine A und H. H wandert schneller zum positiven Pol als A

ein wichtiges diagnostisches Merkmal. Auch der Erbgang ist anders. Wenn ein Kind Hb H hat, brauchen beide Eltern kein Hb H zu haben. Man hat aber nachgewiesen, daß das Hb H nur vorkommt, wenn ein Teil der Eltern ein Gen für Thalassämie hat. So nimmt man an, daß Hb H phänotypisch nur manifest wird, wenn ein Gen für Hb H und ein Gen für Thalassämie zusammen ererbt werden.

Zu den schnellen Hämoglobinen gehört auch das „Hb Bart's". Zu dieser Nomenklatur kurz folgendes: Die Entdeckung neuer Hämoglobine geht so schnell voran, daß die Buchstaben des Alphabcts knapp werden. Man muß sich jeweils einigen, ob man einem neu entdeckten Hämoglobin endgültig einen Buchstaben geben will. Daher wählt man zunächst vorläufige Bezeichnungen nach Orten oder Ländern, wie z. B. Hb Norfolk, Liberia I und II. Hb Bart's ist nach dem

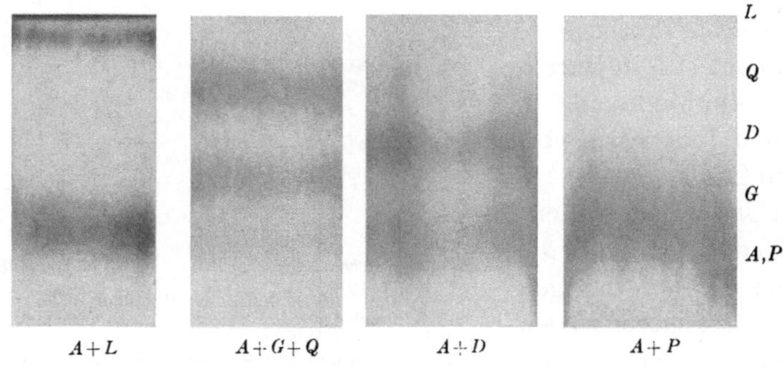

Abb. 11. Säulenchromatographie verschiedener Hb-S-ähnlicher Hämoglobine: L, Q, D, G und P [Brit. med. Bull. **15**, 27 (1959)]

St. Bartholomew's Hospital in London benannt. Es ist ein anomales, *fetales* Hämoglobin, das sich nur bei einem Neugeborenen, nicht aber bei seinen Eltern fand. Dieses Hämoglobin ist alkaliresistent und zeigt auch ein für Hb F typisches Merkmal im Ultraviolettspektrum (Tryptophanbande).

Die Elektrophorese ist eine Routinemethode zum Sieben. Findet man eine Anomalie, so muß man weiter differenzieren. Hierfür ist die Chromatographie auf Ionenaustauscherharzen geeignet. Abb. 11 zeigt die Differenzierung verschiedener Hämoglobine, die sich alle elektrophoretisch zwischen Hb A und Hb S bewegen.

Ganz neue Gesichtspunkte für die Charakterisierung der Hämoglobine hat die moderne Aminosäureanalysc ergeben, die von INGRAM in Cambridge ausgearbeitet wurde. Man weiß, daß das Hämoglobin ein Molekulargewicht von etwa 68000 hat, und man weiß aus Röntgenanalysen, daß es aus zwei Halbmolekülen besteht, die beide etwa 300 Aminosäuren besitzen. Die Aminosäuren sind in Polypeptidketten angeordnet, und zwar hat jedes Halbmolekül eine α- und eine β-Kette. Jedes Hämoglobinmolekül enthält also 4 solcher Polypeptidketten, zwei α- und zwei β-Ketten. INGRAM hat nun hitzedenaturiertes Hämoglobin einer tryptischen Verdauung ausgesetzt. Trypsin spaltet Polypeptidketten dort, wo sich Lysin und Arginin befinden. Dadurch ergeben sich eine Anzahl Bruchstücke von Peptiden. Diese Peptide hat er zuerst elektrophoretisch und dann chromatographisch getrennt. Dadurch ergibt sich eine Fleckenkarte, die er „fingerprints" des Hämoglobins nannte. Es stellte sich heraus, daß Hb A und Hb S in bezug auf den "fingerprint" mit Ausnahme eines Peptids, des Peptids Nr. 4, übereinstimmen (Abb. 12). Dieses Peptid wurde isoliert und weiter untersucht. Es bestand aus

8 Aminosäuren. Von diesen 8 Aminosäuren waren 7 in beiden Peptiden genau dieselben. Eine aber war im Hb A Glutaminsäure, dagegen im Hb S Valin. Die Glutaminsäure hat eine negative Endgruppe, Valin ist neutral. Dieser Unterschied erklärt das verschiedene elektrophoretische Verhalten der beiden Hämoglobinmoleküle. Der ganze Unterschied zwischen diesen beiden Hämoglobinen ist also diese eine Aminosäure in einer der beiden Ketten. Somit ist hier zum ersten Male eine Genwirkung chemisch genau identifiziert und im Molekül lokalisiert. Diese

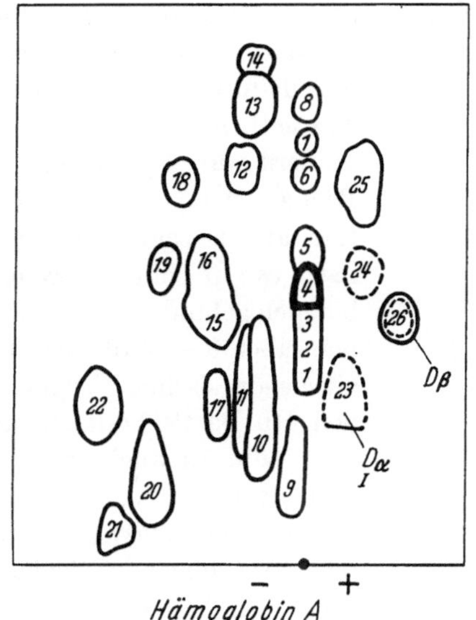

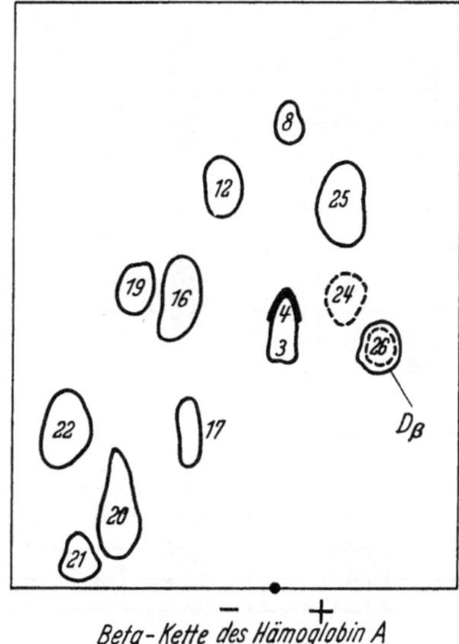

Abb. 12. "Fingerprints" von Hb A und seiner separierten β-Kette. Peptid 4 ist verändert in Hb S und C und gehört zur β-Kette. Peptid 23, das in Hb I und D$_\alpha$ verändert ist, gehört zur α-Kette. [Nature (Lond.) **182**, 460 (1958)]

Entdeckung führte bald zu weiteren Folgerungen. Zusammen mit BENZER und INGRAM konnten wir z. B. feststellen, daß Hb D-Proben aus 3 verschiedenen Gegenden der Welt, die sich elektrophoretisch und auch in bezug auf ihre Löslichkeit gleich verhielten, in Wirklichkeit 3 verschiedene Hämoglobinvarianten mit differenten Aminosäureanordnungen waren (Abb. 13).

Der nächste Schritt war die Trennung der Polypeptidketten. Nach der Trennung der α- von der β-Kette hat man von jeder wieder die "fingerprints" hergestellt. Dabei zeigte sich, daß die β-Kette des Hb A nur die Hälfte der Peptide des Gesamtmoleküls enthielt (Abb. 12). Es enthielt u. a. das Peptid Nr. 4, dessen Anomalie für das Hb S charakteristisch ist. In demselben Peptid, und zwar am gleichen Aminosäureort ist die Anomalie von Hb C lokalisiert. Statt Glutaminsäure findet sich dann an dieser Stelle Lysin. So ist auch verständlich, warum die Gene für Hb A, HblS und Hb C Allele sind. Bei anderen Hämoglobinen fand man die Anomalien in anderen Peptiden, sei es in der α- oder auch in der β-Kette.

Nun gibt es noch eine ganz andere Art von Hämoglobinanomalie. Man hat in zwei Hämoglobinen gefunden, daß eine ganze Kette verschwunden ist. Hb H hat keine α-Ketten, sondern nur 4 (normale) β-Ketten. Es muß ein Gen vorhanden sein, das die Bildung der α-Kette partiell unterdrückt. Denn der Hb H-Träger hat ja Hb A (2 α- und 2 β-Ketten) und Hb H (4 β-Ketten). Dabei haben Menschen mit Hb H meistens viel Hb A und nur ein wenig Hb H. Offenbar übersteigt die Bildung der β-Kette die Bildung der α-Kette, und so entstehen neben normalen Molekülen schließlich auch Moleküle mit 4 β-Ketten.

Das Hämoglobin des Erwachsenen und das Hämoglobin des Feten haben die gleiche α-Kette. Der Unterschied liegt in der zweiten Kette. Sie ist beim Hb F so different von der β-Kette des Hb A, daß man sie γ-Kette nennt. Das oben erwähnte anomale fetale Hb Bart's ist nun dadurch sehr interessant, daß es keine α-Kette besitzt, sondern nur 4 γ-Ketten. Hb Bart's schien zunächst eine Rarität zu sein, denn man hatte es nur bei *einem* Neugeborenen gefunden. Bald stellte man aber fest, daß etwa 5% aller siamesischen Neugeborenen Hb Bart's besitzen, und man fand es auch in China und Afrika.

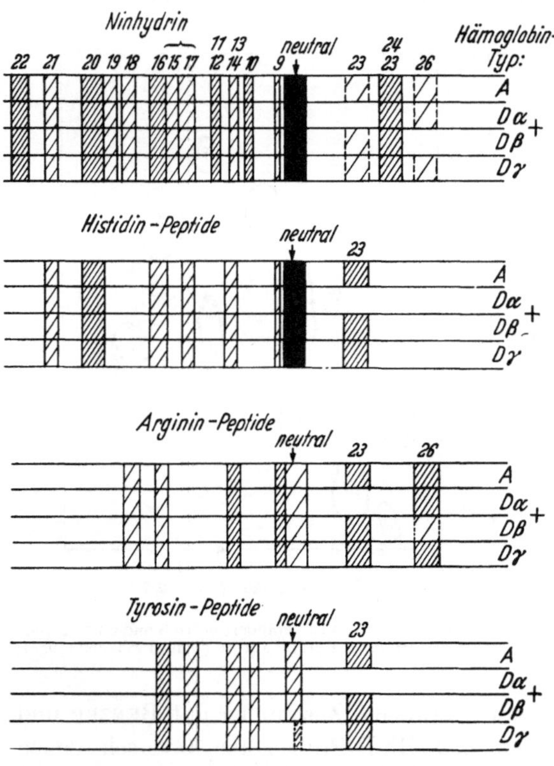

Abb. 13. Vergleichende eindimensionale Papierelektrophorese von Trypsin-behandelten Hb-A sowie Hb-Dα, Dβ und Dγ. Aminosäurenanalyse. [Nature (Lond.) **182**, 852 (1958)]

Sehr bemerkenswert scheint mir noch folgende Beobachtung: Wir haben letzthin bei einer erwachsenen sephardischen Jüdin neben Hb A auch Hb H und Hb Bart's gesehen, d. h. also eine doppelte α-Kettendefizienz. Sie hatte eine Thalassämie, daher die defiziente α-Kettenformierung. Von ihren 4 Kindern hatte eins die gleiche Anomalie. Danach ist es wahrscheinlich, daß *ein* Gen für diese doppelte Defizienz verantwortlich ist.

Versucht man sich ein Bild über die klinische Bedeutung der Hämoglobinanomalien zu machen, dann muß man zugeben, daß die heterozygoten Merkmalsträger fast alle unauffällig und voll leistungsfähig sind. Auch ihr Blutbild ist normal. Nur bei der Thalassämie, die aber keine eigentliche Hämoglobinanomalie ist, hat der Heterozygote einen gesteigerten Blutumsatz, verbunden mit einer Hypochromie. Ein klinisch manifestes hämolytisches Geschehen findet sich ganz ausgesprochen bei der Sichelzellanämie (Hb S/S) und der Thalassaemia maior, ferner, wenn auch klinisch wesentlich milder, bei Homozygotie für Hb C, D und E. Ebenfalls führen Kombinationen mit Hb S, nämlich Sichelzell-Thalassämie, Sichelzell-Hb C-Krankheit und Sichelzell-Hb D-Krankheit zu klinisch manifesten hämolytische Erkrankungen. Die Hb E-Thalassämie ähnelt in ihrer Symptomatik der Cooley-Anämie. Der Hb H-Träger, der ja auch ein Thalassämiegen hat, leidet an einer leicht hämolytischen hypochromen Anämie (siehe Tab. 1).

Tabelle 1. *Einige prinzipielle Beispiele menschlicher Hämoglobinmischungen*
Hämoglobin A_2 ist bisher immer gefunden worden, sogar wenn A nicht vorhanden ist.
( ) = nicht immer vorhanden

A	normaler Erwachsener
A + F oder F + A; A_2 erniedrigt	Säugling
A (+ F) A_2 erhöht	Thalassaemia minor
A + F A_2 normal oder erhöht	Thalassaemia maior

α-Ketten-Mangel

A + H (+ F)	H-Thalassämie
A + Bart's + F	Einige Säuglinge
A + H + Bart's (+ F)	Doppelter α-Ketten-Mangel
A + Q + H + F	Hämoglobin Q—H-Thalassämie

Sichelzellen

A + S	Sichelzellmerkmalsträger
S + A + F	Sichelzell-Thalassämie
S + F	Sichelzellanämie
S + C (+ F)	Sichelzellhämoglobin C-Krankheit
S + D (+ F)	Sichelzellhämoglobin D-Krankheit
S + E	Sichelzellhämoglobin E-Krankheit
S + J	Sichelzellhämoglobin J-Krankheit
S + N	Sichelzellhämoglobin N-Krankheit
A + S + Hopkins II	Sichelzellhämoglobin-Hopkins-Merkmalsträger
A + S + C	Sichelzellhämoglobin O-Merkmalsträger
A + S + P	Sichelzellhämoglobin P-Merkmalsträger

C, D, E, die wichtigsten anomalen Hämoglobine (außer S)

A + C	Hämoglobin C-Merkmalsträger
C + A + F	Hämoglobin C-Thalassämie
A + C + G + C/G-hybrid	Hämoglobin C-Hämoglobin G-Heterozygote
C (+ F)	Hämoglobin C-Krankheit
A + D	Hämoglobin D-Merkmalsträger (mehrere D!)
D + F (viel F)	Hämoglobin D-Thalassämie
D (+ F)	Hämoglobin D-Krankheit
A + E	Hämoglobin E-Merkmalsträger
E + F (viel F)	Hämoglobin E-Thalassämie
E (+ F)	Hämoglobin E-Krankheit
A + E + K	Hämoglobin E-Hämoglobin K-Heterozygote

Andere anomale Hämoglobine

A + G	A + P
G	A + Q
A + I	A + Hopkins I
A + J	A + Hopkins II
A + K	A + Norfolk
A + L	A + Lepore
A + M	Lepore + F + A — Lepore-Thalassämie
A + N	A + Stanleyville I
A + O	A + Stanleyville II

Literatur

ALLISON, A. C.: Malaria in carriers of the sickle-cell trait and in newborn children. Exp. Parasit. **6**, 418—447 (1957).

BEET, E. A.: Genetics of sickle-cell trait in a Bantu tribe. Ann. Eugen. (Lond.) **14**, 279 (1949).

BENZER, S., V. M. INGRAM and H. LEHMANN: Three varieties of human haemoglobin D. Nature (Lond.) **182**, 853 (1958).

BIANCO, I., G. MONTALENTI, E. SILVESTRONI and M. SINISCALCO: Further data on genetics of microcythaemia or thalassaemia minor and Cooley's disease or thalassaemia major. Ann. Eugen. (Lond.) **16**, 299—315 (1952).

Edington, G. M., and H. Lehmann: Expression of the sickle-cell gene in Africa. Brit. med. J. 2, 1308, 1328 (1955).

Haldane, J. B. S.: The rate of mutation of human genes. Proc. VIII Internat. Congr. Genet. Hereditas (Lnd) 35 (Suppl.), 267—273 (1949).

Hörlein, H., u. G. Weber: Über chronische familiäre Methämoglobinämie und eine neue Modifikation des Methämoglobins. Dtsch. med. Wschr. 73, 476—478 (1948).

Hunt, J. A.: Identity of the α-chains of adult and foetal human haemoglobins. Nature (Lond.) 183, 1373 (1959).

Ingram, V. M.: Gene mutations in human haemoglobin: The chemical difference between normal and sickle-cell haemoglobin. Nature (Lond.) 181, 326—328 (1957).

Lambotte-Legrand, J., and C. Lambotte-Legrand: Activité et problèmes pédiatriques au centre extra-coutumier de Léopoldville. Ann. Soc. belge Méd. trop. 35, 725—745 (1955a).

Lehmann, H.: Variations in human haemoglobin synthesis and factors governing their inheritance. Brit. med. Bull. 15, 40 (1959).

Liquori, A. M.: Presence of foetal haemoglobin in Cooley's anaemia. Nature (Lond.) 167, 950—951 (1951).

Neel, J. V.: The inheritance of sickle-cell anemia. Science 110, 64 (1949).

— Aspects of the genetic control of the structure of the haemoglobin molecule. Proc. X Int. Congr. Genetics I, 108 (1959).

Pauling, L., H. A. Itano, S. J. Singer and I. C. Wells: Sickle-cell anemia, a molecular disease. Science 110, 543—548 (1949).

Ramot, B., C. Sheba, S. Fisher, J. A. M. Ager and H. Lehmann: Haemoglobin H. Disease with persistent haemoglobin "Bart's" in an Oriental Jewess and her daughter. Brit. med. J. 2, 1228 (1959).

Schroeder, W. A.: The chemical structure of the normal human hemoglobins. Fortschr. Chem. org. Naturstoffe 17, 371 (1959).

Diskussion[1]

Mit 1 Abbildung

A. Alder:

Wir sind Herrn Lehmann für sein außerordentlich anregendes Referat alle sehr dankbar. Damit darf ich die Diskussion eröffnen.

H. Martin:

Wir haben in einer Frankfurter Familie bei 7 von 12 untersuchten Mitgliedern ein pathologisches Hämoglobin gefunden, das ungefähr 50% des Gesamthämoglobins ausmacht und das *langsamer* wandert als Hb A und Hb F.

Die untersuchten Personen sind gesund, ihre Blutbilder ganz unauffällig. Unsere Ausgangsprobandin (vgl. Abb. 1) ist die Mutter, Großmutter, Schwester, Tante und Großtante der übrigen Betroffenenen. Sie bot, als sie in unsere Klinik kam, ein ganz auffälliges Blutbild. Nach der Erythrocytenmorphologie war man versucht, an eine Thalassaemia minor zu denken und das war auch der Grund, das Hämoglobin elektrophoretisch zu untersuchen. Die weiteren klinischen Untersuchungen haben dann jedoch ergeben, daß ein schwerer Eisenmangel vorlag, der seine Ursachen in einer Zwerchfellhernie hatte. Auf Eisentherapie hat die Kranke prompt angesprochen, das Blutbild hat sich — auch morphologisch — völlig normalisiert. Dem Umstand, daß bei schwerer Eisenmangelanämie erhebliche morphologische Veränderungen vorlagen, haben wir zu verdanken, daß die Hämoglobinanomalie entdeckt wurde. Ob hier ein Zusammenhang zur Hämoglobinopathie besteht, müssen wir offen lassen, halten es aber für möglich.

Die hochspannungselektrophoretische Untersuchung erfolgte in Stärkebrei bei p_H 8,6 mit dem von Wieland und Pfleiderer entwickelten Pherographen Frankfurt und sind von Pfleiderer im organisch-chemischen Institut der Universität Frankfurt a. M. ausgeführt worden. Im Blut der betroffenen Familienmitglieder findet sich eine pathologische Hämoglobinkomponente, deren Wanderungsgeschwindigkeit etwa 75% von der des Hb A beträgt. Die Absorptionsspektren der eluierten Hämoglobine sind völlig identisch.

---

[1] Diskussionsleiter: A. Alder.

Soweit nach der Literatur ein Vergleich möglich ist, kommt wohl nur Hb D in Frage, Hb S ist auszuschließen, nachdem eine Sichelzellbildung nach entsprechender Präparation nicht nachweisbar ist. Vergleichshämoglobine haben wir nicht zur Verfügung gehabt. Die Versuche, nach Verdauung mit Trypsin die Peptide im "finger print"-Verfahren nach INGRAM zu vergleichen, sind bislang nicht befriedigend gewesen.

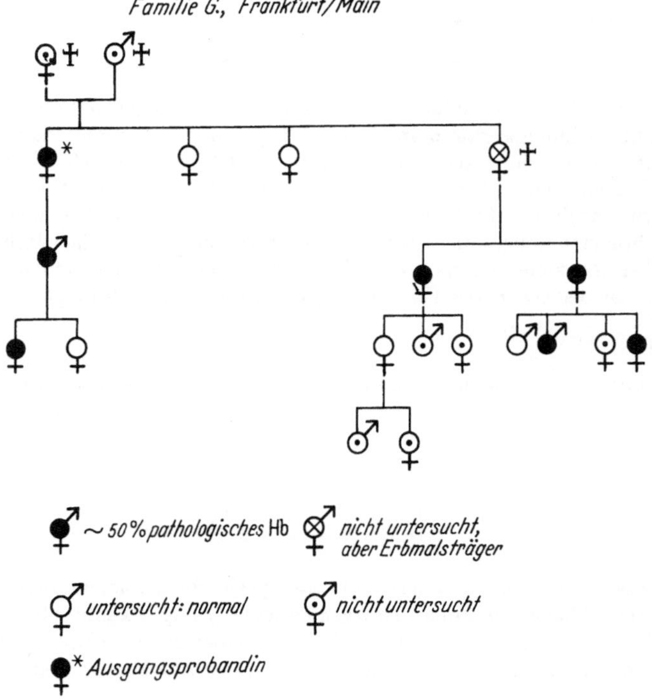

Abb. 1. Familie G., Frankfurt/M.

Wenn es sich bestätigen sollte, daß es sich um Hb D handelt, so wäre damit erstmals das Vorkommen von Hb D in einer deutschen Familie nachgewiesen. Verwandtschaftliche Beziehungen ins asiatische Ausland bestehen nicht.

Es wird ein Bild der Stärkeblockelektrophorese demonstriert. (Diese Beobachtung sollte auf dem VII. Europäischen Hämatologenkongreß — London 1959 — vorgetragen werden, der Vortrag wurde wegen der Unvollständigkeit der Untersuchungen zurückgezogen. Die Untersuchungen zur eindeutigen Definition der pathologischen Hämoglobin-Komponente werden fortgesetzt.)

G. RUHENSTROTH-BAUER:

Darf ich eine chemische Frage stellen? Halten Sie es für möglich, daß die Änderung *einer* Aminosäure eine derartige Änderung in der Wanderungsgeschwindigkeit des Hämoglobins verursacht? Ist es nicht wahrscheinlicher, daß die Tertiärstruktur des Eiweißes, die dann natürlich auch irgendwie verändert sein muß, der eigentliche Grund für die geringere Wanderungsgeschwindigkeit ist?

H. LEHMANN:

Natürlich hat die Änderung einer Aminosäure auch einen Einfluß auf die Struktur. Das geht z. B. aus der Eigenart von Hb E hervor. Bei ihm ist ein Lysin an der Stelle einer Glutaminsäure — ähnlich wie bei Hb C —, aber der Austausch ist in einem anderen Peptid lokalisiert. Die Ladungsveränderung wäre also die gleiche wie bei Hb C, die Wanderungsgeschwindigkeit des C in Elektrophorese p_H 8,6 ist aber deutlich größer.

G. Ruhenstroth-Bauer:

Ich habe noch eine Frage, die heute schon einige Male angeklungen ist. Kann es nicht sein, daß neben einer Hämoglobinanomalie auch gleichzeitig ein genetisch determinierter Membrandefekt der Erythrocyten besteht, der dann für die verkürzte Lebensdauer der Blutkörperchen verantwortlich ist? Und könnte man sich die Fälle, bei denen ein anomales Hämoglobin, aber kein beschleunigter Erythrocytenumsatz vorliegt, so erklären, daß in diesen Fällen die Membran normal ist?

H. Lehmann:

Es gibt *einen* Befund, der dafür sprechen könnte. Vor einigen Jahren hat in Amerika Frau Schneider ein Immunserum präpariert, das Erythrocyten von Patienten mit Sichelzellanämie agglutinierte, Erythrocyten von Sichelmerkmalsträgern aber nicht. Wir haben daraufhin ähnliche Versuche gemacht, indem wir Kaninchen mit Neugeborenenblut immunisierten. Das Immunserum agglutinierte dann nicht nur das Neugeborenenblut, sondern auch Sichelzellanämieerythrocyten, nicht aber Erwachsenenerythrocyten und Sichelzellträgererythrocyten. Bei Sichelzellanämie ist stets das Hb F in den Erythrocyten vorhanden, und man kann diskutieren, ob die Gegenwart des Hb F eine Anomalie im Stroma bedingt.

S. Rapoport:

Herr Lehmann, hatten Sie diesen Kaninchen Hb F gespritzt oder intakte Neugeborenenerythrocyten?

H. Lehmann:

Erythrocyten.

S. Rapoport:

Dann wäre es also möglich, daß es sich um eine spezifische Stromaimmunisierung handelt. In diesem Zusammenhang eine Frage: Ist irgend etwas darüber bekannt, ob die Bindung zwischen Hämoglobin und Stroma bei den verschiedenen Hämoglobinen Unterschiede aufweist? Halten die Stromata bei osmotischer Hämolyse unterschiedliche Mengen Hämoglobin zurück?

H. Lehmann:

Für Hb A und S ist hierüber nichts bekannt, doch ist Hb F fester an das Stroma gebunden als Hb A.

K. Betke:

Ich möchte besonders Herrn Martin beglückwünschen, denn es ist auch nach meiner Kenntnis die erste Beobachtung von einem anomalen Hämoglobin in Deutschland überhaupt. Und es macht mir Spaß, daß ich 1954 einmal in einer Zusammenfassung gesagt habe, was man wohl mal in Deutschland finden würde, wäre wahrscheinlich Hb D. Und das scheint es ja zu sein.

H. Lehmann:

Jetzt müssen Sie aber sagen, warum Sie das damals vermutet haben.

K. Betke:

Weil nach den damaligen Veröffentlichungen im Jahre 1954 Hb D das einzige arische Hämoglobin war. In England haben doch White und Beaven mal eins beschrieben. Und darum habe ich gemeint, daß man auch in Deutschland einmal Hb D finden könnte. Das einzige anomale Hämoglobin bei einem deutschen Patienten, das wir gefunden haben, war ein sog. „doppeltes Hb A_2" bei einem Studenten.

Außerdem hat Herr Marti in unserem Laboratorium in Zusammenarbeit mit der Medizinischen Klinik in Bern eine allerdings aus Italien stammende Familie gefunden, in der ein Sohn Hb H-Träger war. Die Mutter hatte eine typische Thalassaemia minor. Dann ist ja auch in Schweden eine Familie mit Hb H gefunden worden.

H. Lehmann:

Die englische Familie war teilweise spanischer Abkunft.

W. Stich:

Vor einiger Zeit ist berichtet worden — ich glaube, es war Pikowics —, daß mit Acetazol-
amid eine Hämolysehemmung bei der Sichelzellkrankheit zu erreichen ist. Ich wollte Herrn
Lehmann gerne fragen, wie seine Auffassung und seine gegenwärtigen Erfahrungen mit dieser
Methode sind. Die erste Mitteilung schien mir etwas sehr optimistisch.

H. Lehmann:

Diamox erniedrigt die Anzahl zirkulierender Sichelzellen bei Sichelzellenanämie. Es hat aber
keinen Einfluß auf die Hämoglobinkonzentration, noch verhindert es kurzfristig Krisen.
Diamox verursacht Acidose, und das verstärkt die Sichelzellenbildung. Je mehr die Zellen
sicheln, um so mehr werden sie von den reticuloendothelialen Phagocyten aus dem Kreislauf entfernt. Das könnte die Erklärung des Effektes des Diamox auf die Anzahl zirkulierender
Sichelzellen bedeuten. Weitere Erfahrung ist notwendig, ob Diamox auf längere Zeit die Anzahl der Krisen erniedrigt.

A. Alder:

Nun, meine Damen und Herren, wir sind am Ende. Ich schließe die Diskussion.

Hämolytische Erkrankungen auf der Basis genetisch determinierter Enzymdefekte der Erythrocyten*

Von

G. Sansone (Genua/Italien)

Mit 7 Abbildungen

Durch eine Reihe besonders fruchtbarer Entdeckungen sind auf dem Gebiete der akuten hämolytischen Anämien in den letzten 15 Jahren große Fortschritte gemacht worden. Zunächst hatte die Immunhämatologie diese Untersuchungen beherrscht, was zur Aufklärung einer Gruppe hämolytischer Erkrankungen geführt hat, die durch die Anwesenheit von Iso- oder Autoantikörpern charakterisiert ist. Später traten Studien der Enzymchemie roter Blutkörperchen in den Vordergrund. Durch den Nachweis spezifischer biochemischer Defekte der Erythrocyten kamen weitere, bisher unbekannte hämolytische Zustände ans Licht.

Die Geschichte dieser jüngsten Entdeckungen sei nur kurz erwähnt. In den Jahren 1953 bis 1957 kam eine Gruppe von Untersuchern der Universität von Chicago bei ihren bewundernswerten Arbeiten über hämolytische Anämien amerikanischer Neger nach Therapie mit Primaquine — einem synthetischen Antimalariamittel — zu interessanten Ergebnissen (*1, 2, 3, 4*). Zusammengefaßt fanden die Autoren bei primaquineempfindlichen Patienten folgendes:

1. Das reduzierte Glutathion in den Erythrocyten ist vermindert und auffällig instanbil, was sich durch den Glutathionstabilitätstest leicht nachweisen läßt.

2. Die Glucose-6-Phosphat-Dehydrogenase der Erythrocyten ist stark vermindert und fehlt manchmal.

3. Inkubation der Erythrocyten mit Acetylphenylhydrazin führt zu einer erheblich stärkeren Bildung Heinzscher Innenkörper als in normalen Kontrollen.

4. Eine pathologische Hämolyse tritt nicht nur nach Einnahme von Primaquine, sondern ebenso nach vielen anderen chemischen Substanzen oder Medikamenten auf, z. B. Sulfonamiden, Acetanilid, Phenacetin u. a.

Es ist bekannt, daß reduziertes Glutathion für die Integrität des Erythrocyten notwendig ist, wobei eine normale Aktivität der Glucose-6-Phosphat-Dehydrogenase für die Erhaltung des Glutathions in reduziertem Zustand Voraussetzung ist. Dieser Schutzmechanismus wird offenbar durch Primaquine oder die anderen erwähnten Substanzen beeinträchtigt, so daß es dann zu einer abnormen Hämolyse kommt.

Während derselben Jahre haben wir in unseren Kinderkliniken einen besonderen Typ akuter hämolytischer Anämie näher untersucht, den sog. Favismus. Diese bis dahin geheimnisvolle Erkrankung tritt nach dem Genuß von Favabohnen (in Deutschland unter dem Namen Dicke Bohnen, Feldbohnen, Saubohnen

---

* Aus dem Ospedale Galliera und der Pädiatrischen Universitätsklinik Genua (Italien).

bekannt) auf oder nach Einatmung ihres Blütenstaubs. Die Erkrankung ist bei den Völkern der Küstengebiete des Mittelmeers schon lange bekannt. In Sardinien herrscht die größte Favismushäufigkeit der Welt.

Schon bevor die erfolgreichen amerikanischen Untersucher sich mit dem Problem der Hämolyse durch biochemische Enzymdefekte der Erythrocyten befaßten, war uns eine besondere hämatologische Eigenheit des Favismus aufgefallen, die von früheren Autoren übersehen worden war. Wir möchten die

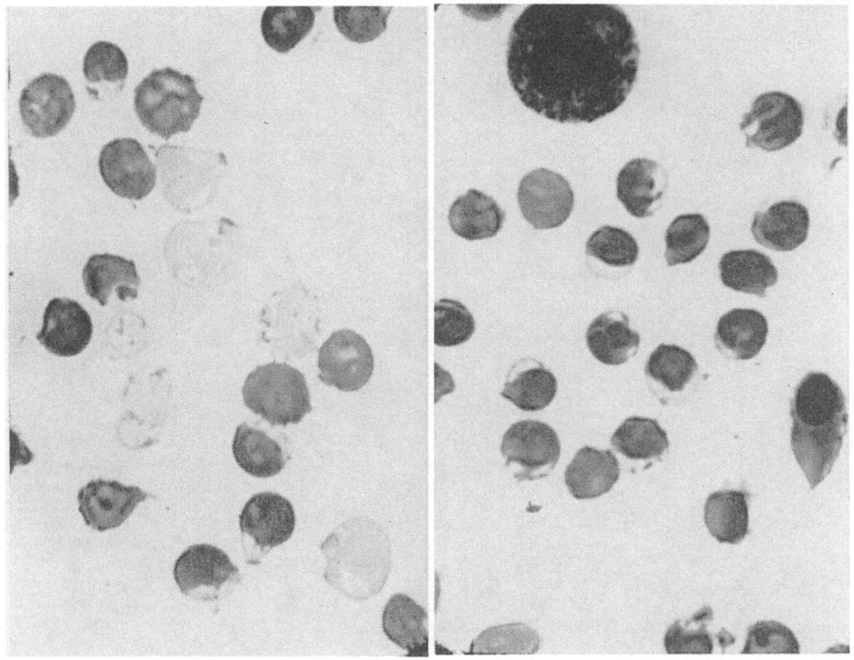

Abb. 1. Erythrocytenveränderungen im peripheren Blut zu Beginn der hämolytischen Krise bei Favismus. Ausstrichpräparate. May-Grünwald-Giemsa-Färbung

Bedeutung dieser morphologischen Beobachtung ganz besonders herausstellen (9). Zu Beginn der hämolytischen Krise zeigen nämlich die Erythrocyten stets sehr ausgeprägte Veränderungen: Alterationen der Membran, Fragmentationsphänomene und vor allen Dingen eine eigenartige Verteilung des Hämoglobins, das entweder an einer Seite der Zelle kondensiert oder zu kleinen fleckförmigen Resten reduziert ist. Manchmal ist das Hämoglobin auch vollständig aus den Erythrocyten entwichen, unter Hinterlassung des Stromas. Wenn sich Sphärocyten finden, sind sie stark verformt (Abb. 1). Weitere Untersuchungen zeigten typische Heinzsche Innenkörper in den Erythrocyten.

Untersuchungen von Frischpräparaten des peripheren Blutes mit dem Phasenkontrastmikroskop ergaben ein besonders eindrucksvolles Bild der morphologischen Veränderungen der Erythrocyten (Abb. 2).

Es wurde uns bald klar, daß dieses eigenartige hämatologische Krankheitsbild eine toxisch-idiosynkrasische Pathogenese haben muß, obwohl manche Autoren einen immunologischen Mechanismus angenommen hatten. Von unserer Auf-

fassung ausgehend haben wir den Favismus erstmals mit hämolytischen Erkrankungen verglichen, die durch Naphthalin ausgelöst werden, und später zu den
Primaquine-induzierten hämolytischen Krisen in Parallele gesetzt, nachdem uns

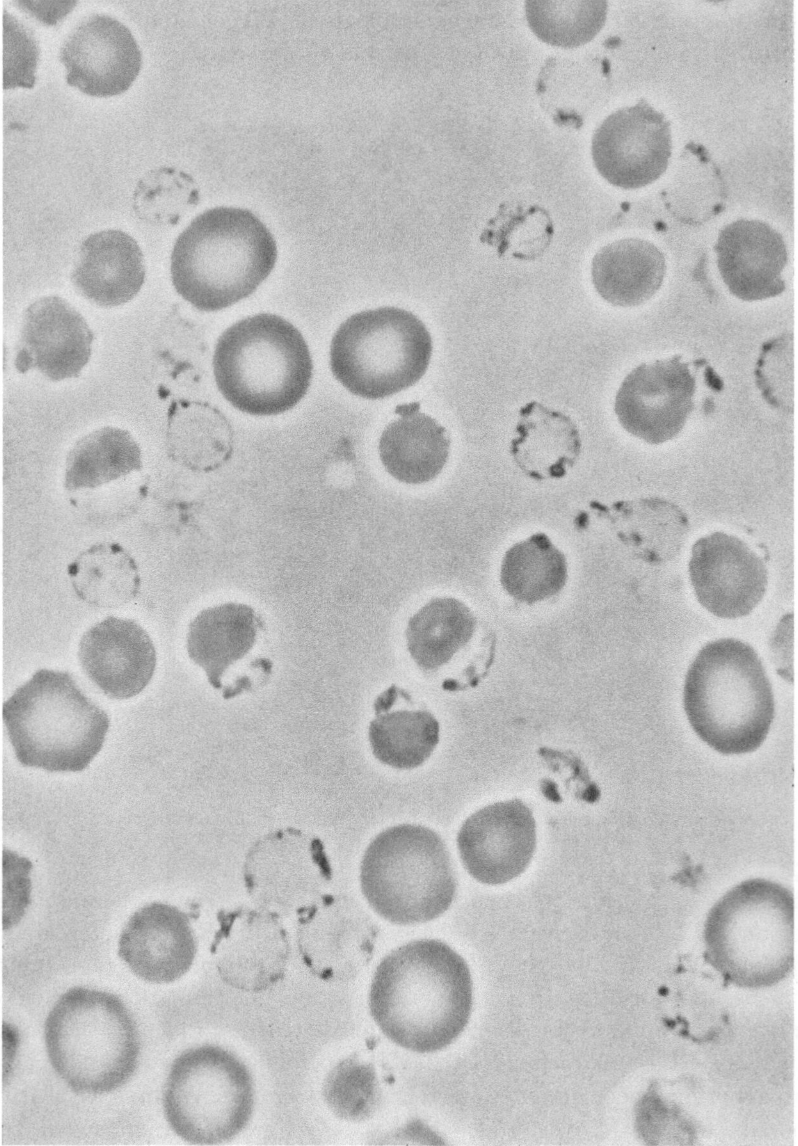

Abb. 2. Erythrocytenveränderungen im peripheren Blut zu Beginn der hämolytischen Krise bei Favismus.
Frischpräparat. Phasenkontrastdarstellung

die erwähnten amerikanischen Untersuchungen bekannt geworden waren. Untersuchungen an einer großen Zahl von Patienten, die gegen Favabohnen empfindlich waren (fast ausschließlich von Sardinien nach Ligurien eingewanderte),
bestätigten unsere Hypothese (*10, 11, 12, 13*). Abb. 3 zeigt die unterschiedlichen

Ergebnisse des „Gluthationstabilitätstestes"[1] bei Individuen mit Favismus in der Vorgeschichte, bei ihren Blutsverwandten und bei Gesunden.

Abb. 4 zeigt die Resultate des Vitrotestes nach Inkubation der Erythrocyten mit Acetylphenylhydrazin[2] (19).

Wir haben nun nicht nur Favismuskranke untersucht, sondern auch Kinder mit hämolytischer Anämie nach Sulfonamidmedikation (15). Der zugrunde liegende biochemische Defekt erwies sich bei beiden Krankheitsbildern als identisch. Besonders interessante Befunde konnten wir bei einem Kind mit hämolytischer Anämie erheben, die auf das versehentliche Verschlucken einer kleinen Menge Naphthalin zurückzuführen war, worüber wir kürzlich an anderer Stelle ausführlich berichtet haben (14). Ein typischer pathologischer, biochemischer und enzymatischer Befund wurde aber nicht nur bei dem Patienten erhoben, sondern auch bei seinen Blutsverwandten. Dabei war interessant, daß Naphthalin in vitro keinerlei Wirkung auf die Stabilität des Glutathions zeigte. Einen eindeutigen Effekt hatten dagegen der Naphthalinmetabolit Alphanaphthol sowie Synkavit (14).

Bei einer großen Zahl sardinischer Kinder mit anamnestischem Favismus konnte PANIZON (8) das Auftreten hämolytischer Phänomene nach Einnehmen der verschiedensten Arzneimittel aufzeigen. LARIZZA (7) schließlich gelang es, bei favabohnenempfindlichen Patienten Blutzerfallskrisen durch Primaquine auszulösen. Hämolytische Erkrankungen mit Gelbsucht und

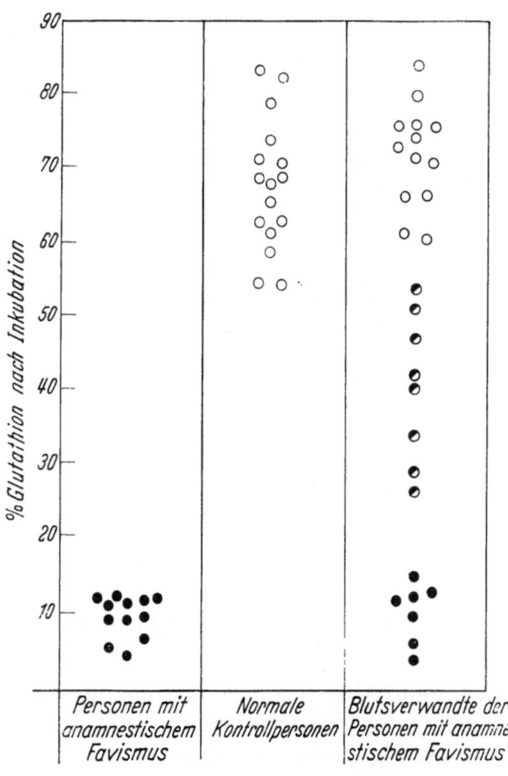

Abb. 3. Ergebnisse des Glutathionstabilitätstestes bei Personen mit anamnestischem Favismus, bei deren Verwandten und bei Normalen

---

[1] Die Stabilität des Erythrocyten-Glutathions gegenüber Acetylphenylhydrazin wird nach der Methode von BEUTLER bestimmt (1). Man verwendet Heparinblut, das man durch Punktion einer Vene gewinnt und innerhalb von 3 Std. nach der Entnahme verarbeitet. Das Blut wird zur guten Durchmischung und Durchlüftung in Fläschchen mit einem Schraubverschluß geschüttelt. Die Menge des Erythrocyten-Glutathions wird nach GRUNERT und PHILIPS bestimmt. Je 1 ml Vollblut werden im Reagenzglas mit 5 mg Acetylphenylhydrazin versetzt und mit einem Glasstab vermischt. Eine sichere Lösung des Phenylhydrazins und eine genügende Sauerstoffsättigung der Erythrocyten erreicht man durch kräftiges Schlagen des Reagenzglasbodens gegen die Handfläche. Anschließend wird bei 37° inkubiert und nach einer Stunde und nach zwei Stunden nochmals geschüttelt. Dann bestimmt man das Glutathion in der üblichen Weise.

[2] Phenylhydrazintest in vitro zur Beurteilung der Innenkörperbildung. Die Methode wurde ausführlich von BEUTLER u. Mitarb. beschrieben (2). 0,1 ml Heparinblut werden mit 2 ml einer Lösung von 100 mg Acetylphenylhydrazin und 200 mg Glucose in Phosphatpuffer (pH 7,6)

Kernikterus bei Neugeborenen, entweder spontan oder nach Verabfolgung von synthetischen Vitamin K-Präparaten, können auf der Basis des Erythrocytendefektes entstehen.

Sizilianische Ärzte, die sich als erste für den Favismus interessierten, hatten bereits vor mehr als einem Jahrhundert erkannt, daß es sich um eine Erbkrankheit handelt. Indessen blieb der Erbgang bis vor wenigen Jahren unbekannt. Wie wir

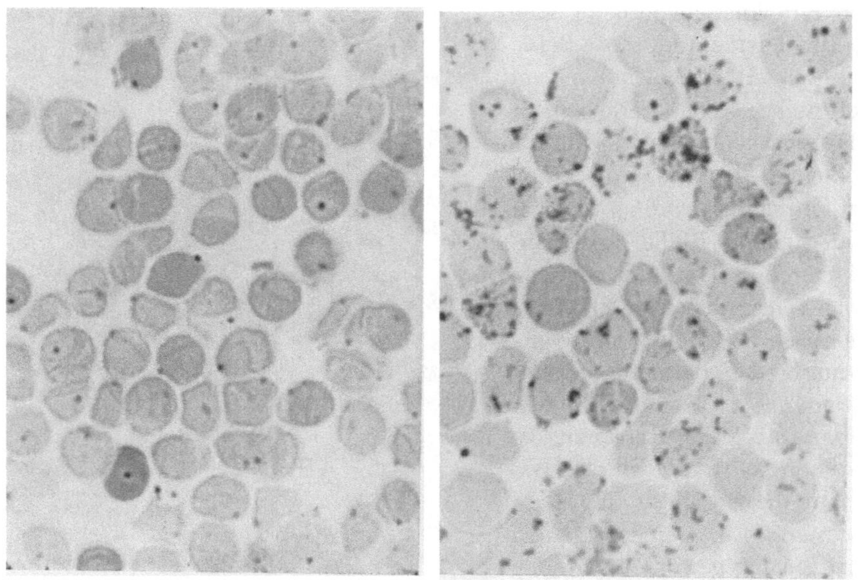

Abb. 4. Heinzkörperbildung im Acetylphenylhydrazintest in vitro. Links: Normalkontrolle. Rechts: Patient mit biochemischem Erythrocytendefekt

oft betont haben, lag dies daran, daß nicht die Krankheit an sich genetisch übertragen wird, sondern nur die Abnormität der Erythrocyten den klassischen Vererbungsgesetzen unterliegt.

Blutsverwandte von Patienten mit anamnestischem Favismus können in drei Kategorien unterteilt werden: Solche mit dem vollständigen biochemischen Erythrocytendefekt, solche mit einem partiellen Defekt und solche, die phänotypisch normal sind. Tatsächlich ist aber diese letztere Gruppe heterogen, weil sie zweifelsfrei auch Personen enthält, die die Abnormität auf ihre Söhne übertragen können. Es ist sehr schwierig, aus dieser Gruppe normale Individuen von den Teilträgern der Erbanlage zu trennen. Es ist uns jedoch gelungen, weil unser Untersuchungsmaterial hauptsächlich von Patienten stammt, deren Eltern rassisch gemischt waren. Es war daher fast immer möglich, den Träger der Anlage zu erkennen, noch bevor biochemische Untersuchungen durchgeführt wurden.

Es ist merkwürdig, daß sowohl die phänotypisch intermediäre wie die phänotypisch inapparente Abnormität nur bei weiblichen Individuen vorkommt. Hieraus möchten wir in Übereinstimmung mit Szeinberg (20, 21) folgern, daß der Ery-

---

gemischt und 4 Std. bei 37° inkubiert. Dann wird eine Innenkörperfärbung durchgeführt. Beutler u. Mitarb. empfehlen eine Supravitalfärbung mit Kristallviolett. Bei empfindlichen Erythrocyten findet man im Gegensatz zum Normalen 5 oder mehr Innenkörper (Heinzkörper) in mehr als 40% der Erythrocyten.

throcytendefekt, der für die Hämolyse bei Favismus verantwortlich ist, wahrscheinlich auf ein pathologisches Gen zurückzuführen ist, welches teildominant und mit dem Geschlechtschromosom X gekoppelt ist. Bei weiblichen Individuen ist seine Expressivität verschieden und seine Penetranz gering oder gleich Null. Nach CHILDS u. Mitarb. (5) sind Frauen mit vollständigem Defekt homozygot und

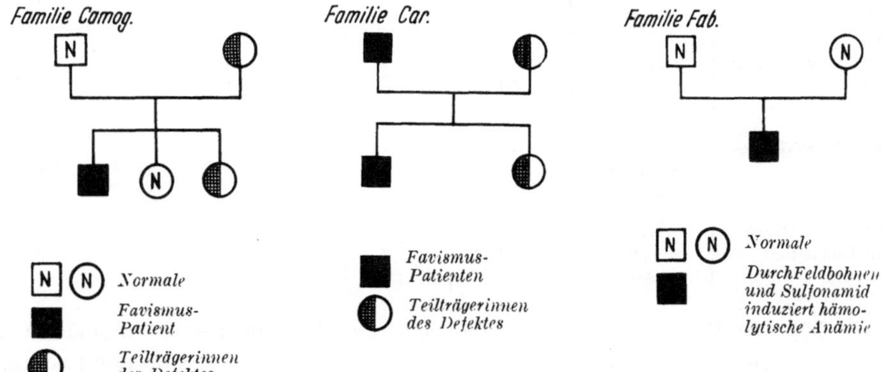

Abb. 5. Sippe, in der der Vater gesund ist und die Mutter den Erythrocytendefekt in intermediärer Ausprägung besitzt

Abb. 6. Sippe, in der der Vater den Erythrocytendefekt auf den Sohn übertragen hat. Dies ist nur möglich, wenn die Mutter das Merkmal in intermediärer Ausprägung besitzt

Abb. 7. Sippe, in der Vater und Mutter phänotypisch normal sind. Wahrscheinlich ist die Mutter heterozygote Trägerin des Gens

solche mit Teildefekt heterozygot. Unserer Meinung nach ist die letztere Ansicht aber noch nicht genügend bewiesen.

Wir haben bei unseren Studien über den Erbgang des Favismus 25 Familien erforscht, deren Mitglieder fast alle in bezug auf die Biochemie der roten Blutkörperchen untersucht wurden (16). Die Ergebnisse können wir wie folgt zusammenfassen: Bei Familien, in denen die Mutter Trägerin der Anlage ist, wird die Abnormität sowohl auf Söhne wie Töchter vererbt (Abb. 5).

Bei Familien, in denen der Vater der Träger der Anlage ist, wird die Abnormität nur auf die Töchter vererbt. Ein Vater kann die Abnormität auf die Söhne nur dann vererben, wenn auch die Mutter Trägerin der Anlage ist oder, in Alternative hierzu, wenn ein Crossingover eintritt (Abb. 6).

Wenn beide Elternteile phänotypisch keine Abnormität zeigen, ist wahrscheinlich die Mutter Trägerin der Erbanlage (Abb. 7).

Da in Favismussippen viele Familienmitglieder nur den in vitro nachweisbaren Erythrocytendefekt (ohne klinische Manifestation) hatten, führten wir ausgedehntere epidemiologische Untersuchungen durch. Wir haben dabei zwei klar definierte ethnische Gruppen unterschieden (18): die ligurische, welche völlig frei von der Erkrankung ist, und die der sardinischen Einwanderer mit einem sehr hohen Prozentsatz von Favismus (Tab. 1).

Wir erhielten folgende Resultate: Kein Untersuchter ligurischer Abstammung zeigte eine Erythrocytenabnormalität.

Bei der nicht ausgewählten Bevölkerung sardinischer Abstammung erwiesen sich 12,1% als Träger der Anlage.

100% der Untersuchten mit Vorgeschichte an Favismus zeigten das typische biochemische Bild.

Tabelle 1. *Ausfall des Glutathionstabilitätstestes bei zwei Gruppen verschiedener ethnischer Herkunft (Ligurer und Sarden)*

Gruppe	Geschlecht	Zahl der Fälle	Glutathionstabilitätstest			
			stark positiv	partiell positiv	gesamt	% positiv
Ligurer:	—	100	0	0	0	0
Sarden:						
nicht ausgewählte	männlich	61	8	0	8	
Fälle	weiblich	38	0	4	4	12,1
	gesamt	99	8	4	12	
Favismuskranke	männlich	21	21	0	21	
	weiblich	5	2	3	5	100
	gesamt	26	23	3	26	
Blutsverwandte	männlich	43	22	0	22	
von Favismus-	weiblich	42	4	20	24	54,1
kranken	gesamt	85	26	20	46	

54,1% der Blutsverwandten dieser letzteren Gruppe zeigte Anomalien der Erythrocyten. Bei allen Männern war der Defekt vollständig. Von den anomalen Frauen zeigten 20% einen vollständigen Defekt und 80% den Teildefekt.

Noch ausgedehntere und interessantere epidemiologische Untersuchungen sind durch Szeinberg u. Mitarb. (*20, 21*) angestellt worden. Sie wiesen eine ungleichmäßige rassische Verteilung der Abnormität im mittleren Osten nach. In manchen Bevölkerungsgruppen fand sich ein sehr hoher Prozentsatz mit instabilem reduziertem Glutathion (z. B. mehr als 30% bei kurdischen Juden).

Die Frage der Pathogenese des pathologischen Blutzerfalls ist noch offen. Wir möchten aber darauf hinweisen, daß die Primaquinanämie dem Favismus nicht in allen Einzelheiten entspricht. So kann z. B. bei Individuen, meist Kindern, die den Erythrocytendefekt besitzen, eine hämolytische Krise bereits nach dem *ersten* Essen der Hülsenfrüchte auftreten oder aber erst bei *späteren* Malen. In der Mehrzahl der Fälle können die Feldbohnen sogar stets ohne irgendeinen Schaden gegessen werden. Bei manchen anderen mit anamnestischem Favismus kann später eine vollständige Toleranz eintreten.

Der Favismus scheint somit auch noch von anderen bisher unbekannten prädisponierenden Faktoren abhängig zu sein. Unter anderem sind Geschlecht und Alter von großer Bedeutung.

In diesem Zusammenhang sei auch noch auf die klassischen Experimente von Dern u. Mitarb. (*6*) hingewiesen, die Erythrocyten von favabohnenempfindlichen Patienten mit Cr^{51} markierten und diese Erythrocyten normalen Empfängern transfundierten, denen daraufhin Primaquine gegeben wurde. Es fand sich eine sehr schnelle Zerstörung der Primaquine-empfindlichen roten Blutkörperchen.

Ein ähnliches Experiment haben wir an uns selbst angestellt (*17*). Die transfundierten Zellen stammten von einem Patienten mit anamnestischem Favismus. Statt Primaquine haben wir Feldbohnen gegessen. Die Lebensdauer der abnormen Zellen blieb aber völlig normal. Unabhängig von uns hat Vullo mit derselben Versuchsanordnung das gleiche Resultat erhalten.

Zusammenfassung

In den letzten Jahren ist die Existenz eines neuen biochemischen Erythrocytendefektes entdeckt worden, welcher viel stärker verbreitet ist, als man zunächst angenommen hatte. Er ist genetisch determiniert und zeigt einen besonderen Verteilungstyp zwischen und innerhalb gewisser Rassen. Die Stoffwechselanomalie hat als solche noch keine abnorme Hämolyse zur Folge. Sie ist jedoch das Substrat, auf dessen Basis es nach Ingestion verschiedener Substanzen (Vegetabilien wie Feldbohnen, Chemikalien wie Naphthalin, Phenylhydrazin und Medikamente wie Primaquine, Sulfonamide, Acetanilid, Phenacetin, Nitrofurantoin und vielleicht auch synthetische Vitamin K-Präparate) zu einem pathologischen Blutzerfall kommt. Trotz großer Fortschritte auf diesem Forschungsgebiet sind manche Einzelheiten doch noch dunkel oder widerspruchsvoll und warten auf ihre letzte Klärung.

Literatur

1. BEUTLER, E., R. J. DERN and A. S. ALVING: The hemolytic effect of primaquine. VI. An in vitro test for sensitivity of erythrocytes to primaquine. J. Lab. clin. Med. **45**, 40 (1955).
2. — The glutathione instability of drug-sensitive red cell: a new method for the detection of drug sensitivity. J. Lab. clin. Med. **49**, 84 (1957).
3. — The hemolytic effect of primaquine and related compounds. Blood **14**, 103 (1959).
4. CARSON, P. E., C. L. FLANAGAN, C. E. ICKES and A. S. ALVING: Enzymatic deficiency in primaquine-sensitive erythrocytes. Science **124**, 484 (1956).
5. CHILDS, B. C., W. ZINKHAM, E. A. BROWNE, E. L. KIMBRO and J. V. TOLBERT: A genetic study of a defect in glutathione metabolism of the erythrocyte. Bull. Johns Hopk. Hosp. **102**, 21 (1958).
6. DERN, R. J., J. M. WEINSTEIN, G. V. LeROY, D. W. TALMAGE and S. S. ALVING: The hemolytic effect of primaquine. I. The localization of the drug-induced hemolytic defect in primaquine-sensitive individuals. J. Lab. clin. Med. **43**, 303 (1954).
7. LARIZZA, P., P. BRUNETTI, F. GRIGNANI e S. VENTURA: I favici sono sensibili alla primachina. Minerva med. (Torino) **69**, 3769 (1958).
8. PANIZON, F.: Favismo e diatesi idiosincrasico-iperemolitica in Sardegna. Acta paediat. lat. (Parma) **11**, 593 (1958).
9. SANSONE, G.: Considerazioni sul favismo nell'infanzia. Boll. soc. ital. ematol. **3**, 466 (1955).
10. — e G. SEGNI: Prime determinazioni sul glutatione (GSH) nel favismo. Boll. Soc. ital. Biol. sper. **32**, 456 (1956).
11. — — Sensitivity to fava beans. Letter to Editor. Lancet **273**, 295 (1957).
12. — — L'instabilità del glutatione (GSH) ematico nel favismo. Utilizzazione di un test selettivo. Introduzione al problema genetico. Boll. Soc. ital. Biol. sper. **33**, 1057 (1957).
13. — — Nuovi aspetti dell'alterato biochimismo degli eritrociti di favici: assenza pressochè completa della glucoso-6-P-deidrogenasi. Boll. Soc. ital. Biol. sper. **34**, 327 (1958).
14. — — Difetto biochimico eritrocitario, a carattere genetico, in un bambino con anemia emolitica acuta da naftalina. Bol. Soc. ital. Biol. sper. **34**, 516 (1958).
15. — — L'anemia emolitica acuta da sulfamide e quella da PAS: differenze patogenetiche. Boll. Soc. ital. Biol. sper. **34**, 1556 (1958).
16. — — La genetica del favismo. Acta Genet. med. (Roma) Suppl. II 85 (1959).
17. — A. M. PIGA e G. SEGNI: Il favismo. Torino: Ed. Minerva medica 1958.
18. — G. SEGNI e C. DE CECCO: Il difetto biochimico eritrocitario predisponente alla emolisi favica; prime ricerche comparative sulla popolazione sarda e su quella ligure. Boll. Soc. ital. Biol. sper. **34**, 1558 (1958).
19. — C. BORRONE e S. ROVEI: Suscettibilità degli eritrociti a formare corpi di Heinz "in vitro" in condizioni normali e patologiche. Boll. Soc. ital. Biol. sper. **34**, 1563 (1958).
20. SZEINBERG, A., and C. SHEBA: Hemolytic trait in oriental jews connected with an hereditary enzymatic abnormality of erythrocytes. Israel med. J. **17**, 158 (1958).
21. — — A. ADAM and B. RAMOT: A hereditary abnormality of the metabolism of glutathione in the red blood cells. Acta Genet. med. (Roma) Suppl. II, 151 (1959).

Die **Diskussion** dieses Referates fand zusammen mit der des folgenden statt (s. S. 196).

Biochemie der hereditären Enzymerythropathien*

Von

H. D. WALLER und G. W. LÖHR (Marburg)

Mit 14 Abbildungen

Es ist seit langem bekannt, daß durch bestimmte Medikamente gelegentlich hämolytische Krisen ausgelöst werden können. CORDES beobachtete 1926 als erster akute hämolytische Anämien bei Negern, die mit dem Malariamittel Plasmochin

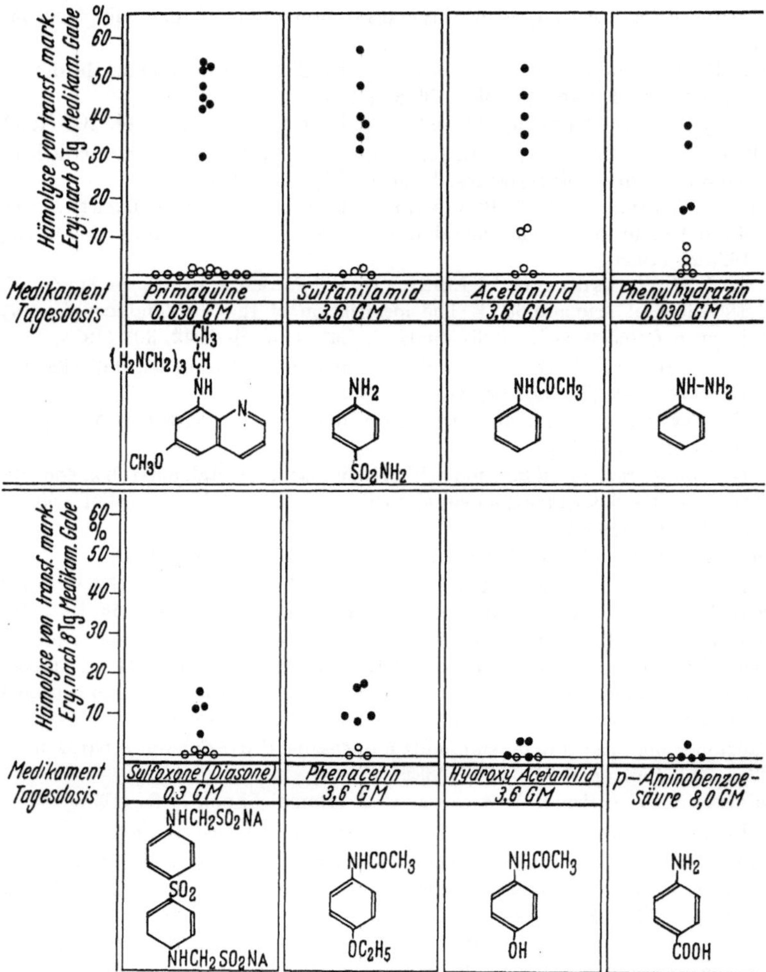

Abb. 1. Der hämolytische Effekt von Primaquine und 7 Anilinderivaten auf rote Blutzellen von einem Primaquine-sensitiven Patienten und 12 nichtsensitiven Gesunden, Primaquine-sensitive Zellen ●, nicht sensitive Zellen ○. (Nach R. J. DERN et al. 1955)

---

* Aus der Medizinischen Universitätsklinik Marburg a. d. Lahn (Direktor: Prof. Dr. H. E. BOCK).

(Derivat des 8-amino-Chinolin) behandelt worden waren. Später folgten zahlreiche Mitteilungen über das Auftreten von akuten „Plasmochinhämolysen" bei Negern, Kaukasiern, Indern und Mongolen. TURCHETTI lenkte als erster die Aufmerksamkeit auf eine familiäre Disposition zu der Hämolyseneigung unter der Plasmochinbehandlung. Weitere Untersucher berichteten über Hämolysen, die unter der Behandlung mit Primaquine (BEUTLER u. Mitarb.), Furadantin (KIMBRO),

Naphthalinderivaten (ZINKHAM u. CHILDS), Acetanilid und Sulfanilamid (DERN, BEUTLER u. ALVING), Paraaminosalicylsäure (SZEINBERG u. Mitarb) und nach dem Genuß von Saubohnen (Vicia faba) (SZEINBERG u. Mitarb., SANSONE u. SEGNI, LARIZZA u. Mitarb., PANIZON u. PUJATTI) auftraten. Es handelt sich bei der Mehrzahl der genannten Medikamente um aromatische Aminoverbindungen (s. Abb. 1).

DERN, WEINSTEIN u. a. konnten in Untersuchungen über die Lebensdauer von markierten Erythrocyten dieser drogenempfindlichen Patienten zeigen, daß ein „instrinsic-Defekt" der Erythrocyten für die Hämolyseneigung verantwortlich zu machen ist.

Es ist das Verdienst von BEUTLER u. Mitarb., 1955 als erste in Primaquinesensitiven Erythrocyten von Negern eine Erniedrigung des reduzierten Glutathions gefunden zu haben. Sie beobachteten weiter, daß das reduzierte Glutathion (GSH) dieser sensitiven

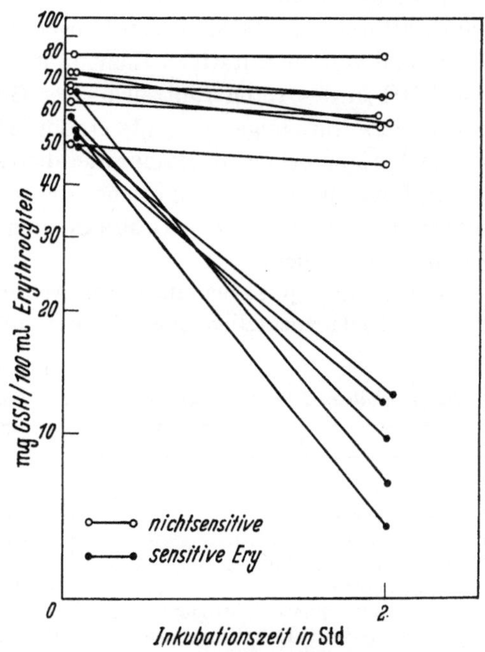

Abb. 2. Glutathionstabilitätstest nach E. BEUTLER, [BLOOD 14, 103 (1959)] an normalen und Primaquinesensitiven Erythrocyten. 5 mg Acetylphenylhydrazin je ml Erythrocytensuspension. Ordinate: mg red. Glutathion/100 ml Erythrocyten; Abszisse: Inkubationszeit in Std 37°C

Erythrocyten nach 2stündiger Inkubation mit Acetylphenylhydrazin stark abfiel, jedoch nicht in den Erythrocyten von Gesunden. Sie entwickelten daraus den sog. „Glutathionstabilitätstest" (Abb. 2).

Ausgehend von der Überlegung, daß die Reduktion des Glutathions von den $TPNH_2$-liefernden Reaktionen des Hexosemonophosphatcyclus nach dem folgenden Reaktionsschema verläuft:

$$\text{Glucose-6-P} + \text{TPN}^+ \xrightarrow{\text{G-6-PDH}} \text{6-P-Gluconat} + \text{TPNH} + \text{H}^+$$

$$\text{6-P-Gluconat} + \text{TPN}^+ \xrightarrow{\text{6-PGDH}} \text{3-keto-6-P-Gluconat} + \text{TPNH} + \text{H}^+$$

$$\text{2 GSH} + \text{TPN}^+ \xrightarrow{\text{GSSG-Reduktase}} \text{GSSG} + \text{TPNH} + \text{H}^+$$

(TPN$^+$ = oxydiertes Triphosphopyridinnucleotid
TPNH + H$^+$ = reduziertes Triphosphopyridinnucleotid
GSH = reduziertes Glutathion
GSSG = oxydiertes Glutathion
G-6-PDH = Glucose-6-Phosphatdehydrogenase [Zwischenferment]
6-PGDH = 6-Phosphogluconatdehydrogenase
GSSG-Reduktase = Glutathionreduktase)

setzten CARSON u. Mitarb. die Substrate des Hexosemonophosphatcyclus zu Hämolysaten von Erythrocyten Primaquine-sensitiver Neger hinzu. Sie beobachteten, daß sich nicht mit Glucose-6-Phosphat, jedoch mit 6-Phosphogluconat eine Reduktion des Glutathions erreichen ließ und schlossen daraus auf einen Mangel an Glucose-6-Phosphatdehydrogenase (G-6-PDH) in den Primaquine-sensitiven Erythrocyten.

WALLER, LÖHR und TABATABAI beschrieben 1957 bei einem Iraner, bei dem ohne nachweisbaren Einfluß von Drogen hämolytische Krisen auftraten, als erste auf Grund von quantitativen Enzymuntersuchungen ein vollständiges Fehlen der G-6-PDH in den roten Blutzellen. Der Gehalt an glykolytischen Enzymen war normal bzw. für einige Fermente erhöht. Die gleichen Befunde wurden von denselben Autoren bei einem Halbbruder dieses Iraners bestätigt und von SZEINBERG bei an Favismus erkrankten orientalischen Juden (1958) sowie von SANSONE und SEGNI (1958) und LARIZZA, GRIGNANI und BRUNETTI (1958) an favismuskranken Sardiniern erhoben.

Wir konnten jetzt bei einem Teil weiterer Favismuskranker außer dem Fehlen der G-6-PDH zusätzlich eine Erniedrigung der Isocitronensäuredehydrogenase

Tabelle 1.
Enzymgehalt in „Bücher-Einheiten"/10^{11} Erythrocyten von Gesunden und Favismuskranken

Enzyme	Gesunde	±	M. Tab.	H. Tab.	A. Pet.	L. Us.
Hexokinase	212	29	240	—	420	700
Hexoseisomerase	4301	248	3280	—	—	—
Fructose-6-P-Kinase	974	147	1070	—	—	—
Diphosphofructosealdolase	561	48	622	392	710	1900
Trioseisomerase	52300	7650	42000	42700	59300	56000
L-a-Glycerophosphatdehydrogenase	0	0	0	0	0	0
Glyceraldehyd-3-P-Dehydrogenase	10830	1600	10100	12700	14100	31000
3-P-Glycerat-1-Kinase	15800	2470	10900	12100	17500	55400
Phosphoglyceromutase	3510	580	3320	—	3300	5400
Enolase	1032	121	1028	622	798	2250
Pyruvatkinase	1790	320	1950	1860	1890	3620
Lactatdehydrogenase	9320	1040	14630	9750	15400	15900
Isocitratdehydrogenase	68	11	89	—	16	19
Malatdehydrogenase	6830	890	3760	—	9320	12000
Glucose-6-P-Dehydrogenase	*720*	*70*	*0*	*0*	*10*	*141*
6-P-Gluconatdehydrogenase	390	42	194	—	384	995
Hämiglobinreduktase	134	11	118	—	—	—
Glutathionreduktase	295	133	120	—	—	—
Myokinase	5570	790	—	—	8140	9500
Mg^{++} ATPase	1620	254	1820	—	2470	2840
Glutaminsäuredehydrogenase	0	0	0	—	0	0
Glutamat-Pyruvattransaminase	78	24	85	—	—	167
Glutamat-Oxalacettransaminase	374	110	380	—	—	1432
saure Phosphatase	543	264	474	—	—	—

(IDH) nachweisen, eines Enzyms, das ebenfalls TPN als Co-Ferment benötigt (s. Tab. 1). Wir glauben allerdings nicht, daß eine Erniedrigung der IDH-Aktivität für den Erythrocytenstoffwechsel bedeutungsvoll ist, da in den reifen roten Blutzellen der Tricarbonsäurecyclus nicht mehr vollständig vorhanden ist.

Durch den Ausfall der G-6-PDH-Reaktion kommt es zu einer Unterbrechung des Hexosemonophosphatcyclus. Wir konnten zeigen (1957), daß durch diesen

Enzymblock die stationäre Konzentration von oxydiertem Triphosphopyridinnucleotid (TPN^+) in den roten Zellen 3—9fach erhöht ist, während der Gehalt an reduziertem Triphosphopyridinnucleotid stark erniedrigt ist. Als weitere Folge der $TPNH_2$-Erniedrigung kommt es auch zu einer Verminderung des $DPNH_2$-Spiegels in den Erythrocyten, d. h., daß der Reduktionsgrad *beider* Pyridinnucleotide herabgesetzt ist. Vermutlich findet in den roten Blutzellen eine Übertragung des Wasserstoffs vom $TPNH_2$ auf das DPN^+ durch sog. Transhydrogenasen statt, als welche die Glutathionreduktase und Lactatdehydrogenase wirken können. Damit wird es verständlich, daß eine Erniedrigung des $TPNH_2$- Gehaltes in enzymopenischen Erythrocyten auch zu einer Verminderung des $DPNH_2$-Gehaltes führen kann (LÖHR und WALLER in Vorbereitung). Während die Gesamtbilanz der Glykolyse (Summe von Lactat- und Pyruvatbildung) in den enzymopenischen Erythrocyten (Mangel an G-6-PDH) im Bereich der Norm liegt, kommt es durch die Abnahme des Reduktionsgrades des DPN-Systems zu einer Verschiebung des Lactat-Pyruvatquotienten zu Gunsten des Pyruvates.

Der ATP-Gehalt der enzymopenischen Erythrocyten ist nicht erniedrigt. Auch JOHNSON und MARKS beschrieben normale ATP-Konzentrationen in Primaquine-sensitiven Erythrocyten. Unsere ATP-Bestimmungen erfolgten an Patienten, die sich *nicht* in einer hämolytischen Krise befanden, während BRUNETTI und GRIGNANI in hämolytischen Krisen einen ATP-Abfall im Vollblut Favismuskranker beschrieben haben.

Unsere Befunde sind auch von theoretischem Interesse, da sie als „Experimentum naturae" beweisen, daß die ATP-Bildung in den Erythrocyten lediglich über die Glykolyse und nicht über den Hexosemonophosphatcyclus verläuft. Eine vollständige Unterbrechung des Hexosemonophosphatcyclus, wie sie bei einem Teil der von uns untersuchten enzymopenischen Erythrocyten vorlag, müßte sonst zu einer Erniedrigung des ATP-Gehaltes führen.

Tabelle 2. *Adenylsäuren- und Pyridinnucleotidgehalt in 10^{-6} Mol je 10^{11} Erythrocyten, Pentose und K^+-Gehalt in 10^{-6} Mol je ml Vollblut bzw. Erythrocytenbrei*

	Gesunde	±	M. Tab.	H. Tab.	A. Pet.	L. Us.[1]
ATP	14,6	1,7	13,8	14,9	13,9	11,0
ADP	3,9	0,4	1,9	2,3	2,2	2,8
AMP	2,0	0,3	1,0	1,2	1,1	5,9
DPN^+	0,66	0,15	0,26	0,28	0,53	0,35
TPN^+	0 32	0,14	2,40	2,30	3,10	1,00
Pentosen	7,5	0,9	4,3	4,5	—	—
K^+	94,4	4,2	81,0	82,4	—	—

[1] Die Pat. L. Us. hatte die seltene Kombination zweier genetischer Defekte in ihren Erythrocyten: sie litt gleichzeitig an einem Favismus *und* einer Thalassämia minor.

Weiterhin führt die Unterbrechung des Hexosemonophosphatcyclus zu einer erniedrigten Ribose-5-Phosphatanlieferung mit der Folge einer Störung der Pyridinnucleotidsynthese (Verminderung des DPN^+- u. Gesamtpentosegehaltes) (siehe Tab. 2).

Theoretisch ist zu vermuten, daß die Verschiebung des Gleichgewichtes von $TPNH_2$ zu TPN^+ zu einem vermehrten Fettsäureabbau und damit zu Veränderungen der Erythrocytenmembran führt. Das TPN wirkt als Co-Ferment im Fettsäurecyclus nach folgendem Mechanismus:

$$\frac{(\text{Acetoacetyl-CoA}) \times (\text{TPNH}) \times (\text{H}^+)}{(\beta\text{-oxybutyrat-CoA}) \times (\text{TPN}^+)} = 5{,}25 \times 10^2 \ (\text{M}) \atop (\text{pH } 7{,}0 \cdot 22^\circ \text{ C})$$

Nach dem Massenwirkungsgesetz muß eine Erhöhung des TPN^+ zu einer Verschiebung des Gleichgewichtes in Richtung Fettsäureabbau zu Acetoacetyl-CoA führen.

Die genannten biochemischen Veränderungen in den enzymopenischen Erythrocyten scheinen jedoch nicht auszureichen, die Lebensfähigkeit der roten Zellen zu beeinträchtigen, wie Untersuchungen von DERN und WEINSTEIN zeigten. Die Autoren fanden nach Übertragung von markierten Primaquine-sensitiven Erythrocyten auf nicht-sensitive Empfänger eine normale Lebensdauer dieser Zellen (s. Abb. 3). Behandelt man diese nicht-sensitiven Empfänger mit Primaquine, so tritt eine Hämolyse der übertragenen sensitiven Erythrocyten ein. Voraussetzung für die Hämolyse ist erst das Zusammentreffen des endogenen Enzymdefektes

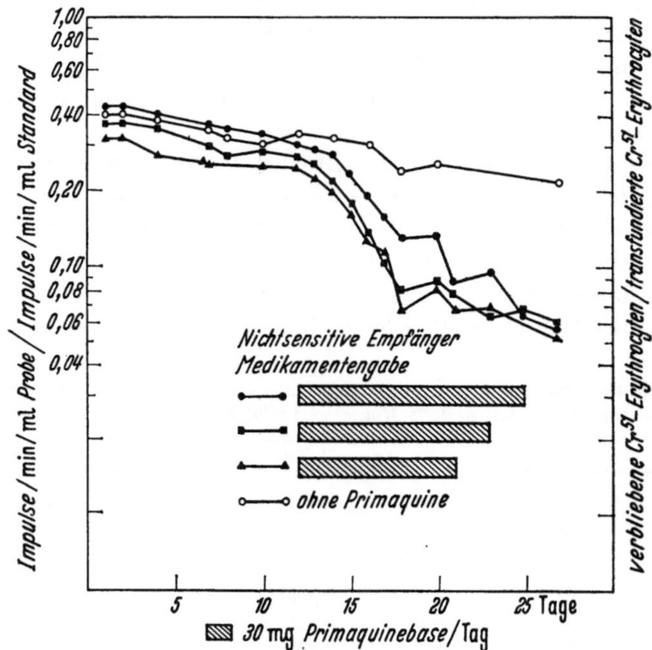

Abb. 3. Bestimmung der Lebensdauer von Cr^{51}-markierten Erythrocyten eines Primaquine-sensitiven Spenders. Die markierten Zellen wurden auf 4 gesunde Empfänger übertragen. Ein Empfänger (○) erhielt kein Primaquine, die anderen drei tgl. 30 mg Primaquine (●). Unter Primaquinegaben schneller Untergang der übertragenen sensitiven Erythrocyten (Nach R. J. DERN et al. 1954)

mit den exogenen Noxen (Medikamente, Chemikalien, Favabohnen, Virusinfekte usw.), wobei vor allem die älteren Erythrocyten mit ihrem besonders niedrigen Gehalt an reduziertem Glutathion (GSH) betroffen werden. Die nach einer hämolytischen Krise gebildete neue Erythrocytenpopulation enthält trotz der fehlenden G-6-PDH eine fast normale GSH-Konzentration und ist gegen das Primaquine wesentlich resistenter.

Wir glauben, durch neue Untersuchungen zu einem besseren Verständnis des Primaquine-Hämolysemechanismus gekommen zu sein (Löhr u. Waller in Vorbereitung). Wir konnten sowohl an normalen als auch an Primaquine-sensitiven Erythrocyten, die 2—4 Std. lang bei 37° C mit Primaquine in 0,1 bis 1,0 millimolarer Konzentration inkubiert wurden, eine erhebliche Erniedrigung des Lactat-Pyruvatquotienten beobachten. Da nach unseren Untersuchungen durch das Primaquine keine Hemmung von glykolytischen Enzymen erfolgt (lediglich die ohnehin schon in den enzymopenischen Erythrocyten erniedrigte G-6-PDH wird durch Primaquine gehemmt), schlossen wir auf eine Änderung des DPNH$_2$/DPN$^+$-„Ist-Potentials". Tatsächlich ließ sich in vitro eine Oxydation des reduzierten DPN und TPN durch Primaquine nachweisen (Abb. 4). Zusatz von reduziertem Glutathion vermochte diese Oxydation fast vollständig zu verhindern. Unter anaeroben Bedingungen findet keine Oxydation von DPNH$_2$ und TPNH$_2$ in Gegenwart von Primaquine statt. Auf Grund der in vitro in einem reinen System nur langsam stattfindenden Primaquine-katalysierten Oxydation der reduzierten Pyridinnucleotide, die wesentlich langsamer als die Verschiebung des Lactat-Pyruvatquotienten verläuft, möchten wir annehmen, daß

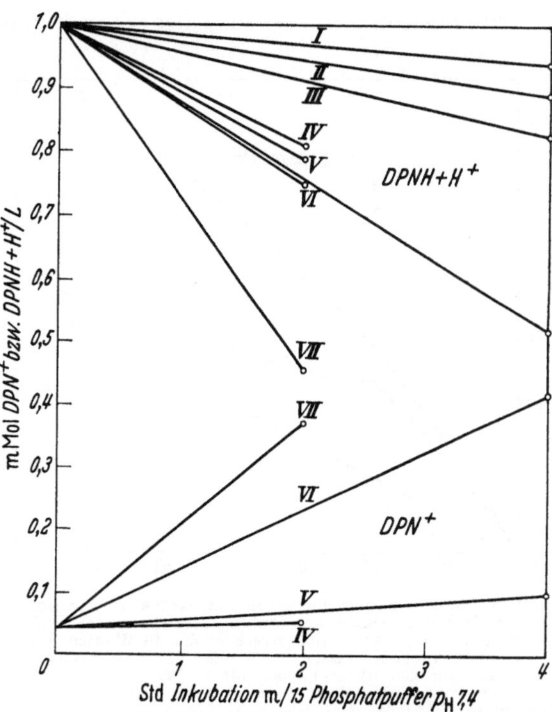

Abb. 4. Primaquine-katalysierte Oxydation von DPNH$_2$ gegen die Zeit. Ordinate: mMol DPNH$_2$ bzw. DPN$^+$ je Liter. Abszisse: Inkubationszeit in Stunden. Phosphatpufferlösung p$_H$ 7,4, Sauerstoffdruck 156 Torr, 37° C. In allen Ansätzen 1 mMol DPNH$_2$/l. Kurven *I:* ohne Primaquinezusatz; *II:* 1 mMol Primaquine/l (Inkubation im Vacuum); *III:* mMol Primaquine und 1 mMol GSH je Liter; *IV:* 5×10^{-5} Mol Primaquine/l; *V:* 5×10^{-4} Mol Primaquine/l; *VI:* 1×10^{-3} Mol Primaquine/l; *VII:* 5×10^{-3} Mol Primaquine/l. Die Zunahme des DPN$^+$ entspricht etwa der Abnahme des DPNH$_2$

das Primaquine in der Zelle als chinoides Oxydationsprodukt den Wasserstoff von den Pyridinnucleotiden entweder auf ein Flavoprotein oder auf Methämoglobin als Wasserstoffacceptor überträgt. Unterstützt wird diese Vermutung durch unsere Beobachtung, daß die Methämoglobinreduktion unter anaeroben Bedingungen durch Primaquine beschleunigt wird (Abb. 5).

Unter aeroben Verhältnissen führen unter der Therapie nie erreichte Konzentrationen von Primaquine (1—5 millimolar) zu einer Oxydation des Hämoglobins zu Methämoglobin.

Auf Grund dieser Befunde kommen wir zur folgenden Deutung des Hämolysemechanismus, der durch Primaquine in enzymopenischen Erythrocyten ausgelöst wird:

1. Durch das Fehlen der G-6-PDH fällt die $TPNH_2$-Bildung und damit die Reduktion des Glutathions aus.

2. Als Folge der $TPNH_2$-Erniedrigung kommt es gleichzeitig zu einer Erniedrigung des $DPNH_2$-Gehaltes.

3. Die Verminderung des Reduktionsgrades des DPN-Systems führt zu einer Erniedrigung des Lactat-Pyruvatquotienten.

4. Die Unterbrechung des Hexosemonophosphatcyclus hat eine Störung der Pyridinnucleotidsynthese zur Folge (Erniedrigung von Gesamt-DPN und Pentosen).

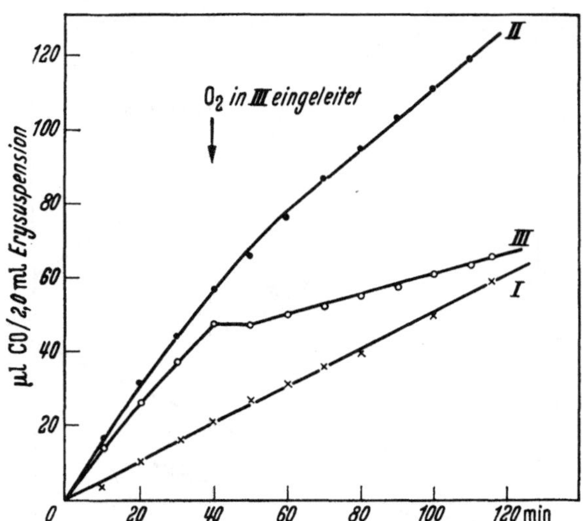

Abb. 5. Methämoglobinreduktion in Nitritzellen unter anaeroben Bedingungen (Kohlenoxydatmosphäre). Ordinate: µl CO/ 2,0 ml Erythrocytensuspension. Abszisse: Zeit in Minuten. Kurve *I:* ohne Primaquinezusatz; *II:* mit $2,3 \times 10^{-3}$ Mol Primaquine/l; *III:* mit $2,3 \times 10^{-3}$ Mol Primaquine/l; Beim Pfeil für 3 min Einleiten von Sauerstoff in diesen Ansatz. Phosphat-Ringerlösung pH 7,4, 0,011 Mol Glucose/l, 37° Hb 10,7 g/100 ml

5. Unter der Einwirkung von Primaquine tritt durch die Katalysierung der Oxydation der in enzymopenischen Erythrocyten schon verminderten reduzierten Pyridinnucleotide eine zusätzliche Störung in der Glykolyse auf, die sich in einer weiteren Erniedrigung des Lactat-Pyruvatquotienten mit ATP-Abfall in der hämolytischen Krise ausdrückt.

6. Während gesunde Erythrocyten auf Grund ihres höheren Gehaltes an $DPNH_2$ und $TPNH_2$ und deren Schutz gegen Oxydation durch einen hohen GSH-Gehalt gegen die Primaquinewirkung unempfindlicher sind, kommt es in den sensitiven enzymopenischen Erythrocyten schon bei den unter therapeutischen Bedingungen erreichten Primaquinekonzentrationen zu einem Erliegen des Energiestoffwechsels mit Hämolyse.

Im Rahmen dieser biochemischen Betrachtung soll auf genetische Fragen nicht eingegangen werden. Wir möchten jedoch als Besonderheit hervorheben, daß es sich bei dieser beschriebenen hereditären Enzymerythropathie im Gegensatz zu anderen genetischen Enzymerkrankungen (z. B. Galaktosämie, Akatalasämie) um eine *isolierte* Störung der Blutzellen handelt. Marks, Gross und Hurwitz konnten bei Primaquine-sensitiven Patienten einen etwa normalen G-6-PDH-Gehalt in Leukocyten und Lebergewebe nachweisen, während wir im Serum einen normalen G-6-PDH-Spiegel fanden. Ramot u. Szeinberg zeigten, daß die G-6-PDH-Aktivitäten auch in Blutplättchen von Patienten von Favismus-Kranken erniedrigt sind.

Wir glauben, daß als Modell für den Untergang der Primaquine-sensitiven Erythrocyten unsere Beobachtungen über die biochemischen Veränderungen an in vivo unter physiologischen Bedingungen alternden roten Blutzellen des Menschen dienen können. Wir konnten zusammen mit Schlegel an übertragenen Erythrocyten, die 20—100 Tage nach der Transfusion mit Hilfe der kombinierten Differentialagglutination (Ashby; Dacie u. Mollison) und Phythagglutination

(KRÜPE; SCHLEGEL) zurückgewonnen wurden, die Feststellung machen, daß von fast allen untersuchten glykolytischen Enzymen nur die Glyceraldehydphosphatdehydrogenase (PGADH) und aus dem Hexosemonophosphatcyclus die G-6-PDH

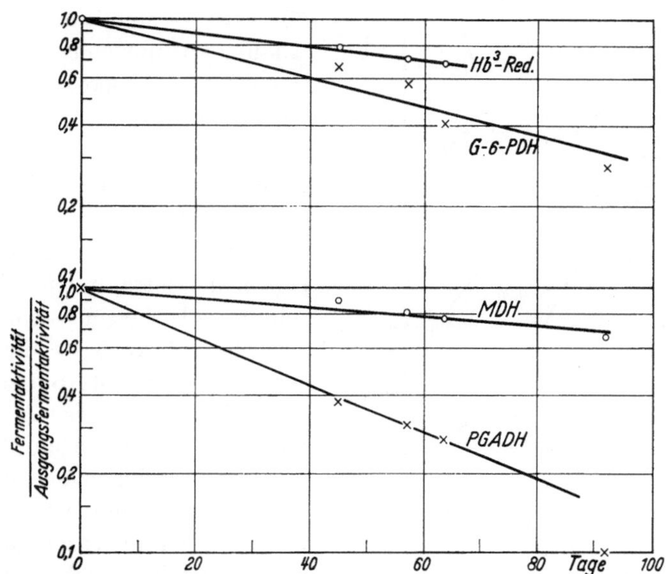

Abb. 6. Abfall einiger Fermentaktivitäten in intravital alternden Erythrocyten. *PGADH* Phosphoglycerinaldehyddehydrogenase; *MDH* Milchsäuredehydrogenase; *G-6-PDH* Glucose-6-Phosphatdehydrogenase; *Hb-3-Red.* Hämiglobinreduktase; Ordinate: Anteil der Fermentaktivität an der Ausgangsaktivität, Abszisse: Zeit in Tagen nach der letzten Transfusion

einen starken Abfall gegen die Zeit aufweisen, während die anderen gemessenen Enzymaktivitäten in einem für den Stoffwechsel nur geringen Ausmaß abnahmen (Abb. 6). Der Abfall dieser beiden Enzyme folgt einer Exponentialfunktion nach der Gleichung:

$$A = A_0 \cdot e^{-kt}$$

(A = Fermentaktivität,
A_0 = Fermentausgangsaktivität,
e = Naturkonstante,
k = Zerfallskonstante)
($k_{PGADH} = 0{,}021$,
$k_{G\text{-}6\text{-}PDH} = 0{,}013$).

Als Folge der Inaktivierung der G-6-PDH scheinen die Pyridinnucleotide in alternden Blutzellen nicht mehr ausreichend nachgebildet zu werden, ihr Abbau durch Nucleosidasen überwiegt offenbar über die Synthese. Es kommt etwa vom 70. Tage nach der Transfusion an zu einem Abfall des DPN⁺

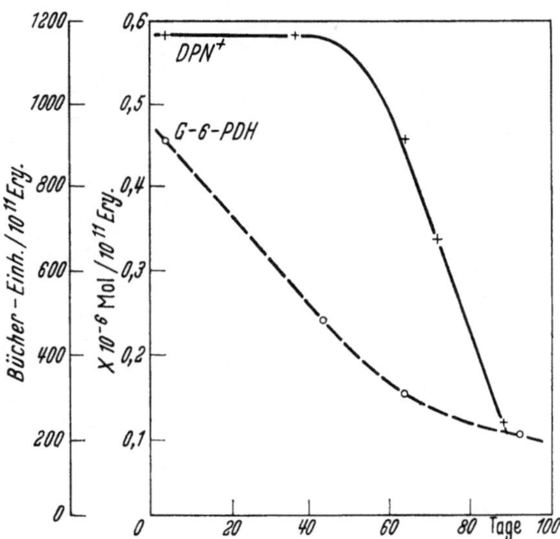

Abb. 7. Abnahme des DPN⁺-Gehaltes und Aktivitätsabnahme der G-6-PDH in intravital alternden Erythrocyten. Ordinate: DPN⁺-Gehalt/10¹¹ Erythrocyten und G-6-PDH-Aktivität in Büchereinheiten je 10¹¹ Erythrocyten. Abszisse: Zeit in Tagen nach der letzten Bluttransfusion

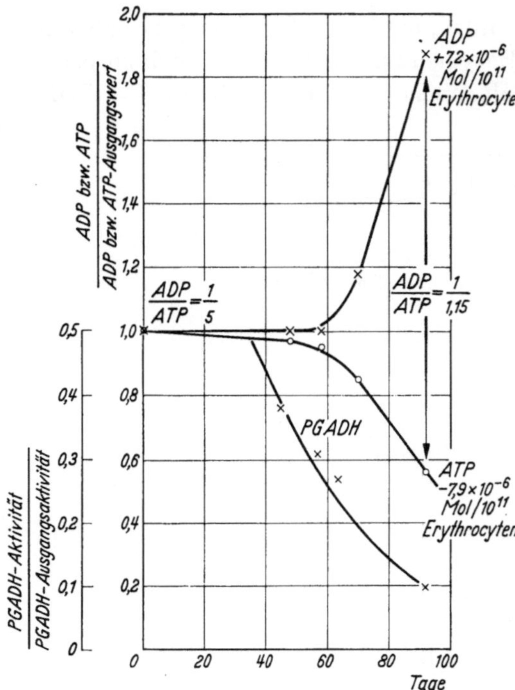

Abb. 8. Abfall der Glyceraldehydphosphatdehydrogenase-
aktivität (PGADH) und des ATP-Gehaltes sowie Anstieg
des ADP-Gehaltes von intravital alternden Erythrocyten
in Abhängigkeit vom Alter der Erythrocytenpopulation.
Ordinate: Fermentaktivität/Ausgangsaktivität bzw. ADP-
und ATP-Gehalt/ADP- u. ATP-Ausgangswert. Abszisse:
Zeit in Tagen nach der letzten Bluttransfusion.

(Abb. 7). Gleichzeitig tritt von einer etwa 70%igen Inaktivierung des oxydierenden Gärungsfermentes (PGADH) an — also etwa nach dem 60. Tage — eine Störung der ATP-Bildung auf mit einer Verschiebung des ATP/ADP-Quotienten von 5:1 nach 1,15:1-(Abb. 8). Diese beiden Enzyme scheinen — nach eigenen neueren Untersuchungen zusammen mit der Hexokinase — im Erythrocytenstoffwechsel die Prädilektionsstellen der intravitalen Alterung zu sein. Das gleiche gilt — nur mit einer zeitlichen Raffung — für in Konserven alternde rote Blutzellen. Wir beobachteten weiter an in vitro alternden konservierten Erythrocyten mit zunehmendem Alter eine starke Steigerung der Sauerstoffaufnahme unter gleichzeitigem Absinken des respiratorischen Quotienten von 1,0 auf 0,7 (Abb. 9). Unsere Annahme, daß in alternden Erythrocyten nach dem Erliegen des

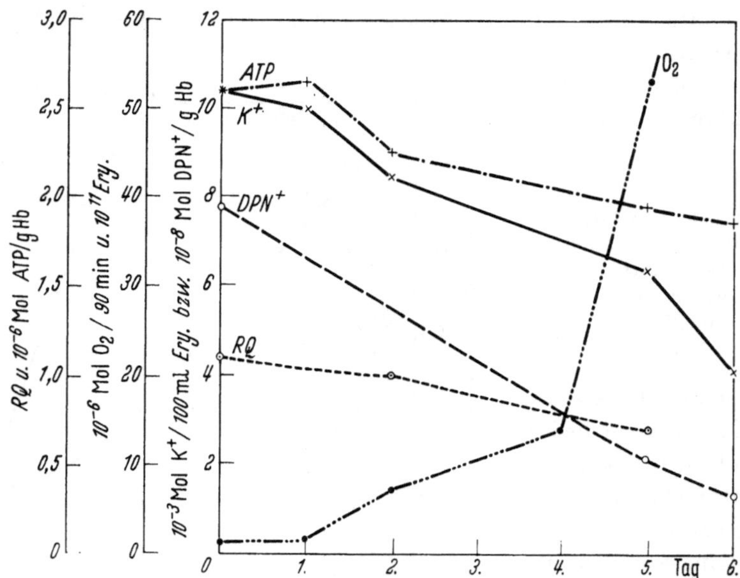

Abb. 9. Abnahme des respiratorischen Quotienten (RQ), des Kalium-, ATP- u. DPN-Gehaltes sowie Zunahme der
Sauerstoffaufnahme von in vitro alternden Erythrocyten. 20° C Luft, Phosphat-Ringerlösung mit Glucose, pH 7,4.
Ordinate: 10⁻6 Mol ATP bzw. 10⁻6 Mol DPN⁺je g Hämoglobin, 10⁻6 Mol O₂/90 min/10¹¹Erythrocyten, 10⁻³ Mol
K⁺/100 ml Erythrocyten. Abszisse: Zeit in Tagen

Kohlenhydratstoffwechsels die Fette oxydiert werden (Hämin-katalysiert ?), konnte neuerdings von EGGSTEIN an unserer Klinik gestützt werden. Er fand zwischen dem 60. und 70. Tag nach der Transfusion in den übertragenen, intravital gealterten Erythrocyten ein Absinken des Phospholipidgehaltes um etwa 1 Viertel und ein fast vollständiges Verschwinden des an sich schon sehr niedrigen Cholesterinesteranteiles am Gesamtcholesterin, so daß in den gealterten Erythrocyten das Cholesterin nur in freier Form vorlag. Parallel zum Erliegen des Energiestoffwechsels kommt es offenbar zu einer Schädigung der Zellmembran. (Verminderte osmotische Resistenz gealterter Erythrocyten.)

Der Primaquine-sensitive Erythrocyt hat mit der gealterten roten Blutzelle den Mangel an G-6-PDH mit der Folge einer Pyridinnucleotiderniedrigung gemeinsam. Dieser Enzymblock allein reicht aber offenbar nicht zur Hämolyse der Erythrocyten aus. Während in alternden Erythrocyten durch den Aktivitätsverlust der PGADH und der Hexokinase eine zusätzliche Unterbrechung der *Glykolyse* eintritt, wird die Glykolysestörung in den Primaquine-sensitiven Erythrocyten durch die Primaquine-katalysierte Oxydation der ohnehin schon

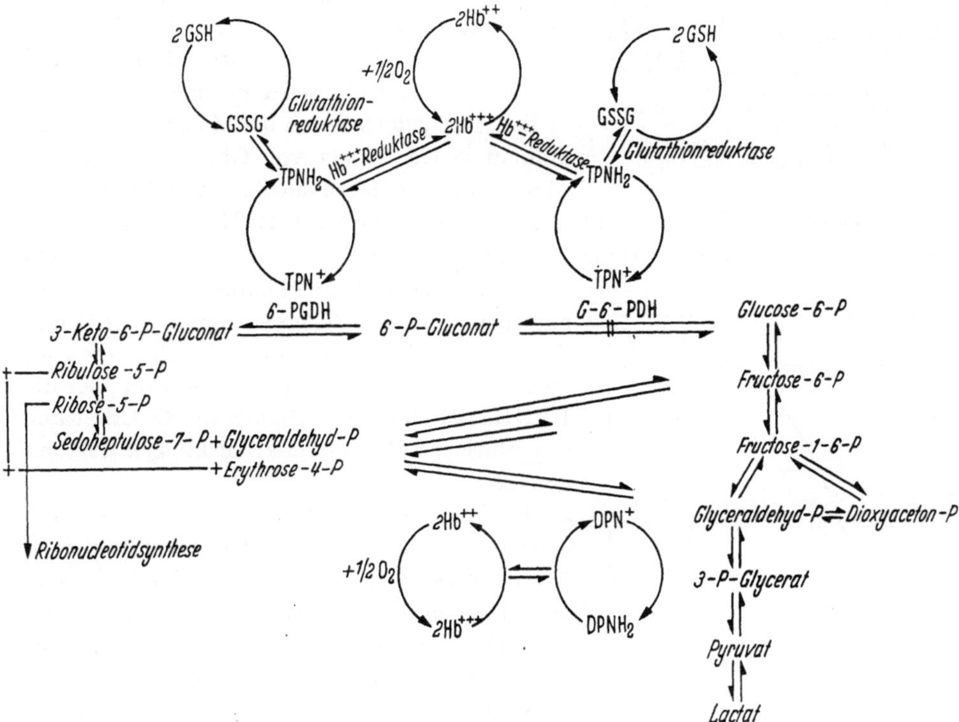

Abb. 10. Stoffwechselschema unter Berücksichtigung der Glykolyse, des Hexosemonophosphatcyclus und der Methämoglobin- bzw. Glutathion reduzierenden Reaktionen in den roten Blutzellen

erniedrigten reduzierten Pyridinnucleotide ausgelöst. Eingehende Untersuchungen der Frage, ob auch in den Primaquine-sensitiven Erythrocyten wie in den alternden Blutzellen der Lipidgehalt erniedrigt ist und damit eine Membranschädigung vorliegt, werden z. Z. von EGGSTEIN an unserer Klinik durchgeführt.

Für Untersuchungen der einzelnen an der Methämoglobinreduktion beteiligten Enzymketten sind die Erythrocyten mit fehlender G-6-PDH besonders geeignet, da sie einen Schluß über den Anteil der verschiedenen Enzymsysteme an der Methämoglobinreduktion zulassen. Nach den bisherigen Vorstellungen erfolgt die Methämoglobinreduktion in den roten Blutzellen über die $DPNH_2$ und $TPNH_2$ liefernden Reaktionen der Glykolyse und des Hexosemonophosphatcyclus (Abb. 10). $DPNH_2$ wird vorwiegend in der oxydierenden Gärungsreaktion gebildet. Die Übertragung des Wasserstoffs von den hydrierten Co-Enzymen auf das Methämoglobin geschieht über zwei Methämoglobinreduktasen. Obgleich bei den von uns untersuchten Favismuskranken durch die fehlende G-6-PDH-Reaktion eine Methämoglobinreduktion über das $TPNH_2$-System praktisch nicht möglich war, fanden wir keine Erhöhung des Methämoglobingehaltes — ein Befund, der auch von Dern, Beutler und Alving erhoben wurde. Die Methämoglobinreduktionsgeschwindigkeiten in den Erythrocyten unserer Patienten durch Glucose und Lactat als Substrat waren normal (s. Tab. 3), es ließ sich jedoch durch den Zusatz von Toluidinblau in Gegenwart von Glucose weder eine Steigerung der Methämoglobinreduktion noch der Sauerstoffaufnahme erreichen. Unter Zusatz von G-6-PDH zum Hämolysat trat eine normale Katalysierung der Sauerstoffaufnahme durch den Farbstoff ein

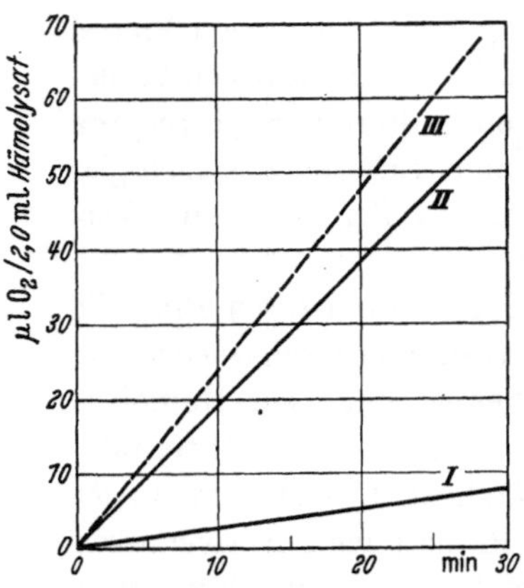

Abb. 11. Sauerstoffaufnahme durch 2,0 ml Gefrierhämolysat. Hb 11,5 g/100 ml, p_H 7,4, Phosphatpufferlösung, Luft, 37° C, 5,2 mg Glucose-6-Phosphat, $3,5 \times 10^{-7}$ Mol TPN^+, 1×10^{-6} Mol Toluidinblau je Ansatz. Kurve *I*: ohne Zusatz von G-6-PDH (Patientenblut); Kurve *II*: nach Zusatz von G-6-PDH (6 „Büchereinheiten") (Patientenblut); Kurve *III*: Hämolysat eines Gesunden ohne G-6-PDHZusatz. Ordinate: μl O_2, Abszisse: Minuten

(Abb. 11). Kieses Hämiglobinreduktase war also ausreichend in den Zellen enthalten. Auf Grund dieser Beobachtungen muß im Erythrocyten des Menschen die Methämoglobinreduktion über die $DPNH_2$-liefernden Reaktionen für die Erhaltung des Blutfarbstoffs im funktionsfähigen Zustand genügen.

Es ist von toxikologischem Interesse, daß aromatische Amine und Nitroverbindungen in Primaquine-sensitiven Blutzellen im Gegensatz zu normalen Erythrocyten keine katalytische Methämoglobinbildung hervorrufen können, wie wir in Untersuchungen mit Nitrosobenzol zeigen konnten (Abb. 12). Die Reduktion des Nitrosobenzols zu Phenylhydroxylamin, die über das $TPNH_2$-abhängige Hämoglobinreduktasesystem verläuft (Kiese; Kiese, Schneider u. Waller), trat durch das Fehlen der $TPNH_2$-liefernden G-6-PDH-Reaktion nicht ein. Eine katalytische Methämoglobinbildung über den Kreisprozeß

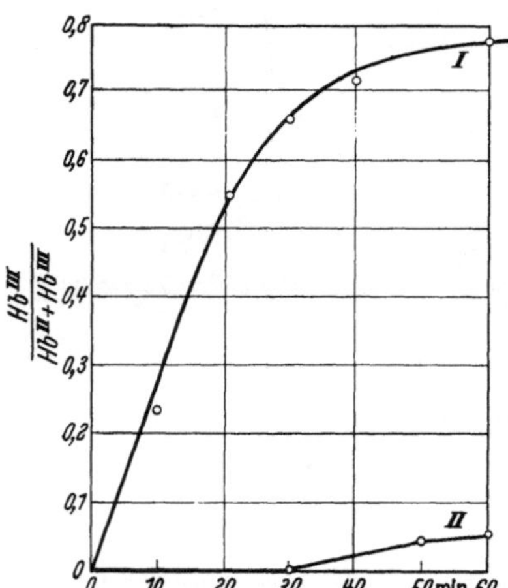

Abb. 12. Zunahme des Methämoglobinanteiles am Gesamtblutfarbstoff gegen die Zeit. 9,3 g Hb/100 ml, Phosphat-Ringerlösung, p_H 7,4, 0,011 Mol Glucose/l, Luft. Zusatz von 5×10^{-4} Mol Nitrosobenzol/l. Kurve *I*: gesunde Erythrocyten; Kurve *II*: Erythrocyten mit fehlender G-6-PDH

Phenylhydroxylamin-Nitrosobenzol kommt also nicht zustande (siehe Schema nächste Seite).

$$\text{G-6-P} + \text{TPN}^+ \xrightleftharpoons{\text{(G-6-PDH)}} \text{6-P-G} + \text{TPNH} + \text{H}^+$$

$$\text{TPNH} + \text{H}^+ + \langle\!\!\!\bigcirc\!\!\!\rangle\text{NO} \xrightleftharpoons{\text{(Hb-3-Red.)}} \text{TPN}^+ + \langle\!\!\!\bigcirc\!\!\!\rangle\text{NHOH}$$

$$\text{Hb-2} + \langle\!\!\!\bigcirc\!\!\!\rangle\text{NHOH} + 3/2\ \text{O} \longrightarrow \text{Hb-3} + \langle\!\!\!\bigcirc\!\!\!\rangle\text{NO} + \text{H}_2\text{O}$$

1948 beschrieb GIBSON eine genetische Enzymerythropathie, bei der in den Erythrocyten trotz intakter Glykolyse und funktionsfähigem G-6-PDH-System der Methämoglobingehalt auf das 20—40fache erhöht war. Die Kranken zeigten eine schmutzig grau-braune Cyanose, gelegentlich bestand eine sekundäre Polyglobulie und die Leistungsfähigkeit der Patienten war eingeschränkt, da ein Teil des Blutfarbstoffes die Fähigkeit zur dissoziablen Sauerstoffbindung verloren hatte. Es handelte sich nicht wie bei den von HÖRLEIN und WEBER beschriebenen Fällen um eine Störung an der Hämoglobinmolekel, die nach den Untersuchungen von KIESE, KURZ und SCHNEIDER zu einer schnelleren Oxydation des Hämoglobins zu Methämoglobin führt, sondern mit großer Wahrscheinlichkeit um den Ausfall des Enzyms, das den Wasserstoff vom DPNH$_2$ auf das Methämoglobin überträgt (s. Abb. 13). Da ständig spontan in Gegenwart von Sauerstoff im Organismus das Hämoglobin zum Methämoglobin oxydiert wird, führt die Herabsetzung seiner Reduktionsgeschwindigkeit zu einer Erhöhung des Methämoglobingehaltes im Blut (Tab. 3). GIBSON vermutete, daß das fehlende Enzym bei der idiopathischen Methämoglobinämie identisch mit dem von STRAUB aus dem Herzmuskel isolierten Flavoprotein ist, da er in Gegenwart von Lactat und diesem Flavoprotein im Hämolysat von Methämoglobinämiepatienten durch reversibel reduzierbare

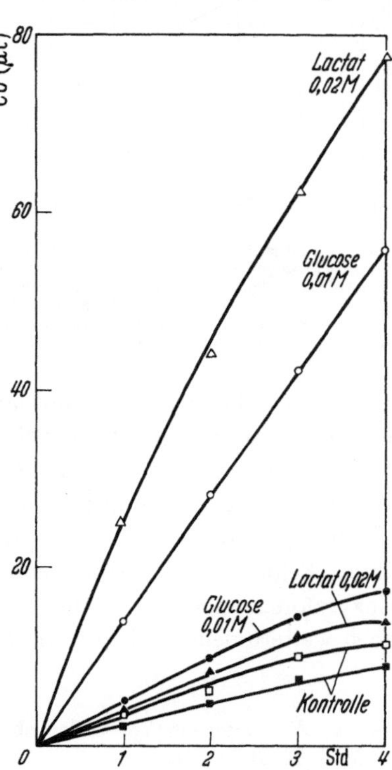

Abb. 13. Reduktion von Methämoglobin durch Erythrocyten von einem Gesunden und einem Pat. mit idiopathischer Methämoglobinämie. Ordinate: reduziertes Methämoglobin, ausgedrückt in μl CO je 2,0 ml Erythrocytensuspension. Abszisse: Zeit in Stunden. Die offenen Symbole bezeichnen die Daten für normale Erythrocyten, die ausgefüllten Symbole die Daten für Erythrocyten von Pat. mit idiopathischer Methämoglobinämie (Nach Q. H. GIBSON, 1948)

Tabelle 3. 10^{-6} *Äquivalente Methämoglobin je 10^{11} Erythrocyten und Std.*
(Messung der Methämoglobinreduktion als CO-Aufnahme)

Substrate	normale Erys	M. Tab.	L. Us.
nicht auswaschbar	$10,4 \pm 2,2$	10,9	6,3

Steigerung der Reduktionsgeschwindigkeit um

Lactat	$13,5 \pm 3,2$	17,6	11,3
Glucose	$10,1 \pm 2,5$	9,0	6,3
Glucose $+ 8,5 \times 10^{-4}$ Mol Toluidinblau/l . . .	$155,3 \pm 48,1$	15,0	17,6

Farbstoffe die Sauerstoffaufnahme steigern konnte. Gibson brachte nicht den Nachweis, daß das Flavoprotein direkt mit dem Methämoglobin reagiert.

Hydrierte gelbe Fermente können allerdings auch ohne Zwischenschaltung von Farbstoffen das Methämoglobin direkt reduzieren, wie Altman sowie Kiese, Resag und Schneider mit aus Hefe isolierten gelben Enzymen zeigen konnten (Abb. 14). Ihre Spezifität für die Methämoglobinreduktion ist jedoch nicht gesichert.

Huennekens beschrieb kürzlich ein mit $TPNH_2$-reagierendes Hämoproteid aus Erythrocyten, das ebenso wie die Kiesesche Hämiglobinreduktase im gereinigten Zustand nur in Gegenwart von reversibel reduzierbaren Farbstoffen mit dem Methämoglobin reagierte. Möglicherweise war bei den Enzympräparationen beider Autoren ein Co-Faktor verlorengegangen. Über die chemische Struktur des bei der idiopathischen Methämoglobinämie (Gibson) fehlenden Enzyms läßt sich also bisher nichts Endgültiges aussagen.

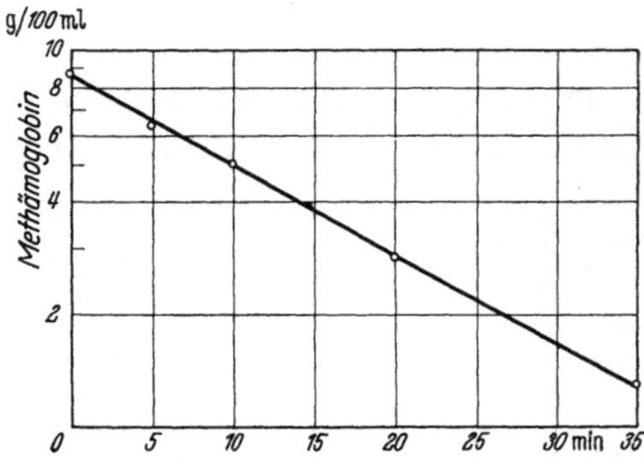

Abb. 14. Ablauf der Methämoglobinreduktion durch 10^{-5} Mol altes gelbes Ferment je Liter unter Kohlenoxyd. Konzentration des Methämoglobins zu Beginn der Reaktion 8,6 g/100 ml ($5,1 \times 10^{-3}$ Äquival./l) Temp. 37° C. Ordinate: Methämoglobinkonzentration, log. aufgetragen Abszisse: Zeit in Minuten (Nach M. Kiese et al. 1957)

Es sind z. Z. erst diese 2 beschriebenen hereditären Enzym-Erythropathien biochemisch nahezu aufgeklärt, nämlich die enzymopenische hämolytische Anämie (Fehlen der Glucose-6-P-Dehydrogenase) und die idiopathische Methämoglobinämie (Fehlen einer Methämoglobinreduktase). Es ist zu hoffen, daß sich aus Enzymforschungen insbesondere für die angeborenen hämolytischen Anämien noch weitere neue pathogenetischen Vorstellungen ergeben werden.

Literatur

Ashby, W.: Determination of length of life of transfused blood corpuscles in man. J. exp. Med. 29, 267 (1919).
— Studie of transfused blood. J. exp. Med. 34, 127 (1921).
Altman, K. J.: The reduction of methemoglobin by a reductase isolated from brewers yeast. Biochim. biophys. Acta 15, 155 (1954).
Beutler, E.: In vitro studies of the stability of red cell glutathione: a new test for drug-sensitivity. J. clin. Invest. 35, 690 (1956).
— R. J. Dern and A. S. Alving: Studies of the hemolytic anemia induced by primaquine and related compounds. Am. Chem. Soc. Div. of Medicinal Chemistry, N. Y. Sept. 15. 1954.
— — — The hemolytic effect of primaquine. III. A study of primaquinesensitive erythrocytes. J. Lab. clin. Med. 44, 177 (1954).
— — — The hemolytic effect of primaquine. IV. The relationship of cell age to hemolysis. J. Lab. clin. Med. 44, 439 (1954).
— — — The hemolytic effect of primaquine. VI. An in vitro test for sensitivity of erythrocytes to primaquine. J. Lab. clin. Med. 45, 40 (1955).
Brunetti, P., e F. Grignani: Sul comportamento del glutatione nelle emazie dei fabici nel corso della crisi emolitica ed a varia distanza dalla stessa. Rass. med. Sarda 60, 373 (1958).
— — Il test di stabilità del glutatione nelle emazie dei fabici a distanza della crisi emolitica. Rass. med. Sarda 60, 387 (1958).
— — Il comportamento dell'ATP, dell'ADP e dell'AMP degli eritrociti nel favismo. Rass. med. Sarda 60, 413 (1958).

CARSON, P. E., C. L. FLANAGAN, C. E. ICKES and A. S. ALVING: Enzymatic defiency in primaquine-sensitive erythrocytes. Science **124**, 484 (1956).
— S. L. SCHRIER and A. S. ALVING: Inactivation of glucose-6-phosphate dehydrogenase in human erythrocytes. J. Lab. clin. Med. **48**, 794 (1956).
CORDES, W.: Experiences with plasmochin in malaria (preliminary reports) **15**. A. R. United Fruit Co. (Med. Dept.) pp. 66 (1926).
— Zwischenfälle bei der Plasmochinbehandlung. Arch. Schiffs- u. Tropenhyg. **32**, 143 (1928).
DACIE, J. V., and P. L. MOLLISON: Survival of normal erythrocytes after transfusion to patients with hemolytic anemia. Lancet **1943**, 550.
— — Lancet **1949**, 390. Zitiert nach B. SCHLEGEL.
DERN, R. J., E. BEUTLER and A. S. ALVING: The hemolytic effect of primaquine. V. Primaquine sensitivity as a manifestation of a multiple drug-sensitivity. J. Lab. clin. Med. **45**, 30 (1955).
— I. M. WEINSTEIN, G. V. LEROY, D. W. TALMAGE and A. S. ALVING: The hemolytic effect of primaquine. I. The localization of the drug-induced hemolytic defect in primaquine-sensitive individuals. J. Lab. clin. Med. **43**, 303 (1954).
GIBSON, Q. H.: The reduction of methemoglobin in red blood cells and studies on the cause of idiopathic methemoglobinemia. Biochem. J. **42**, 13 (1948).
HÖRLEIN, A., u. G. WEBER: Über chronische familiäre Methämoglobinämie und eine neue Modifikation des Methämoglobins. Dtsch. med. Wschr. **1948**, 476.
HUENNEKENS, F. M., R. W. CAFFREY, R. E. BASFORD and B. W. GABRIO: Erythrocyte metabolism. IV. Isolation and properties of methemoglobin reductase. J. biol. Chem. **227**, 261 (1957).
— — and B. W. GABRIO: The electron transport sequence of methemoglobin reductase. Ann. N. Y. Acad. Sci. **75**, 167 (1958).
— and B. W. GABRIO: Methemoglobin reductase. Fed. Proc. **13**, 772 (1954).
— L. LIU, H. A. P. MYERS and B. W. GABRIO: Erythrocyte metabolism. III. Oxidation of glucose. J. biol. Chem. **227**, 253 (1957).
JOHNSON, A. B., and P. A. MARKS: Glucose metabolism and oxygen consumption in normal and glucose-6-phosphate dehydrogenase deficient human erythrocytes. Clin. Res. **6**, 187 (1958).
KIESE, M.: Reduktion des Hämiglobins. Biochem. Z. **316**, 264 (1944).
— H. KURZ u. CL. SCHNEIDER: Chronische Hämiglobinämie durch pathologischen Blutfarbstoff. Klin. Wschr. **1956**, 957.
— K. RESAG u. CL. SCHNEIDER: Reduktion von Hämiglobin durch altes gelbes Ferment. Naunyn Schmiedeberg's Arch. exp. Path. Pharmak. **231**, 176 (1957).
— CL. SCHNEIDER u. H. D. WALLER: Hämiglobinreduktase. Naunyn-Schmiedeberg's Arch. exp. Path. Pharmak. **231**, 158 (1957).
— u. H. D. WALLER: Die Stoffwechselvorgänge in roten Zellen bei der Hämiglobinbildung durch den Kreisprozeß Phenylhydroxylamin-Nitrosobenzol. Naunyn-Schmiedeberg's Arch. exp. Path. Pharmak. **211**, 345 (1950).
— — Die Reduktion des Hämiglobins. VII. Die Reduktion von Hämiglobin und Sauerstoff durch reversibel reduzierbare Farbstoffe in roten Zellen. Naunyn-Schmiedeberg's Arch. exp. Path. Pharmak. **213**, 44 (1951).
KIMBRO, E. L., jr., M. V. SACHS and J. V. TORBERT jr.: Mechanism of hemolytic anemia induced by nitrofurantoin (Furadantin). Fed. Proc. **16**, 312 (1957).
KRÜPE, M.: Blutgruppenspezifität pflanzlicher Eiweißkörper. Stuttgart: Enke 1956.
LARIZZA, P., P. BRUNETTI, F. GRIGNANI e. S. VENTURA: L'individualita bio-enzimatica dell' eritrocito „Fabico". Haematologica **43**, 205 (1958).
LÖHR, G. W., u. H. D. WALLER: Konstitutionelle Fermentanomalien der Erythrocyten. Verh. dtsch. Ges. inn. Med. **64**, 242 (1958).
— — Hämolytische Erythrocytopathie durch Fehlen von Glukose-6-Phosphatdehydrogenase in roten Blutzellen als dominant vererbliche Krankheit. Klin. Wschr. **1958**, 865.
— — Zellstoffwechsel und Zellalterung. Klin. Wschr. **1959**, 833.
— — O. KARGES, B. SCHLEGEL u. A. A. MÜLLER: Zur Biochemie der Alterung menschlicher Erythrocyten. Klin. Wschr. **1958**, 1008.

Marks, P. A., R. T. Gross and R. E. Hurwitz: Gene action in erythrocyte deficiency of glucose-6-phosphate dehydrogenase. Tissue enzyme-levels. Nature (Lond.) **183**, 1266 (1959).

Panizon, F., e G. Pujatti: La Glutationemia nella crisi emolitica da favismo e nei genitori dei fabici. Studi sassaresi **35**, 346 (1957).

Sansone, G.: Patogenesi tossica del favismo del alterata morfologia eritrocitaria. Minerva med. (Torino) **48**, 3317 (1957).

— e G. Segni: Prime determinazione dell glutatione (GSH) ematico nel favismo. Boll. Soc. ital. Biol. **32**, 456 (1956).

— — Neuvi aspetti dell'alterato biochimismo degli eritrociti di favici. Boll. Soc. ital. Biol. **35**, 327 (1958).

Schlegel, B.: Agglutination der durch Isoantikörper inagglutinablen Erythrocyten mit Hilfe von Phythagglutininen. Klin. Wschr. **1957**, 680.

Straub, F. B.: Isolation and properties of a flavoprotein from heart muscle tissue. Biochem. J. **33**, 787 (1939).

Szeinberg, A., Y. Asher and C. Sheba: Studies on gluthatione stability in erythrocytes of cases with past history of favism or sulfa-drug-induced hemolysis. Blood **13**, 348 (1958).

— and A. Chari-Bitrou: Blood GSH concentration after hemolytic anemia due to vicia faba or sulphonamides. Acta haematol. **18**, 229 (1957).

— C. Sheba and A. Adam: Enzymatic abnormality in erythrocytes of a population sensitive to vicia faba or drug induced hemolytic anemia. Nature (Lond.) **181**, 1256 (1958).

Turchetti, A.: Forme poco frequenti di emoglobinuria da farmaci in corso di infezione malarica. Rif. med. **62**, 325 (1948).

Waller, H. D.: Pentose-Phosphatcyclus und hämolytische Erythrocytopathie (Favismus) Blut **5**, 1 (1959).

— G. W. Löhr u. M. Tabatabai: Hämolyse und Fehlen von Glukose-6-Phosphatdehydrogenase in roten Blutzellen (Eine Fermentanomalie der Erythrocyten). Klin. Wschr. **1957**, 1022.

— B. Schlegel, A. A. Müller u. G. W. Löhr: Der Hämiglobingehalt in alternden Erythrocyten. Klin. Wschr. **1959**, 898.

Zinkham, W. H., and B. Childs: Effect of naphthalene derivatives on glutathione metabolism of erythrocytes from patients with naphthalene hemolytic anemia. J. clin. Invest. **36**, 938 (1957).

— — A defect of glutathione metabolism in erythrocytes from patients with a naphthalene induced hemolytic anemia. Pediatrics **22**, 461 (1958).

Diskussion[1]

H.-E. Bock:

Ich danke den Herren Referenten für ihre Berichte, die uns weit in ein Neuland der Hämatologie hineingeführt haben. Wir wollen nun die Beiträge von Herrn Sansone sowie der Herren Waller und Löhr gemeinsam diskutieren, und zwar schlage ich vor, daß wir zunächst die genetischen und klinischen Fragen besprechen und dann auf das Hauptproblem, die Enzymopathien, eingehen.

L. Heilmeyer:

Mich würde sehr interessieren, ob und wie häufig solche Enzymdefekte bei uns in Deutschland vorkommen. Ist darüber irgend etwas bekannt? Ich habe im Jahr 1946, als wir uns mit den Sulfonamiden sehr beschäftigten, einmal eine schwere hämolytische Krise unter Sulfonamidtherapie beobachtet. Natürlich waren damals noch keine Enzymuntersuchungen möglich, und man kann nachträglich nicht mehr sagen, ob hier eine Enzymerythropathie vorgelegen hat.

H. D. Waller:

Wir haben in Deutschland bisher noch keinen einzigen Fall gefunden, der Enzymveränderungen wie beim Favismus hatte, obwohl wir Hunderte von Patienten auf die Glucose-6-Phosphatdehydrogenaseaktivität in den Erythrocyten untersucht haben.

---

[1] Diskussionsleiter: H.-E. Bock.

K. Betke:

Mir wurden aus der Schweiz von einigen Patienten mit Phenacetinabusus Blutproben geschickt, bei denen man an die Möglichkeit eines Enzymdefektes gedacht hatte. Die Untersuchungen haben dies aber nicht bestätigt.

H. Lehmann:

Ich möchte Herrn Professor Sansone fragen, ob irgendeine Beziehung zwischen der Incidenz dieses Gens für den Favismus und der Protektion gegen Malaria besteht?

G. Sansone:

Das ist eine sehr wichtige Frage. Aber sie läßt sich auf Grund der bisherigen Untersuchungen noch nicht eindeutig beantworten.

F. Jung:

Mich würde als Pharmakologen interessieren, ob man von Favabohnen einmal Extrakte hergestellt hat, um zu sehen, welche Fraktion eigentlich für die Wirkung verantwortlich ist. Auf diese Weise müßte man doch feststellen können, ob es sich um eine allergische Reaktion oder um eine chemische Massenwirkung handelt.

G. W. Löhr:

Herr Grignani, der aus der Schule von Larizza in Cagliari kommt und bei uns in Marburg gearbeitet hat, berichtete uns, daß man in Cagliari mit fraktionierten Extrakten der Favabohne versucht hat, bei empfindlichen Individuen eine Hämolyse auszulösen, daß es jedoch bisher nicht gelungen ist, das verantwortliche Agens zu finden. Eins ist allerdings durch Baer bekannt: Diese Bohnen enthalten sehr viel chinonähnliche Körper. Wir nehmen auf Grund unserer Untersuchungen an, daß das Primaquine in Gegenwart von Sauerstoff ebenfalls zunächst zu einem Chinonkörper oxydiert wird und daß dieser dann die Stoffwechselstörung hervorruft. Daß eine Antigen-Antikörper-Reaktion vorliegt, was von verschiedenen Autoren lange angenommen wurde, hat sich nicht bestätigt.

G. Sansone:

Extrakte von Favabohnen sind oft hergestellt und untersucht worden. Die Resultate sind aber nicht einheitlich. Verschiedene Autoren nehmen an, daß ein Protein verantwortlich ist.

F. Jung:

Wenn Chinonkörper eine Rolle spielen, dann möchte ich eine weitere Frage stellen. Phenole und Chinone werden oft in der Dermatologie therapeutisch angewandt und dabei auch von der Haut her resorbiert. Sind Fälle bekannt, wo auf diese Weise hämolytische Krisen eingetreten sind?

C. Gasser:

Ich erinnere mich an einen Säugling, der einige Wochen alt, also schon jenseits der Neugeborenenperiode war und mit einer 4%igen Schüttelmixtur von Resorcin bepinselt wurde, die in den Pharmakopoen noch als zulässig angegeben ist, einen Tag lang. Er wurde dann blau und kam in schwerkrankem Zustand mit einer Hämoglobinurie in die Klinik. Er bot eine schwere Cyanose. Es fand sich eine Heinzkörperbildung von fast $800^0/_{00}$ und eine Methämoglobinämie. Das ist ein Fall, der geheilt ist.

F. Jung:

Gehört der nun in den Formenkreis des Favismus?

C. Gasser:

Das weiß ich nicht, aber der Patient lebt, und ich bin gern bereit, den Herren nach Marburg eine Blutprobe zu schicken.

G. Ruhenstroth-Bauer:

Mich hat in dem Bericht von Herrn Sansone sehr beeindruckt, daß Erythrocyten von Patienten mit anamnestischem Favismus, einem Gesunden transfundiert, normal überleben, wenn dieser Favabohnen ißt. Wenn das Wesen der Erkrankung in einer Verminderung der Glucose-6-Phosphatdehydrogenase liegt, dann fragt man sich doch, wie diese Erythrocyten im Kreislauf eines Gesunden wieder normal werden?

H.-E. Bock:

Da muß man wohl entgegnen, daß auch Favismuspatienten nicht jedesmal, wenn sie Bohnen essen, eine hämolytische Krise bekommen, wie Herr Sansone in seinem Referat ja betont hat. Nicht jeder Bohnengenuß führt zur Krise. Das ist eben ein vielseitig konditionierter Mechanismus. Die Magensäure, die Verdauungsgeschwindigkeit, vielleicht auch Darmparasiten und anderes mag dabei beteiligt sein. Anders ist es, wenn man Primaquine gibt.

G. Sansone:

Die Interpretation von Herrn Professor Bock ist richtig. Es ist ein Unterschied, ob man Primaquine oder Favabohnen verabfolgt. Nach Primaquine tritt *immer* eine Hämolyse der enzymdefekten Erythrocyten ein, nach dem Essen von Favabohnen nur gelegentlich. Ich halte es für möglich, daß dabei ein protektiver Plasmamechanismus eine Rolle spielt.

J. Garate:

Ich darf mir in diesem Zusammenhang vielleicht noch eine historische Bemerkung erlauben. Bereits in der Antike hat Pythagoras den Anhängern seiner berühmten Schule das Essen von Favabohnen streng verboten. Allerdings wäre es wohl anachronistisch, daraus zu folgern, daß er schon das Krankheitsbild des Favismus gekannt hätte. Was übrigens das Vorkommen von Favismus an der Pomündung betrifft, so hat das meines Erachtens weniger mit der Malaria als mit der byzantinischen Bevölkerung bei Ravenna in der Zeit Stilichos zu tun.

G. Sansone:

Über die Vorschrift des Pythagoras gibt es eine ausführliche Abhandlung des griechischen Pädiaters Solon Verdas. Pythagoras hat nicht nur den Genuß von Favabohnen, sondern auch den von inneren Organen, bestimmten Fleischarten, bestimmten Fischen usw., verboten. Es hat also sicher die Favabohne von einem anderen Gesichtspunkt aus betrachtet, als wir es tun, und es gibt kein Argument für die Annahme, daß er von ihrem hämolytischen Effekt wußte.

H.-E. Bock:

Da interessiert mich aber, ob heutigentags in Sardinien zum Beispiel, wo der Favismus ja am häufigsten ist, Ernährungsvorschriften bestehen, die den Genuß der Favabohne einschränken?

G. Sansone:

Das ist praktisch nicht durchführbar. Unter der bäuerlichen Bevölkerung Sardiniens essen alle Menschen Favabohnen, weil sie dort noch eins der Hauptnahrungsmittel sind.

H. Schubothe:

Ich möchte bemerken, daß sie das in früheren Jahrhunderten auch in Mittel- und Nordeuropa gewesen sind, was nicht allgemein bekannt ist. Erst nach Einführung der Kartoffel ist ihr Anbau bei uns rapid zurückgegangen. In Deutschland wird sie als „dicke Bohne" nur noch in Westfalen geschätzt. Anders in Italien und Südfrankreich, wo sie besonders in jungem Zustand bereitet, gekocht oder roh zum Wein gegessen nach wie vor sehr beliebt ist. Als Kuriosum darf ich erwähnen, daß die Konditoreien in Nancy unter dem Namen „Konfekt der Herzöge von Lothringen" sehr delikate Nougatpralinen herstellen, die mit einer grünen Zuckerschicht überzogen Form und Aussehen von Favabohnen haben.

H. E. Bock:

Wenn zu den beiden ersten Diskussionspunkten niemand weiter das Wort wünscht, gehen wir nunmehr zur Besprechung der biochemischen Probleme über.

S. Raroport:

Die schönen Arbeiten der Herren Waller und Löhr werfen ja eine ganze Reihe interessanter Fragen auf. Zunächst Ihr Befund, daß in den Erythrocyten Favismuskranker nicht nur die Glucose-6-Phosphatdehydrogenase fehlt, sondern auch die Isocitronensäuredehydrogenase vermindert ist. Da könnte man fragen, ob etwa das Coenzym, das TPN, der gemeinsame Nenner ist. Dagegen spricht jedoch die Gegenwart der Phosphogluconsäuredehydrogenase, des unmittelbar folgenden Enzyms, so daß ich hier also keinen direkten gemeinsamen Punkt sehen kann.

Weiterhin erhebt sich die Frage, ob eine direkte Proportionalität zwischen dem Abfall der Glucose-6-Phosphatdehydrogenase und dem DPN-Abfall besteht und es irgendeine Transhydrogenase, eine Verbindung zwischen TPN und DPN gibt. Aber dagegen spricht ja der Befund von Herrn Löhr, daß sie eine beträchtliche Erhöhung des oxydierten TPN haben, während das oxydierte DPN nicht verändert ist. Daraus würde ich nun doch schließen — im Zusammenhang mit unseren eigenen vergeblichen Versuchen, die Transhydrogenase nachzuweisen —, daß zwischen Glucose-6-Phosphatdehydrogenase, zwischen TPN-System und DPN-System nur eine zeitliche Gemeinsamkeit, aber keine kausale Beziehung besteht, daß es also wirklich Alternativen sind, die im *reifen* Erythrocyten nicht mehr in Verbindung zueinander stehen. Das will natürlich nicht heißen, daß in der *jugendlichen* Zelle mit ihrer kompletten Ausrüstung diese Querwege nicht noch existieren.

Von großer Bedeutung erscheint mir die Frage, ob das TPN-System über den oxydativen Pentoseweg eine besondere Bedeutung für die Nucleotidsynthese hat. Mir fiel allerdings auf, daß die Summe der Adeninnucleotide nur um etwa 10%, der Pentosewert jedoch um etwa 40% erniedrigt waren, also möglicherweise der Abfall der stationären Pentosekonzentrationen im Vordergrund steht, während der Abfall der Nucleotide noch verhältnismäßig gering ist. Nun kennen wir natürlich auch andere Wege der Pentosebildung, und außerdem ist ja vom Ribose-5-Phosphat noch ein Teil zum Aufbau des Nucleotids notwendig, Reaktionen, die eben in den letzten Wochen neu beschrieben wurden.

Zur Fettverbrennung: Wir haben darüber schon kurz am ersten Tage dieses Symposions Gedanken ausgetauscht. Ich glaube, daß die Wahrscheinlichkeit für den kompletten Fettabbau im reifen Erythrocyten sehr gering ist. Ich gehe jetzt nicht nur davon aus, daß der Citronensäurecyclus inkomplett ist, die Aconitase sehr vermindert ist, sondern vor allem von der Abwesenheit der Atmungskette, so daß also keine oxydative Phosphorylierung da ist. Und damit stimmt ja die Tatsache überein, daß man durch Cyanid oder durch irgendwelche anderen anaeroben Bedingungen nur einen minimalen Effekt bei einer gemischten Population roter Blutkörperchen erreicht, bei einer alten wahrscheinlich gar keinen. So glaube ich, daß Sie eine Fettoxydation ohne Patrone, eine biologische Oxydation haben. Es mag sich bei diesem Phänomen der Alterung in vitro, das vielleicht in vivo sein Gegenstück hat, um das Phänomen einer Kettenreaktion durch Methämoglobin oder Chinone oder, was immer dazu gehört, handeln. Diese Reaktionen führen ja zur CO_2-Bildung, zur Abnahme der ungesättigten Fettsäuren und dergleichen mehr. Ich glaube, solche Reaktionen haben, obwohl sie nicht enzymatisch sind, dennoch eine Bedeutung. Ich erinnere nur daran — worauf Dahn und Teppel hingewiesen haben —, daß es bei einem Mangel an Vitamin K und vor allem E zur Bildung von braunem Fett kommt, zu einer Erhöhung der Peroxydase in den Geweben. Das sind offensichtlich auch Kettenreaktionen. Teppel hat kürzlich auch nachgewiesen, daß ein bekannter Effekt der Mitochondrien, die oxydative Phosphorylierung, durch Belichtung verändert wird, und daß auch dieser Effekt eine Kettenreaktion durch Chinonprodukte ist. Kettenreaktionen haben möglicherweise eine viel größere biologische Bedeutung, als wir bisher angenommen haben. In diesem Zusammenhang darf ich die Vermutung aussprechen, die ja eigentlich sehr naheliegt, daß bei Reaktionen mit Phenolen und Chinonen — ich glaube Herr Jung hat das zuerst für das Nitrosobenzol beschrieben — radikalische Mechanismen eine Rolle spielen. Nicht Wasserstoffsuperoxyd, das schon ein relativ stabiles Produkt ist, sondern gerade solche Phenole sind dafür besonders geeignet. Damit wäre auch eine Beziehung zu den von Durgin bei Hühnchen beschriebenen chronischen Vitamin E-Mangel-Hämolysen gegeben. Die hochinteressante Möglichkeit, daß es sich um radikalische Reaktionen handelt und die Hauptfunktion des Glutathions vielleicht nur in einer *Verhinderung* dieser Reaktionen liegt — natürlich muß es immer reduziert angeboten sein — möchte ich also besonders betonen.

Schließlich noch eine Frage: Habe ich Sie recht verstanden, daß Sie annehmen, die Glycerinaldehyd-3-Phosphatdehydrogenase sei im Alterungsprozeß ein begrenzender Faktor?

H. D. Waller:

Nein, wir nehmen an, daß die begrenzende Reaktion der Glykolyse die Hexokinase und in zweiter Stufe die Aldolasereaktion ist. Es ist nur so, daß die Inaktivierungskonstante für die Glucose-6-Phosphatdehydrogenase und für die Glycerinaldehyd-3-Phosphatdehydrogenase am höchsten ist.

S. Rapoport:

Sie kennen vielleicht die Arbeit von Bernstein, der bei der Mehrzahl der Bevölkerung eine nach Altersgruppen verringerte Hexokinase fand. Haben Sie die Hexokinase bestimmt?

H. D. Waller:

Herr Löhr hat mit einem neuen Testverfahren eine Abnahme gefunden, aber die liegt nicht in der Größenordnung der beiden eben genannten Dehydrogenasen.

G. W. Löhr:

Gealterte Erythrocyten enthalten vielleicht $^1/_{10}$ von der Hexokinase gegenüber dem oxydierenden Gärungsferment. Man kann daher vielleicht doch sagen, daß die Hexokinase für den Stoffwechsel bei der Erythrocytenalterung bedeutungsvoll ist.

F. Jung:

Bedeutet eine erhöhte Hexokinaseaktivität eine erhöhte Glykolyse?

G. W. Löhr:

Die Hexokinase ist tatsächlich die begrenzende Reaktion der Glykolyse. Wir können das so beweisen: Nehmen wir Hämolysate oder auch Cytolysate — es gilt sowohl für Erythrocyten wie für Thrombocyten und Leukocyten — und setzen diesen Hämolysaten hochgereinigte Hexokinase, Mg^{++}, ATP, Glucose und anorganisches Phosphat zu, so können wir die Milchsäurebildung pro Zeiteinheit steigern, und zwar auf das Zwei- bis Dreifache, nicht weiter, weil dann die Aldolase zur begrenzenden Reaktion wird. Voraussetzung dafür ist allerdings, daß wir genügend ATP zusetzen. Das ist für uns ein Beweis dafür, daß tatsächlich die Hexokinase der begrenzende Faktor des gesamten Kohlenhydratstoffwechsels ist.

S. Rapoport:

Ich habe dasselbe angenommen. Aber der Beweis ist leider nicht ausreichend. Denn Sie messen, was die begrenzende Reaktion im *Hämolysat* ist. Wie das unter den Bedingungen der stationären Konzentration in der Zelle selbst ist, kann man daraus nicht endgültig folgern.

G. W. Löhr:

Ich gebe zu, daß sicher ein Unterschied ist, ob man die Untersuchungen an intakten Zellen oder im Hämolysat macht. Aber wenn man diesen Zusatz macht, dann *muß* man ja mit Hämolysaten arbeiten. In eine intakte Zelle geht ein zugesetztes Enzym nicht hinein. Es ist aber so, daß von allen Enzymen — und wir haben eine ganze Kette von ihnen untersucht — weitaus am niedrigsten die Aktivität der Hexokinase ist. Nehmen wir einmal eine Zelle mit einer hohen Glykolyse, den Megalocyten bei der Perniciosa, der oft einen drei- bis vierfach höheren Stoffwechsel hat, so wird auch hier die Glykolyse durch die Hexokinase begrenzt.

S. Rapoport:

Nun die Frage von Herrn Jung: Glykolysieren die Zellen mit hoher Hexokinaseaktivität stärker?

G. W. Löhr:

Ja.

S. Rapoport:

Und die Erythrocyten bei Ihren Favismuspatienten?

G. W. Löhr:

Von diesen hatte nur einer eine etwa aufs doppelte erhöhte Hexokinaseaktivität, aber der hatte gleichzeitig eine Thalassämie. Die anderen hatten normale Hexokinaseaktivitäten.

S. Rapoport:

Und wie glykolysieren sie?

G. W. Löhr:

Die Glykolyse haben wir nur bei zweien dieser Patienten untersucht. Sie war etwa normal.

S. Rapoport:

Obwohl der ADP-Gehalt erniedrigt war?

G. W. Löhr:

In diesen Fällen, wo wir die Glykolyse untersucht haben, war der ADP-Gehalt allerdings nicht besonders niedrig gewesen.

F. Jung:

Ich habe noch eine Frage an Herrn Waller. Sie betrifft den Befund. daß Nitrosobenzol in diesen Erythrocyten zu keiner Methämoglobinbildung führt. Nun ist für die katalytische Aktivität ja auch die dritte Stufe, also ein Radikal, sehr wichtig, und ich möchte doch annehmen, daß Phenylhydroxylamin in diesen Zellen Methämoglobin bildet.

H. D. Waller:

Man kann erwarten, daß eine einfache Reaktion nach Zusatz von Phenylhydroxylamin erfolgt. Aber dann entsteht aus dem Phenylhydroxylamin bei der Reaktion mit Sauerstoff und Hämoglobin Nitrosobenzol und Methämoglobin. Nitrosobenzol wird wiederum enzymatisch über das Glucose-6-Phosphatdehydrogenasesystem zu Phenylhydroxylamin reduziert...

F. Jung:

Wenn in der ersten Stufe das bewußte Radikal mit dem Hämoglobin reagiert und dadurch wieder reduziert wird usw.

H. D. Waller:

Nun hat Kiese dagegen immer ins Feld geführt, daß das bewußte Radikal bisher noch nicht nachgewiesen worden sei.

F. Jung:

Es *ist* nachgewiesen worden, und zwar mit elektromagnetischen Messungen. Die Frage ist nur, ob es in den katalytischen Prozeß so eingeschaltet ist, wie wir es uns seinerzeit vorgestellt haben.

E. Gerlach:

Ich möchte Herrn Waller folgendes fragen: Wenn unter normalen Bedingungen in den Erythrocyten die Reduktion von Hämoglobin ausschließlich mit $DPN-H_2$ erfolgen sollte, muß man annehmen, daß bei einem Mangel an $DPN-H_2$ auch nicht mehr genügend Milchsäure gebildet werden kann. Kann dann auch Brenztraubensäure entstehen?

H. D. Waller:

DPNH wird im Erythrocyten in der oxydierenden Gärungsreaktion gebildet. Es steht nun DPNH sowohl für die reduzierende Gärungsreaktion — also die Hydrierung der Brenztraubensäure durch die Lactatdehydrogenase zu Lactat — wie auch für die Methämoglobinreaktion zur Verfügung. Steigen der Methämoglobingehalt und damit die Methämoglobinreduktionsgeschwindigkeit an, so verschiebt sich das Gleichgewicht Lactat/Pyruvat zugunsten des Pyruvats. In der alternden roten Blutzelle nimmt die DPNH-Bildung durch die oxydierende Gärungsreaktion ab. Da der Methämoglobingehalt in 90 Tage alten Erythrocyten jedoch nicht über 8—10% ansteigt, kann man annehmen, daß in die gealterten Erythrocyten aus den jüngeren Nachbarzellen Lactat in höherer Konzentration hineindiffundiert und sich das Gleichgewicht der Lactatdehydrogenasereaktion umkehrt. Die Lactatdehydrogenase hydriert jetzt DPN^+ zu DPNH und bildet dabei aus Lactat Pyruvat. Das DPNH steht jetzt wieder zur Methämoglobinreduktion zur Verfügung.

H. Fischer:

Wäre Inosin möglicherweise zur Behandlung des Favismus geeignet? Ist das schon einmal versucht worden? Denn es liefert ja das Pentosephosphat, was den Erythrocyten fehlt, und es regeneriert das ATP in vitro immer.

G. W. Löhr:

Das ist noch nicht versucht worden. Vielleicht kann man mit einer solchen Behandlung einen Erfolg erzielen.

H. Fischer:

Bei den Patienten, über die ich berichtete (S. 65 ff.), haben wir derartige Behandlungsversuche gemacht und hohe Dosen Inosin infundiert, dann in kurzen Abständen Blut entnommen und in unserem Kreuztest festgestellt, ob die Erythrocyten der Lyse im eigenen Serum besser widerstehen. Es war ein Effekt da, aber leider klang er nach zwei bis drei Stunden wieder ab. So fürchte ich, daß sich keine Dauerwirkung wird erreichen lassen. Aber vielleicht ist eine stoßweise Behandlung schon von Nutzen.

H.-E. Bock:

Dann kommen wir zum Schlußwort.

G. W. Löhr:

Die meisten der aufgeworfenen Fragen sind ja schon beantwortet worden. Es ist sehr interessant, wie Herr Professor Rapoport betont hat, daß die Transhydrogenase, die den Wasserstoff vom reduzierten TPN auf das DPN überträgt, im reifen Erythrocyten nicht nachweisbar ist. Auch der von Holzer gefundene Weg, daß die Glutaminsäuredehydrogenase sowohl mit DPN wie mit TPN als Coenzym reagieren kann und hier als Transhydrogenase in Frage käme, ist nicht gegeben, denn Glutaminsäuredehydrogenase ist im Erythrocyten nicht vorhanden.

Zur Synthese und dem Abbau von Lipiden: Der Erythrocyt hat sicher schon eine verminderte Lipidsynthesemöglichkeit. Auch der Abbauweg ist sicher nicht komplett. Eine Endoxydation der Fettsäuren ist nicht möglich, weil die Atmungskette fehlt. Eine Synthese ist möglich, aber eingeschränkt. Wir haben nachgewiesen, daß den roten Blutzellen ein Enzym, welches für die Phospholipidsynthese eine Rolle spielt, nämlich das Baranowski-Enzym oder die Glycerophosphatdehydrogenase völlig fehlt. Beck hat nachgewiesen, daß reife Erythrocyten mit markierter Glucose inkubiert aus dieser wohl Fettsäuren bilden können, daß aber kein markierter Glycerinrest erscheint. Das bestätigt also unsere damalige These, daß die Bildung von Glycerin-1-Phosphat, der Alkoholsubstanz für die Glycerophosphatide, im Erythrocyten aus Glucose nicht möglich ist. Wir behaupten nun nicht, daß eine Störung der Glykolyse zu einer Endoxydation im Sinne des metabolischen Abbaus der Lipide führt, wir glauben nur, daß eine Verschiebung des TPN/TPN-H-Gleichgewichts auch eine Verschiebung des Gleichgewichts im Fettsäurecyclus zur Folge haben kann. Und es muß sich jetzt zeigen — bei alternden Erythrocyten hat Eggstein das ja nachgewiesen —, ob auch bei Favismuserythrocyten tatsächlich ein Anstau von Acetoacetyl-CoA stattfindet und damit die Fettsäuresynthese unterdrückt ist bzw. ob mehr Fette abgebaut werden. Eggstein findet eine deutliche Abnahme der Phosphatide in alternden Erythrocyten, und zwar merkwürdigerweise erst etwa vom 60. Tag an, wo es durch den Ausfall der oxydierenden Gärungsreaktion zu einem ATP-Abfall, zu einer Bremsung der Glykolyse gekommen ist.

Analog zu den interessanten Ausführungen von Herrn Professor Rapoport wollte ich noch sagen, daß es sich bei der Primaquinehämolyse wohl letzten Endes um Radikale handelt, die diese katalytische Reaktion hervorrufen. Es gibt sicher gewisse Verwandtschaften im Wirkungsmechanismus des Primaquines sowie der chinonähnlichen Substanzen und dem der Cytostatica. Wir fanden ja in primaquinebehandelten Zellen eine Verschiebung des Lactat/Pyruvat-Quotienten. Dieselbe Verschiebung sehen wir als Früheffekt einer cytostatischen Behandlung. Hohorst hat das als erster an Tiertumoren zeigen können, wir in menschlichen Tumoren, in Paramyeloblasten und sogar im Vollblut. Die Cytostatica greifen ja, wie Holzer gezeigt hat, ebenfalls am DPN-System an. Bevor man im Totalgehalt des DPN eine Änderung sieht, kommt es schon zu einer Verschiebung des Ist-Potentials zwischen reduziertem und oxydiertem DPN. So gibt es sicher in der chemischen Wirkung gewisse Verwandtschaften zwischen den Cytostaticis und dem Primaquine.

Erythrocytendefekte und Hämolysemechanismen bei erworbenen corpusculären hämolytischen Erkrankungen* **

Von

HELMUT MARTIN (Frankfurt a. M.)

Mit 9 Abbildungen

Wenn man von corpusculären hämolytischen Anämien spricht, denkt man sofort und in erster Linie an die bekannten durch definierte Formanomalien gekennzeichneten „klassischen" hämolytischen Anämien, nämlich die konstitutionellen Formen.

Das Einteilungsprinzip nach hereditären und erworbenen Erkrankungen hat sich in der Hämatologie sehr bewährt. Fragt man aber nach „erworbenen corpusculären hämolytischen Erkrankungen", so taucht wohl immer zunächst die Frage auf, gibt es solche hämolytischen Anämien überhaupt?

Bei der Besprechung dieser Gruppe müssen natürlich jene hämolytischen Anämien außer acht bleiben, die durch Medikamente, Chemikalien, chronische und akute Infektionen hervorgerufen sind. Hier ist noch manches zum Hämolysemechanismus zu klären. Im Prinzip muß man aber sagen, daß diese hämolytischen Anämien primär extracorpusculär sind und daß die exogene Noxe sich auch nachweisen läßt. Aus der Gruppe der toxisch bedingten hämolytischen Anämien möchte ich aber eine herausgreifen: Die *Anämie bei der Bleivergiftung.* Sie wissen, daß man die akute von der chronischen Bleivergiftung trennt. Bei der akuten Form beruht die Anämie auf direktem Angriff des Bleis auf die Erythrocyten, sie ist extracorpusculär. Bei der chronischen Bleivergiftung liegen die Dinge anders. Die Anämie ist meist nicht schwer, die Erythropoese aber deutlich vermehrt, und als typisch für die chronische Bleivergiftung gilt ja die Vermehrung der basophil getüpfelten Erythrocyten. McFADZEAN und DAVIS (*47, 48*) haben nachgewiesen, daß die basophil getüpfelten Erythrocyten eine positive Eisenreaktion geben. Damit unterscheiden sie sich von den Reticulocyten und müssen als fehlgebildete Zellen bezeichnet werden. Die Störung der Hämoglobinbildung bei der chronischen Bleivergiftung ist gestern von Herrn STICH ausführlich besprochen worden. — Die bei chronischer Bleivergiftung fehlgebildeten Erythrocyten werden, wie man vom Tierversuch her zu wissen glaubt, in der Milz zurückgehalten und abgebaut. Allerdings muß man damit rechnen, daß der Abbaumechanismus vielleicht auch ein anderer ist. CROSBY (*10*) hat kürzlich darauf hingewiesen, daß die normale Milz die Fähigkeit hat, solide Partikel aus den Erythrocyten zu entfernen, ohne

---

* Herrn Professor Dr. med. M. GÄNSSLEN zum 65. Geburtstag am 24. März 1960 ergebenst gewidmet.

** Aus der II. Medizinischen Universitätsklinik Frankfurt a. M.

die Blutkörperchen aufzulösen. Die Milz scheint Erythrocyten allein wegen der Gegenwart von Eisengranula nicht zu zerstören.

Wenn wir in der Anämie bei chronischer Bleivergiftung eine erworbene corpusculäre hämolytische Situation sehen, so muß hier auch die *perniziöse Anämie* gestreift werden. Natürlich sehen wir in der perniziösen Anämie primär keine hämolytische Anämie, aber die Erythrocyten, die bei unbehandelter dekompensierter Perniciosa heranreifen, haben eine erheblich verkürzte Lebenszeit. Schwerkranke sind ikterisch und ihre Urobilinogenausscheidung im Stuhl ist sehr beträchtlich vermehrt. LOUTIT (*33*) und SINGER u. Mitarb. (*52*) fanden bei Transfusionsversuchen die mittlere Lebenszeit der roten Blutkörperchen auf 12 bzw. 18—30 Tage reduziert. — Bei symptomatischen megaloblastischen Anämien, wie z. B. bei der Sprue oder bei der Ziegenmilchanämie sind, wie die Anämie, die hämolytischen Vorgänge viel weniger ausgeprägt. — Die vermehrte Hämolyseanfälligkeit der Perniciosa-Erythrocyten ist Folge ihrer Fehlbildung, sie schwindet nach Therapie. Auffällig ist, daß die Urobilinogenausscheidung viel höher zu sein pflegt, als das nach dem Zellumsatz zu erwarten ist.

Diesem Phänomen begegnen wir wieder bei der Krankheitsgruppe, die DAMESHEK als „*Di Guglielmo-Syndrom*" zu einer Krankheitseinheit zusammengefaßt hat. Er versteht darunter die reinen Erythrämien und die Erythroleukämien einschließlich ihres Terminalstadiums, das oft nur noch als Myeloblastenleukämie imponiert. BALDINI u. Mitarb. (*1*) haben die Anämie beim Di Guglielmo-Syndrom genauer untersucht und einen um das 2—9fache erhöhten Umsatz gefunden. Im Mark findet man eine megaloblastische — hier allerdings neoplastische und deshalb vielleicht besser megaloblastoide — Proliferation der Erythropoese. Wohl wegen einer Vitamin B_{12}-Verwertungsstörung, denn der B_{12}-Spiegel im Serum ist erhöht, werden minderwertige Erythrocyten gebildet. Es besteht aber offenbar auch eine Eisenverwertungsstörung. Der Eisenspiegel ist meist erhöht oder hochnormal (140—375 γ-%). Bei beschleunigter Fe^{59} Plasma-Clearance ist die Eiseneinbaurate in die Erythrocyten vermindert. Das sind Befunde, die dazu berechtigen würden, von „symptomatischer sideroachrestischer Anämie" zu sprechen [vgl. HEILMEYER (*20a*)]. Im Blutbild findet man Anisocytose, Polychromasie und basophile Tüpfelung, auch Target-Zellen, und die Erythroblasten enthalten in wechselnden Mengen Mucopolysaccharide. Wir haben somit wiederum reichlich Hinweise auf corpusculäre Defekte. — Die vermehrte Urobilinogenausscheidung im Stuhl — die „Heme diversion" wie die Amerikaner sagen — wird darauf zurückgeführt, daß schon im Mark Erythropoese-Zellen in großer Zahl zugrunde gehen, vielleicht ist auch die gestern besprochene „Kurzschluß-Hämolyse" (HEILMEYER) ihre Ursache. Die Anämie beim Di Guglielmo-Syndrom ist also komplexer Natur, neben der Vitamin B_{12}- und Eisen-Verwertungsstörung ('ineffective' type of erythropoiesis: BALDINI u. a. (*1*)] kommt es zu vermehrter Hämolyse der minderwertigen Erythrocyten, und wahrscheinlich spielt auch die Verdrängung normaler Erythropoese eine Rolle.

Die bisher genannten Erkrankungen sind keine hämolytischen Anämien, sie haben aber hämolytische Komponenten, die ihre Ursachen in corpusculären Defekten haben. Über den Mechanismus der Hämolyse wissen wir wenig, doch muß der Ort der Hämolyse in das RES gelegt werden.

Auch *Eisenmangelanämien* können einmal ausgesprochen hämolytische Züge haben. Es erscheint mir aber wenig zweckmäßig, Anämien und hämolytische Anämien aufzuzählen und abzuwägen, inwieweit erworbene corpusculäre Defekte beteiligt sind oder im Vordergrund stehen.

Wir müssen, wenn wir von erworbenen corpusculären hämolytischen Erkrankungen sprechen, bei *normalen immunologischen Befunden an den Erythrocyten* die *Abwesenheit pathologischer hämolytischer Agentien im Plasma* und das *Fehlen hereditärer Momente* fordern. Das Bild der Erythrocyten im Blutausstrich muß dabei nicht verändert sein.

Bei der seltenen *paroxysmalen nächtlichen Hämoglobinurie* (PNH) ist das der Fall. Ihr Wesen liegt darin, daß bei den betroffenen Kranken die Erythrocyten vorwiegend des Nachts — oder besser gesagt, während des Schlafes, wie das 1942 von HEILMEYER und WENGELER (*21*) bei einem Soldaten so schön gezeigt worden ist — der Hämolyse anheimfallen. Zur Geschichte der Erkrankung sei wenigstens darauf hingewiesen, daß die erste klassische Beschreibung aus dem Jahre 1882 von dem Rostocker Kliniker PAUL STRÜBING (*53*) stammt. Diese heute 77 Jahre alte Publikation hat CROSBY (*7*) der Vergessenheit entrissen, sie erscheint dem Leser noch so modern, daß HEILMEYER (*20*) sie kürzlich gewürdigt und die erste Seite der einstigen Arbeit hat nachdrucken lassen.

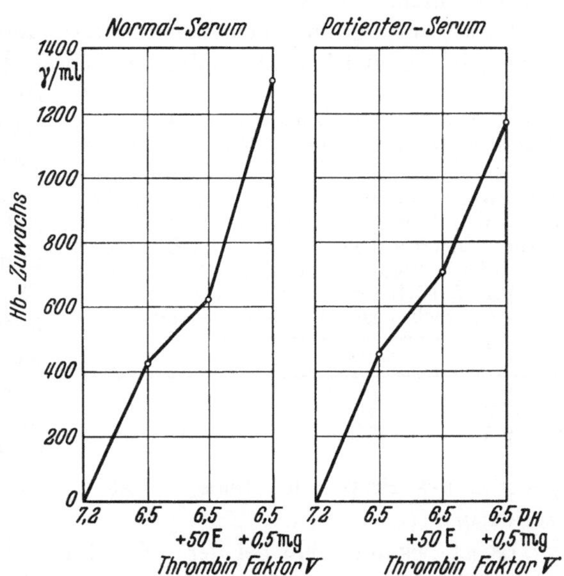

Abb. 1. PNH-Hämolyseansätze. Zu je 1,0 ml Serum (Normalserum bzw. Pat. Serum) wird 0,1 ml gewaschenes PNH-Erythrocytensediment pipettiert und 15 min bei 37° C inkubiert. Der Zusatz von 50 E Thrombin/ml Serum oder von 0,5 mg Accelerin (Faktor V)/ml Serum vor der Wärmeinkubation führt zur Verstärkung der hämolytischen Aktivität. Nach der Wärmeinkubation werden die Röhrchen im Eiswasserbad abgekühlt, 2—3 min bei 2000 U/min zentrifugiert und der Hb-Gehalt im Überstand spektrophotometrisch bestimmt. Eingetragen ist der Hb-Zuwachs im Überstand, als Null-Wert gilt der Ansatz in Serum ohne jeden Zusatz. Die Ansäuerung der Seren erfolgte mit n/3 HCl. — Normal-Erythrocyten zeigen in solchen Ansätzen keine Hämolyse

Es sind zahlreiche kasuistische und experimentelle Arbeiten über die PNH erschienen. Es ist aber in keinem Fall gelungen, eine Heredität nachzuweisen; Formveränderungen an den Erythrocyten fehlen, es sind auch keine Anomalien im Hämoglobinaufbau bekannt geworden, und in den typischen Fällen sind niemals pathologische hämolytische Serumfaktoren gefunden worden. Das Serum der Kranken vermag normale Erythrocyten nicht zu hämolysieren, die Erythrocyten der Kranken hämolysieren dagegen nicht nur im eigenen, sondern auch in jedem gruppengleichen Serum gesunder Personen. Das Verhalten ist in vivo bei Transfusionsversuchen das gleiche.

Auf der schon von STRÜBING (*53*) erkannten, 1911 unabhängig davon von HIJMANS VAN DEN BERGH (*23*, *24*) beschriebenen Hämolysesteigerung der PNH-Erythrocyten unter dem Einfluß von Kohlendioxyd ist dann erst Mitte der 30er Jahre der Säurehämolysetest [HAM (*18*)] aufgebaut worden. 1950 wurde von CROSBY (*6*) beschrieben, daß der Zusatz relativ kleiner Mengen von Thrombin zum angesäuerten Serum die Hämolyse nochmals verstärkt. CROSBY und DAMESHEK (*11*) haben vermutet, Thrombin aktiviere eine Vorstufe des hämolytischen Faktors und haben es für wahrscheinlich gehalten, daß der Faktor V der Blutgerinnung zur PNH-Hämolyse enge Beziehungen habe. Wir haben (Abb. 1) 1953 gemeinsam mit Frl. Voss (*43, 44*) festgestellt, daß Faktor V-Zusatz zum angesäuerten Serum die Hämolyse in vitro noch wesentlich über die Thrombinwirkung hinaus verstärkt.

Es sei vorweggenommen, daß die vermuteten Zusammenhänge von Gerinnungsfaktoren und PNH-Hämolyse (*8*) sich *nicht* bestätigt haben. Dagegen haben sich die von vielen Autoren behaupteten (*19*), von anderen bestrittenen Beziehungen der PNH-Hämolyse zum hämolytischen Komplement als richtig erwiesen, als 1954 von PILLEMER und seinen Mitarbeitern (*27, 28, 50*) in ihrer ersten Publikation über das Properdinsystem mitgeteilt wurde, daß die infrage kommenden physiologischen hämolytischen Faktoren mit dem Properdinsystem identisch sind. Fehlt (Tab. 1) eine Komponente des Properdinsystems, so ist ein solches Serum im PNH-Hämolyseansatz inaktiv.

Tabelle 1. *Seren, denen Komponenten des Properdinsystems fehlen, sind im PNH-Hämolyseansatz inaktiv*

Im Beispiel sind nur Ansätze in properdinfreiem (RP-) und in properdin- *und* C′3-freiem (R 3-) Serum wiedergegeben. Hb mg-% im Überstand nach 15 min Inkubation von 1,0 ml Serum und 0,1 ml PNH-Ery.-Sediment bei 37° C. (Zuwachs gegenüber dem Leerwert)

pH	Serum	RP	R 3
7,2	16	0	0
6,5	172	0	0

Es ist bekannt, daß bei der PNH-Hämolyse kein Komplement verbraucht wird. Hingegen wird offenbar Properdin verbraucht (*37*). Setzt man nämlich (Tab. 2) zu gleichen Mengen desselben Testserums verschiedene Mengen von PNH-Erythrocyten zu, so steigt mit steigender Blutkörperchenmenge der Hb-Gehalt im Überstand nach der Inkubation an, der Properdingehalt sinkt ab (*45*).

Tabelle 2. *Inkubiert man in gleichen Mengen desselben Testserums verschiedene Mengen von PNH-Erythrocyten (gepacktes, gewaschenes Sediment), so steigt mit steigender Blutkörperchenmenge der Hb-Gehalt im Überstand an, der nach der Inkubation verbleibende Properdingehalt des Serums sinkt ab*

Im Überstand nach der Inkubation

Serum (pH 6,5) ml	PNH-Ery. (Sediment) ml	Inkubation	Pat. W.		Pat. V.	
			Hb mg-%	Prop./ml E	Hb mg-%	Prop./ml E
2,0	0,05	15 min 37° C	—	—	68	6,1
2,0	0,1	15 min 37° C	128	4,4	144	—
2,0	0,2	15 min 37° C	216	—	480	4,6
2,0	0,3	15 min 37° C	284	4,0	592	—
2,0	0,4	15 min 37° C	304	—	800	4,5
2,0	0,6	15 min 37° C	400	2,6	1152	3,4

PNH-Erythrocyten vermögen also direkt mit Properdin zu reagieren, d. h. sie müssen einen „Receptor" für Properdin haben (*36*). Hierbei könnte es sich um eine an die Erythrocyten adsorbierte Substanz handeln, es könnte auch sein, daß den PNH-Erythrocyten (Abb. 2) eine Art äußere Membran fehlt, die diesen

Receptor normalerweise überdeckt. Diese letztere Vorstellung beinhaltet, daß auch normale rote Blutkörperchen properdinbindende Strukturen enthalten.

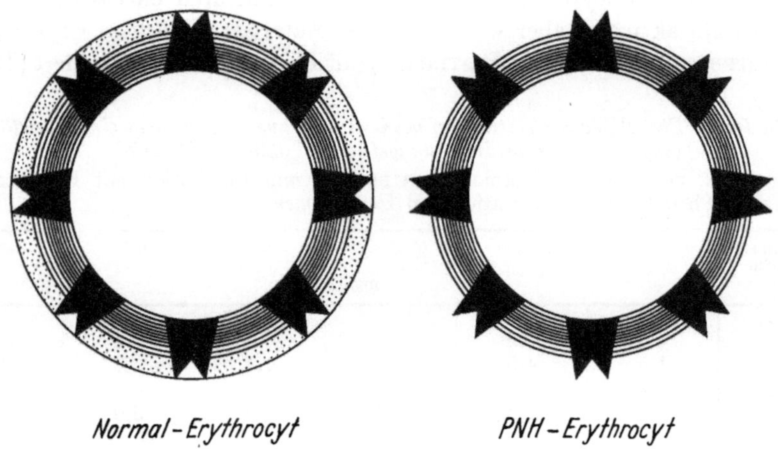

Abb. 2

Daß mit Tannin behandelte Erythrocyten vom Properdinsystem hämolysiert werden, war aus den Untersuchungen des Pillemerschen Arbeitskreises bekannt

Tabelle 3. *Wird Serum mit Hb-freien Ery.-Stromata (Digitonin-Hämolyse) bei 37° C inkubiert und dieses Serum nach Abzentrifugieren der Stromata im PNH-Hämolyseansatz verwendet, so ist die hämolytische Aktivität eines solchen Serums erheblich reduziert und zwar auch dann, wenn die Stromata normaler Ery. verwendet werden*

		Hb mg-% im Überstand			
	Serum, 60 min. bei 37° C aufgehoben	Serum mit Ery.-Stromata (Digitonin-Hämolyse) aus 0,5 ml Ery.-Sediment/ml 60 min. lang inkubiert			
		Normal-Ery.	PNH-Ery.	Normal-Ery.	PNH-Ery.
		bei 17° C		bei 37° C	
Serum	170	185	200	15	10
Serum + 0,5 mg Faktor V/ml	410	380	410	70	20

(*26, 29*). Wir haben normale rote Blutkörperchen mit Digitonin hämolysiert, weil man auf diese Weise hämoglobinfreies Stroma herstellen kann. Inkubiert man Serum mit solchem Stroma bei 37° C (Tab. 3), so wird seine hämolytische Aktivität im PNH-Hämolyseansatz erheblich reduziert (*34, 45*). — Behandelt man solches Stroma aus normalen Erythrocyten so wie Hefe behandelt wird, um Zymosan herzustellen, gewinnt man ein wasser- und alkoholunlösliches weißes Pulver (*35*), das ähnlich wie Zymosan (Tabelle 4)

Tabelle 4. *Aus dem Stroma normaler Ery. gewonnenes wasser- und alkoholunlösliches Material (Erythrocytensubstrat) hat einen zymosanähnlichen Effekt*

Properdin E/ml Testserum nach 60 min Inkubation

mit mg/ml	Ery.-Substrat	Zymosan
	bei 37° C	
0	6,0	
2	3,5	0
4	3,0	0
8	3,0	0
	bei 17° C	
0	6,7	
2	5,4	0
4	5,2	0
8	4,7	0

Properdin zu absorbieren vermag (*37*). Dieses Material (Erythrocyten-Substrat) ist bei weitem nicht so aktiv wie ein gutes Zymosan, aber es ist damit bewiesen, daß normale Erythrocyten properdinbindende Strukturen enthalten. Übrigens erhält man ein aktiveres aber wasserlösliches Material, wenn man Erythrocyten nach WESTPHAL, LÜDERITZ und BISTER (*57*) mit Phenol/Wasser extrahiert (Tab.5).

Tabelle 5. *Durch Phenol/Wasser-Extraktion gewinnt man aus Ery.-Stroma ein wasserlösliches, bezüglich der Properdinbindungsfähigkeit aktiveres Material*

Properdin-E. verschiedener Normal-Seren nach 60 min Inkubation mit Polysaccharid-fraktion nach Phenol/Wasser-Extraktion von *Erythrocyten.*

Inkubations-Temperatur Grad	0	2	1	0, 5	0,25	0,125
			mg/ml Serum			
37	4,0	0,9	—	—	—	—
37	11,5	4,0	6,5	7,9	9,7	9,7
17	2,4	0,8	—	—	—	—
17	5,7	2,2	2,7	3,9	5,0	5,7

Hierzu genügt die vorherige Hämolyse mit destilliertem Wasser, mit Alkohol oder durch Einfrieren, doch läßt sich das Material auch direkt aus gewaschenen oder aus acetongetrockneten Erythrocyten gewinnen (*39, 42*).

Wie verhält es sich nun mit der Thrombin- und der Faktor V-Wirkung? Beide Präparate (Tabelle 6) enthalten kein Properdin. Wie Sie aber gestern von

Tabelle 6. *Faktor V-Material (Accelerin Behring) und Thrombin (Thrombinum purum Behring) enthalten kein Properdin.* Einheiten Properdin/ml

	RP$_1$	RP$_2$	Serum A	Serum B
Leerwert	0	0	6,9	3,5
+ Accelerin (Behring)				
0,5 mg/ml	0,2	0	7,3	—
1,0 mg/ml	0,5	0,2	7,4	4,0
2,0 mg/ml	0,5	0	7,3	3,7
3,0 mg/ml	0	0	7,3	3,7
Leerwert	0	0	3,5	8,7
+ Thrombinum purum (Behring)				
12,5 E/ml	—	—	—	8,3
25 E/ml	0	0	3,5	8,3
37,5 E/ml	0,1	0	—	—
50 E/ml	0	0	3,9	8,5

Herrn FISCHER gehört haben, vermögen Protamin, Plasmin, Thrombin und Spaltprodukte der Fibrinolyse Erythrocyten so zu schädigen, daß sie für das Properdinsystem angreifbar werden (*14, 15, 16*)[1]. — HINZ (*25, 25a*) vertritt eine andere Auffassung: PNH-Erythrocyten sind gegenüber Antikörpern besonders empfindlich. Wo sonst nur Agglutination auftritt, kommt es bei ihnen zur Hämolyse, so z. B. mit den Isoagglutininen Anti-A und Anti-B. Nun sind die Thrombin- und Faktor V-Präparate tierischen — bovinen — Ursprungs, so daß ein geringer

---

[1] Auch KIRCHMAYER (*30, 30a*) spricht von einer direkten Einwirkung des Thrombins auf PNH-Erythrocyten.

Gehalt an Heterohämolysinen die Ursache der vermehrten Hämolyse sein könnte. Diese Auffassung erfährt vielleicht eine Stütze dadurch, daß wir gefunden haben (*36, 37*), daß man die gerinnungsfördernden Wirkungen von Thrombin und Accelerin durch vorsichtiges Erhitzen zerstören kann ohne dabei deren hämolysefördernde Wirkung zu alterieren. Bekanntlich vertragen Antikörper höhere Hitzegrade als Fermente.

Daß Thrombin in großen Mengen die Hämolyse von PNH-Erythrocyten hemmt, ist einfache Folge seiner antikomplementären Wirkung. Eine *Hemmwirkung* auf die PNH-Hämolyse haben die Anticoagulantien. Heparin ist hierfür therapeutisch mehrfach mit Erfolg angewendet worden [s. z. B. bei Lasch, Linke und Sessner (*31, 32*)], allerdings sind auch in einigen Fällen nach der zunächst erfolgreichen Heparininjektion so schwere lebensbedrohliche Krisen beobachtet worden, daß Crosby (*5, 9, 12*) eindringlich vor der therapeutischen Anwendung von Heparin bei PNH-Kranken warnt. — Heparin hat als saures Mucopolysaccharid nicht nur eine gerinnungshemmende, sondern auch antikomplementäre Wirkung, es hat aber auch properdinbindende Eigenschaften. Tab. 7 zeigt gemeinsam mit Fritzsche (*17*) durchgeführte Untersuchungen. Wie man sieht, hemmen

Tabelle 7. *Heparin-Zusatz zu Serum hemmt dessen hämolytische Aktivität gegenüber PNH-Ery. schon in Konzentrationen, die das Komplement noch nicht oder nicht wesentlich hemmen. Die Properdinaktivität wird durch 15—25 E Heparin/ml Serum auf fast nicht meßbare Werte herabgesetzt*

Serum	NaCl 0,9%	E = γ	PE	pH	Hb-mg-% im Überstand	Komplement-aktivität (50% Hämolyse-Einheiten)	Properdin-Einheiten
ml	ml	Heparin/ml	ml				/ml
Patient W.:							
1,0	0,5	—	—	0,1	7,2	24	64	8
1,0	0,5	—	—	0,1	6,5	80	80	8
1,0	0,5	5	39	0,1	6,5	84	80	7,5
1,0	0,5	12,5	97,5	0,1	6,5	32	64	3,8
1,0	0,5	25	195	0,1	6,5	24	50	0,5
1,0	0,5	37,5	292,5	0,1	6,5	12	40	0
1,0	0,5	50	390	0,1	6,5	8	40	0
Patient V.:							
1,0	0,5	—	—	0,1	7,2	16	84	6,4
1,0	0,5	—	—	0,1	6,5	160	96	6,4
1,0	0,5	5	39	0,1	6,5	108	80	5,2
1,0	0,5	10	78	0,1	6,5	48	76	3,4
1,0	0,5	15	117	0,1	6,5	12	60	1,0
1,0	0,5	20	156	0,1	6,5	12	40	0
1,0	0,5	25	195	0,1	6,5	12	36	0
1,0	0,5	35	275	0,1	6,5	8	24	0

PE = Patienten-Erythrocyten (PNH-Erythrocyten), gepacktes, 3mal gewaschenes Sediment.

Heparinkonzentrationen, die die vermehrte Hämolyse der PNH-Erythrocyten im sauren Milieu wieder aufheben (15—25 E Heparin/ml Serum), das Komplement erst in einem so geringen Ausmaß, daß seine Menge bei weitem ausreichen würde, um mit sensibilisierten Erythrocyten eine 100%-Hämolyse zu provozieren. Zugleich wird die Properdinaktivität auf fast nicht meßbare Werte vermindert; bei 20—25 E Heparin/ml Serum wird seine völlige Inaktivierung erreicht. — Wir kommen damit zu dem Ergebnis, daß der entscheidende Angriffspunkt des Heparins bei der Hemmung der PNH-Hämolyse in der Inaktivierung des Properdins zu sehen ist.

Tabelle 8. *Erhitztes Serum setzt — mit frischem Serum gemischt — dessen hämolytische Aktivität gegenüber PNH-Ery. stärker herab als die entsprechende Kochsalzverdünnung*
NS 53° = Normalserum nach 20 min langem Erhitzen auf 53° C.

PE ml	NS nativ ml	NS 53° ml	NaCl 0,9 % ml	n/3 HCl ml	Faktor V mg	Hb-Zuwachs in γ/ml
0,2	1,0	—	1,0	—	—	0
0,2	1,0	—	1,0	0,05	—	937
0,2	1,0	1,0	—	0,05	—	*449*
0,2	1,0	—	1,0	0,05	0,5	2165
0,2	1,0	1,0	—	0,05	0,5	*1110*

So wie es natürliche hämolytische Faktoren gibt, gibt es auch natürliche Hemmfaktoren der PNH-Hämolyse. Mischt man frisches Serum mit zuvor durch Erhitzen inaktiviertem Serum (*22, 56*), so ist die hämolytische Wirkung dieses Gemisches im PNH-Hämolyseansatz viel geringer als die entsprechende Kochsalzverdünnung (Tab. 8) (*44*). Normales Serum enthält also einen hitzestabilen Inhibitor der PNH-Hämolyse, der nach Zerstörung der hitzelabilen hämolytischen Faktoren (Properdin, Komplement) das Übergewicht gewinnt. — Bei Versuchen, die aktiven Faktoren in die Serumeiweißfraktionen zu lokalisieren (*34, 44*), haben wir die papierelektrophoretisch isolierten Fraktionen den Hämolyseansätzen zugesetzt (*37*) und gefunden, daß α_1- und α_2-Globulin auch nach Erhitzen eine deutliche hemmende Wirkung haben, im β- und γ-Globulinbereich ist eine hitzelabile hämolysefördernde Komponente gelegen, Albumin ist inaktiv (Abb.3). — In solchen Ansätzen wird der Properdingehalt durch α_1- und α_2-Globulinzusatz weit tiefer (Tab. 9) gesenkt, als die entsprechende Kochsalzverdünnung es tut;

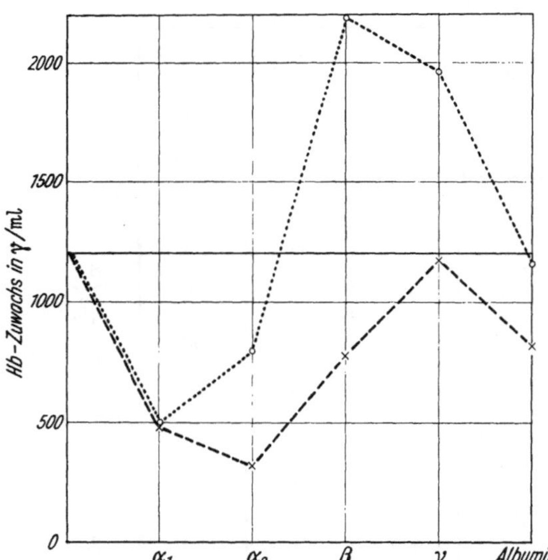

Abb. 3. Ansatz wie bei Abb. 1 und Zusatz von 0,3 ml elektrophoretisch gewonnener Eiweißfraktionen (pH der Mischungen: 6,5) — Die ausgezogene waagrechte Linie zeigt den Hb-Zuwachs bei einfacher Säurehämolyse (1,0 ml Serum + 0,3 ml Kochsalzlösung, pH 6,5). — Die punktierte Linie gibt die Werte nach Zusatz der verschiedenen Eiweißfraktionen wieder, die gestrichelte Linie zeigt die Werte, die sich ergeben, wenn die Eiweißfraktionen vor dem Zusatz zum Hämolyseansatz 20 min auf 53° C erhitzt werden

und wenn man Trockenplasma mit Phenol/Wasser extrahiert (*38, 39*) kann man auch daraus properdinbindendes wasserlösliches Material gewinnen (Tab. 10).

Tabelle 9. *Der Zusatz eines Gemisches von α_1- + α_2-Globulin zu Serum senkt in vitro den Properdinspiegel*

Serum ml	NaCl 0,9% ml	Prop./ml E	Serum ml	$a_1 + a_2$-Globulingemisch je 2,5% (1:3 gemischt) ml	Prop./ml E
1,0	—	4,4	1,0	—	4,4
1,0	0,2	3,7	1,0	0.2	1,8
1,0	0,4	3,0	1,0	0,4	0,9
1,0	0,6	2,8	1,0	0,6	0,6

Tabelle 10. *Auch aus menschlichem Trockenplasma läßt sich durch Phenol/Wasserextraktion ein wasserlösliches properdinbindendes Material herstellen*

Properdin-E. verschiedener Normal-Seren nach 60 min Inkubation mit Polysaccharid-fraktion nach Phenol/Wasser-Extraktion von *Trockenplasma*

Inkubations-Temperatur Grad	0	3	1,5	0,75	0,38	0,19
			mg/ml Serum			
37	2,5	0,1	0,2	—	—	—
37	8,0	2,3	2,7	2,9	4,1	5,0
37	6,0	1,3	1,8	4,0	—	6,0
37	7,7	0,2	2,8	3,2	4,7	5,7
17	7,5	2,8	3,5	4,0	4,4	5,2
17	6,0	2,0	2,5	3,8	5,3	5,6
17	7,7	4,4	4,5	5,1	5,5	7,6

Den Defekt an den PNH-Erythrocyten müssen wir darin sehen, daß sie direkt mit Properdin reagieren können. Es fragt sich, ob dieser Defekt sich morphologisch nachweisen läßt. Nachdem mit den üblichen Untersuchungsmethoden weder Abweichungen der Form und des färberischen Verhaltens, noch Abweichungen der osmotischen und der mechanischen Resistenz festzustellen waren, sind seit 1951 auch elektronenmikroskopische Untersuchungen durchgeführt worden. Als erste haben MATTHES, SCHUBOTHE und LINDEMANN (*46*) über das Bild osmotisch hämolysierter PNH-Erythrocyten berichtet. Sie haben neben normal erscheinenden Schatten eigentümlich fleckig gezeichnete Hüllen gefunden, die mit kleinfleckigen kontrastreichen Verdichtungen besetzt sind. Abschnittweise fanden sie ein weitmaschiges Lochwerk. TOUSEK (*54*), BRAUNSTEINER u. Mitarb. (*3*), auch CECCHIE und CONESTABILE (*4*) haben diese Befunde bestätigt. DOUGLAS

Tabelle 11. *Nicht alle Ery. eines Kranken mit PNH sind hämolyseanfällig. Dieselben Ery. wurden mehrfach mit jeweils frischem Serum 15 min bei 37° C inkubiert*

Serum pH 6,5 ml	PNH-Ery. Sediment ml	Hb-mg-% Zuwachs gegen Leerwert	= ~ Hb-mg
2,0	0,2	534	8 (1,5 ml)
2,0		52	1 (2,0 ml)
2,0		14	0,3 (2,0 ml)
2,0		10	0,2 (2,0 ml)
2,0		0	0
2,0		0	0
2,0		0	0

~ 9,5

Die nicht hämolysierten
Ery. in 50 ml Aq. dest. 36 mg-%Hb ~ 18,0

~ 27,5 mg

0,2 ml PNH-Ery. Sediment
in 50,0 ml Aq. dest. 50 mg-%Hb ~ 25,0 mg

(Nur etwa $^1/_3$ der PNH-Ery. waren hämolyseanfällig.)

und Eaton (*13*) und Munari und Leonardi (*49*) und ganz neuerdings Blicharski
u. Mitarb. (*2*) haben dagegen normale elektronenoptische Befunde erhoben.

Man wird von vornherein damit zu rechnen haben, daß ein großer Teil der
Erythrocyten der Kranken auch elektronenmikroskopisch ein normales Bild
bietet, denn es sind nicht alle Erythrocyten eines Kranken mit PNH hämolyseanfällig. So fanden wir (Tab. 11) bei dem einen unserer Kranken zu einem Zeitpunkt, als die letzte Transfusion mehr als 3 Monate zurücklag, daß nur etwa 30%
seiner Erythrocyten hämolyseanfällig waren (*45*).

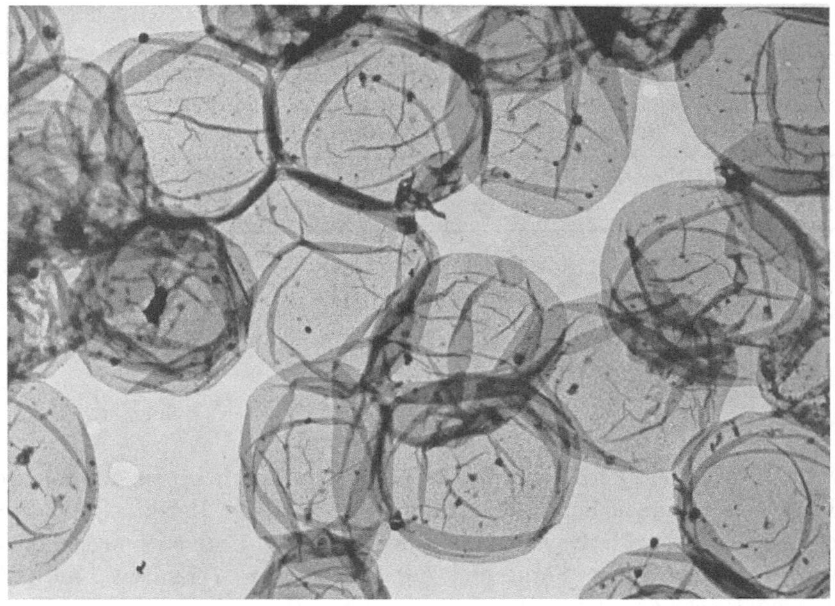

Abb. 4. ElektronenmikroskopischesBild von PNH-Erythrocyten nach Aq. dest.-Hämolyse. Vergrößerung 3800× —
Fleckung der Erythrocytenschatten mit scharf begrenzten rundlichen schwarzen Flecken, die zum Teil über die
Kontur hinausragen; ferner graue, unscharfe Flecken

Gemeinsam mit Hug und Lippert (*40*) vom Max-Planck-Institut für Bio-
physik in Frankfurt/Main haben wir zahlreiche Blutproben von 6 Kranken mit
PNH elektronenmikroskopisch untersucht. Es handelt sich um 3 eigene und
3 fremde Fälle. — Die Erythrocyten der Kranken wurden in Aq. dest. hämolysiert,
mit Osmium-Tetraoxyd fixiert, auf Zaponlackfilm aufgetragen und getrocknet.

Immer (Abb. 4) fanden sich Erythrocytenschatten mit auffälligen kontrastreichen Flecken, die hinsichtlich Form und Größe, Anordnung und Zahl in den
verschiedenen Proben erheblich schwankten. Ihre Durchmesser lagen zwischen
0,05 und 0,2 μ. Ferner (Abb. 5) fanden sich, gleichfalls in wechselnder Häufigkeit
einzelne Schatten, die besonders dicht mit kontrastreichen Flecken und Knötchen
besetzt und die häufig zu groben Konglomeraten verbacken waren. Möglicherweise
handelt es sich bei diesen Erythrocyten um Reticulocyten, jedenfalls wurden sie
in reticulocytenreichen Präparationen häufiger gefunden. (Der Erythrocyt rechts
unten in Abb. 5 entspricht dem Bild eines normalen Blutkörperchens.) Die
Membran der Erythrocyten war öfter körniger und poröser als normal. Solche
Poren imponieren zum Teil wie feinste Löcher. Die Veränderungen schwankten

in ihrer Häufigkeit bei den verschiedenen Fällen und auch im Einzelfall erheblich, ohne Parallelen zum Krankheitsbild oder dem Ergebnis von Laboratoriumsbefunden zu bieten.

Wurde während nächtlicher Krisen Blut entnommen und mit Kochsalzlösung gewaschen, so fanden sich schon im Phasenkontrastmikroskop zwischen den normalen Erythrocyten Hämolyseschatten. Wurde dieses gewaschene Blut direkt

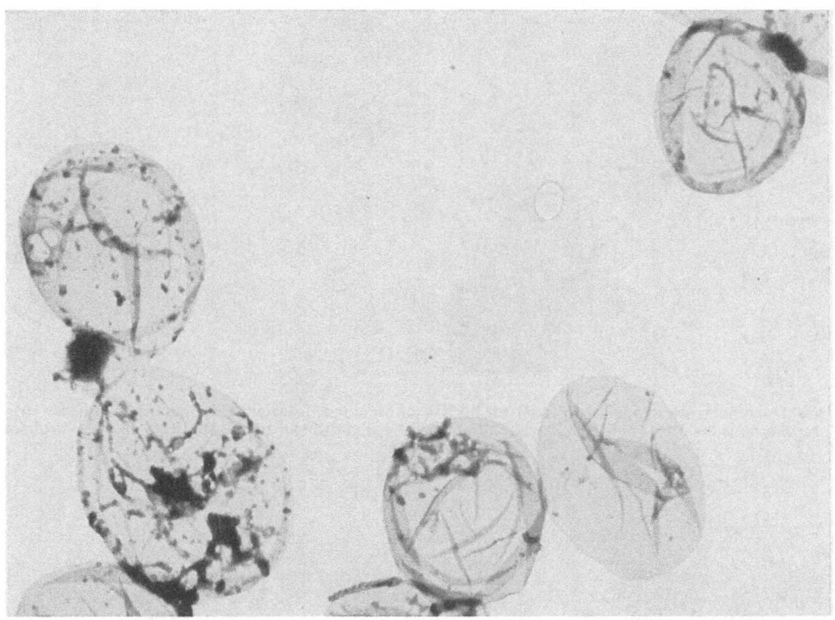

Abb. 5. Elektronenmikroskopisches Bild von PNH-Erythrocyten nach Aq. dest.-Hämolyse. Vergrößerung 3000 × — Besonders dichte Besetzung einzelner Erythrocytenschatten mit kontrastreichen Flecken und Knötchen mit Neigung zur Konglomeration und Ansammlung entlang der Falten

mit Osmiumsäure fixiert (Abb. 6), so sahen wir relativ häufig, jedenfalls *viel* häufiger als bei der Präparation normalen Blutes, Hämolyseschatten mit auffällig lockerer und grobporiger Feinstruktur. Unseres Erachtens entsprechen sie den intravasal hämolysierten Erythrocyten.

Im Ansatz mit Faktor V bzw. mit Thrombin sind wir genauso vorgegangen. Wurden nämlich die im Faktor V-Ansatz hämolysierten Erythrocyten zusätzlich noch der Aq. dest.-Hämolyse unterworfen, so fanden sich zahlreiche verklumpte Zellen, Reste völlig zerstörter Hüllen und nicht mehr identifizierbare Fetzen. — In den Zellsuspensionen waren nur etwa 5% der Erythrocyten hämolysiert, wahrscheinlich sind bei den Präparationen Hämolyseschatten verlorengegangen. Neben (Abb. 7) nicht hämolysierten scharfrandigen oder maulbeerförmigen Erythrocyten fanden sich etwa normal erscheinende Schatten (rechts unten seitlich), daneben aber wesentlich größere *sehr* kontrastarme Erythrocyten, die als runde oder bogig begrenzte Blasen imponierten. Bei stärkerer Vergrößerung (Abb. 8) ist ihre Hülle feinkörnig und feinporig. Daneben fand man wieder die mit grauen oder schwarzen Flecken besetzten Schatten. — Unterbricht man die Faktor V-Hämolyse nach 8—10 min (Abb. 9), so sieht man viele Zellen mit einem eigentümlich filzigen Belag, der unregelmäßig wolkig über die ganze Hülle verteilt ist und

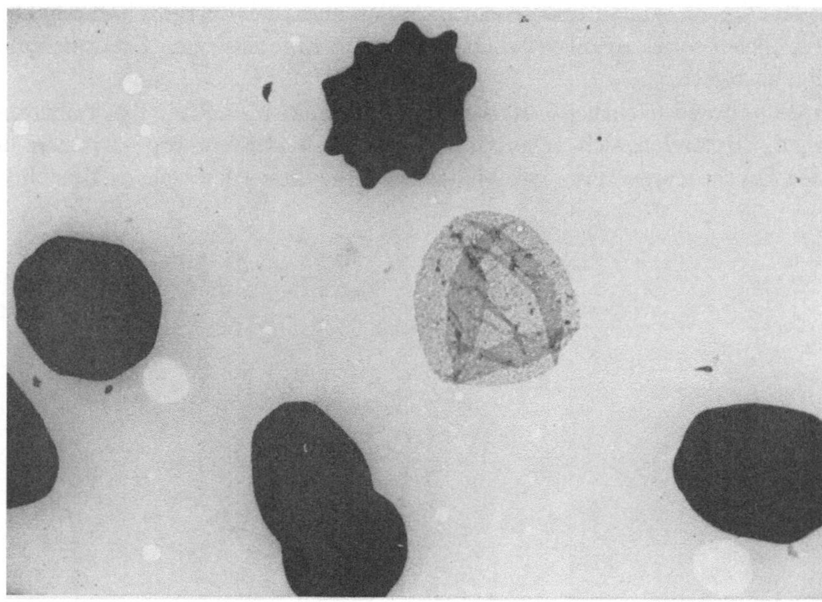

Abb. 6. Elektronenmikroskopisches Bild nativer PNH-Erythrocyten, während einer nächtlichen Krise entnommen. Vergrößerung 3000× — Ein spontan hämolysierter Erythrocyt mit auffällig lockerer, grobporiger Feinstruktur

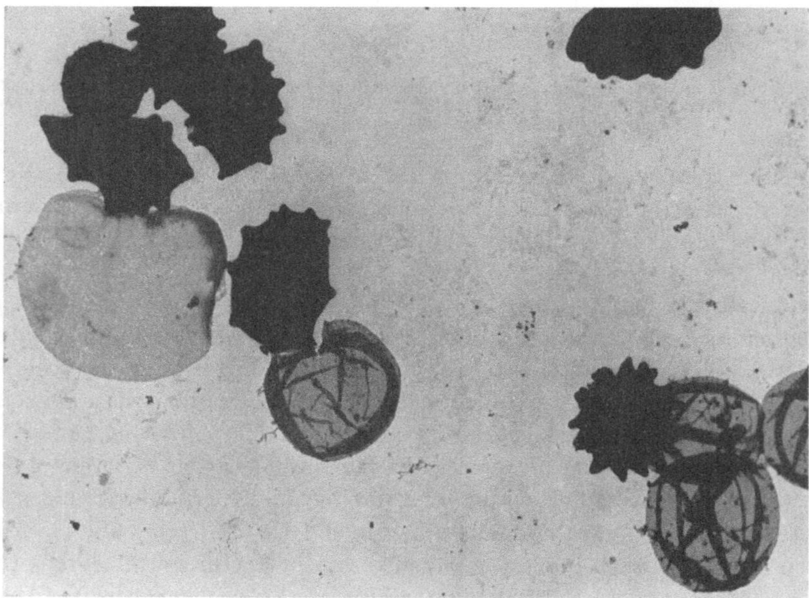

Abb. 7. Elektronenmikroskopisches Bild von PNH-Erythrocyten nach Faktor-V-Hämolyse. Vergrößerung 3100× — Neben unhämolysierten, scharfrandigen, meist maulbeerförmigen Erythrocyten finden sich unauffällige Hämolyseschatten, die wie normale Hüllen nach Aq. dest.-Hämolyse aussehen. Außerdem ein sehr kontrastarmer Schatten in Form einer strukturlosen Blase

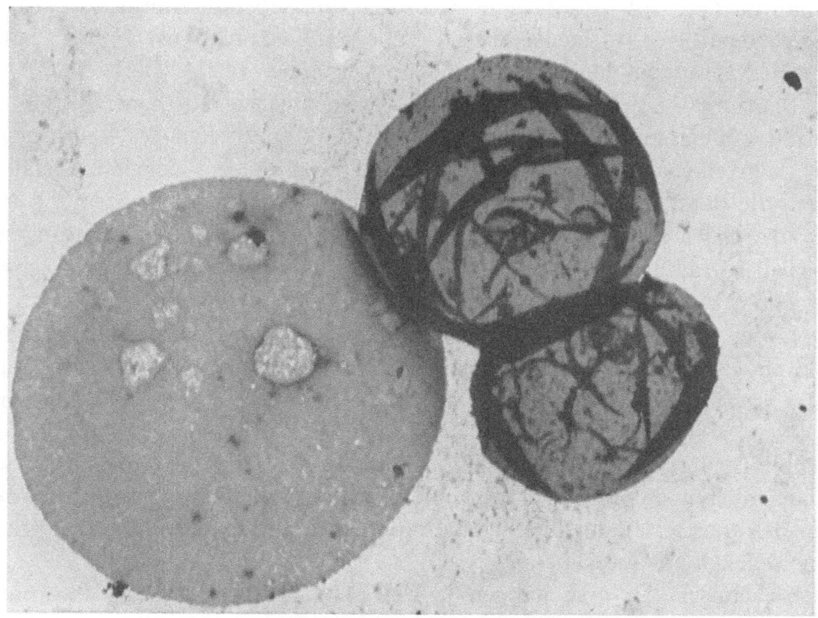

Abb. 8. Elektronenmikroskopisches Bild von PNH-Erythrocyten nach Faktor-V-Hämolyse. Vergrößerung 7000 × —
Auffällig ist die blasenartig vergrößerte Hülle mit unregelmäßig hellen Flecken

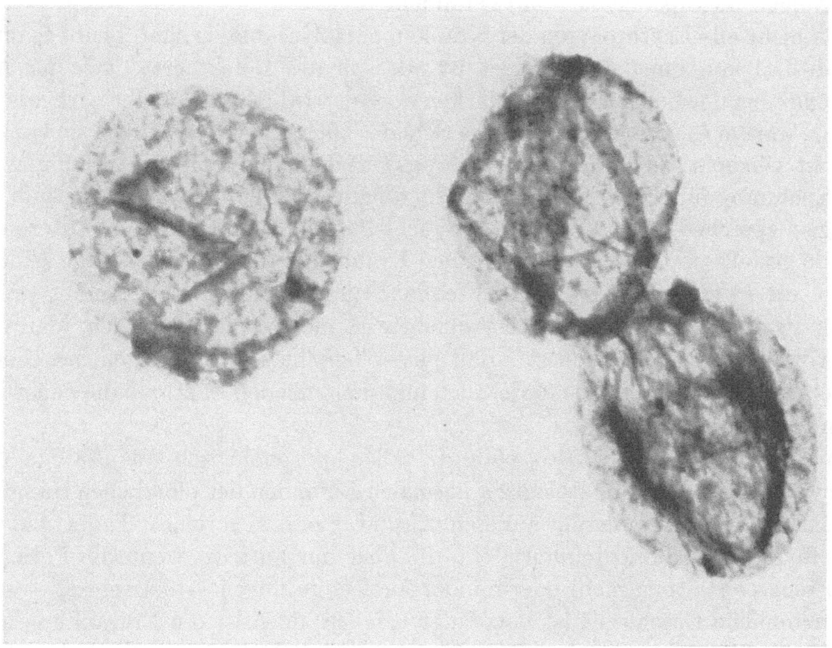

Abb. 9. Elektronenmikroskopisches Bild von PNH-Erythrocyten nach 10 min Inkubation im Faktor-V-
Hämolyseansatz. Vergrößerung 5600 × — Eigentümlich filziger Belag, unregelmäßig wolkig über die ganze Hülle
verteilt und in Form feinster Zöttchen und Fäserchen über die Kontur hinausragend

die Kontur in Form feinster Fäserchen und Zöttchen überragt. — Phasenoptisch
kann man im Faktor V-Ansatz eine Ablösung von Substanz von der Oberfläche
— eine Stromatolyse — beobachten. — Die im Faktor V-Ansatz nicht hämolysierten Erythrocyten bieten elektronenoptisch ein normales Bild.

Die Deutung der Befunde erscheint schwierig, weil wir elektronenoptisch eine
Niederschlagsmembran, die aus den unlöslichen Bestandteilen des Erythrocyten
besteht, beurteilen. Unter der Hämolyse kann es zu einer abnormen Ausfällung
kommen, die dann in Form der Fleckchen und Knötchen in Erscheinung tritt,
in vivo aber noch nicht morphologisch fixiert sein muß. Die Veränderungen in
den speziellen Hämolyseansätzen und auch jene bei den intravasal hämolysierten
Erythrocyten können *nicht als Beweis* eines morphologischen Defektes an unhämolysierten PNH-Erythrocyten herangezogen werden, denn wir haben das
Endbild einer Hämolyse vor uns, das natürlich nicht dem der Wasserhämolyse
normaler Erythrocyten entspricht. Man kann daher unseres Erachtens noch nicht
sicher sagen, der Defekt an den PNH-Zellen sei morphologisch erfaßbar. Die
beobachteten Veränderungen können sekundärer Natur sein und man wird
annehmen müssen, daß an ihrem Zustandekommen die Bedingungen der Hämolyse
und die Besonderheiten der jeweiligen Präparation beteiligt sind; damit wäre der
primäre Defekt submikroskopisch.

Auch chemische Untersuchungen an PNH-Erythrocyten haben bisher nur zu
ersten Ergebnissen geführt, die sich noch nicht mit dem Hämolysegeschehen in
Verbindung bringen lassen. So soll ein Mangel an SH-Gruppen bestehen (*51*), was
auf Anomalien in der Proteinstruktur hinweist, andere Untersucher haben Veränderungen im Lipoidgehalt (*55*) gefunden.

Da nicht alle Erythrocyten der Kranken hämolyseanfällig sind, bleibt es offen,
ob ein Teil von ihnen fehlgebildet ist oder ob der Defekt erst nach der Ausschwemmung der Zellen aus dem Mark erworben wird. Ebenso bleibt nach wie vor
unklar, warum es gerade während des Schlafes zur vermehrten Hämolyse kommt.
Man ist versucht, zu unterstellen eine p_H-Verschiebung oder eine Erhöhung der
CO_2-Spannung führe zur Schlafhämolyse. Es gibt aber gewichtige Argumente, die
dagegen sprechen. So werden p_H-Verschiebungen von manchen Autoren in
Abrede gestellt und CROSBY (*9*) hat einen Kranken in der eisernen Lunge schlafen
lassen, die so eingestellt war, daß Frequenz und Amplitude der Atmung größer
waren als am Tage: die nächtlich vermehrte Hämolyse blieb bestehen. Man wird
also vorläufig annehmen müssen, daß physiologische Schwankungen des Gleichgewichtes zwischen hämolysefördernden und -hemmenden Faktoren die nächtliche
Hämolyse verursachen.

Auch bei der *Marschhämoglobinurie* fallen morphologisch unauffällige Erythrocyten bei immunhämatologisch normalen Befunden der plötzlichen Hämolyse
anheim. Ohne erkennbaren äußeren Grund stellt sich eines Tages bei den
Betroffenen eine Hämoglobinurie ein, die aber nur auftritt, wenn die Patienten
in aufrechter Haltung mehr oder minder forciert gegangen — marschiert — sind.
Das männliche Geschlecht ist bevorzugt befallen, doch ist die Erkrankung auch
bei Frauen beobachtet worden. Eine Heredität ist nicht bekannt. Die Erkrankung
verschwindet im allgemeinen binnen einiger Monate ohne besondere Therapie.
Sie ist sicher unter die hämolytischen Anämien einzureihen, denn der Hämoglobinurie geht immer die Hämoglobinämie voraus, es besteht eine Hämosiderin-

urie, gelegentlich sind leichte Anämien, vereinzelt Serumbilirubinerhöhungen und selten sogar Milztumoren gefunden worden. Gemeinsam mit KILIAN (*41*) haben wir kürzlich einen Kranken genauer untersucht und im Knochenmark eine gesteigerte Erythropoese gesehen, im peripheren Blutbild waren die Reticulocyten erhöht.

Tabelle 12. *Marschhämoglobinurie: Der Hb-urie geht immer die Hb-ämie voraus. Die Nieren- schwelle liegt bei diesem Kranken zwischen 80 und 90 mg-% Plasma-Hb. Haptoglobin-Bestim- mungen sind nicht erfolgt*

Hb mg-% im Plasma und Urin bei einem Kranken mit Marschhämoglobinurie (in Klam- mern: Urinmenge in ml)

	13. 3. 1958		16. 3. 1958		25. 3. 1958		31. 3. 1958	
	Plasma	Urin	Plasma	Urin	Plasma	Urin	Plasma	Urin
Vor der Belastung	6	0	10	0	6	0	8	0
Marschbelastung:								
Nach 30′	62	0	70	0	80	0	56	0
60′	80	0	120	34 (160)	102	24 (170)	88	8 (20)
90′	92	4 (240)	156	54 (230)	128	24 (350)	104	60 (200)
120′	104	42 (100)	180	94 (300)	140	28 (370)	122	91 (350)
Ende der Marsch- belastung:								
Nach 60′	58	38 (85)	124	100 (450)	80	28 (530)	70	40 (400)
120′	34	0	108	50 (300)	52	0	32	0
180′	24	0	48	64 (30)	36	0	24	0
240′	—	—	32	0	—	—	—	—
Ausscheidung Hb in mg:	84		1080		379		607	

Die Hämoglobinurie (Tab. 12) tritt auch bei dieser Erkrankung erst in Er- scheinung, wenn die Nierenschwelle überschritten wird. In den für den Nachweis einer PNH üblichen Hämolyseansätzen zeigen diese Erythrocyten ein normales Verhalten. Auch der Komplementtiter bleibt während und nach der Marsch- belastung gleich.

Es lag natürlich nahe, das Ver- halten des Properdintiters zu unter- suchen. Wie die Tab. 13 zeigt, kam es bei unserem Patienten kurz nach der Marschbelastung zu einem Ab- sinken des Titers. Wir wollen diesen Befund nicht überwerten, zumal uns Vergleiche zum Verhalten des Pro- perdintiters nach körperlicher Arbeit bei Gesunden fehlen. — Wir haben sodann die Erythrocyten des Kran- ken in der von FISCHER, FRITZSCHE und ARGENTON (*15*) beschriebenen Langzeitinkubation untersucht und

Tabelle 13. *Plasma Hb mg-% und Properdin- Einheiten im Serum eines Kranken mit Marsch- hämoglobinurie vor, während und nach einer Marschbelastung*

	Plasma Hb mg-%	Properdin E/ml Serum
Vor der Belastung	6	7,0
Marschbelastung:		
Nach 30′	80	6,6
60′	120	6,2
90′	128	6,5
120′	140	6,5
Ende der Belastung:		
Nach 60′	80	3,6 (!)
120′	52	3,1 (!)
180′	36	5,7

dabei (Tab. 14) mit zunehmender Marschbelastung auch eine zunehmende Hämo- lyseanfälligkeit gefunden, die nur in aktivem Serum, nicht dagegen in properdin- freiem oder properdin- und C′ 3-freiem Serum nachweisbar war. Verwendet

Tabelle 14. *Verhalten der Erythrocyten eines Kranken mit Marschhämoglobinurie bei Langzeit-inkubation in gruppengleichem Normalserum*

Vor, während und nach der Marschbelastung wurde Blut entnommen. Die gewaschenen Ery. wurden 20 Std. bei 37° C in Normalserum inkubiert, sodann bei 2000 U/min zentrifugiert und der Hb-Gehalt im Überstand spektrophotometrisch bestimmt. Mit zunehmender Marsch-belastung zeigen die Patienten-Ery. eine zunehmende Hämolyseanfälligkeit, die aber nur in aktivem Serum nachweisbar ist.

Abkürzungen: S.akt.: unbehandeltes Normalserum. S 56°: inaktiviertes Serum (30 min bei 56° C inkubiert). RP: Zusatz von 2 mg Zymosan/ml Serum und 60 min Inkubation bei 17° C (= properdinfreies Serum). R_3: Zusatz von 2 mg Zymosan/ml Serum und 60 min Inkubation bei 37° C (= properdin- *und* C'_3-freies Serum).

Die mit Zymosan behandelten Seren wurden vor dem Ansatz 60 min bei 1° C zentrifugiert.

Hb mg-% im Überstand nach 20 Std langer Inkubation bei 37° C von

in:	0,1 ml konz. Ery. Sediment/ml Serum				0,1 ml 50% Ery. Suspension/ml Serum				0,1 ml 25% Ery. Suspension/ml Serum		
	S. akt.	S. 56°	RP	R 3	S. akt.	S. 56°	RP	R 3	S. atk.	RP	R 3
Vor der Belastung	52	28	44	48	40	32	48	44	18	12	18
Marschbelastung:											
Nach 30′	60	32	40	48	48	32	44	44	—	12	22
60′	72	40	—	48	60	36	32	40	24	12	—
90′	128	36	36	32	60	—	48	48	40	—	18
120′	—	28	56	40	56	—	48	40	—	18	24
Ende der Belastung											
Nach 60′	128	40	48	40	48	40	—	40	40	12	22
120′	116	36	52	48	40	44	48	36	30	12	—
180′	108	48	56	—					12	12	18
Datum:	17. 3. 1958				20. 3. 1958				1. 4. 1958		

wurde gruppengleiches Normalserum. — Normale, papainierte oder trypsinierte und auch PNH-Erythrocyten wurden vom Serum des Kranken nicht angegriffen.

Wir glauben damit demonstriert zu haben, daß es während der Marsch-belastung bei dem Kranken zu einer Schädigung eines Teiles seiner Erythrocyten in dem Sinne kommt, daß sie vom Properdinsystem hämolysiert werden. Wir glauben weiter, die Marschhämoglobinurie danach als eine vorübergehende erworbene Erythropathie bezeichnen zu können. Wie und wo die Schädigung erfolgt, wissen wir nicht. Wir haben aber keinen Anhalt, einen pathologischen humoralen hämolytischen Faktor dafür verantwortlich zu machen.

Die bisher bekannten Befunde zum Hämolysemechanismus bei PNH und Marschhämoglobinurie lasssen meines Erachtens die hypothetische Vorstellung zu, in beiden Fällen handele es sich nur um ins Pathologische gesteigerte physio-logische Vorgänge, es sei denn, eine intravasale Hämolyse sei immer Ausdruck eines pathologischen Geschehens, was aber noch nicht endgültig bewiesen ist.

Wenn unter dem Thema „erworbene corpusculäre hämolytische Erkrankungen" die paroxysmale nächtliche Hämoglobinurie und die Marschhämoglobinurie so breit abgehandelt worden sind, so ist das absichtlich geschehen, weil eigene *experi-mentelle* Erfahrungen vorliegen.

Die eingangs gestellte Frage, ob es überhaupt erworbene corpusculäre hämo-lytische Erkrankungen gibt, kann man jedenfalls bejahen. Es gibt nicht nur Anämien, bei denen die begleitende hämolytische Komponente ihre Ursachen in erworbenen corpusculären Defekten hat, sondern auch hämolytische Anämien, die nach dem heutigen Stande des Wissens hier einzuordnen sind. Freilich ist es möglich, daß spätere Erkenntnisse — ähnlich wie beim Favismus — eine andere Einordnung bringen werden.

Literatur

1. BALDINI, M., H. H. FUDENBERG, K. FUKUTAKE and W. DAMESHEK: The anemia of the Di Guglielmo syndrome. Blood 14, 334—363 (1959).
2. BLICHARSKY, J., A. FELTYNOWSKI and S. KIRCHMAYER: Paroxysmal nocturnal haemoglobinuria, electron microscopic examination of red cell structure. VII. Kongr. Europ. Ges. Hämatologie, London 1959.
3. BRAUNSTEINER, H., E. GRISINGER and F. PAKESCH: Confirmation of a structural abnormity in the stroma of erythrocytes from paroxysmal nocturnal hemoglobinuria (PNH) after hemolysis in distilled water. Blood 11, 753—756 (1956).
4. CECCHI, E., and E. CONESTABILE: Paroxysmal nocturnal hemoglobinuria. Electron-microscopic study of red blood cells. Lancet 1957 II, 466—468.
5. CROSBY, W. H.: Observations on the hemolytic mechanism in paroxysmal nocturnal hemoglobinuria. J. clin. Invest. 28, 776 (1949).
6. — Paroxysmal nocturnal hemoglobinuria. A specific test for the disease based on the ability of thrombin to activate the hemolytic factor. Blood 5, 843—846 (1950).
7. — Paroxysmal nocturnal hemoglobinuria. A classic description by PAUL STRÜBING in 1882, and a bibliography of the disease. Blood 6, 270—284 (1951).
8. — Paroxysmal nocturnal hemoglobinuria. Plasma factors of the hemolytic system. Blood 8, 444—458 (1953).
9. — Paroxysmal nocturnal hemoglobinuria. Relation of the clinical manifestations to underlying pathogenetic mechanisms. Blood 8, 769—812 (1953).
10. — Normal functions of the spleen relative to red blood cells: a review. Blood 14, 399—408 (1959).
11. — and W. DAMESHEK: Paroxysmal nocturnal hemoglobinuria. The mechanism of hemolysis and its relation to the coagulation mechanism. Blood 5, 822—842 (1950).
12. — M. Woo and M. STEFANINI: Paroxysmal nocturnal hemoglobinuria. Pathogenesis of the hemolytic crisis and effect of dicumarol on the course of the disease. Proc. 3 rd Internat. Congr. Internat. Soc. Hematology. 93—94. London: W. Heinemann Ltd. 1951.
13. DOUGLAS, D., and J. C. EATON: Paroxysmal nocturnal Hemoglobinuria. Marchiafava-Micheli-syndrome. Lancet 1955 I, 946—948.
14. FISCHER, H., u. W. FRITZSCHE: Properdinsystem und unspezifische Lyse von Körperzellen. IV. Internat. Kongr. für Biochemie, Wien 1958.
15. — — u. H. ARGENTON: Die Bedeutung des Properdinsystems für den normalen und gesteigerten Blutzellabbau. Klin. Wschr. 1958, 411—417.
16. FRITZSCHE, W., u. H. FISCHER: Über die Beeinflussung der unspezifischen Lyse von Erythrocyten in vitro und in vivo. IV. Internat. Kongr. f. Biochemie, Wien 1958.
17. — u. H. MARTIN: Properdin und Hämolyse. Zur Hemmung der Hämolyse der Erythrocyten von Kranken mit paroxysmaler nächtlicher Hämoglobinurie durch Heparin. Klin. Wschr. 1957, 1166—1168.
18. HAM, TH. H.: Chronic hemolytic anemia with paroxysmal nocturnal hemoglobinuria. Study of the mechanism of hemolysis in relation to acid-base equilibrium. New Engl. J. Med. 217, 915—917 (1937).
    Studies on destruction of red blood cells. I. Chronic hemolytic anemia with paroxysmal nocturnal hemoglobinuria: An investigation of the mechanism of hemolysis with observations on five cases. Arch. intern. Med. 64, 1271—1305 (1939).
19. — u. J. H. DINGLE: Studies on destruction of red blood cells. II. Chronic hemolytic anemia with paroxysmal nocturnal hemoglobinuria: Certain immunological aspects of the hemolytic mechanism with special reference to the serum complement. J. clin. Invest. 28, 657—672 (1939).
20. HEILMEYER, L.: Paul Strübing, der Entdecker der paroxysmalen nächtlichen Hämoglobinurie (Strübing-Marchiafava-Anämie). Dtsch. med. Wschr. 1959, 334—336.
20a. — Die sideroachrestischen Anämien. Dtsch. med. Wschr. 1959, 1761—1765.

21. HEILMEYER, L.' u. F. WENGELER: Über zwei Fälle von Marchiafava-Anämie (Nächtliche Hämoglobinurie vom Marchiafava-Typ). Med. Welt **1943**, 610—616.
22. HICKEY, M. D., and L. K. MALLEY: Chronic hemolytic anaemia with haemoglobinuria: Marchiafava-Micheli syndrome. Quart. J. Med. N. S. **17**, 1—8 (1948).
23. HIJMANS VAN DEN BERGH, A. A.: Untersuchungen über die Hämolyse bei der paroxysmalen Hämoglobinurie. Berl. klin. Wschr. **1909**, 1251—1253.
    Über die Hämolyse bei der paroxysmalen Hämoglobinurie. Berl. klin. Wschr. **1909**, 1609—1610.
24. — Ictère hémolytique avec crises hémoglobinuriques. Rev. méd. **31**, 63—69 (1911).
25. HINZ, C. F.: Persönl. Mitt.
25a. — The mechanism of action of preparations of thrombin on hemolysis of red cells from patients with paroxysmal nocturnal hemoglobinuria. J. Lab. Clin. Med. **52**, 282—288 (1958).
26. — J. ABRAHAM u. L. PILLEMER: Requirement for properdin in hemolysis of human erythrocytes treated with tannic acid. Proc. Soc. exp. Biol. (N. Y.) **94**, 230—232 (1957).
27. — W. S. JORDAN and L. PILLEMER: Properdin. A specific hemolytic factor in paroxysmal hemoglobinuria. J. Lab. clin. Med. **44**, 811—812 (1954).
28. — — — The properdin system and immunity. IV. The hemolysis of erythrocytes from patients with paroxysmal nocturnal hemoglobinuria. J. clin. Invest. **35**, 453—457 (1956).
29. — and L. LILLEMER: The requirement for the properdin system in the hemolysis of human erythrocytes treated with tannicacid. J. clin. Invest. **34**, 912 (1955).
30. KIRCHMAYER, S.: Paroxysmal nocturnal haemoglobinuria, the mechanism of the action of thrombin in the Crosby test. VII. Kongr. Europ. Ges. Hämatologie, London 1959.
30a. — Paroxysmal nocturnal haemoglobinuria. Mechanism of thrombin action in the Crosby test. Modification of the Crosby thrombin test. Acta haematol. (Basel) **23**, 47—57 (1960).
31. LASCH, H. G., A. LINKE u. H. H. SESSNER: Zur Pathogenese und Therapie der paroxysmalen nächtlichen Hämoglobinurie. Acta haemat. (Basel) **13**, 366—376 (1955).
32. — — — Zur Therapie der paroxysmalen nächtlichen Hämoglobinurie. Klin. Wschr. **1958**, 717—720.
33. LOUTIT, J. F.: Discussion on the life and death of the red blood corpuscle. Proc. roy. Soc. Med. **39**, 757 (1946).
34. MARTIN, H.: Atypische paroxysmale nächtliche Hämoglobinurie (Anämia Marchiafava-Micheli) kompliziert durch eine idiopathische erworbene hämolytische Anämie und vorübergehende Markaplasie. Folia haemat. (Lpz.) **73**, 268—283 (1955).
35. — Beeinflussung der Properdinaktivität durch Erythrocytenstromata. Verh. dtsch. Ges. inn. Med. **62**, 331—334 (1956).
36. — Über die Hämolyse der Erythrocyten von Kranken mit paroxysmaler nächtlicher Hämoglobinurie (PNH). Habil.schrift, Frankfurt/Main 1957.
37. — Properdin und Hämolyse. Transact. 6th Congr. Europ. Soc. Haematol., Copenhagen 1957. S. 987—993. Basel-New York: S. Karger 1958.
38. — Über Polysaccharidfraktionen aus Blutzellen und -plasma und ihre pyrogene und properdinbindende Wirkung. VII. Kongr. Internat. Ges. Hämatologie, Rom 1958.
39. — R. AMANN u. H. JUNGBLUTH: Über die Gewinnung properdinbindender Substanzen mit endotoxinartiger Wirkung aus Blutzellen und -plasma. Z. Immun.-Forsch. **118**, 246—261 (1959).
40. — O. HUG u. W. LIPPERT: Paroxysmale nächtliche Hämoglobinurie, Anämia Marchiafava-Micheli. Eine morphologische Studie. Folia haemat. (Lpz.) **76**, 141—160 (1959).
41. — u. P. KILIAN: Marschhämoglobinurie (Untersuchungen zum Hämolysemechanismus und Literaturübersicht). Folia haemat., N. F. (Frankfurt) **4**, 92—117 (1959).
42. — u. W. SPIELMANN: Pyrogenes Material aus normalen Erythrocyten. Klin. Wschr. **1958**, 491—492.
43. — u. J. VOSS: Untersuchungen zum Hämolysemechanismus bei der paroxysmalen nächtlichen Hämoglobinurie (Anaemia Marchiafava-Micheli). Klin. Wschr. **1953**, 940—941.
44. — — Weitere Untersuchungen zum Hämolysemechanismus bei der paroxysmalen nächtlichen Hämoglobinurie (Anaemia Marchiafava-Micheli). Klin. Wschr. **1955**, 217—221.

45. MARTIN, H., u. J. VOSS: Beeinflussung der Properdinaktivität durch Erythrocytenstromata. (Zugleich ein Beitrag zum Hämolyseproblem bei der paroxysmalen nächtlichen Hämoglobinurie, Anaemia Marchiafava-Micheli.) Vox Sang. (Basel) 2, 201—217 (1957).

46. MATTHES, M., H. SCHUBOTHE u. B. LINDEMANN: Klinische und experimentelle Studien zur chronischen hämolytischen Anämie mit nächtlicher Hämoglobinurie (Typ Marchiafava-Micheli). Act. haemat. (Basel) 5, 193—222 (1951).

47. MCFADZEAN, A. J. S., and L. J. DAVIS: Iron-staining erythrocytic inclusions with special reference to acquired hemolytic anemia. Glasg. med. J. 28, 237 (1947).

48. — — On the nature and significance of stippöing in lead poisoning, with reference to the effect of splenectomy. Quart. J. Med. N. S. 18, 57 (1949).

49. MUNARI, P. F., and P. LEONARDI: Red cells in Marchiafava-Micheli's disease as observed at the electron microscope. Act. med. Patavina 15, 397—407 (1955); ref. in Blood 11, 959 (1956).

50. PILLEMER, L., L. BLUM, I. H. LEPOW, O. A. ROSS, E. W. TODD and A. C. WARDLAW: The properdin system an immunity: I. Demonstration and isolation of a new serum protein, properdin, and its role in immune phenomena. Science 120, 279—285 (1954).

51. PRANKERD, T. A. J.: Enzyme defects in red cells with special reference to hereditary spherocytosis. VII. Kongr. Europ. Ges. Hämatologie, London 1959.

52. SINGER, K., J. C. KING and S. ROBIN: The life-span of the megalocyte and the hemolytic syndrome of pernicious anemia. J. Lab. clin. Med. 33, 1068 (1948).

53. STRÜBING, P.: Paroxysmale Hämoglobinurie. Dtsch. med. Wschr. 1882, 1—3, 17—21.

54. TOUSEK, M.: Paroxysmale Nachthämoglobinurie. Folia haemat. (Lpz.) 73, 284—300 (1955).

55. VACCARI, F., e E. BALDINI: Ricerche sulla natura della lesione inrinsica dei globuli rossi nell'emoglobinuria parossistica notturna. VII. Kongr. Internat. Ges. Hämatologie, Rom 1958.

56. WAGLEY, P. F., and M. D. HICKEY: Susceptibility of red cells and serum factor in the mechanism of hemolysis in paroxysmal nocturnal hemoglobinuria. J. clin. Invest. 27, 559 (1948).

57. WESTPHAL, O., O. LÜDERITZ u. F. BISTER: Über Extraktion von Bakterien mit Phenol/ Wasser. Z. Naturforsch. 7 b, 148—155 (1952).

Diskussion[1]

H.-E. BOCK:

Vielen Dank, Herr MARTIN, für das reichhaltige Referat. Ich eröffne die Diskussion.

L. HEILMEYER:

Herr MARTIN hat eingangs einige symptomatische Formen erworbener corpusculärer hämolytischer Erkrankungen erwähnt, darunter die Bleianämie und die Eisenmangelanämie. Wir haben vor 25 Jahren systematische Untersuchungen der Urobilinkörperausscheidung bei Eisenmangelanämien gemacht. Sie ist immer höher, als dem zirkulierenden Erythrocytenbestand entspricht. Das heißt also, daß auch die Eisenmangelerythrocyten hinfälliger als normale sind. Neuerdings ist das auch mit Radioisotopenuntersuchungen gezeigt worden. In manchen Fällen sind die Eisenmangelerythrocyten sogar so hinfällig, daß man fast von einer hämolytischen Anämie sprechen kann: ein Musterbeispiel, wie durch den Ausfall eines Materials, das für die Zellbildung nötig ist, eben minderwertige Erythrocyten gebildet werden. Und so ist es ja wohl auch bei der Perniciosa.

Interessant ist die Frage, was die basophil Punktierten bei der Bleivergiftung sind. Wir sind in Experimenten darauf gestoßen, daß sie der Siderocytenzahl völlig parallel gehen. Mit den Reticulocyten haben sie nichts zu tun.

H. MARTIN:

Ich möchte auch annehmen, daß die basophil Punktierten den Siderocyten sehr nahe stehen. Im übrigen bin ich überzeugt, daß bei diesen Anämieformen Hämoglobinaufbaustörung und Zelldefekt untrennbar zusammenhängen.

---

[1] Diskussionsleiter: H.-E. BOCK.

F. Jung:

Ich möchte zu den elektronenoptischen Bildern, die Herr Martin gezeigt hat, sagen: das waren fast alles normale Zellen wie man sie in einem kräftig regenerierenden Blut sieht, das reich an Reticulocyten und jungen Erythrocyten ist. Auch die Membran, die Sie gezeigt haben, ist etwas Normales. Wenn Sie ein Serum hochtourig zentrifugieren, dann finden Sie zahlreiche Erythrocytenmembranen, die genauso aussehen. Aber die Präparate, denen Sie Faktor V zugesetzt hatten, zeigten einen interessanten Befund: Solche merkwürdigen großen Zellen kann man aus Erythrocyten oder Erythrocytenmembranen machen, wenn man Tannin auf sie einwirken läßt. Darf ich fragen, ob Ihre Präparationen frei von Tannin gewesen sind?

H. Martin:

Mit Sicherheit. Der Ansatz enthielt nur normales Serum, Patientenerythrocyten und Faktor V (Accelerin „Behring").

F. Jung:

Dann wäre doch die Frage sehr interessant, ob dieses System die Membran in einer analogen Weise, wie das Tannin, verändern kann.

H. Fischer:

Habe ich Sie recht verstanden, Herr Martin, daß für die Lyse von PNH-Erythrocyten kein Komplement erforderlich ist, sondern nur Properdin?

H. Martin:

Es wird kein Komplement *verbraucht*.

H. Fischer:

Ist das für alle Komponenten des Komplementsystems geprüft worden? Sie haben auch bei der Marschhämoglobinurie keinen Komplementverbrauch gefunden, aber die Erythrocyten wurden in einem R 3-Serum nicht gelöst. Also waren doch Komplementfaktoren notwendig. Und ich nehme an, wenn Sie mit spezifischen R-Seren testen, daß Sie dann doch einen Verbrauch einzelner Komponenten finden werden.

H. Martin:

Auch für die PNH-Hämolyse muß Komplement anwesend sein, sonst ist das Properdinsystem inaktiv. Über die Bedeutung des Komplements für die PNH-Hämolyse haben vor vielen Jahren ja schon Ham und Dingle gearbeitet. Sie fanden, daß nach Hitzeinaktivierung des Serums die PNH-Hämolyse immer ausblieb. Und weil durch späteren Zusatz von Komplement das Serum nicht reaktiviert werden konnte, hat man an der Bedeutung des Komplements gezweifelt. Daß die Reaktivierung nicht möglich ist, liegt aber, wie wir heute wissen, daran, daß beim Erhitzen des Serums auch das Properdin zerstört wird. Den Vorgang der Hämolyse müssen wir uns wohl so vorstellen, daß an den normalen Erythrocytenreceptor Properdin und dann C′ 3 angelagert wird. Ob vorher auch die Bindung C′ 1, 4, 2 eintreten muß, ist m. W. nicht sicher entschieden. Auf jeden Fall führt C′ 3 mit Properdin zur Lyse.

W. Stich:

Ein besonders eindrucksvoller Befund bei der PNH ist ja die *intravasale* Hämolyse. Dagegen tritt bei vielen anderen hämolytischen Erkrankungen, auch wenn sie eine etwa gleich große Blutumsatzsteigerung aufweisen, keine so auffällige Hämoglobinämie und Methämalbuminämie ein. So möchte ich Herrn Martin fragen, wie man sich das zu erklären hat, und ob etwas darüber bekannt ist, wieviel von der PNH-Hämolyse intravasal und wieviel extravasal abläuft?

H. Martin:

Der vorwiegend intravasale Blutzerfall bei der PNH ist wohl durch die Besonderheit des serologischen Hämolysemechanismus bedingt. Ob und in welchem Ausmaß auch ein extravasaler Blutabbau stattfindet, darüber ist, soviel ich weiß, noch nichts Näheres bekannt.

Aktuelle Probleme antikörperbedingter hämolytischer Erkrankungen*

Von

A. MARMONT (Genua)

Mit 9 Abbildungen

Es sind ohne Zweifel die erworbenen hämolytischen Anämien mit inkompletten Wärmeautoantikörpern (I.W.A.) die bedeutendste Kategorie der sogenannten Autoimmunerythropathien. Das erste noch ungelöste sowie prägnante Problem bildet unbedingt die *Ätiopathogenese* der sogenannten idiopathischen Formen: handelt es sich um eine echte Autoimmunisierung oder um eine primäre endogene Partialmodifikation der Eiweißkörperbildung im Sinne einer Paraproteinämie? Es ist sicher, daß eine Reihe biologischer Aspekte der Antikörperbildung, wie die Temperatur- und Zeitbindungskurven, die Eluierbarkeit, Opsonierung usw. (SCHU-BOTHE, 1958, 1959) bei den sogenannten Autoantikörpern streng ihrem immunologischen Prototyp, den inkompletten Isoantikörpern, entsprechen. Aber was kann z. B. die Beobachtung PIROFSKYs (1958) bedeuten, daß die immunologische Kombination zwischen eluierten Autoantikörpern und Antiglobulinseren nur dann stattfindet, wenn die Autoantikörper auf ihren Antigenen, also den Erythrocyten, fixiert sind? Das ist nicht der Fall mit den Isoantikörpern und erinnert etwa an den Rheumafaktor, bei dem ebenfalls die Demaskierung der reaktiven Gruppen des γ-Globulinmoleküls durch dessen Fixierung an das Antigen ein erforderlicher Faktor für die definitive Reaktion ist (CHRISTIAN, 1958; KUNKEL, 1959; VAUGHAN, 1959).

Die Spezifität der Autoantikörper, die in etwa einem Viertel bis zur Hälfte der Fälle nachweisbar ist, eröffnet insofern interessante Aspekte, als sie der Häufigkeit der einzelnen Rh-Eigenschaften in der Bevölkerung proportional ist, wie das von HOLLÄNDER (1957) eindrucksvoll demonstriert wurde. Solche Befunde dürften sich der von WIENER u. Mitarb. (1953) aufgestellten Hypothese anpassen, nach der die inkompletten Wärmeautoantikörper gegen den Kern der Rh-Substanz gebildet werden. In diesen Tagen ist ein bedeutender Leitartikel WIENERs (1959) erschienen, worin er alle Forscher auf diesem Gebiet ermahnt, den Mut zu haben "to call an antibody an *antibody*". Man könnte dazu sagen, daß auf vielen Gebieten der Immunpathologie noch konkretere Schritte getan worden sind, und daß sich z. B. die Autoimmunpathologie der Schilddrüse, besonders der sogenannten chronischen Strumitiden HASHIMOTOs und RIEDELs, heute vielleicht auf eine noch solidere Basis gründet als die Pathologie der autoimmunhämolytischen Erkrankungen, obwohl die letztere seit vielen Jahren die Vorläuferin gewesen ist. So sind die heute wichtigsten Kriterien der Autoimmunisierung (die sogenannten

---

* Aus der Medizinischen Universitätsklinik Genua (Italien) (Direktor: Prof. L. ANTO-GNETTI).

„Witebskyschen Postulate") gerade aus der Immunpathologie der Schilddrüse hervorgegangen (Witebsky, 1957, 1958).

Einen neuen Fortschritt in der Erkenntnis der beiden sich spiegelbildlich entsprechenden Zustände der *Immuntoleranz* und der *Autoimmunität* verdanken wir der Klon-Selektionstheorie Burnets (1959a, b). Im Gegensatz zu der bisher allgemein vertretenen Haurowitz-Paulingschen Hypothese hat nach der Theorie Burnets das Antigen nicht die Fähigkeit, der antikörperbildenden Zelle das Strukturmuster der determinanten Gruppe aufzuprägen. Die Bildung von Proteinen mit Antikörpereigenschaften ist nach dieser Theorie vielmehr die Folge somatischer Mutationen mesenchymaler Zellen. Somatische Mutationen sind nach Burnets Ansicht ein permanenter Prozeß im lebenden Organismus [was auch Szilard (1959) in seiner aufregenden Alterungstheorie annimmt]. Obwohl die Klon-Selektionstheorie die Reaktion des Organismus auf völlig fremde Antigene, wie bakterielle und ähnliche, nicht restlos befriedigend zu erklären vermag, scheint sie doch ein Schlüssel zu einer anderen grundlegenden und bisher unbeantworteten Frage aus dem Bereich der autoimmunhämolytischen Anämien zu sein, der Frage nämlich, warum hier keine Antikörper gegen Antigene des ABO-Systems entstehen und — das darf ich hinzufügen — warum Antikörper gegen Antigene gebildet werden können, die im Organismus gar nicht vorkommen. Burnets Antwort hierauf ist, daß sich Klone von mesenchymalen Zellen entwickeln können (sogenannte „verbotene Klone"), die mit normalen Bestandteilen des Körpers zu reagieren vermögen, nicht jedoch mit Bestandteilen, die so diffus verbreitet sind, daß sie die Proliferation des verbotenen Klons verhindern. Es ist nicht Aufgabe des Klinikers, die verwickelten Probleme der Klon-Selektionstheorie zu diskutieren. Man muß jedoch zugeben, daß die Verschiebung des Schwerpunktes vom *Antigen* und der Autoantigenität zu den *antikörperbildenden* Geweben Beachtung verdient und manche autoimmunen Erkrankungen besser zu erklären vermag.

Die sogenannten Dysgammaglobulinämien Ehrichs (1952) — und mehr noch die Anwesenheit von wirklichen Autohämantikörpern — bilden ein wichtiges Glied zwischen den pararheumatischen Mesenchymopathien und den Autoimmunhämopathien. Die Häufigkeit von Autoantikörpern im Verlauf des systematischen Lupus erythematosus (S.L.E.) ist bekannt. Besonders ist ihre „rein biologische Anwesenheit" zweifellos viel häufiger als die klinisch ausgeprägten Erscheinungen. Neben der bekannten „Familie" antinucleärer Faktoren, die neuerdings charakterisiert worden sind (Seligmann, 1958; Holman u. Mitarb., 1959a,b; Goodman u. Mitarb., 1959), ist ein breites Spektrum von Autoantikörpern nachgewiesen worden, und zwar antierythrocytäre, antithrombocytäre (meist vom inkompletten Wärmeantikörpertyp), aber auch gegen Plasmabestandteile gerichtete, wie der Lupus-Rheumafaktor und die sogenannten Phospholipoidantikörper, die zirkulierende, gerinnungshemmende Faktoren, „falschpositive" Reagine u. a. umfassen (Abb. 1, Abb. 2).

Eine Gesamtdarstellung des Autoantikörperspektrums des S.L.E. haben wir einer anderen Veröffentlichung vorbehalten (Marmont u. Damasio, 1960). Ergänzend sei jedoch gesagt, daß die immunallergischen Manifestationen beim S.L.E. sicherlich nicht auf serologische Phänomene beschränkt sind, die gewissermaßen als ein „Überfließen" (Gajdusek, 1958) oder sogar als ein zusätzliches Phänomen (Mackay u. Gajdusek, 1958; Miescher u. Straessle, 1958; Moeschlin, 1957; Holman u. Mitarb., 1959; Marmont u. Damasio, 1959) betrachtet werden können. Die Fülle der Erkenntnisse, die das Forschungsgebiet der Transplantationsimmunität einerseits und der Kollagenkrankheiten bei Hypo- und Agammaglobulinämien andererseits (GOOD, 1958; GOOD u. Mitarb., 1957; JANEWAY u. Mitarb., 1956; VAUGHAN u. GOOD, 1958) gezeigt hat, lenkt die Aufmerksamkeit auf die Bedeutung der Gewebsimmunität für diese Erkrankung. Berücksichtigt werden muß auch noch ein anderes Faktum, nämlich die pathergische Reaktivität im Sinne ROESSLEs, die in die Gewebsimmunität fließend übergeht.

Es gibt eine Reihe von Hinweisen in der Literatur (CALLENDER u. RACE, 1946; SANGER u. BROWN, 1950; WALLER u. RACE, 1951; KUHNS u. BAUERLEIN, 1953) auf die eigentümliche Bereitschaft der Kranken mit S.L.E., nach Bluttransfusionen Isoantikörper auch gegen schwache Antigene zu erzeugen. Deshalb muß man der Forderung von LEE und DAVIS (1959) zustimmen, daß Blutübertragungen beim S.L.E. nur in Notfällen durchgeführt werden sollten. Wir wissen außerdem, daß die Krankheit relativ häufig von einer typischen autoimmunhämolytischen Anämie begleitet wird (Lit. bei SCHUBOTHE, 1959), oder daß ihr eine solche vorausgeht. Es scheint berechtigt zu sein, beide Phänomene, die *Auto-* und *Iso*immunisierung, als *parallele und wesensähnliche Erscheinungen eines hyperreaktiven reticulohistiocytären Systems zu betrachten* (MARMONT, 1957).

Gerade die Vielheit der allergischen und extraallergischen Erscheinungen, mit einem Wort die pathergischen des S.L.E. stellen die Hypothese von DACIE (1958, 1959), BURNET (1959) und HOLMAN (1959a) von dem Verlust der immunologischen Toleranz in den Vordergrund statt der Annahme einer Heterogenesierung von so vielen verschiedenen und schwachen Antigenen. Es dürfte ein Glied der pathogenetischen Kette des S.L.E. in einer pathologischen Hyperreaktivität des reticulohistiocytären Systems liegen (MARMONT, 1959) im Zusammenhang mit einer neuro-hormonalen (weiblichen) Tendenz, die als ein wichtiges Element in diesem Kapitel der pathologischen Reaktivität erscheint.

Es bleibt überraschend, wie trotz der klinisch häufig zu beobachtenden abnormen immunallergischen und extraallergischen Reaktionslage des Gewebes man sie so wenig unter dem Gesichtswinkel einer funktionellen Semeiologie kennt. Man hat auch von einer Autoantikörperdiathese (HARDERS, 1954) gesprochen, aber es fehlen uns die erforderlichen Anhaltspunkte, um diese Auffassung zu vertreten. Übergehen wir, was schon die alte Klinik von den Beziehungen zwischen den „allergischen" Affektionen und den sogenannten neuroarthritischen ahnen ließ, Theorien, die heute zum Teil unter neurorelationistischem Gesichtspunkt wieder auftauchen (STEFFEN, 1955). Ich möchte hier nur an die jüngsten Erkenntnisse von der möglichen Familiengebundenheit des Rheumafaktors (LAWRENCE u. BALL, 1958; ZIFF u. Mitarb., 1958), an die Häufung von Hyper- und Hypogammaglobulinämien bei den Familiengliedern der S.L.E.-Patienten (LEONHARDT, 1957; HOLMAN, 1959b; FUDENBERG u. GERMAN, 1959) und an die möglichen Beziehungen zwischen weiblichem Hormonhaushalt und Hyperglobulinämie erinnern (MACKAY u. Mitarb., 1959; BEARNE u. Mitarb., 1956; BARTHOLOMEW u. Mitarb., 1958). Nicht zuletzt eröffnen die grundlegenden Forschungen von HEILMEYER (1958) über die Entzündungsbeeinflussung durch hormonale Einwirkungen im Modell der Pyrexal-Entzündung der Haut neue Aspekte in dieser Richtung.

Eine höchst interessante und vielleicht zu wenig bekannte oder erwähnte Methode zum Nachweis einer immunologischen Hyperreaktivität ist von Creger u. Mitarb. schon im Jahre 1951 ausgearbeitet worden: die Verfasser haben je 1 ml ABO-inkompatibles Blut einer Reihe gesunder und kranker Menschen intramuskulär injiziert und haben gesehen, daß die bei weitem größte Menge inkompletter Wärmeantikörper von Patienten mit akuter primärer Polyarthritis, S.L.E. und erworbenen hämolytischen Anämien produziert wird. Eine ähnliche Auffassung wurde gleichfalls wieder auf rheumatologischem Gebiet von Rejholec (1957) geäußert. Es wäre wünschenswert, daß diese Krankheitsgruppe ebenso gründlich wie die Hypo- und Agammaglobulinämie und das Antikörpermangelsyndrom bezüglich ihrer Reaktionsfähigkeit auf eine Vielheit von Antigenen erforscht würde, was sicher konkretere Fundamente für die Theorie der immunologischen Hyperreaktivität liefern würde.

Wenn wir nun zu den Beziehungen zwischen autoimmunhämolytischer Anämie und S.L.E. zurückkehren, so hat die Beobachtung offensichtlich idiopathischer Formen, die sich im Laufe der Zeit, und nicht selten nach Splenektomie (Dameshek u. Reeves, 1956), in ein ausgeprägtes Lupus-erythematosus-Syndrom wandeln (Dubois, 1952; Gordon u. Löwenstein, 1955; Meacham u. Weisberger, 1955; Beickert, 1956a), neue Probleme bezüglich des klinischen und pathophysiologischen Ablaufs der Erkrankung mit sich gebracht. Das häufige Vorkommen der periarteriellen zwiebelschalenförmigen Fibrose in den histologischen Präparaten von Milzen, die wegen Hyperhämolyse oder Thrombopenie entfernt wurden, und die schon vor 17 Jahren von Kaiser (1942) beobachtet wurden, ist ein sicheres Argument dafür, daß diese Fälle monosymptomatische Formen von Lupus und keine echten Übergänge zum Lupus sind, wie einige annehmen möchten. Die Sache ist besonders in jenen Fällen von autoimmunhämolytischen Anämien klar, in denen der LE-Zelltest positiv ist, Reaktionen, die anfangs für „falsch" positiv bei hämolytischer Anämie gehalten wurden. Wenn man die Fälle des Schrifttums sorgfältig analysiert, so ist nicht zu übersehen, wie häufig eine arthralgische Symptomatologie ist (oft mehr subjektiv als objektiv, so daß sie einer nicht genügend sorgfältigen anamnestischen Erhebung entgehen kann). *Arthralgie und Mikrohämaturie oder Proteinurie sind zwei Alarm-Symptome, die die wahre kollagenopathische Natur des Grundleidens einer anscheinend idiopathischen Autoimmunhämopathie vermuten lassen.*

Es gibt noch zwei Fragen, die ich der Aufmerksamkeit dieses Symposiums unterbreiten möchte, und zwar die *wahre Häufigkeit dieser sogenannten lupoiden Umwandlung der Autoimmunhämopathie,* und die *Rolle der Splenektomie.* Was die erste anbetrifft, sind die neulich von Dameshek und seiner Gruppe (1958) mitgeteilten Zahlen wirklich überraschend. Sie fanden in einem Krankengut von 69 Frauen und 9 Männern mit idiopathischer thrombocytopenischer Purpura[1], die alle splenektomiert wurden, daß 17,9% das ausgeprägte Bild von S.L.E. zeigten, während sich in weiteren 15% verdächtige Erscheinungen zeigten. Zusammenfassend meint Dameshek (1958), daß unter den 25% der wegen I.T.P. splenektomierten Frauen sich der Lupus im Anschluß an die Splenektomie entwickle und

---

[1] Diese Daten entstammen dem Beitrag von Rabinowitz und Dameshek [Ann. intern. Med. **52,** 1 (1960)], in dem frühere Beobachtungen bestätigt werden (Anmerkung bei der Überarbeitung des Manuskriptes).

schreibt der Entfernung eines hypothetischen Hemmfaktors der Milz eine entscheidende Bedeutung für die explosive Ausprägung des S.L.E. zu.

Ich habe diese Daten gebracht, obwohl sie hauptsächlich Thrombocytopenien betreffen. Aber bei den autoimmunhämolytischen Anämien ist die Situation ähnlich. Daß hier positive LE-Zellteste vorkommen, ist hinreichend in der Literatur dokumentiert (s. bei HARGRAVES u. OPFELL, 1958). Es erhebt sich die Frage, ob mit einer derart großen Häufigkeit des Phänomens wie bei idiopathischer Thrombocytopenie (1 : 4) zu rechnen ist. Auch ein lupusauslösender Effekt der Splenektomie ist als zweifelhaft zu betrachten, da viele direkt gegenteilige Beobachtungen

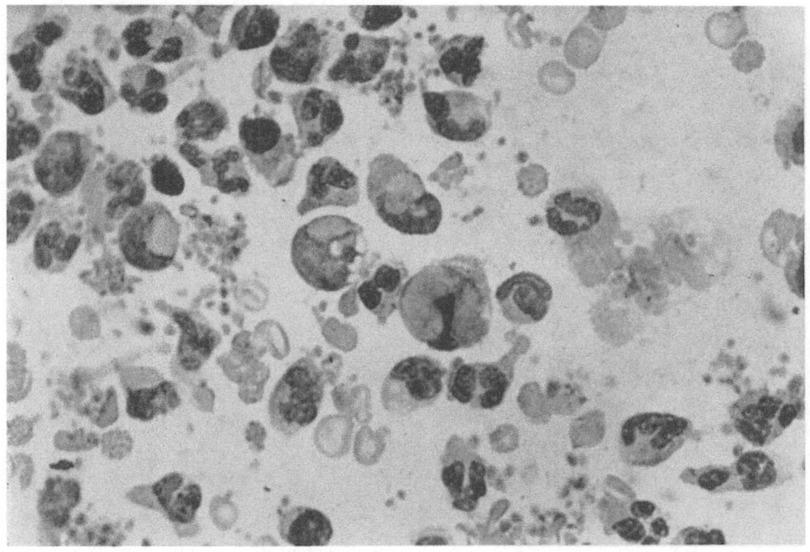

Abb. 1. Erythrophagocytose zusammen mit LE-Zellbildung. Autoimmunhämolytische Anämie bei Lupus erythematosus disseminatus. Direkter („Auto-") LE-Zelltest

vorliegen (LEE u. DAVIS, 1959; SARLES u. LEVIN, 1959). Seit vielen Jahren führen wir systematisch den LE-Zelltest vor und nach der Splenektomie bei allen unseren Autoimmunhämopathien aus, aber wir haben niemals einen positiven gefunden, während wir zweimal einen positiven Coombstest bei Patienten mit ausgeprägtem Lupus beobachtet haben. Bei einem dieser Fälle war eine deutliche Erythrophagocytose zusammen mit der Bildung von typischen LE-Zellen sichtbar (Abb. 1).

Was die Pathophysiologie bei erworbenen autoimmunhämolytischen Anämien betrifft, muß man sagen, daß der genaue *Modus der erythrocytären Schädigung immer noch ein Problem ist*. Wir haben während des Symposions viel von der Immunhämolyse in vitro gehört. Mit ihr kann der Effekt *inkompletter* Autoantikörper auf Erythrocyten aber noch nicht hinreichend erklärt werden. Für den Kliniker ist es vor allem auffallend, *daß es eigentümliche und verschiedene biologische Malignitätsgrade der inkompletten Antikörper in vivo gibt, worauf* SCHUBOTHE *wiederholt aufmerksam gemacht hat* (1958, 1959).

Über die Bedeutung der Milz sind die Untersuchungen immer noch nicht abgeschlossen (s. auch MARCOLONGO, 1953, 1959): einigen Forschern erscheint sie

nebensächlich, anderen dominierend. Ihre Bedeutung ist jedenfalls davon abhängig, ob die Hämolyse primär intra- oder extravasculär stattfindet und von
dem jeweiligen Grad ihrer doppelten pathogenetischen (gleichzeitig autoanti-
körperbildenden und erythrokatheretischen) Rolle ab. Die Forschungen Rowleys
(1950), Drapers und Süssdorfs (1957) und anderer haben gezeigt, wie die antikörperbildende Milztätigkeit bedeutungsvoll wird, wenn ein Antigen intravenös
in den Organismus gelangt ist. Was die erythrokatheretische Rolle betrifft, gibt
es heute keinen Zweifel, daß eine der wesentlichen Funktionen der Milz bei hämolytischen Zuständen die eines Filterorgans ist (Castle, 1958; Crosby, 1959).

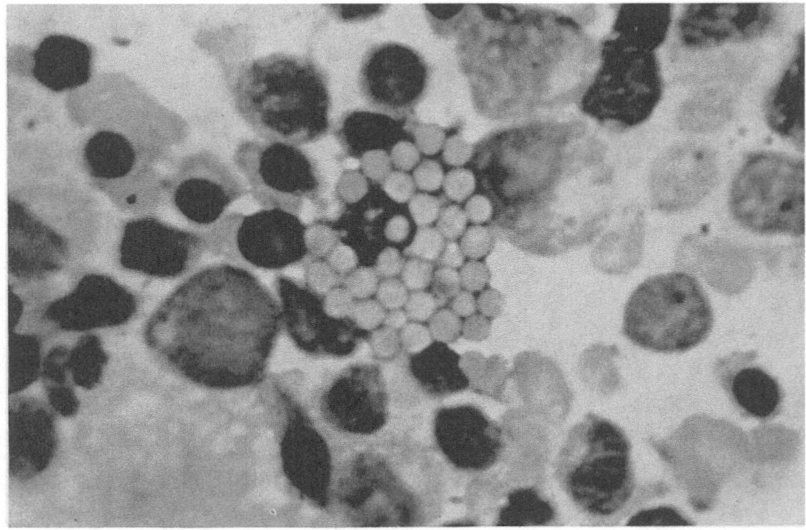

Abb. 2. Gleicher Fall wie in Abb. 1. Knochenmarksausstrich. Sogenannte „Traubenzelle" ("grape-cell")

Bezüglich des sogenannten Hypersplenismus stellen sich heute zwei grundlegende
Fragen: ob man noch das Recht hat, einen markhemmenden Hypersplenismus
neben der unbestreitbaren hämolytischen Hypersplenie anzunehmen und ob man
immer streng zwischen echten *hypersplenischen* Hämocytopenien und *immunologischen* Hämocytopenien unterscheiden soll.

Was das erste Problem betrifft, sind die Erfahrungen, die für einen humoralen
markhemmenden Faktor sprechen, gering gegenüber der großen Zahl negativer
Befunde. Vielleicht muß man doch jenen Autoren Recht geben, welche annehmen,
daß die splenogene Markhemmung wahrscheinlich durch markschädigende Autoantikörper (Sacchetti u. Mitarb., 1958) bedingt ist. Die reine Hypersplenie wurde
ihrerseits als ein pathologischer Zustand definiert, der mit Verminderung einer
oder mehrerer Zellarten im Blut einhergeht uud durch ein pathologisch verändertes, jedoch nicht antikörperproduzierendes R.H.S. gekennzeichnet ist (Miescher,
1956). Die Indikation zur Splenektomie hat man auf die rein hypersplenischen
Zustände beschränkt, die Steroidtherapie dagegen auf die autoimmunologischen
Erkrankungen. Nach unserer Auffassung sind aber solche einengenden Gedanken-
gänge weder für die Klinik noch für die Pathologie ganz gerechtfertigt (Marmont,
1958, 1959).

Niemand wird der Milz eine Rolle in der Bildung von Autoantikörpern absprechen, selbst wenn sie von Fall zu Fall unterschiedlich ist, so daß also eine immunologische Hämocytopenie immer wenigstens teilweise „hypersplenisch" ist. Das gleiche gilt von der erythrokatheteretischen Tätigkeit der Milz, die manchmal bei Wärmeautoantikörperanämien sehr erheblich ist. Bei den Immuncytopenien der leukocytären und thrombocytären Reihe, deren Techniken bekanntlich unzuverlässig sind, würde der einmalige Nachweis einer serologisch positiven Reaktion genügen, um einen Fall aus der Kategorie der hypersplenischen Formen in die der immunologischen einzuordnen. Schließlich hat sich gezeigt, daß die Splenektomie ziemlich oft eine entscheidende Wirkung hat auch bei den immunologischen Formen, während umgekehrt die Steroide auch bei den anscheinend echten Hypersplenien günstig wirken. In beiden Fällen stellt die Beteiligung des R.H.S., die bald mehr vom humoralen, bald mehr vom cellulären Typ ist, ein zentrales Element der Krankheit dar. Die engen Beziehungen zwischen den nur splenogenen und den durch immunologische Veränderungen verursachten Hämocytopenien wurden auch von

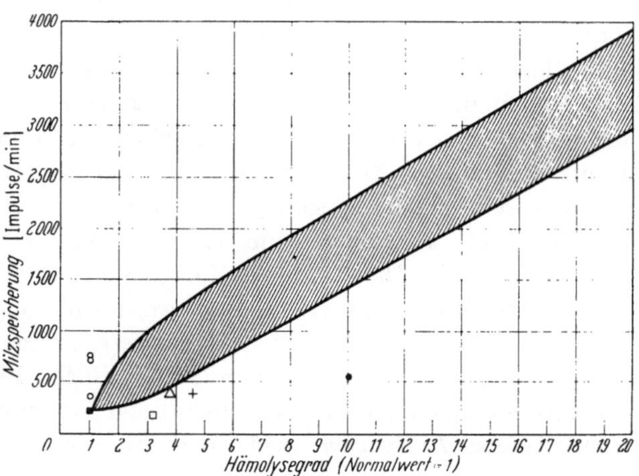

Abb. 3. Korrelierung zwischen dem Grad der Hämolyse (Abszisse) und der Milzspeicherung von Chrom^{51}-markierten Erythrocyten, berechnet auf absolute Impulse (Ordinate). Alle Fälle hämolytischer Anämien mit inkompletten Wärmeantikörpern liegen in der schraffierten Zone [nach FIESCHI u. Mitarb.: Min. Nucleare **3**, 85 (1959)]. □ Intravasculäre Hämolyse; △+ Niedriger Milz-Leber-Quotient (wahrscheinlich hepatische Erythrokatherese); ■ Okkulte Blutung. ○ Erhebliche Splenomegalie

MOESCHLIN (1956), BERNARD (1956), INTROZZI (1957), DOAN u. Mitarb. (1958) und anderen Verfassern unterstrichen. Daß bei den Anämien mit I.W.A. die erythropexische Rolle der Milz beträchtlich ist, hat die neue Methode zur Messung der Oberflächenradioaktivität über der Milz ergeben (JANDL u. Mitarb., 1956, 1958; KORST u. Mitarb., 1955; HUGHES-JONES u. SZUR, 1957; MOLLISON 1959; FIESCHI u. Mitarb., 1958, 1959), wenngleich damit natürlich noch nicht geklärt ist, ob die Milz eine aktive oder eine passive Rolle spielt. Unter Berücksichtigung der Tatsache, daß besonders bei der „vasculären" Milz die Durchblutung gesteigert ist und daß man andererseits unmittelbar im Anschluß an die intravenöse Injektion der markierten Erythrocyten Milzen mit schneller und mit langsamer initialer Mischungszeit unterscheiden kann (TIZIANELLO u. PANNACCIULLI, 1959), liefert der Grad der Milzoberflächenradioaktivität, besonders wenn er zeitlich verfolgt und in Beziehung mit dem der Leberoberflächenradioaktivität gebracht wird (sogenannter Milz-Leber-Quotient), ausgezeichnete Hinweise auf die erythropexische Rolle der Milz. So hat sich gezeigt, daß bei den autoimmunhämolytischen Anämien mit vornehmlich intravasculärer Hämolyse (wozu auch die Kryoagglutininämien gehören) die Milzspeicherung nur gering ist. Die Wärmeautoantikörperanämien ergeben dagegen für die Milzspeicherung und vor allem für den Milz-Leber-Quotienten viel höhere Werte.

Fieschi u. Mitarb. (1959) haben in ihrem gesamten Krankengut die wechselseitige Beziehung zwischen dem Grad der Hämolyse und dem Umfang der Milzspeicherung in absoluten Impulszahlen ausgewertet (Abb. 3). Diese Methode dürfte zweifellos eine Hilfe für die Indikation zur Splenektomie sein. Bei Myelofibrosen gestattet bekanntlich die kombinierte Anwendung von Radioeisen und Radiochrom zu entscheiden, ob eine etwaige Aktivität der Milz hauptsächlich erythropoetischer oder erythrokatheteretischer Art ist (Chodos, 1958; Emlinger u. Mitarb., 1953). Wir werden mehr über den Wert dieser Methode von Herrn Weinreich hören.

Was nun den Mechanismus der Erythrocytenelimination durch die Milz bei Wärmeautoantikörperanämien betrifft, möchte ich kurz die Aufmerksamkeit auf die erythrophagocytären Phänomene von seiten der fixen reticulohistiocytären Zellen lenken, die jedenfalls die letzte Phase des splenischen Eingriffes darstellen. Unsere Erfahrungen *in vitro* mit menschlichen Histiocyten sowie Erythrocyten, die mit Anti-A- und Anti-B-Antikörpern und mit Anti-D-Immunkörpern sensibilisiert waren, haben das sehr hohe erythrophagocytische Potential der Histiocyten bestätigt, was schon beim Tier von Wasastjerna (1953) und anderen beschrieben wurde. Diese Art von Phagocytose findet nach dem alten Schema des „Imports" Rhumblers (1924) statt, wo das phagocytierende Element im Zentrum unbeweglich bleibt und die phagocytierten roten Blutkörperchen von innen sozusagen angezogen werden (Marmont u. Mitarb., 1958). Ich möchte auch noch ganz kurz erwähnen, daß mit derselben Technik typische Polyphagocytosen antikörperbeladener *Leukocyten* leicht zu erhalten sind (Marmont, 1959).

Wir haben deshalb nach ähnlichen Phänomenen in Tupfpräparaten von vier Milzen gesucht, die wegen autoimmunhämolytischer Anämie entfernt worden waren, und haben in allen Fällen Erythrophagocytosen festgestellt, sehr oft von Blutkörperchen, die sich schon im Zustand der Lyse befanden (Marmont u. Fusco, 1958, 1960). Diese Bilder waren in den entsprechenden histologischen Schnitten fast nicht sichtbar. Das erklärt, warum früher von Pathologen meist keine Erythrophagocytosen beschrieben wurden, außer von Crosby u. Rappaport (1567), die sie auch histologisch festgestellt haben.

Von 14 Patienten mit der „idiopathischen" Krankheitsvariante, die alle eine Steroidbehandlung gehabt hatten, haben wir fünf *splenektomieren* lassen: Dabei trat ein postoperativer Todesfall (Thromboseverdacht im portalen System) ein. Bei zwei Patienten kam es zu einer vollständigen klinisch-biologischen Remission, bei zweien zu einer einfachen klinisch-hämatologischen Remission. Diese Definitionen erfordern eine kurze Erklärung. Wir nehmen eine vollständige *klinischbiologische Remission* an in Fällen, wo es nach der Splenektomie nicht nur zu einer Normalisierung des Blutumsatzes, sondern auch zu einem völligen Verschwinden der Autoantikörper kommt. Von einer Remission sprechen wir, weil man natürlich nicht voraussagen kann, ob die Antikörper später nicht wieder erneut auftreten. Unter *klinisch-hämatologischer Remission* verstehen wir die Normalisierung des klinischen Bildes und des Blutumsatzes *ohne* gleichzeitiges Verschwinden der Autoantikörper (Tab. 1). Bei einem unserer Patienten (Abb. 4) blieb der direkte Coombstest stark positiv, während $T/2\ Cr^{51}$ einen Wert von 31 Tagen erreichte, was in unserem Laboratorium normal ist.

Tabelle 1. *Ein Fall von einfacher klinisch-hämatologischer Remission (B. R. ♂, 447)*. Die Autoantikörperbildung bleibt unverändert; sie ist aber nicht nur kompensiert, sondern die Lebensdauer der Erythrocyten ist scheinbar normal (nach MARMONT: G. Med. internaz. Verona 1959)

	Eintrittsstatus	Nach Steroidtherapie	2 Jahre nach Splenektomie
Erythrocytenzahl in Millionen/mm³	1,15	4,2	5,2
Venöser Hämatokrit	11,5	38	48
Serumbilirubin in mg/100 ml	5,2	1,0	0,8
Reticulocyten in %	70	4	1
Reticulocyten/mm³	875 000	168 000	50 000
$T/2$ Cr⁵¹ (Tage)	10	18	31
Coombs-Test (direkt)	++++	+—	++++

Diese charakteristische klinisch-biologische Remission, die wir nach Splenektomie bis jetzt in zwei Fällen beobachtet haben, und die auch neulich von OETTGEN u. KINDLER (1959) und anderen beschrieben worden ist, stellt nicht nur die bekannte Tatsache des Fehlens einer konstanten Beziehung zwischen der Positivität des Coombstestes und der erythrocytären Schädigung klar heraus, sondern

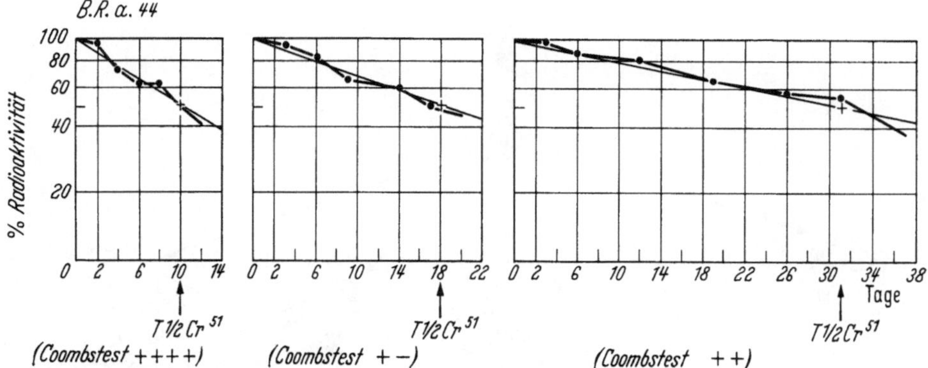

Abb. 4. Gleicher Fall wie in Tab. 1. Überlebenszeit der radiochrommarkierten Erythrocyten vor Behandlung (links), nach Steroidtherapie (Mitte) und nach Splenektomie (rechts) (nach MARMONT 1959)

erscheint auch wie eine frappante Parallele zur hereditären Sphärocytose: In beiden Fällen entfernt man nämlich ein physiologisches Organ, die Milz, um minderwertige Erythrocyten länger leben zu lassen. Konstitutionelle Kugelzellen und antikörperbeladene Erythrocyten können offenbar normal — oder fast normal — überleben, wenn die Milzsperre entfernt wird. Diese Parallele gilt aber offenbar nur für solche Fälle, in welchen die Autoantikörper keine nennenswerte metabolische Schädigung der Erythrocyten hervorrufen, wie sie von STORTI u. Mitarb. (1956) demonstriert wurde und in denen die Erythrocytenlebensdauer ohne die Milzsperre nicht nennenswert verkürzt ist.

Aus dem bisher Gesagten ergibt sich auch die eklektische Orientierung, die wir der Behandlung der Wärmeautoantikörperanämien zugrunde legen. Bei Durchsicht der Literatur hat man manchmal den Eindruck, daß zwei therapeutische Richtungen bestehen, eine der reinen Immunohämatologen, deren Vertreter, vielleicht auch unter dem Eindruck der theoretischen Auffassungen, nach wie vor die Splenektomie bei einer Krankheit von so umfassendem Charakter für eine unzureichende Maßnahme halten, während die andere Richtung, vornehmlich von

klinischen Hämatologen gebildet, neben dem großen Nutzen der Steroidbehandlung als erste Maßnahme zum Behandlungsbeginn aber auch den Wert der Splenektomie sorgfältig erwägen in der Überzeugung, daß sie unter günstigen Bedingungen bei einem jungen Patienten nicht selten von größerem Nutzen sein konnte
als eine Steroidbehandlung, die sich über Jahre hinzieht. In diesem Sinne hat
sich CROSBY neulich in Kopenhagen (1957) und Rom (1958) ausgesprochen.
Wie CLOUGH (1957) schreibt, ,,scheint eine Maßnahme die andere zu ergänzen und
die Wirkung der anderen zu erhöhen". Es wird von großem Interesse sein, dies-
bezüglich die Ansichten der Teilnehmer des Symposiums, insbesondere der Herren
SCHULTEN und HENNEMANN, kennenzulernen.

Ein Problem, das noch einer Lösung harrt, ist der Wirkungsmechanismus der
Steroide bei diesen Anämien. Wie wir andernorts schon mehrmals dargelegt haben,
lassen sich 5 Möglichkeiten erwägen: Stimulierung des Knochenmarks, unspezi-
fischer Schutz des roten Blutkörperchens, Blockierung der Antigen-Antikörper-
Reaktion, Hemmung der Antikörperbildung, Drosselung des erythropexischen
Sektors des R.H.S. *sensu strictiori* (MARMONT u. FUSCO 1956, 1958, 1960; MAR-
MONT, 1958, 1959) (Abb. 5).

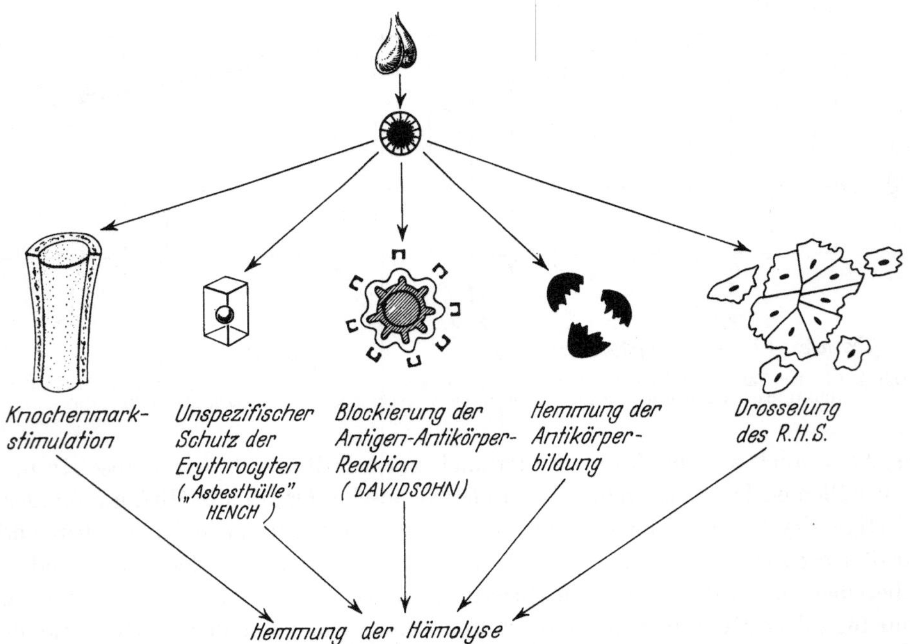

Abb. 5. Eine schematisch-hypothetische Darstellung der möglichen therapeutischen Wirkung von Steroiden bei
autoimmunhämolytischen Anämien. (Nach MARMONT und FUSCO 1956 II)

Um die erste dieser Möglichkeiten zu prüfen, haben wir das Verhalten der
Reticulocyten und ihrer einzelnen Klassen in etwa 20 Fällen steroidbedingter
Remissionen bei Patienten mit Wärmeautoantikörperanämien, sowohl idiopathischen wie symptomatischen (bei Lymphadenosen), studiert. Die verabreichten
Dosen waren besonders hoch und variierten zwischen 80 und 375 mg Prednison
oder gleichwertigen Dosen anderer Steroide pro Tag. Alle diese Fälle zeigten eine
hohe, manchmal sogar sehr hohe Reticulocytämie. Die Reticulocyten wurden

nach der gewöhnlichen Technik (Brilliantkresylblau) sowie fluorescenzmikroskopisch (Acridinorangefärbung) gezählt und klassifiziert. Die Zählung mit letzterer Methode wurde nach einer einfachen Vitaltechnik ausgeführt (MARMONT, 1959), um die Veränderung der Morphologie der granulofilamentösen Substanz zu vermeiden, die nach KOSENOW (1956) stattfindet, wenn das Fluorochrom in physiologischer Lösung gelöst wird und p_H-Schwankungen eintreten. Bei diesem Vorgehen haben wir einen ständigen Parallelismus zwischen reticulocytären Klassen mit beiden Methoden bemerkt, obgleich die Fluorescenzmethode Zahlen ergibt, die statistisch auch beim Gesunden bedeutend höher sind (MARMONT, 1959). Sie ist wahrscheinlich eine Technik, die keinen vitalgranulierten Erythrocyten unerfaßt läßt.

In allen Fällen ist unter der Steroidtherapie ein charakteristischer Anstieg der Erythrocytenwerte und ein Rückgang der Reticulocytenwerte eingetreten (Abb. 6 und 7). Letzterer, sehr deutlich in den Prozentzahlen, zeigte sich auch in den absoluten Zahlen. Obwohl mehrfach über eine medulläre Regenerationsinsuffizienz mit Neigung zur sogenannten Immunaplasie (DAVIS u. Mitarb., 1952; LINKE, 1952; BONHAM-CARTER u. Mitarb., 1954; GASSER, 1955; EISEMAN u. DAMESHEK, 1954; SEIP, 1955; BEICKERT, 1956) berichtet worden ist und Fälle mit Reticulocytopenie (CROSBY u. RAPPAPORT, 1956) beobachtet wurden, bleibe ich doch der Auffassung, daß solche Möglichkeiten oder Komplikationen entschieden eine Minderheit bilden — wir haben einen einzigen Fall unter 14 idiopathischen Fällen gesehen — und daß nur bei den letzteren die Steroiden eine sogenannte „Knochenmarksreizung" mit Reticulocytenanstieg ausüben.

Das Verhalten der Reticulocyten wurde weiterhin durch das Studium der Reifungsstadien nach HEILMEYER genauer erforscht. Im Gegensatz zu der konstanten Linksverschiebung unbehandelter Fälle, für welche eine überstürzte Zellausschüttung bezeichnend ist, erfolgte auf die Stoßtherapie mit Steroiden ein sofortiger Rückgang der unreifen Reticulocytenformen, wie es deutlich aus den graphischen Darstellungen der Abb. 6 und 7 zu ersehen ist. Ohne irgendwelche Berücksichtigung der Cortisonwirkung auf die reticulocytäre Reifung, die von BALDINI und PANNACCIULLI (1953) angenommen wurde, denken wir, daß das in Frage stehende Phänomen eine klare und sofortige Reduzierung der erythropoetischen Aktivität des Knochenmarks widerspiegelt. *Wir halten es daher für ausgeschlossen, daß der Mechanismus der Cortisonremission bei den autoimmunhämolytischen Anämien mit I.W.A. in einer sogenannten Reizung des Knochenmarks besteht.* Die rasche Normalisierung des Hämoglobinstoffwechsels und der Erythrocytenlebensdauer, besonders unter hohen Steroiddosen, zeigt mit Sicherheit, daß die *Remission der Anämie durch eine Hemmung der Hyperhämolyse und nicht durch eine hyperregenerative Kompensation des Knochenmarks* erfolgt.

Zur Frage eines direkten Schutzes der roten Blutkörperchen sowie einer Hemmung der Antigen-Antikörper-Reaktion möchte ich nicht viel sagen: obwohl vereinzelte biochemische oder chemisch-physikalische Hinweise (CREGER u. Mitarb., 1956; STEFFEN, 1956) für diese Möglichkeiten sprechen könnten, sind sie auf Grund anderer klinisch-biologischer Beobachtungen unwahrscheinlich. Die neueste Darstellung durch FUDENBERG u. Mitarb. (1958) von der umgekehrten Proportionalität zwischen Konzentration der erythrocytär fixierten Autoantikörper ("erythrocyte-coating substance") und der Erythrocytenlebensdauer sowie von dem

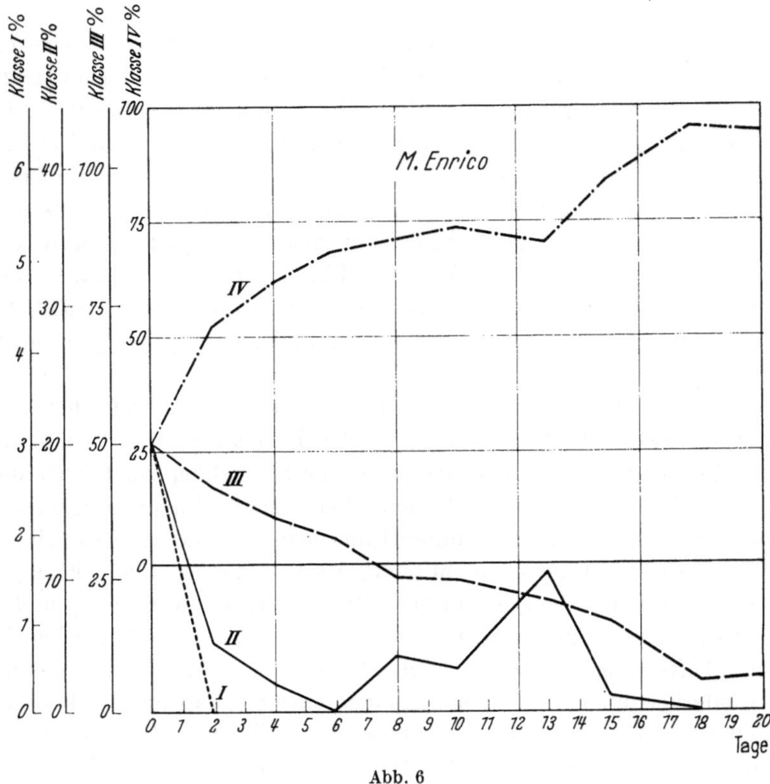

Abb. 6

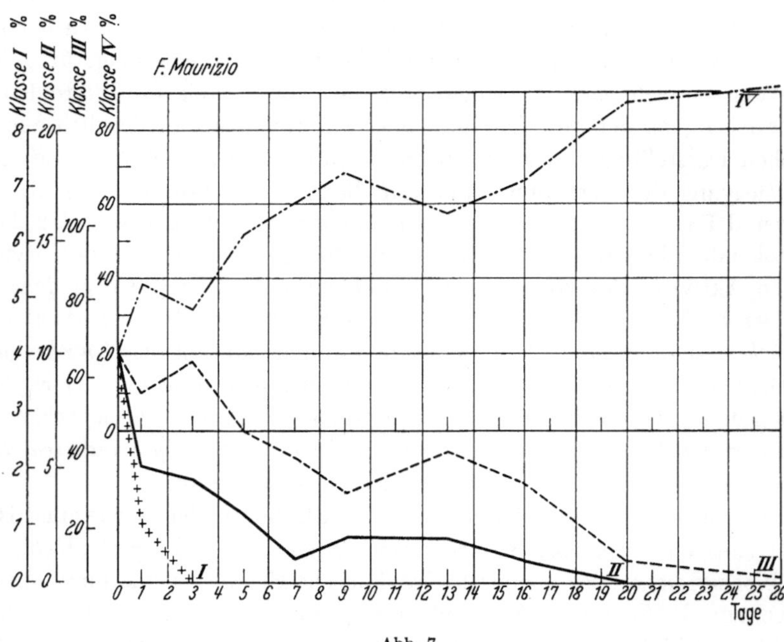

Abb. 7

Abb. 6 und 7. Graphische Darstellung des Verhaltens der verschiedenen Reticulocytenklassen bei steroidbehandelten autoimmunhämolytischen Anämien. Abszisse: Tage der Behandlung. Ordinate: Prozentzahlen jeder Klasse auf differenten Skalen für jede Klasse. Man beachte den plötzlichen Sturz der Klasse I, die langsamere Verminderung der Klassen II und III und die prozentuale Vermehrung der Klasse IV. (Reticulocytenzählung mit Acridinorange im Fluorescenzmikroskop gleichzeitig mit Brillantkresylblau im gewöhnlichen Lichtmikroskop)

Parallelismus zwischen Verminderung der Antikörperkonzentration und Verlängerung der Erythrocytenlebensdauer nach Steroidtherapie ist eine wichtige Bestätigung der Hypothese von DAMESHEK u. Mitarb. (1956), nach welcher die Wirkung der Steroide hauptsächlich gegen die Antikörper gerichtet ist.

Wie dem auch sei, der frühzeitige Rückgang der Milzvergrößerung und der Reticulocytose bei anscheinend unverändertem Coombstest haben uns unter Berücksichtigung des klassischen antiphlogistischen Gewebseffektes der Steroide veranlaßt, einen antireticuloendothelialen Effekt der Steroide zu postulieren (MARMONT und FUSCO, 1956). Heute denken wir (MARMONT und FUSCO, 1958, 1960; MARMONT 1959) an einen globalen Drosselungseffekt der antiphlogistischen Corticosteroide auf das gesamte R.H.S., und zwar sowohl auf die phagocytierende oder ultraphagocytierende, nichtantikörperbildende, rein histiocytäre, wie auch auf die antikörperbildende nichtphagocytierende Komponente. Mit einer solchen Auffassung ist es nicht schwer, Annäherungspunkte zwischen zwei scheinbar so verschiedenen Verfahren, wie der Cortisonbehandlung und der Splenektomie, zu finden. Die antireticuloendotheliale Wirkung der Steroide dürfte auch entferntere Folgen, wie den infektionsfördernden, den antiautoaggressiven Effekt usw. erklären.

Ich möchte nur noch einige Worte über die Behandlung der symptomatischen autoimmunhämolytischen Anämie bei chronischen Lymphadenosen sagen, wo wir immer wieder den Eindruck haben, daß jede Art cytostatischer Behandlung von einer gesteigerten, manchmal perakuten Hämolyse gefolgt war. Das haben wir nach einer Röntgenbestrahlung und Verabreichung von cytostatischen Stoffen schon oft beobachtet (MARMONT und FUSCO, 1956; FUSCO, 1955).

Die Auffassung von einer Freisetzung der Autoantikörper infolge einer Lyse der produzierenden Elemente erscheint zu verführend, um sie hier nicht zu erwähnen, aber es bestehen für sie keine sicheren Anhaltspunkte. Es sind zwar Autoantikörper in den Lymphomen solcher Kranken nachgewiesen worden [AUBERT und BRENDEMOEN (1949); WIENER u. Mitarb. (1953) und andere]; unsere diesbezüglichen Erfahrungen mit Lymphocytenhomogenisaten waren jedoch bis jetzt negativ.

Auf jeden Fall sollte man, wie es ROSENTHAL u. Mitarb. (1955) verfochten haben, in solchen Fällen einen „therapeutischen Angriff auf zwei Ebenen" machen. Als Cytostaticum geben wir augenblicklich diesen Patienten Chlorambucil (CB 1348), mit welchem wir keine überstürzte Hämolyse beobachtet haben. Aber wir möchten auch sagen, daß sich in den meisten Fällen die antihämolytische Behandlung mit Steroiden als die wichtigere erwiesen hat, als ob die Komplikation von größerer Bedeutung als die Grundkrankheit wäre, wie dies auch von KYLE u. Mitarb. (1959) und von BEICKERT (1959) angenommen wurde. Eine Splenektomie haben wir bei diesen Kranken nie ausführen lassen.

Zuletzt möchte ich kurz einen Fall von chronischer Kryoagglutininämie vorstellen, der eine Eigentümlichkeit von besonderem Interesse zeigte (MARMONT u. Mitarb., 1955a). SCHUBOTHE (1958), der sehr richtig die Makroglobulinämie mit der idiopathischen chronischen Kryoagglutininämie vergleicht, hat darauf hingewiesen, wie selten bei der letzteren lymphoide Proliferationen sind im Gegensatz zur Makroglobulinämie Waldenström, wo sie die Regel sind. Unser Patient bot anfangs scheinbar das Bild einer Lymphadenose, die aber nach einer kurzen chemotherapeutischen Behandlung völlig zurückging, ohne daß man eine absolut sichere epikritische Diagnose stellen konnte.

Es handelte sich um einen Patienten, der im Alter von 68 Jahren zur Beobachtung kam. Anamnestisch hatte er mehrere Jahre lang im Winter an Akrocyanosen und Hämoglobinurie *a frigore* gelitten. Klinisch bestand die Trias: Kälteakrocyanosen, Subikterus und Splenomegalie. Es waren keine ausgeprägten Lymphknotenvergrößerungen nachweisbar. Der immunologische Blutbefund war charakteristisch (Kälteagglutinintiter von 64000 bis 256000).

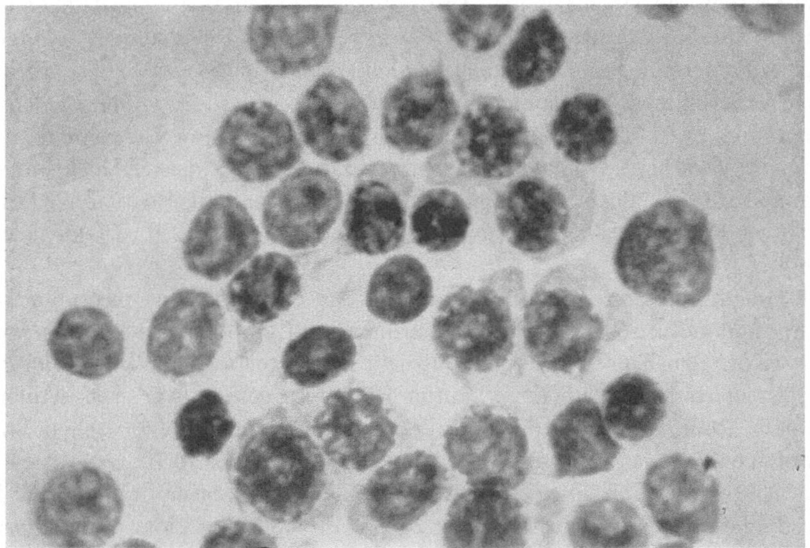

Abb. 8. Knochenmark mit Erythroblasten und Lymphocyten (duality of proliferation) bei einer chronischen Kryoagglutininämie

Die Abkühlung des Augapfels löste die typische Zirkulationsstörung in den kleinen Conjunctivalgefäßen aus, über die wir andernorts berichtet haben (Marmont u. Mitarb., 1955). Es bestand eine Leukocytose von 80000 Zellen mit 99% Lymphocyten. Das Knochenmarksbild zeigte eine typische Mischung von Erythroblasten und Lymphocyten ("duality of proliferation", Rosenthal u. Mitarb.) (Abb. 8).

Es trat keine Veränderung des Kälteagglutinintiters nach Steroidbehandlung ein. Die Wirkung kurzer nachfolgender Cyclen von TEM war sehr ausgeprägt, indem ein rascher Sturz der Lymphocytose beobachtet wurde. Von da an wurde nie mehr eine Lymphocytose, weder peripher noch im Knochenmark, beobachtet.

Der Zustand blieb für fast drei Jahre stationär. 1956 kam der Patient mit Reizhusten und ernster Verschlechterung des Allgemeinzustandes ins Krankenhaus. Das kryoagglutininämische Syndrom war unverändert.

Alle sonstigen Untersuchungen waren negativ, außer der Röntgenuntersuchung des Thorax, die eine progressive massive linksseitige parahiläre Verschattung sowie einen weiteren Rundherd von neoplastischem Charakter zeigte. Eine Reihe fieberhafter respiratorischer Infekte erlaubte keine endoskopischen oder bioptischen Untersuchungen. Das Tomogramm ergab keine weiteren Gesichtspunkte.

Ein Strahlencyclus von über 5000 r bewirkte keine nennenswerten Veränderungen des Lungenbildes (Abb. 9). Der Patient starb zu Hause, und die Obduktion war nicht möglich.

Die wahre Natur des beginnenden lymphadenoseähnlichen Prozesses, ihre Beziehung zur Kryoagglutininämie und die terminalen röntgenologischen Veränderungen sind ein offenes Problem.

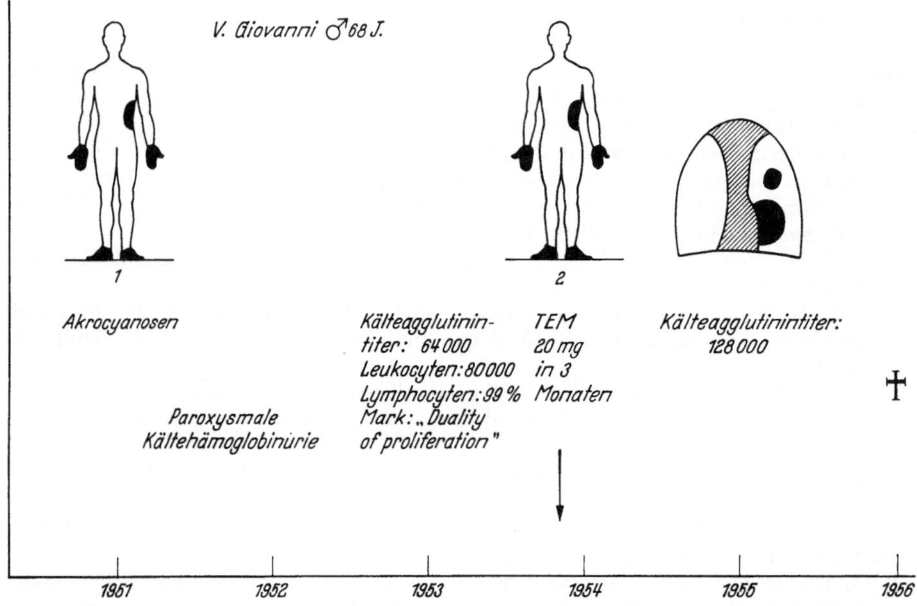

Abb. 9 Schematische Darstellung einer besonderen Verlaufsform von chronischer Kryoagglutinininämie

Ich bin am Ende meines Berichtes angekommen, der gewollt unvollkommen war, denn ich habe es bevorzugt, einige wenige Probleme zu besprechen, statt ein systematisches Verzeichnis aller Probleme dieses Gebietes zu geben. Ich habe nicht von der *akuten* autoimmunhämolytischen Anämie und von der Harleyschen Kältehämoglobuninurie gesprochen, über die ich nicht genug Erfahrungen habe. Auch die isoimmunhämolytischen Erkrankungen habe ich nicht behandelt, die Grundlage und Ausgang der Autoimmunpathologie gewesen sind, darf aber wenigstens darauf hinweisen, daß auch dieses Gebiet noch zahlreiche theoretische und praktische Probleme birgt.

Literatur

Aubert, A., and O. J. Brendemoen: Acquired hemolytic anaemia and lymphoblastoma. Scand. J. clin. Lab. Invest. 1, 95 (1949).

Baldini, M., e I. Pannacciulli: La cultura in vitro dei reticolociti nello studio di alcuni problemi di fisiopatologia ematologica. Atti XI Congr. Soc. It. Ematol., E.M.E.S. Roma 1953.

Bartholomew, L. G., A. B. Hagedorn, J. C. Cain and A. H. Baggenstoss: Hepatitis and cirrhosis in women with positive clot tests for lupus eythematosus. New Engl. J. Med. 259, 947 (1958).

Bearne, A. G., H. G. Kunkel and R. J. Slater: The problem of liver disease in young women. Amer. J. Med. 21, 3 (1956).

Beickert, A.: Immunologisch bedingte, chronische hämolytische Anämie als Frühsymptom eines Lupus erythematosus disseminatus. Z. ges. inn. Med. 11, 50 (1956a).
— Eine aregeneratorische Variante der chronischen erworbenen hämolytischen Anämie vom Typ Loutit. Klin. Wschr. 34, 195 (1956b).
— Die hämolytische Verlaufsform der chronischen lymphatischen Leukämie. Münch. med. Wschr. 101, 2067 (1959).
Bernard, J.: Hémopathies avec auto-anticorps; in Les acquisitions médicales récentes. S. 211. Paris: Flammarion 1956.
Bonham-Carter, R. E., J. A. B. Cathie u. C. Gasser: Aplastische Anämie (chronische Erythroblastophthise) bedingt durch Autoimmunisierung. Schweiz. med. Wschr. 84, 1114 (1954).
Brady, J. H., and W. S. Neal: Splenectomy in case of disseminated lupus erythematosus with thrombocytopenic purpura. Calif. Med. 68, 448 (1958).
Burnet, M.: Autoimmune disease. Brit. med. J. 2, 645 (1959a).
— Autoimmune disease. Brit. med. J. 2, 720 (1959b).
Callender, S. T., and R. R. Race: A serological and genetical study of multiple antibodies formed in response to blood transfusion by a patient with lupus erythematosus diffusus. Ann. Eugen. (Lond.) 13, 102 (1946—1947).
Castle, W. B.: Bemerkungen zum Artikel Giblett u. Mitarb.: Yearbook of Medicine 1957—1958. S. 292. Chicago: Yearbook Publ. 1958.
Chodos, R. B.: Clinical application of radioiron and radiochromium in the diagnosis and management of anemias. Proc. Sixth Congr. Int. Soc. Hematol. New York: Grune & Stratton 1958.
Christian, C. L.: Characterization of the "reactant" (gamma globulin factor) in the F II precipitin reaction and in the F II tanned sheep cell agglutination test. J. exp. Med. 108, 139 (1958).
Clough, P. W.: Recent observations regarding the pathogenesis and treatment of acquired hemolytic anemia. Ann. intern. Med. 46, 819 (1957).
Creger, W. C., S. H. Choy and L. A. Rantz: Experimental determination of hypersensitive diathesis in man. J. Immunol. 66, 445 (1951).
— E. H. Tulley and D. G. Hansen: A note on the effect of hydrocortisone on the micro-electrophoretic characteristics of human red cell-antibody unions. J. Lab. clin. Med. 47, 686 (1956).
Crosby, W. H.: Diskussionsbemerkung. Acta haemat. (Basel) 29, 146 (1958).
— Hemolytic anemia-aspects of treatment. 7th-Congr. int. Soc. Hematology. Rome 1958.
— Normal functions of the spleen relative to red blood cells: a review. Blood 14, 399 (1959).
— and H. Rappaport: Reticulocytopenia in autoimmune hemolytic anemia. Blood 11, 929 (1956).
— — Autoimmune hemolytic anemia: II. Morphologic observations and clinicopathologic correlations. Amer. J. Path. 33, 429 (1957).
Dacie, J. V.: Auto-immune haemolytic anaemias. Acta haemat. (Basel) 20, 131 (1958).
— Acquired haemolytic anemias. Brit. med. Bull. 15, 67 (1959).
Dameshek, W.: Systemic lupus erythematosus: a complex autoimmune disorder. Ann. intern. Med. 48, 717 (1958).
— and W. H. Reeves: Exacerbation of lupus erythematosus following splenectomy in idiopathic thrombocytopenic purpura, and autoimmune hemolytic anemia. Amer. J. Med. 21, 560 (1956).
— F. Rubio, J. P. Mahoney and W. H. Reeves: Treatment of idiopathic thrombocytopenic purpura (IPT) with prednisone. J. Amer. med. Ass. 166, 1805 (1958).
Davis, L. J., A. C. Kennedy, A. G. Baikie and A. Brown: Haemolytic anaemias of various types treated with ACTH and cortisone. Report of ten cases, including one of acquired type in which erythropoetic arrest occurred during a crisis. Glasg. med. J. 33, 263 (1952).
Doan, C. A., B. A. Bouroncle and B. K. Wiseman: Hypersplenic cytopenic syndromes: a 25 year experience with special reference to splenectomy. Proc. VI Congr. Int. Soc. Hematol. New York: Grune & Stratton 1958.
Draper, L. R., and D. H. Süssdorf: The serum hemolysin response in intact and splenectomized rabbits following immunization by various routes. J. infect. Dis. 100, 147 (1957).

DuBois, E. L.: Acquired hemolytic anemia as the presenting syndrome of lupus erythematosus. Amer. J. Med. 12, 197 (1952).

Ehrich, W. E.: Nature of collagen diseases. Amer. Heart J. 43, 121 (1952).

Eiseman, G., and W. Dameshek: Splenectomy for pure red cell hypoplastic (aregenerative) anemia associated with autoimmune hemolytic disease; report of a case. New Engl. J. Med. 251, 1044 (1954).

Emlinger, P. J., R. L. Huff, C. A. Tobias and J. H. Lawrence: Iron turnover abnormalities in patients having anemia: serial blood and in vivo tissue studies with Fe [59]. Acta haemat. (Basel) 9, 73 (1953).

Fieschi, A., I. Pannacciulli e A. Tizianello: L'impiego di emazie marcate con Cr [51] nello studio della splenomegalia e delle sedi dell'emocateresi. Minerva nucleare (Torino) 3, 85 (1959).

— A. Tizianello e I. Pannacciulli: La captazione spleno-epatica di globuli rossi targati con cromo radioattivo valutata mediante scintillatori direzionali. Minerva med. (Torino) 49, 1101 (1958 I).

Fudenberg, H. H., I. Barry and W. Dameshek: The erythrocyte-coating substance in autoimmune hemolytic disease: its nature and significance. Blood 13, 201 (1958).

— J. G. German and H. G. Kunkel: A study of rheumatoid and L. E. factors in relatives of patients with agammaglobulinemia and hypogammaglobulinemia. Im Druck [ref. von H. G. Kunkel: J. chron. Dis. 10. 418 (1959)].

Fusco, F.: L'anemia emolitica da autoimmunizzazione nella leucemia linfatica cronica. Arch. E. Maragliano Pat. Clin. 10, 755 (1955).

Gajdusek, C. D.: An "autoimmune" reaction against human tissue antigens in certain acute and chronic diseases. I. Serological investigations. Arch. intern. Med. 101, 9 (1958).

Gasser, C.: Pure red cell anemia due to autoantibodies. Sang 26, 6 (1955).

Good, R. A.: Studies on agammaglobulinemia and hypogammaglobulinemia. In "Immunpathology", 1st Symposium, Basel-Seelisberg 1958. S. 41. Basel: Schwabe 1959.

— J. Rotstein and W. F. Mazzitello: The simultaneous occurrence of rheumatoid arthritis and agammaglobulinemia. J. Lab. clin. Med. 49, 343 (1957).

Goodman, H. C., J. L. Fahey, R. A. Malmgren and G. Brecher: Separation of factors in lupus erythrematosus serum reacting with components of cell nuclei. Lancet 1959 II, 382.

Gordon, L., and L. A. Löwenstein: A case of acquired hemolytic anemia with features resembling lupus erythematosus. Canad. med. Ass. J. 73, 207 (1955).

Harders, H.: Zur Frage der Autoantikörper. Klin. Wschr. 32, 770 (1954).

Hargraves, M. M., and R. W. Opfell: Systemic lupus erythematosus and the blood. In "Progress in Hematology". S. 249. New York-London: Grune & Stratton 1956.

Heilmeyer, L.: Steuerungsreaktionen bei der Entzündung. I. Int. Symp. Immunpathology, Basel-Seelisberg 1958. S. 191. Basel-Stuttgart: Schwabe 1959.

Holländer, L., u. E. Batschelet: Beitrag zur Frage der Spezifität antierythrocytärer Autoantikörper. Proc. 6th Congr. Europ. Soc. Haematology, Kopenhagen 1957. S. 680. Basel: Karger 1958.

Holman, H.: Serological studies in families of patients with lupus erythematosus. Im Druck [ref. von H. G. Kunkel: J. chron. Dis. 10, 418 (1959)].

— and H. R. Deicher: The reaction of the lupus erythematosus (L.E.) cell factor with deoxyribonucleoprotein of the cell nucleus. J. Clin. Invest. 38, 2059 (1959).

— H. R. G. Deicher and H. G. Kunkel: The L.E. cell and the L. E. serum factors. Bull. N. Y. Acad. Med. 35, 409 (1959).

Hughes-Jones, N. C., and L. Szur: Determination of the site of red cell destruction using chromium 51 labelled cells. Brit. J. Haematol. 3, 320 (1957).

Introzzi, P.: Allgemeine Pathologie der Milz. In Heilmeier-Hittmair: Handbuch der gesamten Hämatologie. München: Urban & Schwarzenberg 1957.

Jandl, J. H.: Observations on the pathway of destruction of red cells sensitized with incomplete antibodies. Proc. Sixth Congr. Soc. Int. Hematol. New York: Grune & Stratton 1958.

— M. S. Greenberg, R. H. Yonemoto and W. B. Castle: Clinical determination of the sites of red blood cell sequestration in hemolytic anemias. J. Clin. Invest. 35, 842 (1956).

Janeway, C. A., D. Gitlin, J. M. Craig and D. S. Grice: Collagen disease in patients with congenital agammaglobulinemia. Trans. Ass. Amer. Phycns. 69, 93 (1956).

Kaiser, I. H.: The specificity of periarterial fibrosis of the spleen in disseminated lupus erythematosus. Bull. Johns Hopk. Hosp. **71**, 13 (1942).

Korst, D. R., D. V. Klatanoff, and R. F. Schilling: External scintillation counting over the liver and spleen after the transfusion of radioactive erythrocytes. Clin. Res. Proc. **3**, 195 (1955).

Kosenow, W.: Lebende Blutzellen in Fluorescenz- und Phasenkontrastmikroskop. Basel-New York: Karger 1956.

Kuhns, W. J., and T. C. Bauerlein: Exchange transfusion in hemolytic anemia complicating disseminated lupus erythematosus: report of a case of acquired hemolytic disease associated with rare blood group antibodies following whole blood transfusions. Arch. intern. Med. **92**, 284 (1953).

Kunkel, H. G.: Immunologic aspects of rheumatoid arthritis. J. chron. Dis. **10**, 418 (1959).

Kyle, R. A., J. M. Kiely and J. M. Stickney: Acquired hemolytic anemia in chronic lymphocytic leukemia and the lymphomas. Survival and response to therapy in 27 cases. Arch. intern. Med. **104**, 61 (1959).

Lawrence, J. S., and J. Ball: Genetic studies on rheumatoid arthritis. Ann. rheum. Dis. **17**, 160 (1958).

Lee, S. L., and B. J. Davis: The blood in systemic lupus eythematosus. In Baehr-Klemperer: "Systemic lupus erythematosus". New York: Grune & Stratton 1959.

Leonhardt, T.: Familial hypergammaglobulinaemia and systemic lupus erythematosus. Lancet **1957** II, 1200.

Mackay, I. R., and C. Gajdusek: An "autoimmune" reaction against human tissue antigens in certain acute and chronic diseases. II. Clinical correlations. Arch. intern. Med. **101**, 30 (1958).

Marcolongo, F.: Anemie emolitiche acquisite da autoimmunizzazione. Recenti Progr. Med. **15**, 137 (1953).

— La milza nelle anemie emolitiche acquisite autoimmuni. In Cassano: „Splenopatie". Roma: Pensiero Scientifico 1959.

Marmont, A.: I fenomeni di autoaggressione nelle malattie del collageno. Atti II Convivio Internaz. „D. Ganassini". Milano 1957.

— Immunoematologia. In „Attualita" in Ematologia. Roma: Abruzzini 1958.

— La milza nel quadro delle malattie da autoaggressione. Atti Giorn. Med. Internaz. Verona, 1.—4. Oktober 1959.

— Acridine orange fluorescence microscopy in haematology. Proc. VII Europ. Congr. Haematol. London 7.—12. Sept. 1959. (Im Druck).

— e E. Damasio: Il quadro immunologico del lupus eritematoso sistemico, con particulare riguardo al fattore L. E. VII Giornate Reumatologiche Romane, Roma, 20. März 1960. (In Vorbereitung).

— e F. Fusco: Nuovi steroidi cortisonici ed anemie emolitiche acquisite. Minerva Med. (Torino) **47**, 1679 (1956 II).

— — Sistema reticoloendoteliale, cortisonici ed emopatie autoimmuni. Arch. E. Maragliano Pat. Clin. **14**, 1529 (1958).

— — Perspectives on the role of the reticuloendothelial system (RES) in the steroid-induced remissions of autoimmune blood disorders, with special regard to acquired hemolytic anemias. Reticuloendothelial structure and function. S. 373. New York: Ronald Ress 1960.

— — e B. Fazio: Le anemie autoimmunoemolitiche delle linfoadenosi leucemiche croniche. Folia allerg. (Roma) **2**, 17 (1955).

— F. de Matteis et L. Mariotti: Observations biomicroscopiques sur la circulation conjonctivale dans la cryoagglutininémie chronique à hauts titres et dans les états conditionnant le phénomène du sludged blood". Schweiz. med. Wschr. **85**, 902 (1955).

— M. A. Piuma, C. A. Negrini et E. Maietta: La polyérythrophagocytose: un nouveau type de phagocytose simultanée immunologique des globules rouges par les histiocytes des épanchements. Séreux. Schweiz. med. Wschr. **88**, 1064 (1958).

Meacham, G. C., and A. S. Weisberger: Unusual manifestations of disseminated lupus erythematosus. Ann. intern. Med. **43**, 143 (1955).

Miescher, P.: Hypersplénie. Helv. med. Acta **23**, 457 (1956).

— and R. Straessle: The pathogenesis of visceral lupus erythematosus as reflected in the sero-reactions. I. Int. Symp. Immunopathology, Basel-Seelisberg. S. 454. 1958. Basel: Schwabe 1959.

Moeschlin, S.: Physiopathologie des Hypersplenismus. Helv. med. Acta **23**, 416 (1956).

— Die Auto-Immunerkrankungen (Autoaggressionskrankheiten). Acta haemat. (Basel) 18, 13 (1957).

Mollison, P. L.: Measurement of survival and destruction of red cells in haemolytic syndromes. Brit. med. Bull. **15**, 59 (1959).

Oettgen, F., u. M. Kindler: Die chronische erworbene hämolytische Anämie. Klinische und immunologirche Untersuchungen an 47 Fällen. Folia haemat. **4**, 22 (1959).

Pirofsky, B.: Immunologic differences between iso-antibodies and auto-antibodies. Amer. J. clin. Path. **29**, 120 (1958).

Rejholec, V.: Remarque sur la pathogénie des maladies d'auto-immunisation. Sang **28**, 320 (1957).

Rhumbler, L.: Das Protoplasma als physikalisches System. Ergebn. Physiol. **14**, 474 (1924).

Rosenthal, M. C., A. V. Pisciotta, Z. D. Komninos, H. Goldenberg and W. Dameshek: The autoimmune hemolytic anemia of malignant lymphocytic disease. Blood **10**, 197 (1955).

Rowley, D. A.: The formation of circulating antibody in the splenectomized human beings following intravenous injection of heterologous erythrocytes. J. Immunol. **65**, 515 (1950).

Sacchetti, C., V. Rossi and F. Diena: Behaviour of erythroblasts in vitro from cases of acquired haemolytic anaemia. Brit. J. Haemat. **4**, 416 (1958).

Sarles, H. E., and W. C. Levin: The role of splenectomy in the management of acquired autoimmune hemolytic anemia complicating systemic lupus erythematosus. Amer. J. Med. **26**, 547 (1959).

Schubothe, H.: Serologie und klinische Bedeutung der Autohämantikörper. Basel-New York: Karger 1958.

— Serologie und Klinik der autoimmunhämolytischen Erkrankungen. Ergebn. inn. Med. Kinderheilk. **11**, 466 (1959).

Seip, M.: Aplastic crisis in a case of immunohemolytic anemia. Acta med. scand. **153**, 137 (1955).

Seligmann, M.: Études immunologiques sur le lupus érythémateux disséminé. Rev. franç. Et. clin. biol. **3**, 558 (1958).

Steffen, C.: Untersuchung und Betrachtung der rheumatischen Erkrankung als Auto-Aggressionskrankheit im Zusammenhang mit dysregulierten Abwehrsystemen. Acta neuroveg. (Wien) **12**, 154 (1955).

— Das Problem der Autoaggression. Wien. klin. Wschr. **68**, 865 (1956).

Storti, E., F. Vaccari and E. Baldini: Changes in red cells' metabolism in the presence of incomplete antibodies. Experientia (Basel) **12**, 108 (1956).

Szilard, L.: On the nature of the aging progress. Proc. nat. Acad. Sci. (Wash.) **45**, 30 (1959).

Tizianello, A., and I. Pannacciulli: The effect of splenomegaly on dilution curves of tagged erythrocytes and red blood cell volume. Comparative studies on normal, anaemic and spleno-megalic patients. Acta haemat. (Basel) **21**, 346 (1959).

Vaughan, J. H.: Serum responses in rheumatoid arthritis. Amer. J. Med. **26**, 596 (1959).

— and R. A. Good: Relation of "agammaglobulinemia" sera to agglutination reactions. Arthritis a. Rheumatism. **1**, 99 (1958).

Waller, R. K., and R. R. Race: Six blood group antibodies in the serum of a transfused patient. Brit. med. J. **1951 I**, 225.

Wasastjerna, C.: Immunohemolytic mechanisms in vivo. The mode of destruction of sensitized red cells in the living organism. Blood **8**, 1042 (1953).

Weiner, W.: To be or not to be an antibody: the "agent" in autoimmune hemolytic anemia. Blood **14**, 1057 (1959).

Wiener, A. S., E. G. Gordon and C. Gallop: Studies on autoantibodies in human sera. J. Immunol. **72**, 58 (1953).

Witebsky, E.: Clinical significance of autosensitisation to thyroglobulin. Proc. Int. Symp. of Immunopathology, Seelisberg 1958. S. 162. Basel: Schwabe 1959.

Witebsky, E., N. Rose, K. Terplan and J. R. Payne: Chronic thyroiditis and autoimmunisation. J. Amer. med. Ass. **164**, 1439 (1957).

Ziff, M., F. R. Schmid, A. J. Lewis and M. Tanner: Familial occurrence of the rheumatoid factor. Arthritis and Rheumatism. **1**, 392 (1958).

Diskussion[1]

Mit 1 Abbildung

H.-E. Bock:

Ich danke Herrn Marmont für sein umfassendes Referat. Für die Diskussion schlage ich vor, auf die therapeutischen Probleme heute nicht einzugehen, weil diese morgen noch zur Sprache kommen. Aber wir würden gern die vorgemerkten Diskussionsbemerkungen hören.

H. Schubothe:

Herr Marmont hat in seinen Ausführungen über die Ätiopathogenese der autoimmunhämolytischen Erkrankungen einige sehr interessante Probleme angeschnitten. Bis vor kurzem hat man ja immer wieder versucht, die Entstehung von Autoantikörpern nach Gesichtspunkten der klassischen Immunitätslehre zu erklären und hierfür Hilfshypothesen herangezogen, z. B. eine Modifikation des körpereigenen Receptors durch exogene oder endogene Faktoren angenommen. Aber diese Erklärungen waren doch immer etwas unbefriedigend. Nachdem Medawar und sein Arbeitskreis nun vor einigen Jahren gezeigt haben, daß ein Individuum gegen seine körpereigenen Antigene am Ende der Embryonalperiode eine Immuntoleranz erwirbt, sind aber ganz neue Aspekte eröffnet worden. Burnet und Dacie haben sie auf die autoimmunhämolytischen Anämien übertragen und in einem partiellen Erlahmen der erworbenen Toleranz, etwa gegen das Blutkörperchenantigen e, die Voraussetzung für eine Autoimmunisierung gesucht. Damit wäre der Schwerpunkt des Geschehens auf einen primär endogenen pathologischen Vorgang verlagert, und das erklärt das an sich doch sehr seltene und bisher geheimnisvolle Ereignis einer Bildung spezifischer Wärmeautoantikörper viel befriedigender.

Was nun die Kälteautoantikörper, speziell die Kälteagglutine betrifft, so war bei diesen ja die Auffassung, daß sie nach dem Mcdus einer *klassischen* Immunisierung gebildet würden, von jeher etwas unwahrscheinlich: denn wenn man annimmt, daß sie vom antikörperproduzierenden Zellsystem in spezifischer Anpassung an ein Erythrocytenantigen erzeugt werden, müßte sich dieser Anpassungsvorgang doch bei Körperinnentemperatur vollziehen, und dann wäre die Tatsache völlig unverständlich, daß sie weder in vivo noch in vitro bei Körperwärme mit ihrem Antigen reagieren können. Das hat uns zu der Frage veranlaßt, ob solche im Überschuß gebildeten Kälteagglutinine nicht eine Art von Paraproteinen sind und das Schwergewicht der chronischen Kälteagglutininkrankheit nicht in einer primären Erkrankung des eiweißkörperbildenden Zellsystems liegt. Als Argument hierfür haben wir die in mehreren unserer Fälle beobachtete erhebliche Vermehrung unspezifischer Makroglobuline angeführt, die auf eine Verwandtschaft zur Waldenströmschen Makroglobulinämie hindeuten. In dieser Annahme sind wir neuerdings durch ganz andere Befunde bestärkt worden, die Fräulein Yoshimura erhoben hat. Sie fand bei der Auswertung der Sternalpunktate verschiedener Patienten mit chronischer Kälteagglutininkrankheit eindeutige Vermehrungen lymphoider Zellen im Knochenmark bis über 30%. Das sind Befunde, die über das, was wir früher aus einigen wenigen Knochenmarksbefunden mit annähernd normalem Lymphocytengehalt gefolgert hatten, hinausgehen und an Bilder erinnern, wie sie bei der Makroglobulinämie Waldenström vorkommen. In diesem Zusammenhang darf ich erwähnen, daß Baumgartner in Interlaken einen Patienten beobachtet hat, der 8 Jahre lang an einer chronischen Kälteagglutininkrankheit litt und dann eine diffuse lymphoide Proliferation in Mark und Lymphknoten bekam, die wie eine Lymphadenose aussah. Nicht weniger interessant ist aber der Fall, über den eben Herr Marmont berichtet hat (S. 236f. ', der ja auch durch lymphoide Hyperplasien charakterisiert war. Man gewinnt also den Eindruck, daß bei der chronischen Kälteagglutininkrankheit 3 verschiedene „proliferative" Prozesse nebeneinander vorkommen können: die abnorm starke Produktion von Kälteagglutininen, eine vermehrte Bildung von Makroglobulinen des Typs Waldenström und eine Wucherung lymphoider Zellen.

---

[1] Diskussionsleiter: H. E. Bock.

Die Anti-I-Spezifität der Kälteagglutinine ist meines Erachtens mit solchen Gedankengängen durchaus nicht unvereinbar. Denn Antikörperproduktion und fehlerhafte Eiweißkörperbildung brauchen nach der neuen Klon-Selektionstheorie Burnets, auf deren Bedeutung Herr Marmont nachdrücklich hingewiesen hat, nicht mehr als Alternativen aufgefaßt zu werden.

P. Uathavikul:

Zu den von Professor Marmont kurz berührten Fragen der *Isoimmunisierung* gegen menschliche Erythrocyten möchte ich einige Befunde erwähnen, die wir kürzlich bei einigen Patienten der Freiburger Klinik erhoben haben, welche im Rahmen einer Ulcuskrankheit (Ulcus duodeni) unter anderem mit parenteral injizierten Extrakten aus tierischer Darmschleimhaut behandelt worden waren. Von solchen Extrakten ist berichtet worden, daß

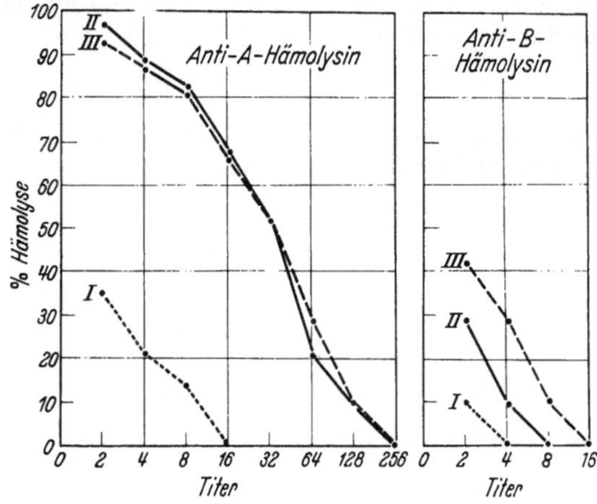

Abb. 1. Isoimmunisierung einer 57jährigen Patientin der Blutgruppe 0 (Ulcus duodeni) während und nach einer parenteralen Behandlung mit einem tierischen Darmschleimhautextrakt. I: hämolytische Aktivität des Patientenserums vor der Behandlung, II: 10 Tage nach Behandlungsbeginn, III: 20 Tage nach Behandlungsbeginn

sie die Heilung von Ulcera beschleunigen sollen, und sie werden in der Praxis öfters verordnet. Nun ist schon seit langem bekannt, daß manche tierische Schleimhautextrakte reich an A-Substanz sind, die sich immunologisch wie die menschliche A-Substanz verhält. Hässig u. Mitarb. haben früher schon für die eben erwähnten Handelspräparate in vitro einen deutlichen anti-A-neutralisierenden Effekt nachgewiesen. Wir haben nun bei mehreren Patienten der Blutgruppe 0, die also in ihrem Serum bereits einen natürlichen Anti-A- (und Anti-B-)Antikörper haben, vor, während und nach einer Injektionsbehandlung mit dem Schleimhautextrakt die Kochsalz- und Albumintiter der Anti-A- und Anti-B-Agglutinine sowie die Titer der entsprechenden Hämolysine bestimmt und dabei starke Anstiege vor allem des Anti-A-Titers, in geringerem Maße auch des Anti-B-Titers gefunden. Abb. 1 zeigt ein Beispiel für die außerordentlich starke Zunahme der isohämolytischen Aktivität des Serums einer 57jährigen Patientin der Blutgruppe 0 (Ulcus duodeni), die eine Serie von 20 Injektionen an aufeinanderfolgenden Tagen erhalten hatte.

Die Kurven I wurden vor, die Kurven II und III 10 bzw. 20 Tage nach Behandlungsbeginn gewonnen. Gegenüber A₁-Testerythrocyten ist bereits nach 10 Tagen nicht nur der Isohämolysintiter, sondern auch die hämolysierende Kraft des Serums auf den verschiedenen Titerstufen enorm angestiegen. In geringerem Maße ist dies auch gegenüber Testerythrocyten der Blutgruppe B der Fall. Analoge Resultate erhielten wir bei 3 weiteren Patienten. Daraus ergibt sich, daß derartige Schleimhautextrakte in vivo einen sehr starken isoimmunisierenden Effekt entfalten. Wenn er für die Patienten selbst auch keine unmittelbar nachteilige Wirkung hat, kann er unter bestimmten Bedingungen doch unerwünschte Folgen haben, z. B. wenn solche Menschen zu einem späteren Termin als „Universal"-Blutspender herangezogen werden. Mit Blut von Spendern, die auf analoge Weise mit Impfstoffen sensibilisiert worden waren, sind indirekte hämolytische Transfusionsreaktionen beschrieben worden. Auch schließen so starke Isoimmunisierungen, wenn sie bei Frauen im gebärfähigen Alter provoziert werden, die Möglichkeit ein, eine ABO-unverträgliche Gravidität zu gefährden. Mit einem anderen tierischen Organextrakt (A F II) konnten wir keine Isoimmunisierungen beobachten.

H.-E. Bock:

Wie lange hält denn eine solche Titersteigerung an? Ist sie zum Zeitpunkt einer etwaigen späteren Gravidität nicht längst wieder erloschen?

H. Schubothe:

Der Titer geht gewiß im Laufe von Monaten wieder langsam zurück. Wenn dann aber — etwa im Rahmen einer Schwangerschaft — eine erneute Sensibilisierung erfolgt, muß man auch noch nach Jahren, wie bei allen *wiederholten* Immunisierungen, mit einer besonders intensiven Antikörperproduktion rechnen.

H.-E. Bock:

Wünscht noch jemand zu den pathogenetischen Fragen das Wort? Wenn das nicht der Fall ist, vertagen wir die weitere Diskussion auf morgen.

Erworbene hämolytische Erkrankungen des Neugeborenen*

Von

KLAUS BETKE (Freiburg i. Br.)**

Mit 6 Abbildungen

Allgemeines

Bei einem Neugeborenen trifft ein hämolytischer Prozeß — gleichgültig welcher Ursache — auf besondere Bedingungen, die seine Symptomatik im Vergleich mit späteren Lebensabschnitten wesentlich modifizieren.

1. Die bei einem Neugeborenen stets sich bildende *Polyglobulie* kann das Ausmaß der Hämolyse verschleiern. Bei jedem Kind steigt innerhalb des ersten Lebenstages die Erythrocytenzahl steil an, weil es durch einen Zufluß von Blut aus der Placenta plethorisch wird und diesem Zustand durch Ausschleusung von Plasma aus der Blutbahn begegnet (DE MARSH u. Mitarb., VAHLQUIST). Ein gleichzeitig ablaufender hämolytischer Prozeß kann daher beträchtliche Ausmaße annehmen, ohne daß eine Anämie offenkundig wird. Nach Ablauf der ersten 24 Std muß man Hb-Werte unter 15 g-% bereits als zu niedrig betrachten.

2. Die bei Geburt noch vorhandenen extramedullären Blutbildungsherde bedingen ein rasches Auftreten *kernhaltiger roter Zellen* im peripheren Blut. Das gilt für jeden zur Anämie führenden Prozeß, also auch für hämolytische Erkrankungen. Vorbedingung ist freilich, daß die Blutwerte so weit absinken, daß ein Reiz auf die Erythropoese erfolgt. Die Erythroblastämie ist daher keineswegs obligat und kann in Fällen ohne manifeste Anämie fehlen (vgl. BETKE).

3. Die Leber des Neugeborenen ist nicht oder nicht ausreichend in der Lage, *Bilirubin* zu konjugieren und damit ausscheidungsfähig zu machen (BILLING u. Mitarb.). Die Funktion nimmt zwar mit jedem Tag rasch zu, doch entsteht durch die vorübergehende Insuffizienz bereits bei normalen Neugeborenen regelmäßig eine Bilirubinämie, die bei einem Teil der Kinder zum manifesten (physiologischen) Neugeborenenikterus führt. Besteht ein hämolytischer Prozeß, dann häuft sich naturgemäß das anfallende Bilirubin sehr rasch zu enormer Höhe an (*Icterus gravis*). In praxi muß man jeden Ikterus, der vor Ablauf von 24—36 Std entsteht, als Icterus gravis betrachten.

Der Kinderkliniker fürchtet bei hämolytischen Erkrankungen der Neugeborenenperiode weniger die Anämie als die Bilirubinämie. Hb-Werte bis hinunter auf 6—8 g-% werden gut ertragen. Bilirubin in seiner unkonjugierten Form ist jedoch ein Stoffwechselgift; es hemmt die Zellatmung und die oxydative Phosphorylierung (DAY; ZETTERSTRÖM u. ERNSTER). Durch Schädigung bestimmter Kerngebiete im Zentralnervensystem führt es zu einer Encephalopathie, deren

---

* Aus der Universitätskinderklinik Freiburg i. Br. (Direktor: Prof. Dr. W. KELLER).

** Eigene Untersuchungen hierzu erfolgten mit Unterstützung der Deutschen Forschungsgemeinschaft.

pathologisch-anatomisches Substrat der Kernikterus ist. Vorbedingung dafür ist, daß Bilirubin die Bluthirnschranke passiert. Es hat sich zeigen lassen, daß in den ersten Lebenstagen die Bluthirnschranke für Plasmaeiweiß durchlässig ist, damit aber auch für Bilirubin, da dieses mit Albumin transportiert wird (Zetterström). Die Permeabilität vermindert sich mit zunehmendem Lebensalter rasch, und so kommt es, daß 5—6 Tage alte Neugeborene Bilirubinwerte von 25, ja 30 mg-% oft erscheinungsfrei ertragen, während in den ersten 2 Tagen bereits 20 mg-% cerebrale Symptome zu machen pflegen. Es ist daher unzweckmäßig, die Indikation zur Austauschtransfusion von einem bestimmten Grenzwert der Bilirubinkonzentration abhängig zu machen; die klinische Symptomatik muß ebenfalls berücksichtigt werden (Linneweh u. Bickel).

In einzelnen seltenen Fällen ist die Leberfunktion bereits in den ersten Lebenstagen so gut entwickelt, daß bei einer hämolytischen Erkrankung kein oder kaum ein Ikterus, sondern nur eine mehr oder weniger starke Anämie entsteht. Nach der ersten Lebenswoche ist das Fehlen eines Ikterus von Belang bereits die Regel. — Bei Frühgeborenen zieht sich dagegen die Reifung der Leberfunktion länger hin; diese Kinder sind daher besonders gefährdet.

Morbus haemolyticus neonatorum

Die für das Neugeborene wichtigste hämolytische Erkrankung ist der *Morbus haemolyticus neonatorum* (M. h. n.) durch Blutfaktoren- oder Blutgruppeninkompatibilität von Mutter und Kind. Nach einer neuen größeren Zusammenstellung von Walker [1] leiden rund 50 von 10000 Neugeborenen daran. 8 davon fallen der Erkrankung durch Totgeburt zum Opfer. Und von den lebend Geborenen sterben auch heute noch etwa 4—5 an ihr. Diese Ziffer ließe sich durch Verbesserung der Diagnostik während der Schwangerschaft und rechtzeitige, sachgemäß durchgeführte Therapie zweifellos senken. Das Wort „sachgemäß" ist hier sehr eng zu fassen, denn die Statistik von Walker [1] zeigt eindeutig, daß die Todesrate in speziell eingerichteten und geübten Klinikeinheiten weniger als ein Drittel von der beträgt, die Kliniken aufweisen, in denen nur gelegentlich ein Kind mit M. h. n. behandelt wird.

Die Besonderheit der Erkrankung besteht darin, daß die Mutter durch Blutgruppensubstanzen des Feten sensibilisiert wird und daß von ihr dagegen erzeugte Antikörper in das Kind gelangen. Es ist nicht nötig, vor diesem Auditorium das Wesen der Erkrankung und ihren Verlauf allgemein abzuhandeln. Ich kann mich daher auf einige Detailfragen beschränken:

1. Sensibilisierung der Mutter. Landläufig wird angenommen, daß die Sensibilisierung durch laufende Diapedese einzelner kindlicher Erythrocyten durch die Placenta eintritt. Der Durchtritt von Erythrocyten in kleinen Mengen kommt zweifellos sehr häufig vor; durch ein zusammen mit Kleihauer entwickeltes Färbeverfahren kann man in Blutausstrichen von vielen Schwangeren einzelne fetale Zellen finden (Abb. 1). Ob dies jedoch zur Sensibilisierung ausreicht, ist fraglich. Man müßte sie dann eigentlich häufiger beobachten; tatsächlich tritt aber nur in etwa 5% der Fälle von typischer Rh-Konstellation zwischen Mutter und Kind eine Sensibilisierung ein. Es erkrankt zudem immer erst das zweite oder dritte oder gar noch spätere Kind, — es sei denn, die Mutter hat vor der ersten Schwangerschaft eine Transfusion oder Injektion mit Rh-positivem Blut erhalten. Daher hat die schon seit 1949 von BICKENBACH vertretene Auffassung viel für sich, daß die Erstsensibilisierung durch einen massiveren Einbruch von Rh-positivem Blut in die Mutter erfolgt. Das kann bei der Geburt eines Kindes ohne weiteres geschehen, indem bei der Lösung der Placenta aus eröffneten kindlichen Gefäßen Blut über den intervillösen Raum in das Gefäßgebiet der Mutter abfließt. Im Retroplacentarblut fanden wir in über $^1/_4$ der Geburten eine sichere Zumischung von kindlichem Blut (BENZ u. Mitarb.). Man hat auch schon

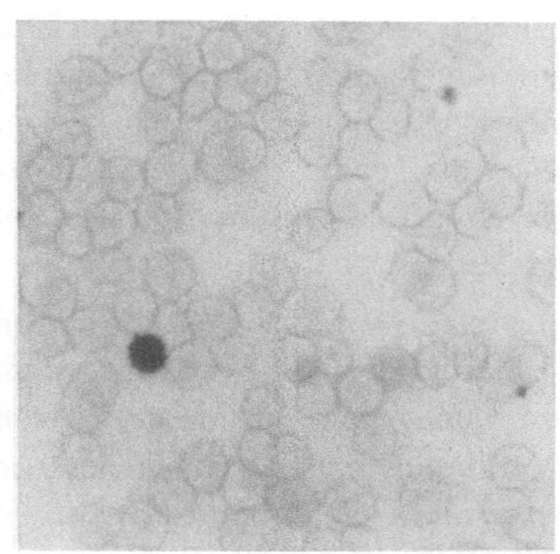

Abb. 1. Mit fetalem Hämoglobin gefüllte Zelle im Blut einer Schwangeren. Aus den im Ausstrich fixierten Erwachsenenerythrocyten ist HbA durch Citronensäure-Phosphatpuffer eluiert (helle Zellen); Hb F bleibt unter den Versuchsbedingungen liegen (dunkle Zelle)

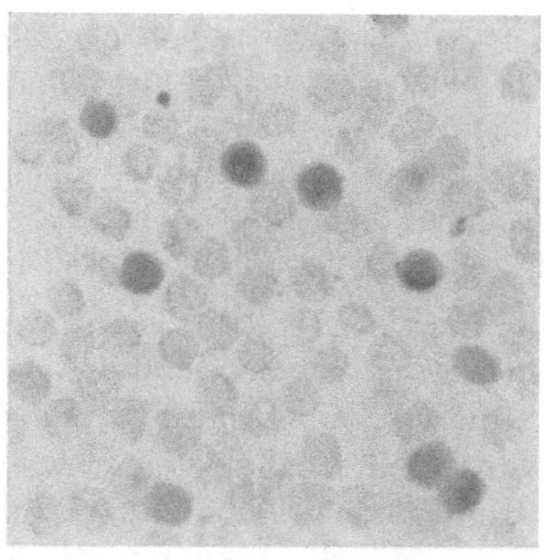

Abb. 2. Fetale Zellen im Blut einer frisch Entbundenen. Das Kind hatte als Neugeborenes eine schwere Anämie. Für die Überlassung des Blutes danken wir Prof. J. WOLFF und Prof. H. MANNHERZ, Duisburg

mehrfach kindliches Blut im Kreislauf der eben entbundenen Mutter nachgewiesen, sei es serologisch (CHOWN, GUNSON), sei es mit Hilfe des Alkalidenaturierungstests (BORUM u. Mitarb., LUST u. Mitarb., eigene Befunde). Noch empfindlicher ist die schon erwähnte Darstellung fetaler Zellen in fixierten Blutausstrichen (Abb. 2). Im Anschluß an einen nachgewiesenen Einbruch von kindlichem Blut in den mütterlichen Kreislauf wurde bereits das Entstehen einer Sensibilisierung bei der Mutter verfolgt (GUNSON). Merkbare größere Einbrüche von kindlichem Blut in den Kreislauf der Mutter können gelegentlich auch während der Schwangerschaft erfolgen.

In bezug auf die Erstsensibilisierung gegen A oder B sind die Verhältnisse wahrscheinlich so, daß sie im allgemeinen nicht durch Erythrocyten, sondern durch Übertritt von gelöster, sezernierter Blutgruppensubstanz erfolgt (ZUELZER u. KAPLAN; LEVINE u. Mitarb.; SHEPPARD). Das erklärt, warum in diesen Fällen in der Regel bereits das erste Kind betroffen ist.

Eine Sensibilisierung gegen Rh tritt nur ein, wenn der sensibilisierende Fetus oder Neonatus — d. h. also das Kind, von dem der oben postulierte Bluteinbruch in die Mutter stammt — in bezug auf das ABO-System kompatibel ist (NEVANLINNA; CLARKE u. Mitarb.). Das dann erkrankende nächste Rh-positive Kind kann in bezug auf A oder B inkompatibel sein; bei einmal eingetretener Rh-Sensibilisierung übt A- oder B-Inkompatibilität keinen weiteren Schutz mehr aus. In solch einem Fall kann zu der vom vorhergehenden Kind ausgelösten Rh-Sensibilisierung nun noch eine Sensibilisierung gegen A oder B treten.

Die Sensibilisierung gegen A oder B ist insgesamt häufiger als die gegen Rh. Die klinischen Erscheinungen sind jedoch im ersten Fall meist viel milder, so daß die Fälle, die eine aktive Therapie erfordern, zu 80—90% auf einer Rh(D-)Sensibilisierung beruhen. Rund 10% sind A-Inkompatibilitäten, während der Rest durch Inkompatibilität gegen B oder seltenere Antigene (C, E, c, Kell) bedingt ist.

2. Diagnose. Die klinische und hämatologische Symptomatik ist äußerst variabel. Typisch ist: mäßige Anämie mit Erythroblastämie, Reticulocytose, rasch zunehmender Ikterus, Leber- und Milzschwellung, leichte Ödeme. Oft kann man schon am Ausstrich erkennen, ob eine Rh- oder eine A-Inkompatibilität vorliegt: im ersten Fall hat man eine Tendenz zur Makrocytose, im zweiten Fall findet man sehr häufig die kleinen farbdichten Scheibchen von Sphärocyten. Wirklich verlassen kann man sich aber auf nichts. Es gibt schwere Fälle von Icterus gravis ohne Anämie, ohne Erythroblastämie, ohne Leber- und Milzschwellung. Entscheidend ist die Serologie, der Nachweis von Antikörpern an den kindlichen Erythrocyten und im Serum der Mutter.

3. Therapie. Die Austauschtransfusion ist das einzige brauchbare Verfahren geblieben, um das angehäufte Bilirubin aus dem Körper zu bringen, außerdem auch die geschädigten Erythrocyten als weitere Quelle von Bilirubin. Die von DANOFF u. Mitarb. mitgeteilten Erfolge, durch Verabreichung von Glucuronsäure die Konjugierung von Bilirubin zu verbessern, konnten nicht bestätigt werden (JELIU u. Mitarb., DWYER u. McCUE). Auch die Hoffnung, durch Infusion von Periston-N Bilirubin aus dem Körper zu entfernen, ist fehlgeschlagen. Periston-Infusion senkt zwar vorübergehend das Serumbilirubin, aber offensichtlich dadurch, daß es Albumin (und damit Bilirubin) aus dem Blutplasma in das Gewebe verdrängt (SCHMIDT; DIECKHOFF u. Mitarb.) — das ist aber gerade das Entgegengesetzte von dem, was man wünscht.

Über die Indikation zur *vorzeitigen Entbindung* ist seit einigen Jahren viel diskutiert worden. Bei Rh-Sensibilisierung enden 16% der Schwangerschaften mit einer Totgeburt (WALKER [2]). 4 Wochen vor dem Termin lebt die Hälfte dieser Kinder noch, 8 Wochen vor dem Termin fast dreiviertel. Bei der Abwägung des durch die vorzeitige Entbindung bedingten Risikos einerseits und der Absterberate andererseits scheint nach WALKER [2] sowie MURRAY der günstigste Zeitpunkt die 35. bis 36. Woche zu sein, wenn man überhaupt vorzeitig entbinden will. Als generelle Maßnahme kommt jedoch die vorzeitige Entbindung kaum in Frage, sondern nur als ultimo ratio für die Fälle, in denen mindestens schon ein Kind infolge M. h. n. tot geboren wurde oder gleich nach der Geburt starb. Das ist auch die Ansicht der Freiburger Schule (WIMHÖFER).

Toxische Innenkörperanämie

Seit 1947 ist bekannt, daß Neugeborene, insbesondere Frühgeborene, leicht an Innenkörperbildung erkranken, wodurch mitunter bedrohliche hämolytische Anämien ausgelöst werden (WILLI, GASSER). KÜNZER konnte mit seinen Mitarbeitern in zahlreichen experimentellen Untersuchungen eine in den Erythrocyten des Neugeborenen verankerte erhöhte Neigung zur Innenkörperbildung belegen. In den letzten Jahren hat diese Eigenart ein besonderes Interesse gefunden, als sich zeigte, daß durch eine gedankenlos fortgeführte „Prophylaxe" mit Vitamin

K-Analogen schwere Innenkörperanämien erzeugt werden können. Andere schädliche Stoffe sind Resorcin, die schon erwähnten Sulfonamide, Guajacol, Naphthalin (Lit. s. bei BETKE). Wichtig ist vor allem das Naphthalin, da manchmal Neugeborene mit Kleidungsstücken versorgt werden, die mit Naphthalin eingemottet waren und nicht ausreichend gelüftet wurden. Das kann zur Auslösung eines hämolytischen Schubes genügen (COCK, SCHAFER, BETKE u. SCHALL; vgl. Abb. 3 u. 4)[1].

Das *klinische Bild* ist durch eine rasch sich verstärkende Anämie charakterisiert, wozu je nach dem Alter des Kindes ein mehr oder weniger starker Ikterus tritt. Charakteristisch ist dabei eine schmutzig-cyanotische Verfärbung, bedingt durch Methämoglobinbildung. Eine Hämoglobinurie kann als Zeichen eines exzessiven intravasalen Erythrocytenzerfalls auftreten. Im Serum findet man Methämalbumin.

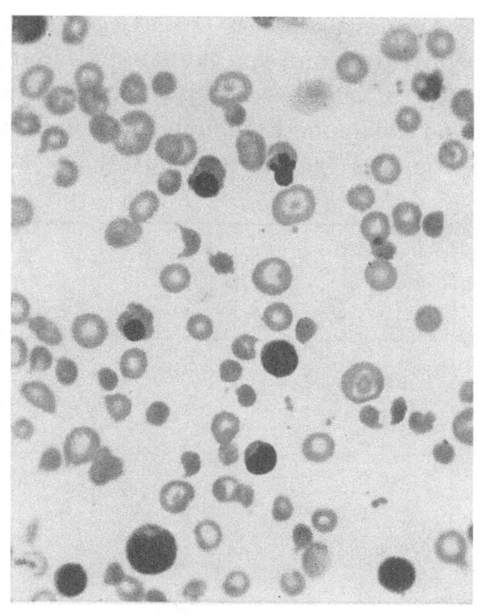

Abb. 3. Blutausstrich bei hämolytischer Innenkörperanämie bei einem Neugeborenen, ausgelöst durch Naphthalin

Der *Blutausstrich* ist so typisch, daß er bereits die Diagnose erlaubt (Abb. 3). Man findet eine ganz auffallende Anisocytose mit bizarren Erythrocytenfragmenten (,,Eierschalen" nach GASSER), außerdem häufig kernhaltige rote Zellen. In der Supravital-Färbung mit Brillantkresylblau oder Nilblausulfat stellen sich die charakteristischen plumpen Innenkörper dar.

Therapeutisch kann man mit einfachen Transfusionen auskommen, wenn das schädigende Agens nicht mehr einwirkt. In manchen Fällen ist freilich eine Austauschtransfusion sicherer, vor allem bei ausgeprägter Hyperbilirubinämie.

Wichtig ist die *Vorbeugung:* Neugeborene, insbesondere Frühgeborene, soll man nicht mit potentiell giftigen Stoffen behandeln, also nicht mit Sulfonamiden, Resorcin, Phenacetin. Eine Vitamin K-Prophylaxe und -Therapie

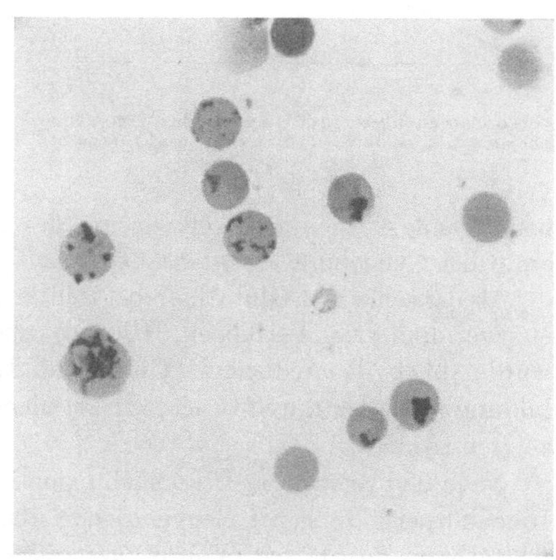

Abb. 4. Darstellung der Innenkörper neben Reticulocyten im Blut des Kindes von Abb. 3

---

[1] Möglicherweise verbergen sich unter den zitierten Fällen solche, bei denen zusätzlich eine ererbte Glutathion-Instabilität (Glucose-6-Phosphatdehydrogenase-Mangel) eine Rolle spielt. DAWSON u. Mitarb. berichteten kürzlich über zwei derartige Beobachtungen.

ist so lange unbedenklich, wie man die Dosierung niedrig genug hält. 2—5 mg (therapeutisch 5—10 mg) insgesamt reichen völlig aus; Bedenken bestehen erst bei Dosierungen oberhalb 30 mg.

Die *Pathogenese* ist noch Gegenstand der Diskussion. Woher rührt die klinisch beobachtete und von KÜNZER u. Mitarb. experimentell aufgezeigte Empfindlichkeit der Neugeborenenerythrocyten? Es liegt nahe, angesichts der Analogien bei der Primaquine-Empfindlichkeit und beim Favismus des Erwachsenen das Verhalten des reduzierten Glutathions zu prüfen. Tatsächlich fand sich bei Neugeborenen eine Glutathion-Instabilität (GROSS u. Mitarb., ZINKHAM); doch war sie nur in den ersten beiden Lebenstagen nachzuweisen. Die Empfindlichkeit gegen Innenkörper bildende Gifte ist länger nachweisbar, mindestens 14 Tage! Ein entscheidender Unterschied zu den Verhältnissen bei der ererbten Glutathioninstabilität des Erwachsenen ist, daß bei Neugeborenen die Glucose-6-Phosphatdehydrogenase in den Erythrocyten eine stärkere Aktivität aufweist als bei normalen Erwachsenen (GROSS u. Mitarb., ZINKHAM, STAVE u. POHL); das gleiche gilt für die 6-Phosphogluconsäuredehydrogenase (GROSS u. Mitarb.). Eigene Untersuchungen zeigten, daß der über den Pentosephosphatweg ablaufende Sauerstoffverbrauch durch Methylenblau + Glucose (Abb. 5) und die den gleichen Mechanismus

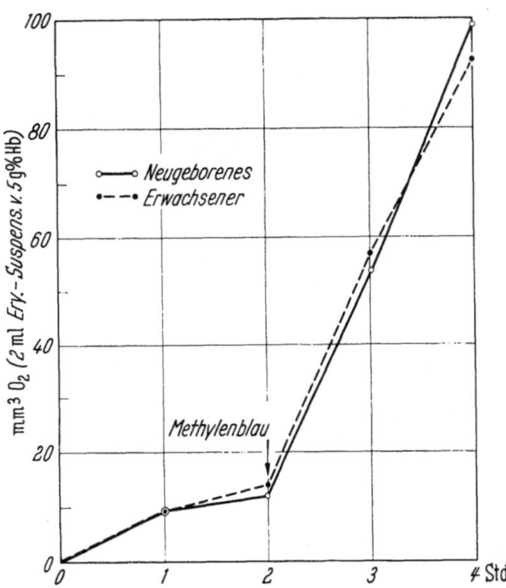

Abb. 5. Sauerstoffverbrauch in Anwesenheit von Methylenblau + Glucose durch Erythrocyten eines Erwachsenen und eines Neugeborenen

benötigende fermentative Oxydation des Blutfarbstoffs durch Phenylhydroxylamin bei Neugeborenen intakt ist.

Als Ursache der Glutathioninstabilität in den ersten 2 Tagen fand ZINKHAM ein vermindertes Vermögen, Glucose auszunutzen. Wenn Glucose zugesetzt wurde, blieb das reduzierte Glutathion stabil. Die Neigung zur Innenkörperbildung wird aber durch Glucosezusatz nicht beseitigt, wie eigene Untersuchungen zeigten (Abb. 6).

Nach den referierten Untersuchungen ist es sehr fraglich, ob die Neigung zur Innenkörperbildung bei Neugeborenen überhaupt etwas mit dem Verhalten des Glutathions zu tun hat. Von KÜNZER ist in Anlehnung an BRENNER u. ALLISON die Frage aufgeworfen worden, ob ein Katalasedefizit die Ursache ist. Er fand wie JONES u. McCANCE in Hämolysaten von Neugeborenenerythrocyten eine um 40% verminderte Aktivität, wenn die Aktivität auf gleichen Hb-Gehalt bezogen wurde. GRÖSCHNER konnte dagegen zeigen, daß bei Beziehung auf den einzelnen Erythrocyten oder auf das Erythrocytenvolumen das Defizit auf kaum noch ernst zu nehmende Beträge zusammenschrumpft. Auch in bezug auf manche anderen Enzyme ist der Erythrocyt des Neugeborenen geringer ausgestattet (JONES u.

McCance). Es besteht aber bislang noch kein Anhalt dafür, daß beispielsweise ein Defizit an Glyoxalase oder an Cholinesterase für die Innenkörperbildung verantwortlich sein könnte. Besonders interessant ist die Carboanhydrase, weil sie bei Neugeborenen, noch mehr bei Frühgeborenen, ganz erheblich vermindert ist, auf $^1/_3$ bzw. $^1/_{10}$ (Stevenson, Berfenstam). Experimentelle Untersuchungen von Beutler u. Mitarb. haben jedoch gezeigt, daß bei Blockierung von Carboanhydrase durch Acetazolamid die Innenkörperbildung nicht gefördert wird.

Es liegt natürlich nahe, daran zu denken, daß die Beladung der Erythrocyten mit Hb F eine Rolle spielt. Hb F ist leichter oxydierbar als Hb A, es ist außerdem instabiler als Hb A, — jedenfalls geht bei ihm die Wärmedenaturierung doppelt so schnell vor sich wie bei Hb A (Betke u. Greinacher). Ob diese Eigenarten eine Innenkörperbildung fördern können, ist jedoch noch nicht untersucht. Dagegen spricht, daß Künzer auch an Hb-freien Stromata die erleichterte Innenkörperbildung der Neugeborenenzellen finden konnte.

Von Bedeutung könnten jedoch einige Untersuchungen über den Phosphatstoffwechsel sein. Greenwalt u. Ayers fanden 1956, daß Neugeborenenerythrocyten etwa doppelt so viel anorganisches Phosphat enthalten wie Zellen Erwachsener,

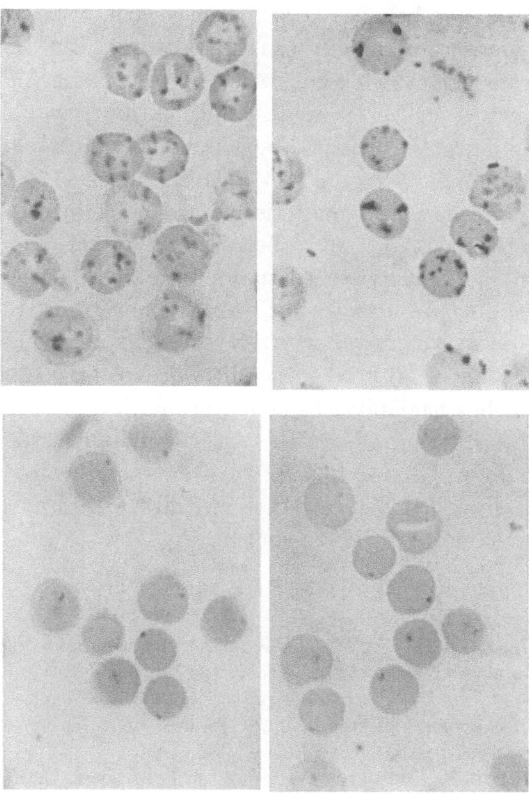

Abb. 6. Innenkörperbildung bei Inkubation mit Acetylphenylhydrazin über 2 Std. Oben links Neugeborenenerythrocyten ohne Glucosezusatz, oben rechts Neugeborenenerythrocyten mit Glucosezusatz. Unten links Erwachsenenerythrocyten ohne Glucosezusatz, unten rechts Erwachsenenerythrocyten mit Glucosezusatz Acetylphenylhydrazin = 333 mg/100 ml. 37°, pH 7,4 (Phosphat), Glucose 250 mg/100 ml

und signifikant weniger leicht hydrolysierbaren Phosphor. Zipursky konnte dann zeigen, daß bei Inkubation von Vollblut bei 37° die Phosphatester in Neugeborenenerythrocyten fast 10 mal so schnell absinken wie in Erwachsenenerythrocyten und daß ^{32}P langsamer in Neugeborenenzellen eingebaut wird. Es ist wichtig, daß diese Eigenarten nicht nur auf die ersten Lebenstage beschränkt waren, sondern sich nur langsam im Ablauf der ersten 2 Lebensjahre den Verhältnissen beim Erwachsenen anglichen.

Zusammenfassend muß zugegeben werden, daß man noch nicht weiß, weshalb Neugeborenenerythrocyten empfindlicher sind als Erwachsenenerythrocyten. Die bisher erhobenen zahlreichen Befunde reichen weder allein noch in Kombination zu einer befriedigenden Erklärung aus.

Infektiös ausgelöste hämolytische Erkrankungen

Infektiöse Prozesse können die Erythrocytenlebensdauer verkürzen. Das gilt für die Neugeborenenperiode vielleicht noch mehr als für spätere Lebensabschnitte. Jedem Kinderarzt ist geläufig, wie rasch bei septischen Infektionen, insbesondere bei Staphylokokken- und Colisepsis, und bei akuten eitrigen Erkrankungen des Urogenitaltrakts eine Anämie auftreten kann. Findet die Erkrankung innerhalb der ersten Lebenstage statt, entwickelt sich ein Bild, das den Morbus haemolyticus neonatorum kopiert (Kleinschmidt). Ein Icterus gravis kann zur Austauschtransfusion zwingen (Betke u. Keller). Auf der anderen Seite können auch gewisse schwere chronische Infektionen wie Lues connata, Toxoplasmose und Cytomegalie gleiche Erscheinungen machen (Josephs u. Mitarb., Seelemann, Wolf).

Erworbene hämolytische Anämien durch Autoantikörper kommen bei Neugeborenen vor, sind aber extrem selten. Wir selbst beobachteten kürzlich eine mäßige hämolytische Anämie bei einem 14 Tage alten Kind, das an einem Infekt der oberen Luftwege mit Bronchopneumonie erkrankt war. Vorübergehend war der direkte Coombstest positiv. Eine sehr eingehend untersuchte Beobachtung ist von Unger u. Mitarb. mitgeteilt worden. Das Kind erkrankte unter dem Bild eines Morbus haemolyticus neonatorum, doch ließ sich eine Sensibilisierung der Mutter ausschließen. Die gebildeten irregulären Antikörper reagierten mit Erythrocyten anderer Kinder und Erwachsener und waren noch im Alter von 11 Monaten nachweisbar. Auch in diesem Fall lag es nahe, die Ursache der Antikörperbildung in einer Infektion zu suchen.

Literatur

Benz, B., O. Preisler u. K. Betke: Über das Vorkommen von kindlichem Blut im Retroplacentarblut. Klin. Wschr. **1957**, 1089.

Berfenstam, R.: Studies on carbonic anhydrase activity in children. 1. Enzyme activity in the blood of infants and children of different ages, particularly in premature infants. Acta paediat. (Stockh.) **41**, 32 (1952).

Betke, K.: Hämatologie der ersten Lebenszeit. Ergebn. inn. Med. Kinderheilk. **9**, 437 (1958).

— u. I. Greinacher: Hitzedenaturierung und Hitzekoagulation bei fetalem und bleibendem Hämoglobin des Menschen. Z. Kinderheilk. **75**, 235 (1954).

— u. W. Keller: Icterus neonatorum gravis ohne Inkompatibilität und Austauschtransfusion. Medizinische **1957**, 947.

— u. E. Kleihauer: Fetaler und bleibender Blutfarbstoff in Erythrocyten und Erythroblasten von menschlichen Feten und Neugeborenen. Blut **4**, 241 (1958).

— u. H. Schall: Akute hämolytische Innenkörperanämie mit Methämoglobinämie und Methämoalbuminämie bei einem Neugeborenen, wahrscheinlich bedingt durch Naphthalin. Z. Kinderheilk. **81**, 379 (1958).

Beutler, E., R. J. Dern, C. L. Flanagan and A. S. Alving: The hemolytic effect of primaquine. VII. Biochemical studies of drug-sensitive erythrocytes. J. Lab. clin. Med. **45**, 286 (1955).

Bickenbach, W., u. F. Kivel: Mikroskopische Untersuchungen an Erythroblastoseplacenten. Arch. Gynäk. **177**, 559 (1950).

Billing, B. H., P. G. Cole and G. H. Lathe: Increased plasma bilirubin in newborn infants in relation to birth weight. Brit. med. J. **1954**, 1263.

Borum, A., H. O. Loyd and T. R. Talbot jr.: Possible fetal hemorrhage into maternal circulation. J. Amer. med. Ass. **164**, 1087 (1957).

Brenner, S., and A. C. Allison: Catalase inhibition: a possible mechanism for the production of Heinz-Bodies in erythrocytes. Experientia (Basel) **9**, 381 (1953).

Chown, B.: Anaemia in a newborn due to fetus bleeding into the mothers circulation. Lancet **1954 I**, 1213.

Clarke, C. A., R. Finn, R. B. McConnell and P. M. Sheppard: Int. Arch. Allergy, N. Y. **13**, 380 (1958) Zit. n. Sheppard, s. d. —

Cock, T. C.: Acute hemolytic anemia in the neonatal period. Amer. J. Dis. Child. **94**, 77 (1957).

Danoff, S., C. Grantz, A. Boyer and L. E. Holt jr.: Reduction of indirect bilirubinaemia in vivo. Lancet **1958 I**, 316.

Dawson, J. P., W. W. Thayer and J. F. Desforges: Acute hemolytic anemia in the newborn infant due to naphthalene poisoning: Report of two cases, with investigations into the mechanism of the disease. Blood **13**, 1113 (1958).

Day, R.: Kernicterus, further observations on toxicity of heme pigments. Pediatrics **17**, 925 (1956).

DeMarsh, Q. B., W. F. Windle and A. L. Alt: Blood volume of newborn infant in relation to early and late clamping of umbilical cord. Amer. J. Dis. Child. **63**, 1123 (1942).

Dieckhoff, J., L. Theile u. H. Theile: Zur Behandlung des Icterus neonatorum Frühgeborener mit Kollidoninfusionen (Periston N). Z. Kinderheilk. **82**, 539 (1959).

Dwyer, J. H., and C. M. McCue: The administration of sodium glucuronate to jaundiced newborn infants. Pediatrics **24**, 400 (1959).

Gasser, C.: Die hämolytische Frühgeburtenanämie mit spontaner Innenkörperbildung. Ein neues Syndrom, beobachtet an 14 Fällen. Helv. paediat. Acta Ser. D 8, 491 (1953).

Greenwalt, T. J., and V. E. Ayers: The phosphate partition of the erythrocytes of normal newborn infants and of infants with hemolytic disease. J. clin. Invest. **35**, 1404 (1956).

Gröschner, E.: Dissertation Freiburg 1960.

Gross, R. T., R. E. Hurwitz and P. A. Marks: An hereditary enzymatic defect in erythrocyte metabolism: Glucose-6-phosphate dehydrogenase deficiency. J. clin. Invest. **37**, 1176 (1958).

Gunson, H. H.: Anaemia in a newborn infant due to placental hemorrhage in utero. Amer. J. Dis. Child. **93**, 84 (1957).

Jeliu, G., R. Schmid and S. Gellis: Administration of glucuronic acid to icteric newborn infants.

Jones, P. E. H., and R. A. McCance: Enzyme activities in the blood of infants and adults. Biochem. J. **45**, 464 (1949).

Josephs, H., T. B. Cooley and L. K. Diamond: Round table discussion on anemia of the newborn. J. Pediat. **13**, 143 (1938).

Kleinschmidt, H.: Icterus neonatorum gravis. Klin. Wschr. **1930**, 1951.

Künzer, W.: Zur Frage der Heinzkörperbildung im Neugeborenenerythrocyten. Folia haemat. (Lpz.) **73**, 405 (1956).

Levine, P., P. Vogel and R. Rosenfield: Hemolytic disease of the newborn. Advanc. Pediat. **6**, 97, 156 (1953).

Linneweh, F., u. H. Bickel: Klinische Indikation zur Kernicterus-Prophylaxe Frühgeborener (Nachuntersuchung von 34 Frühgeborenen). Klin. Wschr. **1959**, 963.

Lust, M., J. Antoine et R. Masure: Un cas d'anémie néo-natale intense par hémorragie dans la circulation maternelle. Arch. franç. Pédiat. **15**, 1200 (1958).

Murray, J.: The results of early induction of labour in haemolytic disease of the newborn. 7th Europ. Congr. Haematol. London Sept. 1959.

Nevanlinna, H. R.: Acta path. microbiol. scand. Suppl. **93**, 402 (1952). Zit. n. P. L. Mollison: Factors determining the relative clinical importance of different blood-group antibodies. Brit. med. Bull. **15**, 92 (1959).

Schafer, W. B.: Acute hemolytic anemia related to naphthalene. Pediatrics **7**, 172 (1951).

Schmidt, H.: Zur Behandlung des Icterus gravis mit niedermolekularem Polyvinylpyrrolidon. Z. Kinderheilk. **82**, 30 (1959).

Seelemann, K.: Die Differentialdiagnose der Erythroblastosis foetalis. Z. Kinderheilk. **71**, 61 (1952).

Sheppard, P. M.: Blood groups and natural selection. Brit. med. Bull. **15**, 134 (1959).

Stave, U., u. J. Pohl: In Linneweh, Die physiologische Entwicklung des Kindes. Berlin-Göttingen-Heidelberg: Springer 1959.

Stevenson, S. S.: Carbonic anhydrase in newborn infants. J. clin. Invest. **22**, 403 (1943).

Unger, L. J., A. S. Wiener et D. Dolan: Anémie auto-hémolytique chez un nouveau né. Rev. Hémat. **7**, 495 (1952).

Vahlquist, B. C.: Das Serumeisen. Acta paediat. (Uppsala) **28**, Suppl. 5 (1—373) (1941).

Walker, W.: [1] The management of haemolytic disease of the newborn as a community problem. Brit. med. Bull. **15**, 123 (1959)

— [2] Factors influencing the role of premature induction in the prevention of hydrops foetalis. 7th Europ. Congr. Haematol. London Sept. 1959.

Willi, H.: Innenkörperbildung durch Elkosin und spontane Innenkörperbildung. Schweiz. med. Wschr. **1947**, 243.

Wimhöfer, H.: Persönliche Mitteilung 1959.

Wolf, H. G.: Differentialdiagnostische Problematik des Icterus neonatorum. Arch. Kinderheilk. **149**, 221 (1954).

Zetterström, R.: The blood brain barrier system in Linneweh: Die physiologische Entwicklung des Kindes. Berlin-Göttingen-Heidelberg: Springer 1959.

— u. L. Ernster: Bilirubin, an uncoupler of oxidative phosphorylation in isolated mitochondria. Nature (Lond.) **178**, 1335 (1956).

Zinkham, W. H.: An in vitro abnormality of glutathione metabolism in erythrocytes from normal newborns: Mechanism and clinical significance. Pediatrics **23**, 18 (1959).

Zipursky, A.: Erythrocyte phosphate metabolism in infancy. Amer. J. Dis. Child. **96**, 598 (1958).

Zuelzer, W. W., and E. Kaplan: AB0 heterospecific pregnancy and hemolytic disease, study of normal an pathologic variants. I. Patterns of maternal A and B isoantibodies in unselected pregnancies. Amer. J. Dis. Child. **88**, 158 (1954).

Diskussion[1]

H. Schulten:

Ich danke Herrn Betke für sein Referat. Bevor wir in die allgemeine Diskussion treten, möchte ich Herrn von Muralt zu seinem vorgemerkten Beitrag bitten.

G. von Muralt und E. Gugler:

Die Rolle der Immunglobuline der Frauenmilch in der Pathogenese des Morbus hämolyticus neonatorum[2].

Bekanntlich treten antierythrocytäre Isoantikörper während der ersten Tage nach der Geburt vom mütterlichen Plasma ins Colostrum über (Nordbring 1957a). Die Frage, ob diese Antikörper im nativen Zustande die Darmwand der Neugeborenen zu passieren vermögen und dadurch im Kreislauf der Kinder eine zusätzliche Erythrocytenschädigung verursachen können, ist noch heute umstritten (Bowman 1955; Cathie 1947; Grifols-Lucas und Canivell 1957; Moulinier 1953; Munk-Andersen, Aagard und Dyggve 1957).

Im Rahmen unserer Arbeiten über die Antigenstruktur der Frauen- und Kuhmilchproteine (Gugler, Bokelmann, Dätwyler und von Muralt 1958; Gugler und von Muralt 1959; Gugler, Bein und von Muralt 1959) haben wir den Immunglobulingehalt der Frauenmilch und des Colostrums untersucht und die Resorption dieser Proteine durch die Darmwand der Neugeborenen studiert.

Die antierythrocytären Isoantikörper sind in der Elektrophorese in der β/γ-Fraktion enthalten. Bei der Sedimentationsanalyse finden sich die kompletten Antikörper in der Regel in der 19 S-, die inkompletten Antikörper hingegen in der 7 S-Fraktion (Fudenberg, Kunkei und Franklin 1959). In der Immunoelektrophorese nach Grabar-Williams (Grabar und Williams 1955; Gugler, von Muralt und Bütler 1959) zeigen die antierythrocytären Isoantikörper wie die übrigen humoralen Antikörper die Antigenstruktur von β_2-A-, β_2-M- oder γ-Globulinen.

Aus dem mütterlichen Kreislauf treten diaplacentar lediglich γ-Globuline in den fetalen Kreislauf über (von Muralt, Cottier, Gugler und Hässig 1959; von Muralt und Gugler 1959). Das Nabelschnurserum enthält keine β_2-A-Globuline und nur Spuren von β_2-Makroglobulinen (Franklin und Kunkel 1958). Daraus geht hervor, daß einzig Antikörper mit der

---

[1] Diskussionsleiter: H. Schulten.

[2] Vorgemerkter Diskussionsbeitrag. Aus der Universitätskinderklinik Bern (Schweiz).

Antigenstruktur von γ-Globulinen auf diesem Wege in den kindlichen Kreislauf übertreten können. Antikörper mit der Antigenstruktur von β_2-A- Globulinen (7 S) oder β_2-M-Globulinen (19 S) treten diaplacentar nicht oder höchstens in Spuren vom mütterlichen in den fetalen Kreislauf über.

Die reife Frauenmilch enthält auf Grund unserer Untersuchungen, die inzwischen von anderer Seite bestätigt wurden (SCHWICK, ESSER und KOCH 1959), reichlich β_2-A-Globuline. Daneben enthält sie kleine Mengen (etwa 10—30 mg-%) rasch wandernder γ-Globuline. Langsam wandernde γ-Globuline fehlen vollständig. β_2-M-Globuline sind in der reifen Milch nur in Spuren enthalten.

Das Colostrum enthält hingegen nebst den β_2-A-Globulinen reichliche Mengen β_2-Makroglobuline. Nur etwa 10% der gesamten Immunglobulinmenge des Colostrums, die 5—8 g-% beträgt (NORDBRING 1957b), besteht aus rasch wandernden γ-Globulinen. Der γ-Globulingehalt des Colostrums beträgt bei der Geburt etwa 500 mg-%; er fällt im Laufe der ersten 3 Tage auf etwa 100 mg-% ab.

Wir haben versucht, die Frage, ob das Neugeborene fähig ist, wenigstens einen Teil der im Colostrum und der Milch seiner Mutter enthaltenen Antikörper im nativen Zustande zu resorbieren, in folgender Weise zu klären: Die Tatsache, daß die Frauenmilch Proteine enthält, die im Blutserum fehlen, gestattet, die Resorption dieser milchspezifischen Proteine durch den Magendarmtrakt des Säuglings zu untersuchen. Zu diesem Zwecke haben wir Anti-Frauenmilch-Kaninchenserum mit normalem Blutserum so weit abgesättigt, daß nur mehr die milchspezifischen Proteine präzipitiert wurden. Es gelang uns, mit diesen absorbierten Immunseren Frauenmilchproteinmengen von etwa 2 mg-% immunelektrophoretisch noch einwandfrei zu erfassen. Mit diesen Seren haben wir 41 Seren von 9—10 Tage alten Säuglingen, die ausschließlich mit frischem, unverarbeitetem Colostrum und Frauenmilch ernährt worden waren, immunelektrophoretisch untersucht, wobei bei keinem dieser Seren eine Präzipitation beobachtet wurde.

Wie eingangs erwähnt, ist das immunelektrophoretische Eiweißspektrum des Neugeborenen unvollständig. Unter anderem fehlen im Nabelschnurblut die β_2-A-Globuline. Die β_2-M-Globuline sind im Vergleich zum Erwachsenenserum stark erniedrigt und nur in Spuren nachweisbar. Da diese beiden β-Globuline im Colostrum, die β_2-A-Globuline auch in der reifen Frauenmilch in reichlichen Mengen enthalten sind, haben wir die oben erwähnten 41 Seren von frauenmilchernährten Säuglingen sowie 31 Seren von 9—10 Tage alten, ausschließlich künstlich ernährten Säuglingen immunoelektrophoretisch auf das Vorkommen dieser beiden β-Globuline untersucht. Die Ergebnisse sind aus der nachstehenden Tabelle zu ersehen (Tab. 1).

Tabelle 1

	β_2A			β_2M			Total							
							β_2A-Globuline				β_2M-Globuline			
							vorhanden		fehlt		vorhanden		fehlt	
	++	+	−	++	+	−	N	%	N	%	N	%	N	%
41 Säuglinge, die mit Frauenmilch ernährt wurden	5	15	21	20	17	4	20	49	21	51	37	90	4	10
31 Säuglinge, die künstlich ernährt wurden	5	7	19	19	12	0	12	39	19	61	31	100	0	0

Wie aus dieser Tabelle hervorgeht, ist die β_2-A-Globulinfraktion am 9./10. Tag bei 20 (49%) der mit Frauenmilch ernährten Säuglinge vorhanden oder wenigstens angedeutet. Bei den künstlich ernährten Säuglingen kommt die β_2-A-Globulin-Fraktion bei 12 (39%) zur Darstellung. Die β_2-M-Globulin-Fraktion kann bei fast allen Säuglingen unabhängig von der Art ihrer Ernährung am 9./10. Tag nachgewiesen werden.

Diese Untersuchungen gestatten bereits heute die Aussage, daß native Frauenmilchproteine, wenn überhaupt, dann höchstens in minimalen Mengen, aus dem Magen-Darm-Trakt in den Kreislauf des Säuglings aufgenommen werden. In der Pathogenese des Morbus haemolyticus neonatorum ist somit die Antikörperzufuhr durch Colostrum und Milch zu vernachlässigen (KARTE 1959).

Literatur

BOWMAN, J. M.: Absorption of isohemagglutinins in the newborn. Pediatrics **16**, 439 (1955.)

CATHIE, J. A. B.: Breast-feeding in erythroblastosis foetalis. Brit. med. J. **2**, 650 (1947).

FRANKLIN, E. C., and H. G. KUNKEL: Comparative levels of high molecular weight gamma globulin in maternal and umbilical cord sera. J. Lab. clin. Med. **52**, 724 (1958).

FUDENBERG, H. H., H. G. KUNKEL and E. C. FRANKLIN: High molecular weight antibodies. Proc. 7th Congr. Int. Soc. Blood Transfusion Karger, Basel-New York, 522 (1959).

GRABAR, P., et C. A. WILLIAMS: Méthode permettant l'étude conjugée des propriétés électrophorétiques et immunochimiques d'un mélange de protéines. Application au sérum sanguin. Biochim. biophys. Acta **10**, 193 (1953) **17**, 67 (1955).

GRIFOLS-LUCAS, J. A., et F. CANIVELL: Etude sur l'absorption par la voie gastrointestinale des anticorps chez le nouveau-né. Arch. franç. pédiatrie **14**, 532 (1957).

— — Estudios en el recién nacido humano sobre la absorbción de anticuerpos homologos administrados «per os». Ann. Med. (Barcelona) **43**, 45 (1957).

GUGLER, E., M. BEIN u. G. MURALT: Über immunelektrophoretische Untersuchungen an Kuhmilchproteinen. Schweiz. med. Wschr. **89**, 1172 (1959).

— G. BOKELMANN, A. DÄTWYLER u. G. VON MURALT: Über immunelektrophoretische Untersuchungen an Frauenmilchproteinen. Schweiz. med. Wschr. **88**, 1264 (1958).

— u. G. VON MURALT: Über immunelektrophoretische Untersuchungen an Frauenmilchproteinen. 2. Mitteilung. Schweiz. med. Wschr. **89**, 925 (1959).

— — u. R. BÜTLER: Die immunelektrophoretische Analyse der menschlichen Serumproteine. Schweiz. med. Wschr. **89**, 703 (1959).

KARTE, H.: Immunelektrophoretische Befunde bei Neugeborenen und Frühgeborenen. Mschr. Kinderheilk. **107**, 108 (1959).

MOULINIER, J.: L'allaitement maternel des enfants atteints de maladie hémolytique. Sem. Hôp. (Paris) **29**, 448 (1953).

MUNK-ANDERSEN, G., K. AAGAARD and H. DYGGVE: Transfer of immune ABO antibody from mother to milk and from milk to infant. Proc. 6th Congr. Europ. Soc. Hemat. **2**, 745 (1957).

MURALT, G. VON, H. COTTIER, E. GUGLER u. A. HÄSSIG: Die Immunglobuline beim Embryo, Neugeborenen und Säugling. In LINNEWEH: Die physiologische Entwicklung des Kindes. Springer-Verlag 1959. S. 350.

— u. E. GUGLER: Die Reifung der Immunglobuline. Helv. med. Acta **26**, 410 (1959).

NORDBRING, F.: Appearance of antistreptolysin and antistaphylolysin in human colostrum. Acta paediat. **46**, 481 (1957 a).

— Change in total nitrogen and electrophoretic pattern in human colostrum during first days of lactaction. Acta Soc. Med. upsalien. **62**, 113 (1957 b).

SCHWICK, G., H. O. ESSER u. FR. KOCH: Qualitative und quantitative Bestimmung von Plasmaproteinen in Frauenmilch. Behringwerk-Mitteilungen, Heft 37, 11 (1959).

K. BETKE:

Herrn VON MURALTs Befunde sind sehr erfreulich. Im Colostrum werden ja, wie unsere gemeinsam mit Herrn MATTHES durchgeführten Untersuchungen ergeben haben, Antikörper ausgeschieden, und zwar inkomplette Antikörper. Wir haben damals unterstellt: Gut, das Neugeborene wird sie ja wohl resorbieren — in Analogie zu den Verhältnissen beim Tier — und das könnte dann dem Kind schaden. Aber nach wenigen Tagen werden eben mit dem Erscheinen der Vollmilch keine Antikörper mehr ausgeschieden, und es besteht deshalb nicht der geringste Grund, die Kinder von der Muttermilch abzusetzen, was leider immer wieder geschieht. Herrn VON MURALTs Befunde zeigen nun, daß die Gefahr für das Kind *noch* geringer ist. Man sollte also wirklich darauf dringen, den Müttern von M. h. n.-Kindern das Stillen nicht zu verbieten.

C. Gasser:

Ich möchte zu den Ausführungen von Herrn Betke noch bemerken: Daß man die Diagnose des Morbus haemolyticus neonatorum serologisch stellen muß, ist für die rhesusbedingte Form selbstverständlich. Bei Unverträglichkeiten im ABO-System, mit denen ich mich seit 10 Jahren befasse, ist es aber serologisch außerordentlich schwierig, wenn nicht unmöglich, den Beweis für eine Immunisierung zu erbringen. Deshalb müßten wir in solchen Fällen beim Neugeborenen auch die Blutveränderungen, vor allem die Sphärocytose, die osmotische Resistenzverminderung usw. für die Diagnose heranziehen.

K. Betke:

Sicher kann ein erfahrener Hämatologe in solchen Fällen schon aus dem Blutausstrich eine Vermutungsdiagnose, oft sogar eine ziemlich sichere Diagnose stellen. Aber wo haben wir an Entbindungsanstalten erfahrene Hämatologen? Daraus ergibt sich eben doch die Notwendigkeit, spezialisierte Zentren für die Diagnostik (und Therapie mit Austauschtransfusionen usw.) zu schaffen. In der erwähnten Statistik von Walker sind einige sehr eindrucksvolle Zahlen angeführt: Bei Kindern mit Morbus haemolyticus neonatorum, die durch solche spezialisierte Zentren betreut wurden, betrug die Gesamtmortalität 5%, während sie in anderen Krankenhäusern 19%, also fast viermal so hoch war.

H. Schubothe:

Die Notwendigkeit einer Zentralisierung gilt aber auch für die *pränatale* Diagnostik, besonders von rhesusinkompatiblen Schwangerschaften und die sich daraus ergebende *Prophylaxe*. Denn es ist wichtig, daß man rechtzeitig von einer dem Kinde drohenden Gefahr unterrichtet ist. Das ist ja im deutschen Gesundheitswesen leider ein sehr problematisches Kapitel. Wir haben eine ausgedehnte Organisation von Gesundheitsämtern, wir haben vorzügliche gesetzliche Vorschriften zur Prophylaxe und Bekämpfung von Infektionskrankheiten, aber in den 15 Jahren, in denen fast alle umliegenden Länder gesetzliche Regelungen getroffen und ein System aufgebaut haben, nach dem jede schwangere Frau auf Kosten des Staates oder eines Versicherungsträgers bezüglich ihres Rhesusfaktors oder etwaiger Rhesusantikörper untersucht werden kann, ist bei uns nichts Offizielles in dieser Richtung geschehen. Die Statistiken anderer Länder sind eben auch deshalb besser, weil hier bei einer Schwangerenuntersuchung durch den praktischen Arzt oder den Gynäkologen stets eine Probe des mütterlichen Blutes an das nächste Laboratorium eines planmäßig organisierten und zentralisierten Systems eingesandt wird. Und wenn die mütterlichen Erythrocyten rhesusnegativ sind, wird das Serum der Frau in der 36. Schwangerschaftswoche auf etwaige Rhesusantikörper untersucht, so daß nötigenfalls die erforderlichen Vorkehrungen getroffen werden können, z. B. die Frau zur Entbindung eine Klinik aufsucht, die mit einem diagnostischen Zentrum engstens zusammenarbeitet.

C. Gasser:

Was die toxische Innenkörperanämie betrifft, so möchte ich auf die Gefährdung des Neugeborenen durch „eingemottete" Wäsche, was Herr Betke früher schon gezeigt hat, noch einmal nachdrücklich hinweisen. Wir haben kürzlich wieder einen solchen Fall gesehen, eine Frühgeburt, zu Hause geboren, die dann in die mit Naphthalin aufbewahrte Wäsche des ersten Kindes gelegt wurde. Es kam zu einer schweren Anämie mit über 60 mg-% Bilirubin und über 800‰ Innenkörpern. Diesem Kinde haben wir durch Austauschtransfusion zwar das Leben retten können, aber es befindet sich jetzt im Stadium eines schwersten Kernikterus. Und hier muß ich Herrn Betkes Hinweis auf die große Gefahr des Bilirubins, speziell für Frühgeburten, noch einmal unterstreichen. Schädigungen durch toxische Substanzen sind eben bei Frühgeburten bedeutend größer als bei reifen Neugeborenen. Das gilt auch für die Vitamin K-Analogen. Hier wurden früher ja allgemein viel zu hohe Dosen verabfolgt. Wir haben aber auch nach relativ kleinen Synkavitdosen — etwa 5—10 mg pro Tag — schwere toxische Innenkörperanämien gesehen. Deshalb muß überhaupt davor gewarnt werden, bei Neugeborenen, insbesondere Frühgeburten, routinemäßig Synkavit zu geben. Auch Konakion, das sog. natürliche Vitamin K₁, kann eine Innenkörperanämie machen. Einen solchen Fall haben wir im letzten Jahr gesehen.

F. JUNG:

Herr BETKE, Sie haben selbst eine Reihe von Untersuchungen durchgeführt, nach denen die prosthetische Gruppe des fetalen Hämoglobins chemischen Einflüssen leichter zugänglich ist. Wir haben in eigenen Experimenten gesehen, daß der Zustand der prosthetischen Gruppe für die chemische Denaturierung von Bedeutung ist. Dazu kommt noch die langsamere fermentative Reduktion beim Hämoglobin F. Das sind alles Punkte, die bei Anwesenheit eines katalytischen Methämoglobinbildners, z. B. eines Chinons oder eines Anilinderivates, in kleineren oder größeren Mengen eine Methämoglobinbildung und Heinzkörperbildung ohne weiteres erklären können. Nun haben Sie in Ihren Experimenten das Phenylhydrazin nur auf das Hämoglobin in den roten Blutkörperchen einwirken lassen. Wenn aber die Überlegung, die ich gerade ausgesprochen habe — und die ja auch durch Ihre Versuche nahegelegt wird —, stimmt, dann müßte Phenylhydrazin das fetale Hämoglobin in einer konzentrierten Lösung schneller verändern. Sie müßten also den Versuch auch einmal mit stromafreiem Hämoglobin machen und nicht nur am intracellulären.

K. BETKE:

Wir sind gerade dabei, diese Dinge noch einmal eingehend zu prüfen. Es gibt allerdings einen Befund, der nicht in diese Vorstellung paßt, und der noch einmal kontrolliert werden sollte: KÜNZER hat Erythrocytenstromata hämoglobinfrei gewaschen, u. zw. mit der Methode von Herrn RUHENSTROTH, mit der man ja ziemlich hämoglobinfreie Stromata bekommt. Er hat dann Phenylhydrazin auf sie einwirken lassen, und überraschenderweise traten auch hier Heinzkörper auf. Im übrigen wird das Methämoglobin F ja rascher gebildet, wenn man irgendein Oxydans zu einer Hämoglobinlösung zusetzt, und zwar etwa doppelt so schnell, unabhängig von der Art der oxydierenden Substanz. Ob ich nun mit Nitrit — das ist ja eine ganz andere Reaktion — oder mit Jod titriere, es zeigt sich immer eine größere Empfindlichkeit des fetalen Hämoglobins.

H. D. WALLER:

Wie verhält es sich nun mit dem Gesamtgluthationgehalt in den Neugeborenenerythrocyten?

K. BETKE:

Der Gehalt an reduziertem Gluthation ist im Ausgangsniveau genau so hoch wie beim Erwachsenen. Er fällt nur rascher ab, wenn nicht genügend Glucose anwesend ist.

Erworbene hämolytische Erkrankungen
bei renaler Insuffizienz*

Von

CONRAD GASSER (Zürich)

Mit 26 Abbildungen

Meine Damen und Herren! Das Vorkommen von Anämien bei Nierenkrankheiten ist schon lange bekannt, jedoch ist ihre Pathogenese noch unklar, und man ist über die Spekulationen mit der Annahme eines Mangelfaktors wie bei Ausfall

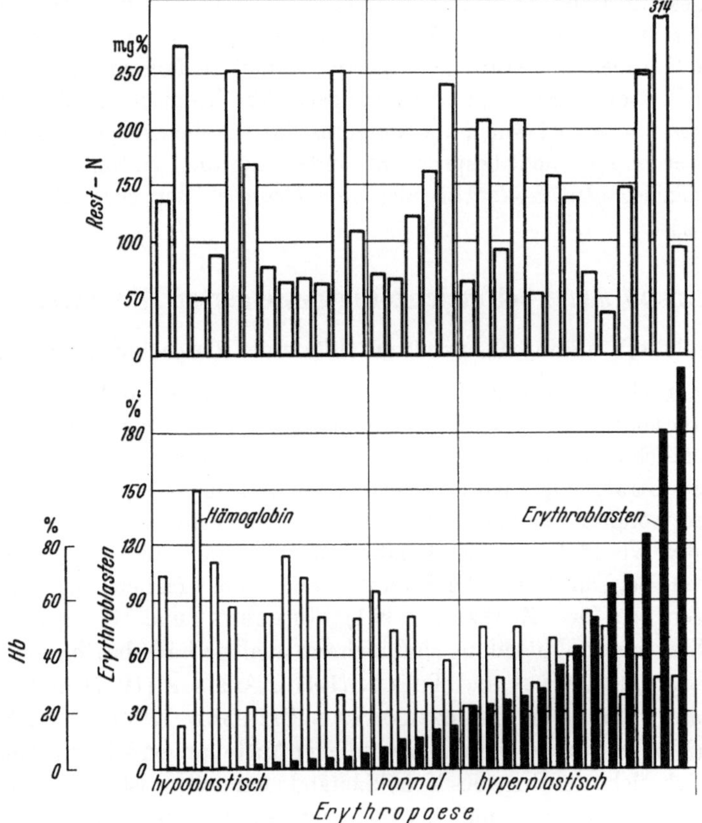

Abb. 1. *Beziehungen zwischen Reststickstoffwerten, Hämoglobin und Anzahl der Erythroblasten im Knochenmark* bei 30 Fällen von Urämie im Kindesalter. Die Erythroblastenwerte stehen in keiner Relation mit dem Grad der Stickstoffretention. (Aus Pediat. Clin. N. Amer. 1957, 464)

eines nephrogenen Erythropoetin (UEHLINGER) oder eines Hemmungsfaktors der Erythropoese (FAARUP und OHLSEN) nicht weitergekommen.

* Aus der Universitätskinderklinik Zürich (Direktor: Prof. Dr. G. FANCONI).

Im folgenden sollen nur die *hämolytischen* Anämien, die bei Nierenerkrankungen auftreten, besprochen werden. Wir unterscheiden schematisch 3 Gruppen hämolytischer Syndrome mit renaler Insuffizienz:

A. Niereninsuffizienz als *Folge* gesteigerter Hämolyse (lower nephron nephrosis, Crush syndrome, transfusion kidney, Niere bei Verbrennungen).

B. Niereninsuffizienz bei *gleichzeitig* gesteigerter Hämolyse (hämolytisch-urämische Syndrome, thrombotische Mikroangiopathie sowie verschiedene Kollagenosen wie Lupus erythematodes und Periarteriitis nodosa).

C. Niereninsuffizienz als „*Ursache*" gesteigerter Hämolyse (erworbene hämolytische Anämie bei chronischer Glomerulonephritis und bei sekundärem renalem Hyperparathyreoidismus).

Zur Beurteilung der gesteigerten Hämolyse ist die Intensität der Erythropoese im allgemeinen ein brauchbarer Maßstab. Dies gilt jedoch nicht für hämolytische Anämien bei renaler Insuffizienz. Um die Beziehungen zwischen Erythropoese und Grad der Azotämie zu prüfen, haben wir 30 Fälle von Urämie in dieser Hinsicht verglichen und die Werte von Rest-N, Hb und Erythroblastenzahl im Mark graphisch dargestellt (Abb. 1). Daraus ergibt sich, daß eine direkte Relation — Höhe der Rest-Stickstoffwerte und Erythroblastenzahl — sich nicht nachweisen läßt. Auch bei Urämien mit stark gesteigerter Hämolyse fanden wir bald eine Hypoplasie der Erythropoese, bald eine gesteigerte Erythroblastenzahl.

Die Krankheitsbilder, bei denen die Niereninsuffizienz die „*Folge*" gesteigerter Hämolyse ist, werden hier nicht besprochen, sondern nur die Syndrome, bei denen die Niereninsuffizienz *gleichzeitig mit* oder *als* „*Ursache*" der verstärkten Blutmauserung auftritt.

Niereninsuffizienz bei gleichzeitig gesteigerter Hämolyse

Akutes hämolytisch-urämisches Syndrom (Bilaterale Nierenrindennekrosen)

1955 veröffentlichten GASSER, GAUTIER, STECK, OECHSLIN und SIEBENMANN erstmals unter diesem Titel eigenartige Krankheitsbilder, bei denen aus unbekannter Ursache plötzlich eine akute intravasale Hämolyse und gleichzeitig ein akutes Nierenversagen auftrat, wobei pathologisch-anatomisch nicht das Bild der Hämolyse-Crush-Niere, sondern der Befund bilateraler Nierenrindennekrosen vorlag. Bis heute konnten wir 15 Fälle, alles Kinder vom Säuglings- bis zum Pubertätsalter, beobachten. Bei Durchsicht der Literatur findet man frühere ähnliche Einzelbeobachtungen, so bei ZUELZER (1951), SHEEHAN und MOORE (1952), DACIE (1953). Seit unserer Mitteilung sind mehrere analoge Fälle beschrieben worden, so von MÉGEVAND, WYSS und THÉLIN (1956), ALLISON (1957) und SHYMWAY und MILLER (1957), DEBRÉ, MOZZICONACCI, BRISSAUD, LAGRUE und HABIB (1958), ROYER (1960) sowie in mehreren persönlichen Mitteilungen anderer Autoren. Auch wenn es sich nicht um ein neues Krankheitsbild handelt, so ist es als klinisches Syndrom recht charakteristisch und bei rechtzeitigem Erkennen ist es möglich, die nicht allzu schweren Fälle zu retten. Die nachfolgenden Krankengeschichten sind typische Beispiele dieses akuten hämolytisch-urämischen Syndroms, wobei neben der Mannigfaltigkeit der Erscheinung die Fortschritte des therapeutischen Vorgehens und dementsprechend eine Besserung der Prognose sich erkennen läßt.

Fall 1. W. Susi, J.-Nr. 831/53, Ksp. Zürich (Fall 1 GASSER 1953). Verlaufskurve s. Abb. 2.
7jähriges Mädchen erkrankt innerhalb weniger Stunden an einer perakut erworbenen hämolytischen Anämie mit starker Hämoglobinurie, Ikterus, hämorrhagischer Diathese und

leichten Ödemen. Erythrocytenschädigung mit verminderter osmotischer Resistenz ohne Nachweis von Autoantikörpern. Noch fehlende erythropoetische Regeneration. Thrombopenie und erhöhtes Antithrombin. Gleichzeitig mit der hämolytischen Anämie Zeichen des Nierenversagens: Oligurie, Albuminurie, Cylindrurie, Hämaturie, leichte Gesichtsödeme und Hypertension. Trotz ACTH und Transfusionen und kräftiger erythropoetischer Regeneration sinkt

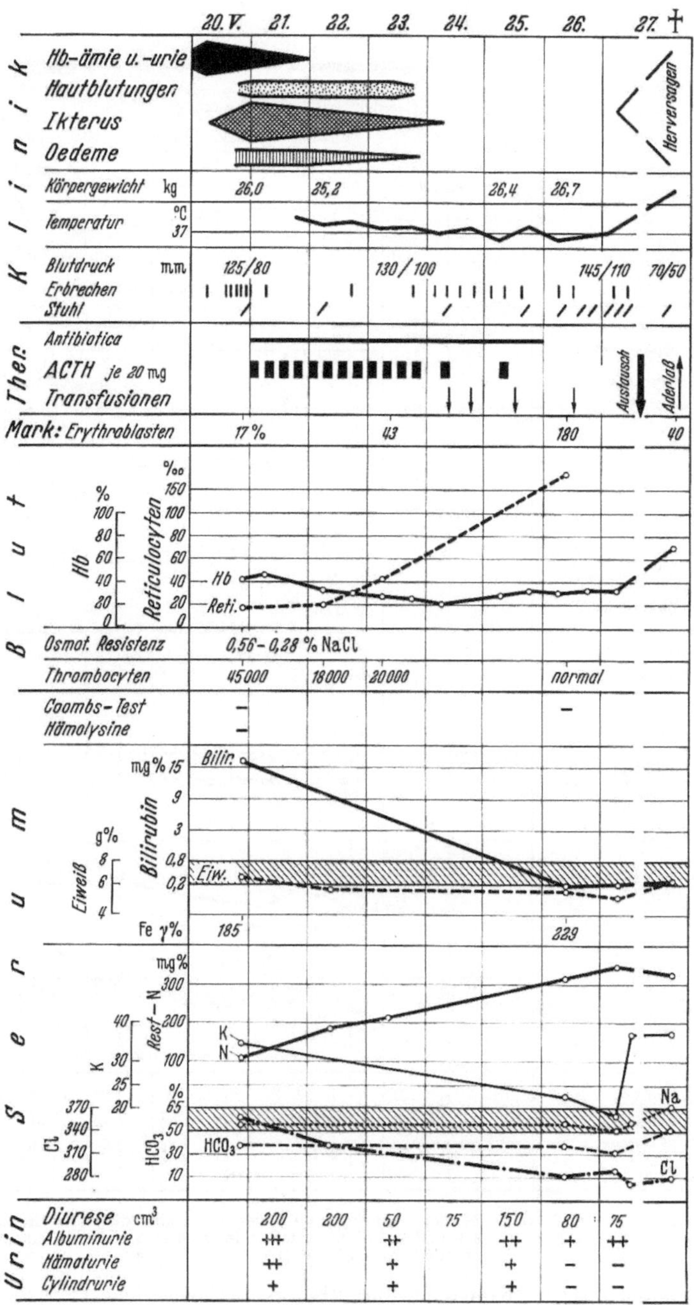

Abb. 2. *Verlaufskurve zu Fall 1. Akutes hämolytisch-urämisches Syndrom* bei einem 7jährigen Mädchen. Autoptisch akute Glomerulonekrosen (bilaterale Nierenrindennekrosen). [Aus Schweiz. med. Wschr. **85**, 905 (1955)]

das Hämoglobin weiter. Immer mehr beherrscht das Nierenversagen das Bild mit kontinuierlichem Anstieg des Rest-Stickstoffs, metabolischer Acidose und Hypokaliämie. Blutaustausch

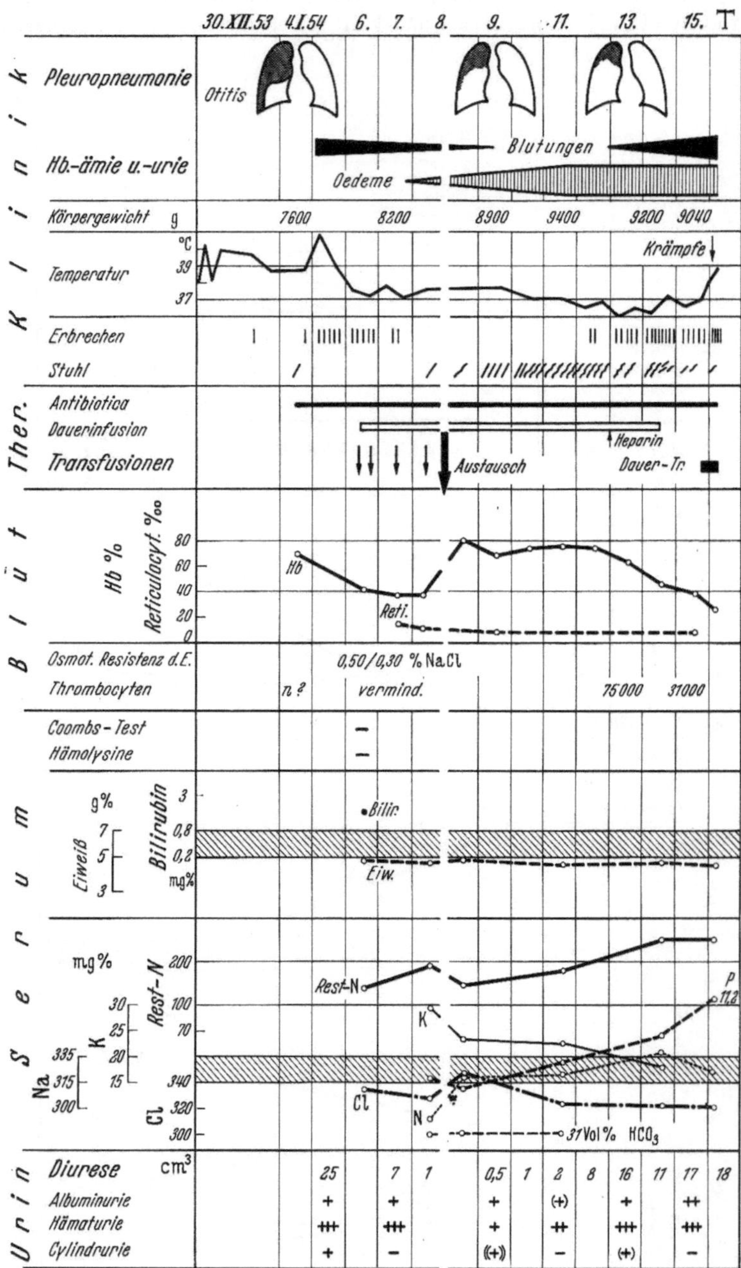

Abb. 3. *Verlaufskurve zu Fall 2. Akutes hämolytisch-urämisches Syndrom* bei abscedierender Bronchopneumonie. Autoptisch bilaterale Nierenrindennekrosen und anämische Infarkte im rechten Lungenoberlappen. [Aus Helv. paediat. Acta **12**, 286 (1957)]

erfolglos. Exitus am 8. Tag der Krankheit. Autoptisch akute Glomerulonekrosen als Sonderform der bilateralen Nierenrindennekrosen. Vereinzelte Tubulusnekrosen. Herzerweiterung, Lungen- und Hirnödem.

Fall 2. T. Ruth, J.-Nr. 2553/54, Ksp. Zürich. (Fall 5, GASSER 1953). Verlaufskurve s. Abb. 3.

13 Monate altes Mädchen erkrankt an Otitis und fibrinöser Pleuropneumonie. Nach einem Tag Penicillin akute hämolytische Anämie (Hämoglobinurie, Hämoglobinsturz, keine Autoantikörper, Erythropoese gehemmt). Mäßige Thrombopenie. Gleichzeitig Hämaturie, ausgesprochene Oligurie mit erhöhtem Rest-N. Wegen unstillbaren Erbrechens Dauerinfusion. Der Flüssigkeitsbedarf wird überschätzt, die Folge sind Gewichtszunahme und Ödeme. Zunehmende Niereninsuffizienz (Weiteranstieg des Rest-N, Hyperkaliämie, metabolische Acidose) vielleicht z. T. extrarenal bedingt (Natrium und Chlor erniedrigt). Blutaustausch bewirkt Nachlassen der Hämolyse und Besserung des Blutchemismus. Am 7. Tag Brechdurchfall, Hämoglobinsturz, Blutungen und Krämpfe. Exitus am 12. Tag. Autoptisch bilaterale Nierenrindennekrosen. Abscedierende Bronchopneumonie im rechten Ober- und Mittellappen mit serofibrinöser Begleitpleuritis und ausgedehnten anämischen Infarkten.

Fall 3. G. Walter, J.-Nr. 7566/52, Ksp. Zürich (Fall 6, GASSER 1953). Verlaufskurve s. Abb. 4.

14 Monate alter Knabe mit akuter fibrinös-eitriger Pleuropneumonie zeigt nach einem Tag Penicillin unter weiter zunehmender Blässe fast völlige Anurie mit stark erhöhtem Rest-N, tonisch-klonische Krämpfe und Bewußtseinverlust. Schwere Anämie (16% Hb) bei Erythroblastopenie im Mark (0,6%) und Reticulocytopenie im Blut. Serologischer Nachweis intensiv avider inkompletter Autoantikörper und Phänomen der Polyagglutinabilität. Deutliche Thrombopenie, Megakaryocyten nicht plättchenbildend. Neutrophile Leukocytose. Der am 2. Tag vorgenommene Austausch mit heparinisiertem Blute besserte nur die Anämie. Anschließend besteht trotz reichlich Protamin starke Blutungsbereitschaft infolge einer Gerinnungsstörung (in vitro-Defekt durch Protamin neutralisierbar). ACTH, Vitamin K und weitere Bluttransfusionen bleiben erfolglos. Exitus am 4. Tag. Autoptisch bilaterale Nierenrindennekrosen. Abscedierende Bronchopneumonie im rechten Oberlappen mit anämischen Infarkten.

Fall 4. G. Doris, J.-Nr. 657/53, Ksp. Zürich. Verlaufskurve s. Abb. 5.

7 Monate alter gesunder Säugling erkrankt 4 Tage vor Einweisung an fieberhaftem Brechdurchfall und Lösen von dunkelbraunem Urin. Tags darauf hochgradige Anämie. Gleichzeitig massive Hämaturie und Harnstoffretention. Eintrittsbefund: Schwere hämolytische Anämie: rasch zunehmende Anämie ohne Blutverlust und trotz Blutersatz, bei starker Regeneration, Erythrocytenzerfall. Keine Autoantikörper nachweisbar. Nur mäßige Thrombocytopenie mit verlängerter Blutungszeit. Keine Spontanblutungen. Nierensymptome: massive Albuminurie, Hämaturie und Cylindrurie. Rest-N stark, Kalium leicht erhöht. Trotz dem heftigen Erbrechen wird salzarm (!) ernährt, was eine schwere Hyponaträmie und Hypochlorämie mit hochgradiger Oligurie zur Folge hat (aufgepfropfte azotémie par manque de sel). Starke Gewichtszunahme. Auftreten schwerer Krämpfe und Bewußtlosigkeit. In moribundem Zustand Blutaustausch, der den klinischen Zustand vorübergehend bessert, doch erst eine reichliche Salzzufuhr normalisiert den schwer gestörten Stoffwechsel, was die Erholung der Nierenfunktion mit sich bringt. Vorübergehende Gerinnungsstörung nach dem Austausch mit heparinisiertem Blut [Protamin normalisiert erst im Überschuß (Antithrombin erhöht?)]. Ausgang in Heilung. Bei den Nachkontrollen normale Befunde.

Fall 5. M. Elvira, J.-Nr. 7914/55, Ksp. Zürich.

8 Monate altes, frühgeborenes Mädchen erkrankt 1 Woche vor Einweisung mit Erbrechen, zunehmendem Ikterus, Blässe und Lösen von dunklem Urin. Befund schwerste hämolytische Anämie von 27% Hb mit starkem Erythrocytenzerfall ohne Innenkörperbildung bei schon ausgesprochener Reticulocytose und Ausschwemmung von Erythroblasten (Abb. 8). Thrombopenie von 51000. Keine Autoantikörper, keine exogene Ursache nachweisbar. Blutchemisch Hypersiderämie und Bilirubinämie mäßigen Grades. Ausgesprochene Zeichen renaler Insuffizienz mit Retention (Rest-N 91 mg-%) und Hyperkaliämie. Außer der Apathie keine neurologischen Erscheinungen. Behandlung mit 100 mg Prednison trotz leichter Oligurie und Ödemen. Rasches Zurückgehen der Hämolyse und Retentionserscheinungen. Längerdauernde Pyurie. 4 Monate nach Spitaleintritt beschwerdefrei, geheilt entlassen.

Fall 6. H. Franz, J.-Nr. 6390/59, Ksp. Zürich. Verlaufskurve s. Abb. 6.

Vater Kälteurticaria. Pat. mit 3 Jahren Hämaturie und Erbrechen. Im Alter von 12 Jahren febril und Brechdurchfall (Familienerkrankung), Oligurie. Behandlung mit „Treupel"-

Supp. (Codein, Acetylsalycilsäure, Phenacetin). Am folgenden Tag Ikterus, roter Urin. Bei der Einweisung schwer kranker, aber euphorischer, adynamischer Gymnasiast mit blaß ikterischer

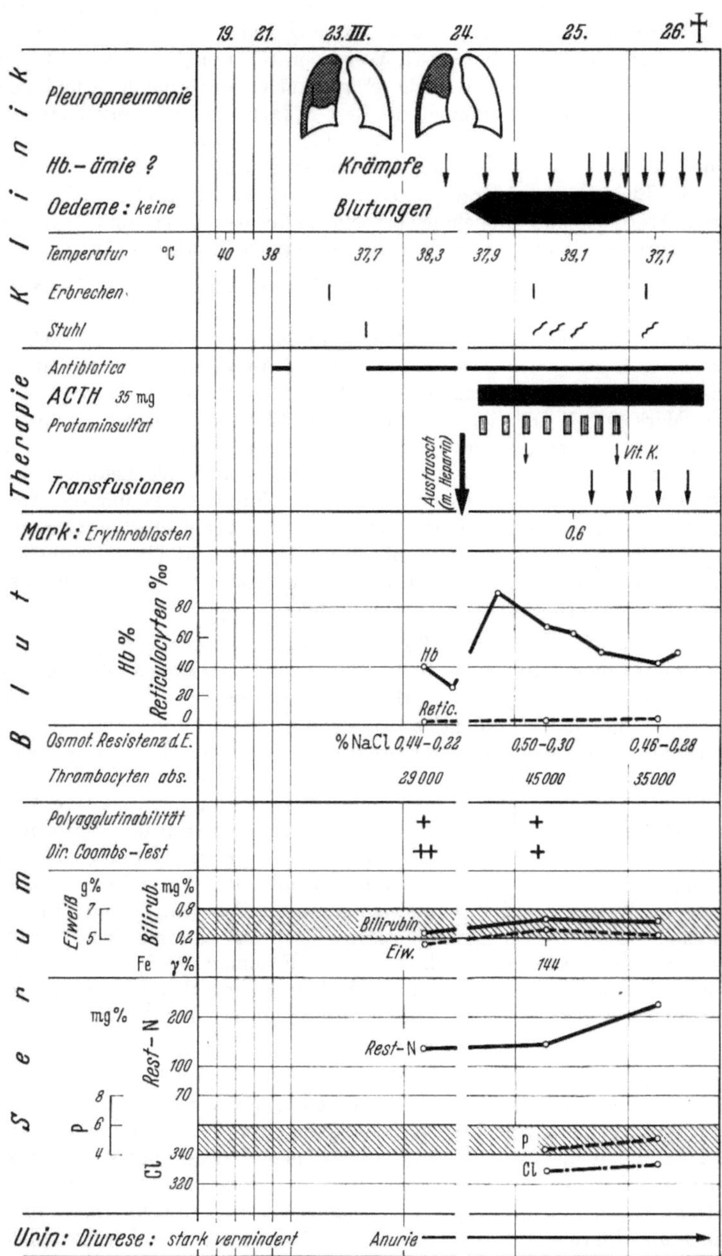

Abb. 4. *Verlaufskurve zu Fall 3. Akutes hämolytisch-urämisches Syndrom* bei abscedierender Bronchopneumonie. Autoantikörpernachweis. Aplastische Anämie (Erythroblastopenie). Autoptisch bilaterale Nierenrindennekrosen und anämische Infarkte im Bronchopneumoniegebiet des rechten Lungenoberlappens (vgl. Fall 2)

Haut und disseminierter Purpura. Blutdruck nicht erhöht, keine Ödeme, Milz nicht palpabel, Leber leicht dolent. Im Blute schwere hämolytische Anämie mit starker Zerfallstendenz der Erythrocyten (Sphärocyten, Eierschalenformen, Poikilocyten), keine Innenkörperbildung.

Zu Beginn noch geringe Regenerationszeichen. Keine Autoantikörper nachweisbar. Spektroskopisch Oxyhämoglobinurie. Serumbilirubin und Eisen deutlich erhöht. Urobilinogenkörper

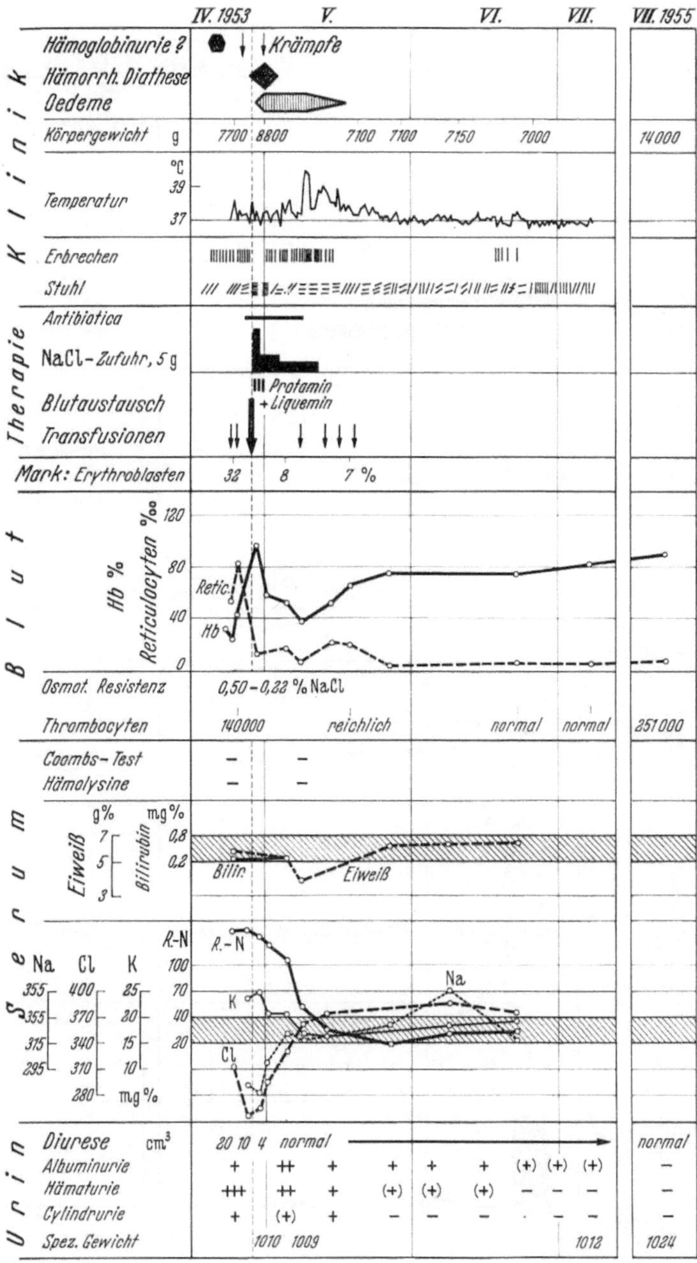

Abb. 5. *Verlaufskurve zu Fall 4. Akutes hämolytisch-urämisches Syndrom* bei Azotemie par manque de sel. Behandlung mit Kochsalzstoß und Blutaustausch. Ausgang in Heilung

im Stuhl und Urin stark erhöht. Die hämorrhagische Diathese äußert sich außer in Purpura und positivem Rumpel-Leede in starker Thrombopenie von 15000 und Antithrombinvermehrung sowie verminderter Capillarresistenz. Die Nierensymptome: Albuminurie, Hämaturie und Cylindrurie. Hingegen keine Oligurie. Blutchemisch starke und zunehmende Erhöhung des Rest-N bei stark herabgesetzter Harnstoff-Clearance, Acidose, kein Chlormangel. Die neurologischen Befunde zeigen außer der Euphorie eine Hyperreflexie und stark pathologisches EEG

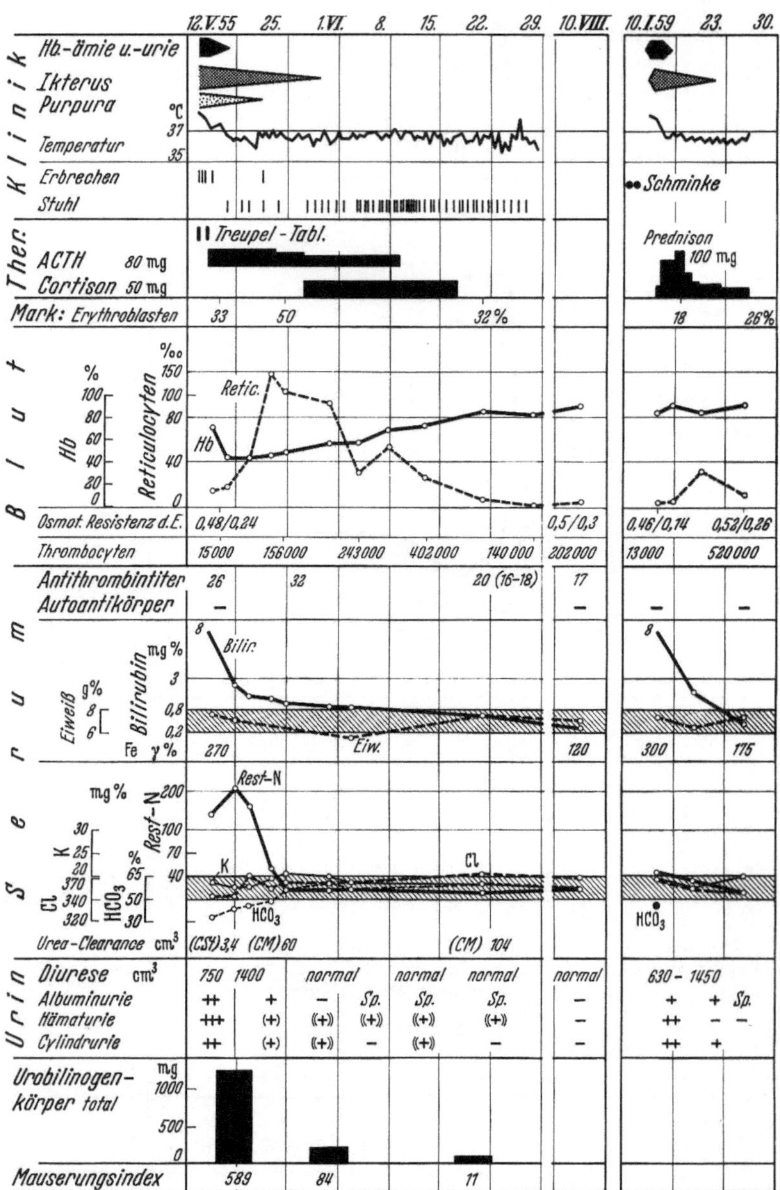

Abb. 6. *Verlaufskurve zu Fall 6. Akutes hämolytisch-urämisches Syndrom* bei einem 12jährigen Knaben. Behandlung mit Corticoiden. Ausgang in Heilung. Nach 3 Jahren erneut ähnliches Krankheitsbild

ohne Epilepsiepotentiale (Abb. 10). Erfolgreiche Behandlung ohne Transfusionen mit ACTH (80 mg tägl.) und später Cortison (50 mg tägl.): Überwindung der Anämie, Wiederherstellung der Nierenfunktion, Verschwinden der hämorrhagischen Diathese sowie der encephalographischen festgestellten Hirnschädigung. Mehrere Nachkontrollen zeigen normalen Befund.

3¹/₂ Jahre später erkrankt Pat. erneut mit ähnlichen Symptomen, nachdem er 3 Tage zuvor sich für eine Theatervorstellung mit Goldbronze schminken mußte. Gleichzeitig Angina. Plötzliche Hämoglobinämie und Hämoglobinurie mit zunehmendem Ikterus, starke Müdigkeit. Es tritt keine nennenswerte Anämie auf und die Regenerationszeichen sind gering, hingegen besteht wieder eine Polymorphie der Erythrocyten. Die Thrombocyten sind bis auf 13000 vermindert. Der Rumpel-Leede ist positiv, doch fehlt eine spontane Purpura. Keine erkennbaren Ödeme, keine Oligurie, im Urin starke Methämoglobinurie, Albuminurie und Cylindrurie. Nur leicht erhöhter Rest-N und starke Bilirubinämie, auch im Serum Oxyhämoglobin und reichlich C-reaktives Protein. Keine Autoantikörper nachweisbar, osmotische Resistenz normal. Neurologisch keine Ausfallserscheinung. Behandlung mit 80 mg Prednison, Penicillin und Vit C und K. Strenge Nierenschondiät. Innerhalb weniger Tage rasche Normalisierung aller Befunde. Bei den Nachkontrollen normale Ergebnisse. An den Erythrocyten konnte kein Fermentmangel (Dehydrogenase, Gluthation) nachgewiesen werden, auch konnte kein exogener auslösender Faktor (Treupel, Schminke) als Ursache gesichert werden.

Fall 7. M. Rolf, J.-Nr. 8923/56, Kps. Zürich. (Fall 2, GAUTIER 1957). Verlaufskurve s. Abb. 7. Großvater Schrumpfniere, Vater Ekzem, Mutter Migräne.

Der 8 Jahre alte, bisher gesunde Knabe wird wegen Appendicitis perforata operiert. 5 Tage später „Nephrotisches Syndrom" mit Ödemen, zunehmender Anurie, gleichzeitig progressive Anämie. Einweisung am 10. Tag nach Appendektomie: schwerkranker Knabe mit eigenartigem psychischem Verhalten, bald apathisch, bald enthemmt euphorisch (EEG mit schwerer unspezifischer generalisierter Abnormität der Hirnaktivität). Haut blaß, strohgelb, kein deutlicher Ikterus. Keine hämorrhagische Diathese (keine Thrombopenie), aber Antithrombinvermehrung. Im Blute zunehmende akute hämolytische Anämie mit starkem Erythrocytenzerfall

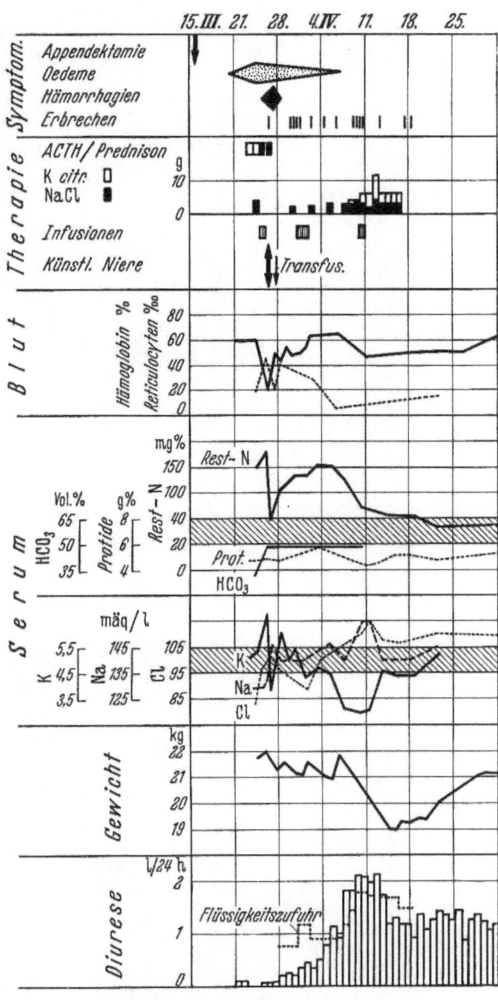

Abb. 7. *Verlaufskurve zu Fall 7. Akutes hämolytisch-urämisches Syndrom* nach Appendicitis perforata bei 8jährigem Knaben. Erfolgreiche Behandlung durch Hämodialyse mit künstlicher Niere. Ausgang in Heilung

(Anisocytose, Poikilocytose, Sphärocyten, Eierschalenformen) sowie stark Regeneration (Polychromasie, Reticulocytose) sowie Leukocytose von 35000 mit Linksverschiebung und unreifen Elementen. Keine Autoantikörper nachweisbar. Hämoglobinämie nicht nachgewiesen. Von seiten der Niereninsuffizienz mäßige generalisierte Ödeme (auch Gesicht), keine Hepatosplenomegalie, keine Kreislaufinsuffizienz, normaler Blutdruck, Rest-N stark erhöht (150 mg-%), leichte metabolische Acidose, Eiweiß, Na und Cl erniedrigt, Kalium normal. Starke Anurie (Abb. 7). Trotz Behandlung mit kontrollierter Flüssigkeitszufuhr, Kochsalz und Prednison rasch zunehmende Hämolyse mit Hämoglobinsturz auf 32%. Gleichzeitige Thrombopenie. Weiterer Rest-N-Anstieg auf 181 mg-%. Zunehmende Somnolenz. Der Zustand ist so schwer, daß die Hämodialyse mit der künstlichen Niere von Kolff-Merrill durch Dr. HOIGNÉ am Kantonspital Zürich vorgenommen werden muß. Während der Dialyse sinkt der Rest-N auf 45 mg-%, das zuvor erhöhte Kalium auf 3,8 mÄq. Wegen der Anämie wird zudem 150 cm³ Citratblut gegeben. Das Heparin wird mit einem Überschuß von Protaminsulfat neutralisiert. Trotzdem

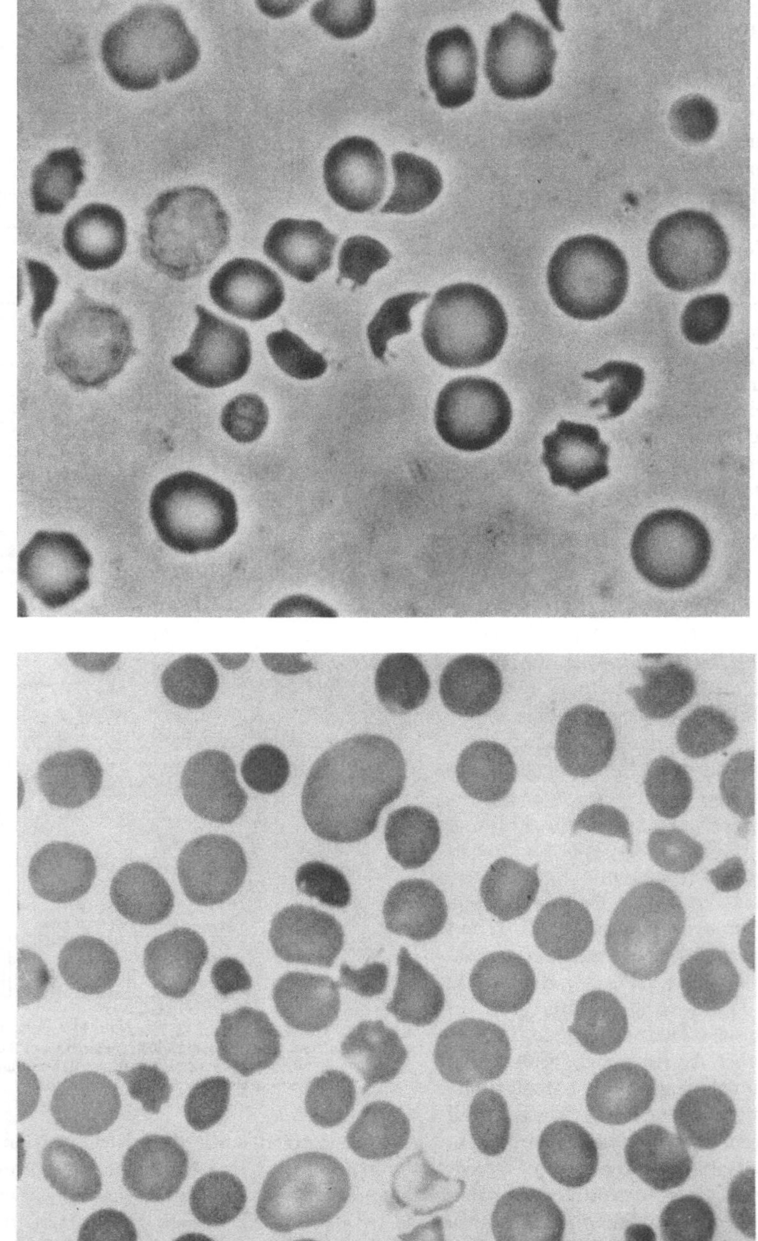

Abb. 8a u. b. *Morphologisches Bild der Erythrocyten bei akuten hämolytisch-urämischen Syndromen.* a) Phasenkontrast (Nativ-feucht). Fall 5. b) May-Grünwald-Giemsa-Färbung. Fall S. C. Sowohl im feuchten Nativpräparat, wie bei Fixationsfärbung sind die schweren morphologischen Veränderungen der Erythrocyten zu erkennen: Anisocytose, Neigung zu Sphärocytose, Poikilocytose, bedingt durch zerfallende Sphärocyten (Eierschalenformen) auch „burr“ cells (SCHWARTZ u. MOTTO) oder triangular cells (DACIE) genannt

halten die schon während der Dialyse aufgetretenen Blutungen im Intestinaltrakt mit Blut-
erbrechen und Melaena an, so daß ein Liter Blut transfundiert werden muß. Das Prednison
wird abgesetzt wegen der Möglichkeit einer Ulcusblutung. Trotzdem hat sich der Allgemein-
zustand nach der Dialyse wesentlich gebessert, zwar persistieren noch die Ödeme und das
Brechen; der Rest-N steigt nochmals an. Aber mittlerweile ist die Diurese in Gang gekommen,
die Ödeme verschwinden. Vorübergehend kommt es noch zur Hypokaliämie. Die hämolytischen
Veränderungen sind abgeklungen, der Knabe wird nach 6 Wochen in gutem Zustand entlassen.
Nach 5 Monaten ließ sich eine leichte Albuminurie sowie eine gewisse Konzentrationsschwäche
der Niere nachweisen. 1 Jahr später war die Konzentration der Niere normal, hingegen fand
sich noch eine leichte orthostatische Albuminurie. Keine Zeichen von hämolytischer Anämie,
hingegen eine vorübergehende Eosinophilie von 35%. Ätiologisch wird eine Penicillinallergie
diskutiert.

Das *klinische Bild* verlief bei allen Fällen äußerst ähnlich und zeigte bei allen
Patienten folgende 4 Hauptsymptome:

1. erworbene hämolytische Anämie,
2. akutes Nierenversagen,
3. hämorrhagische Diathese,
4. cerebrale Symptome.

Von diesen Symptomen beherrschen die akute Hämolyse und die Niereninsuffizienz das Bild, während die hämorrhagische Diathese und die cerebralen Symptome an Intensität stark variieren.

Die akute erworbene hämolytische Anämie geht meist einher mit Hämoglobinämie und Hämoglobinurie und recht charakteristischen morphologischen Erythrocytenveränderungen (Abb. 8), wie starker Anisocytose, Sphärocytose, geborstene

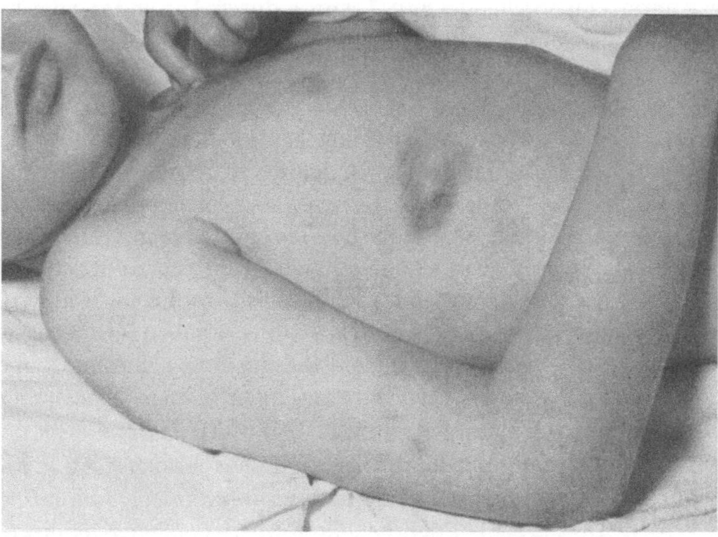

Abb. 9. *Die hämorrhagische Diathese bei akutem hämolytischem Syndrom* äußert sich meist in Form von Suffusionen
und petechialer Purpura als Ausdruck der oft bestehenden Thrombopenie (Fall 1)

Formen oder sog. Eierschalenformen. Diese Veränderungen sind sowohl im Nativpräparat mittels Phasenkontrast wie auch im fixierten Giemsapräparat feststell-
bar. Die Regeneration der Erythropoese ist zu Beginn oft gehemmt. Ein Patient
zeigte sogar eine schwere Erythroblastopenie (Fall 5). Autoantikörper als Ursache
der gesteigerten Hämolyse konnten nur in einem Fall (5) nachgewiesen werden.

Die Zeichen des *akuten Nierenversagens* sind äußerst schwer und meist die Ursache des deletären Verlaufes. Die meisten Fälle zeigen eine starke Oligurie bis Anurie, eine konstante Albuminurie und Hämaturie bei nur geringer Cylindrurie. Die blutchemischen Veränderungen bestehen in einer zunehmenden Retention der Schlakken, vor allem von Rest-N und Phosphor, sowie einer metabolischen Acidose. Daneben haben viele Fälle eine Hypochlorämie ohne gleichzeitige Hyponaträmie. Es dürfte deswegen der Chlormangel eher die Folge des massiven Erbrechens sein, und es muß kein Vorliegen einer Azotémie par manque de sel angenommen werden. Die Zeichen der *hämorrhagischen Diathese* sind von wechselnder Intensität. Meist handelt es sich um thrombopenische, petechiale Purpura und Suffusionen (Abb. 9), selten um eine Gerinnungsstörung durch vermehrtes Serumantithrombin. Vielgestaltig sind die *neurologischen Veränderungen:* z. T. sind es unauffällige psychische Störungen mit positivem EEG-Befund (Abb. 10), z. T. aber schwerste cerebrale Ausfälle bzw. Reizzustände mit Hemiparesen, epileptiformen Krämpfen usw.

Die *Therapie* des hämolytisch-urämischen Syndroms ist außerordentlich schwierig. Die meisten unserer Kinder starben innerhalb weniger Tage an akutem Nierenversagen, trotz eingehender therapeutischer Maßnahmen wie intensiver Corticoidtherapie, Schonung der Niere, Bluttransfusionen und Blutaustausch und Verabreichung von Antibiotica. Immerhin gelang es unter den neuen, z. T. auch sehr schweren Fällen, die urämisch-anurische Phase zu überwinden. So in 5 Fällen mit Corticoid- bzw. ACTH-Medikation (Fall 5, 6 sowie 3 weitere neue Fälle). Fall 4, der zudem einen sehr schweren Salzmangelzustand aufwies, erholte sich erst auf Blutaustausch und Kochsalzstoß. Der besonders schwere, mit vollständiger Anurie einhergehende Fall 7 wurde durch Anwendung der künstlichen Niere gerettet. Es ist kein Zweifel, daß der Überwachung der Niereninsuffizienz das Primat zukommen muß. Die gewöhnliche Transfusionstherapie ist im ganzen abzulehnen, der komplette Blutaustausch ist eher angezeigt, da dadurch gleichzeitig Blutersatz und Entfernung der Schlacken möglich wird. Doch genügt diese kurzfristige Besserung oft nicht; hier leistet der Einsatz der künstlichen Niere Hervorragendes (Abb. 7). Für Patienten mit noch nicht allzu schwerer Nierenschädigung scheint aber die Corticoidtherapie zu genügen. Eine genaue Überwachung des gesamten Stoffwechsels mit laufenden Kontrollen des Serumchemismus sowie von Flüssigkeitszufuhr und Ausscheidung ist absolut notwendig(GAUTIER).

Die *pathologisch-anatomischen Untersuchungen* ergaben als Todesursache in allen Fällen das Vorliegen *bilateraler Nierenrindennekrosen* (SHEEHAN und MOORE). Die Ausdehnung der Nekrosen variierte stark, von kleinen Einzelherden bis zur totalen Nekrose der gesamten Nierenrinde (Abb. 11). Daraus erklärt sich auch das verschiedene klinische Bild. Nach unseren Beobachtungen lag in keinem Fall eine typische Crush-Niere vor, nur in Fall 1 fanden sich vereinzelt die dafür typischen Tubulusnekrosen. Inwieweit bei den geheilten überlebenden Kindern das gleiche pathologisch-anatomische Substrat vorlag, kann nur vermutet werden. Nierenbiopsien wurden keine vorgenommen. Ob die totalen bilateralen Nierenrindennekrosen einen reversiblen Prozeß darstellen, ist sehr fraglich. Wir müssen eher annehmen, daß die überlebenden Fälle wohl die gleichen, aber weniger ausgedehnten und deswegen noch heilbaren Nierenveränderungen aufwiesen. Interessant ist die Feststellung, daß wir nie einen Übergang in eine chronische Nierenerkrankung bzw. Schrumpfniere erlebten, obwohl bei mehreren unserer geheilten Fälle das

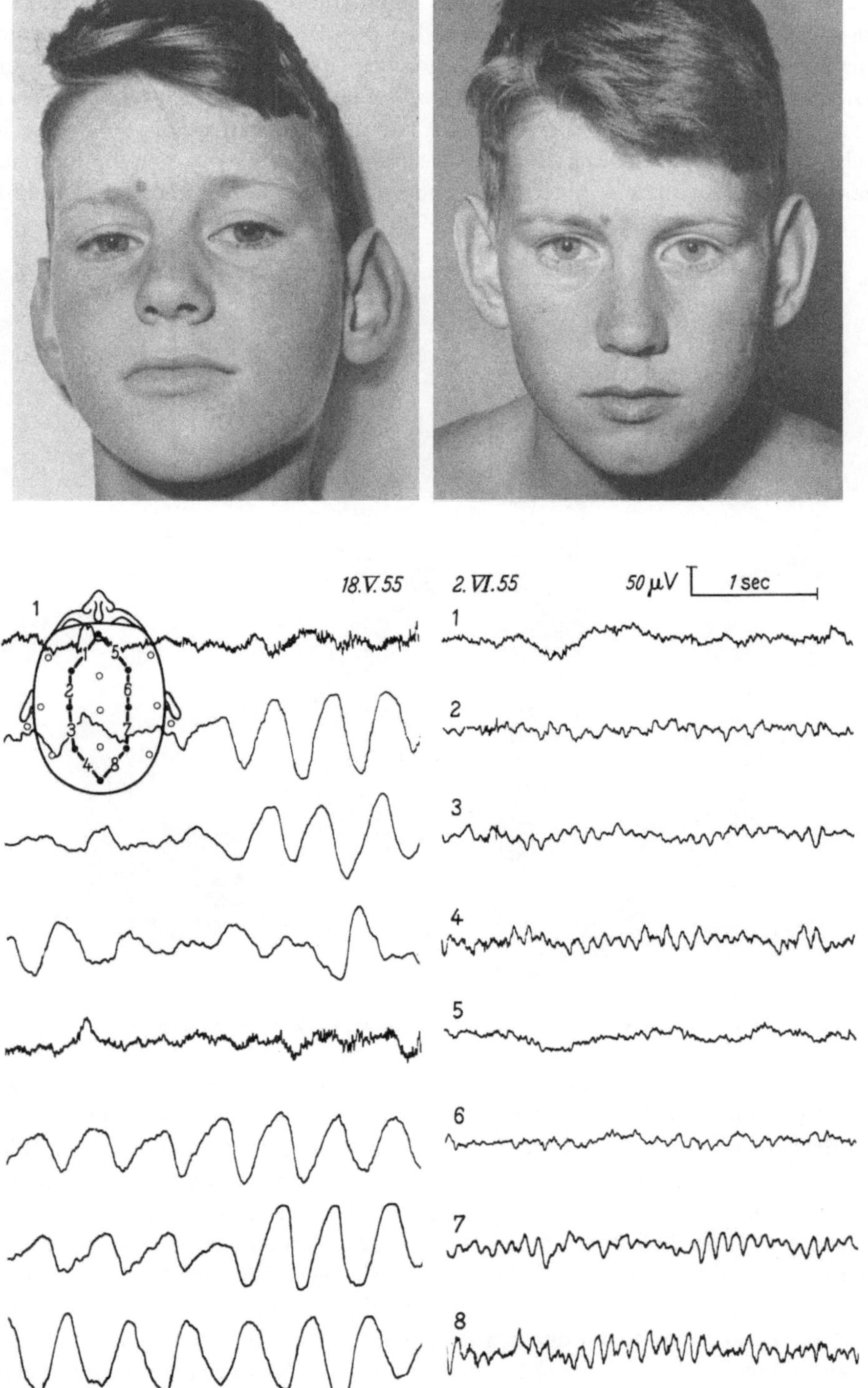

Abb. 10. Die *neurologischen Symptome des hämolytisch-urämischen Syndroms* sind oft unauffällig. Dieser 12jährige Gymnasiast zeigt in der akuten Krankheitsphase ein euphorisches Lächeln, nach Abklingen einen ernsten Gesichtsausdruck. Im Elektroencephalogramm ist die Störung bei Krankheitsbeginn recht schwer. Sie verschwindet nach Abheilung vollständig (Fall 6)

akute hämolytisch-urämische Syndrom schon Jahre zurückliegt. Ein einziger unserer verstorbenen Fälle (Fall 9) wies bei der Autopsie außer den bilateralen Nierenrindennekrosen das Bild der thrombotischen Mikroangiopathie (MOSCH-KOWICZ-SINGER-SYMMERS) auf. Er wird deswegen bei diesem Syndrom besprochen.

Die Ätiologie und Pathogenese dieser hämolytisch-urämischen Syndrome ist recht unklar. Als ätiologische Momente wurden erörtert: Überempfindlichkeits-reaktionen auf Medikamente oder toxische Stoffe, Infektionen und Gewebszerfall.

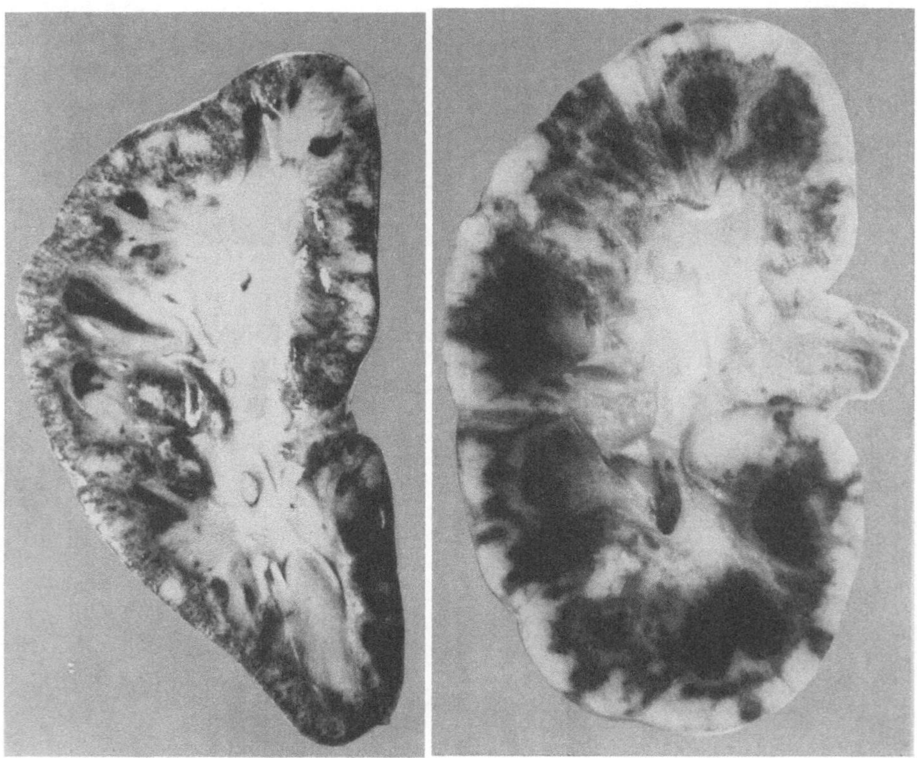

Abb. 11. *Bilaterale Nierenrindennekrosen bei hämolytisch-urämischem Syndrom*

Die Annahme geht dahin, daß exogen in den Körper eingedrungene oder endogen im Körper selbst entstandene abnorme Substanzen einen uns nicht näher bekann-ten Mechanismus auslösen, der zu Spasmen der Nierengefäße und damit zum Bilde der bilateralen Nierenrindennekrosen führt. Auch Veränderungen der Arteriolen im Sinne einer thrombotischen Mikroangiopathie können auf ähnliche Weise ent-stehen, wie unser Fall 9 mit dem gleichzeitigen Vorkommen der Nierenrinden-nekrosen und thrombotischen Mikroangiopathie zeigt. Welcher Mechanismus für diese plötzlich einsetzende, meist deletäre Kettenreaktion verantwortlich ist, steht zur Diskussion. Zuerst denkt man an eine *Autosensibilisierung*, die nicht nur die zirkulierenden Blutzellen erfaßt, sondern auch die Gefäßgewebe mit einbeziehen würde. Der Autoantikörpernachweis gegen die zirkulierenden Blutkörperchen konnte nur im Einzelfall erbracht werden (Fall 3). Der ganze Vorgang hat auch viel Ähnlichkeit mit dem *Shwartzman-Sanarelli-Phänomen*, das neuerdings besonders für das Entstehen der thrombotischen Mikroangiopathie diskutiert wird (s. FRICK und HITZIG). Allerding sgehört die akute hämolytische Anämie nicht zu diesem Phänomen. Gegen die Annahme einer reinen Antigen-Antikörperreaktion spricht die Beobachtung des gleichzeitigen Vorkommens von Antikörpermangelsyndrom und thrombotischer Mikroangiopathie beim Fall 5 von FRICK und HITZIG. Für eine toxisch-hämolytische Anämie infolge Gewebszerfalls und Entstehen von bilateralen Nierenrindennekrosen spricht der sehr ähnliche Verlauf bei Fall 2 und 3. Beide Patienten litten an pseudolobären, abscedierenden Bronchopneumonien im rechten

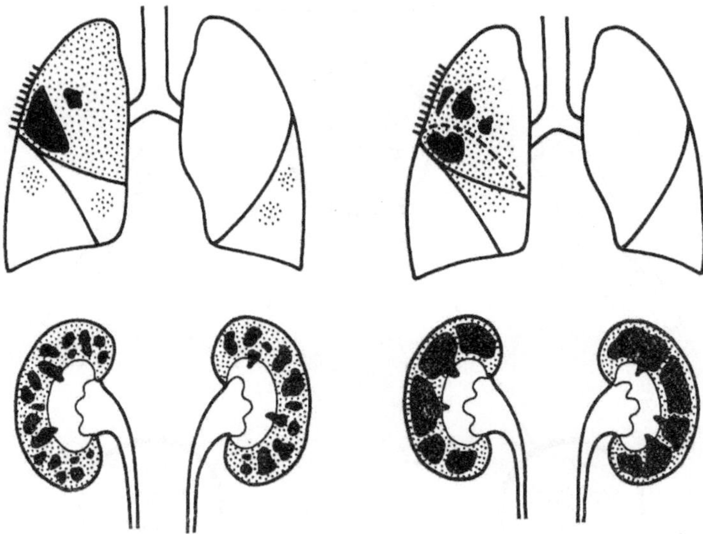

Abb. 12. *Pathologisch-anatomischer Befund* bei akutem hämolytisch-urämischem Syndrom bei Fall 3 und 2. Beide Kleinkinder zeigten eine pseudolobäre abscedierende Bronchopneumonie im rechten Oberlappen, anämische Lungeninfarkte und bilaterale Nierenrindennekrosen. (Schematische Zeichnung Dr. SIEBENMANN, Zürich)

Oberlappen mit anämischen Lungeninfarkten und hatten das klassische Bild der bilateralen Nierenrindennekrosen (Abb. 12). Hier wäre das auslösende Moment der Gewebszerfall bzw. ein freiwerdendes Histon nach FISCHER.

In einem dieser Fälle (3) waren gleichzeitig Autoantikörper nachweisbar und paradoxerweise konnte der Schwund der Reticulocyten im Blut und der Erythroblasten im Knochenmark beobachtet werden. Wir müssen hier annehmen, daß die antierythrocytären Stoffe nicht nur die peripheren Erythrocyten zerstören, sondern auch ihre unreifen Vorstufen, d. h. die Reticulocyten und die Erythroblasten vernichten bzw. sich nicht entwickeln lassen. Wir bezeichnen diesen Zustand als *immunaplastische Anämie*. Der Fall zeigt recht schön die Koppelung von Erythroaplasie, gesteigerter Hämolyse und Nierenversagen. Bei gleichzeitigem Auftreten zweier der genannten Erscheinungen kommt es zu verschiedenen Syndromen, wie aus Abb. 13 hervorgeht. Außer dem schon genannten hämolytisch-urämischen Syndrom und dem Immuntypus der aplastischen Anämie kennen wir als 3. Möglichkeit die akute Erythroblastopenie bei Anurie, wie sie RICHET, ALAGILLE und FOURNIER als passageres Phänomen beschrieben haben.

Die Beobachtungen bei unserem Fall 6, der zweimal mit einem langjährigen beschwerdefreien Intervall an sehr ähnlichem Syndrom erkrankte (Abb. 6), läßt die *konstitutionelle Bereitschaft* solcher Erkrankungen mit in Erwägung ziehen. Im gleichen Sinne spricht im weiteren die Tatsache der Beobachtung dieses Syndroms bei 2 Geschwistern (M. Dietrich u. Rahel, Gemeinsame Beobachtung mit P. D. Dr. Baumann, Kinderspital Aarau), die im Abstand von einem Jahr an akutem hämolytisch-urämischem Syndrom erkrankten. Heute kennen wir konstitutionelle *Enzymopathien* der Erythrocyten, die die Vorbedingung für manche exogen bedingte akute hämolytische Anämien sind, so die Neigung zu Innenkörperanämie,

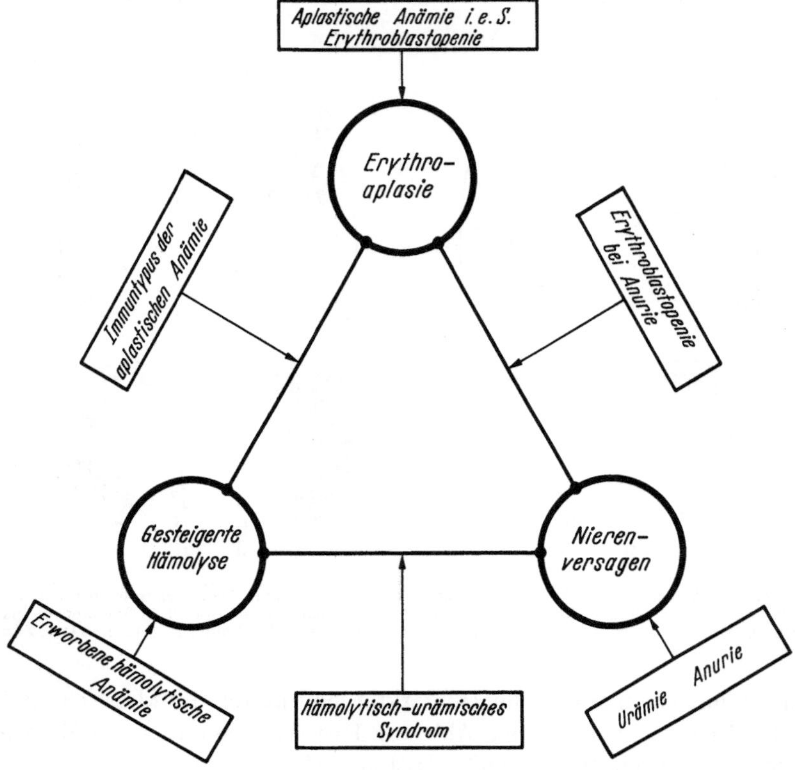

Abb. 13. *Hämolytisch-urämisches Syndrom gekoppelt mit Erythroblastopenie* (Fall 3)

zu Favismus und zu Primaquinüberempfindlichkeit. Bei weiteren Untersuchungen an analogen Fällen von hämolytisch-urämischem Syndrom muß darauf geachtet werden, ob solche konstitutionellen Besonderheiten vorliegen. Die bisherige Untersuchung an 3 Einzelfällen ergab kein Vorliegen einer Enzymopathie. Zweifellos spielt auch die *allergische* Konstitution bei diesen Erkrankungen mit, zeigt die Familienanamnese doch eine ausgesprochene Häufung dieser Erkrankung.

Thrombotische Mikroangiopathie (Moschkowicz-Singer-Symmers-Syndrom)

Moschkowicz beschrieb 1925 ein neues Krankheitsbild unter dem Titel "An Acute Febrile Pleiochromic Anaemia with Hyaline Thrombosis of the Terminal Arterioles and Capillaries" mit den Hauptsymptomen: Fieber, Anämie, thrombopenische Purpura, neurologische Störungen verbunden mit dem histologischen Bild von multiplen „hyalinen Thromben" in den Capillaren und kleinen Arteriolen.

SINGER, BORNSTEIN und WEIL nannten das gleiche Krankheitsbild "thrombotic thrombocytopenic Purpura", und SYMMERS prägte für die Erkrankung den pathologisch-anatomischen Begriff der „thrombotischen Mikroangiopathie". Um die Vielfalt der Bezeichnungen für dieselbe Krankheit zu vereinfachen, sprechen wir vom *Moschkowicz-Singer-Symmers-Syndrom.*

Fall 8. E. Ruth, J.-Nr. 4739/54, Ksp. Zürich (Fall 1 HUNZIKER und OECHSLIN), (Fall 3 FRICK und HITZIG). Verlaufskurve s. Abb. 14.

In der Familie keine Blut- noch Nierenkrankheiten, keine Allergien. Normal entwickeltes, bisher gesundes $8^1/_2$ jähriges Mädchen erkrankt 4 Tage vor Spitaleintritt an hochfieberhaftem Brechdurchfall, starker Hämaturie und Bewußtseinstrübung (Fieberphantasien), nachdem es wenige Stunden vorher eine Cervelatwurst gegessen hatte. (Bakteriologische Untersuchungen und Mäusefütterungsversuch mit Wurstrest negativ). Tags darauf afebril, sehr müde mit Schmerzen in Bauch, Rücken und Gliedern. Urin dunkelrot. Trinkt wegen starken Durstes viel. Erbricht sich mehrmals blutig, an Rücken und Beinen treten Blutungen auf. Am 3. Tag zunehmende Blässe und leichter Ikterus. Einweisung am 5. Tag mit Verdachtsdiagnose „Thrombopenie bei Fleischvergiftung". Eintrittsbefund: Sehr müdes, auffallend euphorisches Mädchen von blaß gelbem Hautkolorit (Abb. 17). Am ganzen Körper irregulär disseminierte Purpura, am Stamm auch größere Suggilationen. Keine manifesten Ödeme, Milz nicht palpabel, Leber 1 Querfinger unter dem Rippenbogen, systolisches Geräusch über Herzspitze, Blutdruck nur 95/50 mm, Reflexbild normal. Im Vordergrund stehen folgende Befunde:

Erworbene hämolytische Anämie: Rasch zunehmende Anämie ohne wesentliche Blutverluste trotz hämorrhagischer Diathese, die Erythrocyten zeigen starke Zerfallstendenz mit Auftreten von Sphärocyten und Eierschalenformen bei schon bestehender starker Reticulocytose und Erythroblastenausschwemmung sowie Auftreten myeloischer Elemente (Abb. 16). Price-Jones-Kurve links verschoben, verbreitert. Mittlerer Erythrocytendurchmesser 6,47 μ. Mäßige Entrundung, Erythroblasten im Mark auf 125% erhöht, bei starker Eosinophilie. Osmotische Resistenz der Erythrocyten nicht wesentlich vermindert (0,50/0,33% NaCl). Autoantikörpernachweis inklusive Donath-Landsteiner-Versuch negativ. Trotz mehrerer Transfusionen gelingt es nicht, das Hb zu normalisieren, die Reticulocyten steigen auf hohe Werte an ($174^0/_{00}$) ,ebenso die Erythroblasten im Blute. *Hämorrhagische Diathese:* schwere thrombopenische Purpura (8000), auch größere Suggilationen, Blutungszeit verlängert, Rumpel positiv, Retraktion aufgehoben. Im Mark reichlich Megakaryocyten, aber alle nicht plättchenbildend. Bestimmung auf die einzelnen Gerinnungsfaktoren und Hemmkörper nicht vorgenommen. *Nierensymptome:* nicht sehr hochgradig, starke Hämaturie, Cylindrurie und Albuminurie, zu Beginn auch leicht verminderte Diurese. Später scheint diese normal, genaue Kontrollen wurden nicht gemacht, da die blutchemischen Werte bei Spitaleintritt keine schwere Niereninsuffizienz anzeigten: Rest-N nicht erhöht (26 mg-%), Kalium, Natrium, Chloride im Bereich der Norm, keine Phosphatstauung, Cholesterin unverändert.

Neurologische Befunde: Auffallende Euphorie, mangelnde Krankheitseinsicht. Stark verändertes EEG: „Sicher abnorm mit reichlich zu langsamer Abnormität, ohne Herdbefund." Am 4. Spitaltage treten aus dem vollen Wohlbefinden tonisch-klonische Zuckungen zuerst am rechten Mundwinkel, dann über dem ganzen Körper sich ausbreitend auf. Die Krämpfe wiederholten sich noch dreimal, zum Teil begleitet von einer Déviation conjuguée nach links.

Verlauf: trotz ACTH, Antibiotica und Transfusionen verschlechtert sich der Zustand. Am 4. Tage nach Spitaleintritt tritt der Tod während eines Status epilepticus ein (9. Krankheitstag).

Die Autopsie ergab als unmittelbare Todesursache ein schweres Hirn- und Lungenödem. Als Zeichen der hämorrhagischen Diathese in vielen Organen kleine Blutungen, jedoch nirgends Infarktbildung. Histologisch zeigten die Capillaren und Arteriolen zahlreicher Organe, vor allem des Myokards, der Niere und Nebennierenrinde, herdförmige subendotheliale Einlagerungen von homogenen eosinophilen Massen, die sich färberisch wie Fibrinoid verhalten. Die Gefäßlichtungen werden durch diese Wandpolster teilweise verschlossen. Entzündliche Reaktionen fehlen.

Pathologisch-anatomische Diagnose: Thrombotische Mikroangiopathie. S.-Nr. 1488/54, Pathologisches Institut der Universität Zürich.

Fall 9. H. Barbara, J.-Nr. 4093/54, Ksp. Zürich (Fall 3, Gasser et al.) (Fall 2, Hunziker und Oechslin) (Fall 4, Frick und Hitzig) (Fall 11, Gautier). Verlaufskurve s. Abb. 15.

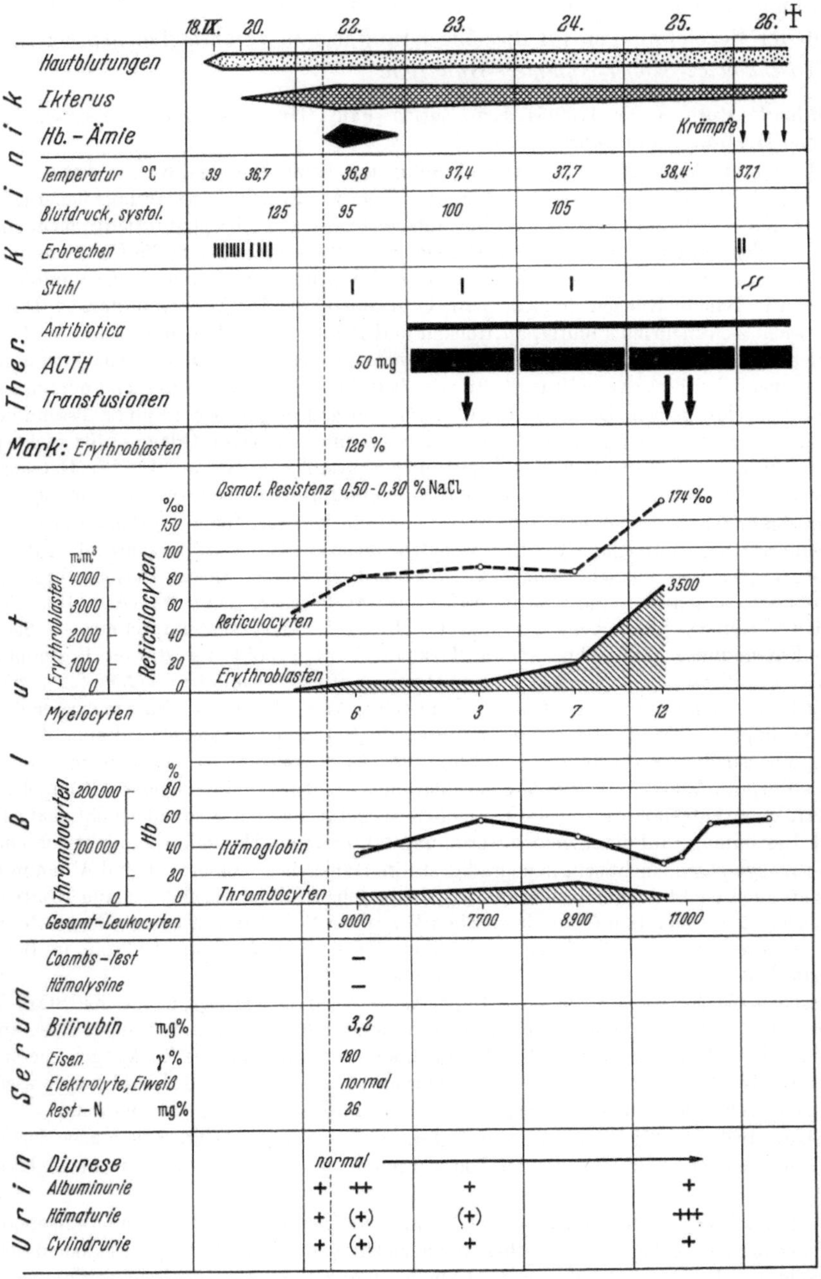

Abb. 14. *Verlaufskurve zu Fall 8. Thrombotisch-thrombocytopenische Purpura* oder thrombotische Mikroangiopathie (Moschkowicz-Singer-Symmers-Syndrom). Kombination von erworbener hämolytischer Anämie, thrombopenischer Purpura, cerebraler Störung, sowie Störungen der Nierenfunktion. Exitus am 4. Tag der Spitalaufnahme

7 Monate altes Mädchen erkrankt an akutem Brechdurchfall. 3 Tage später Einweisung wegen zunehmender Blässe und unstillbarem Erbrechen sowie starker Hämoglobinurie. Befund

einer akuten hämolytischen Anämie mit Erythrocytenzerfall bei verminderter osmotischer Resistenz. Bilirubin und Serumeisen erhöht, keine Autoantikörper nachweisbar. Kräftige

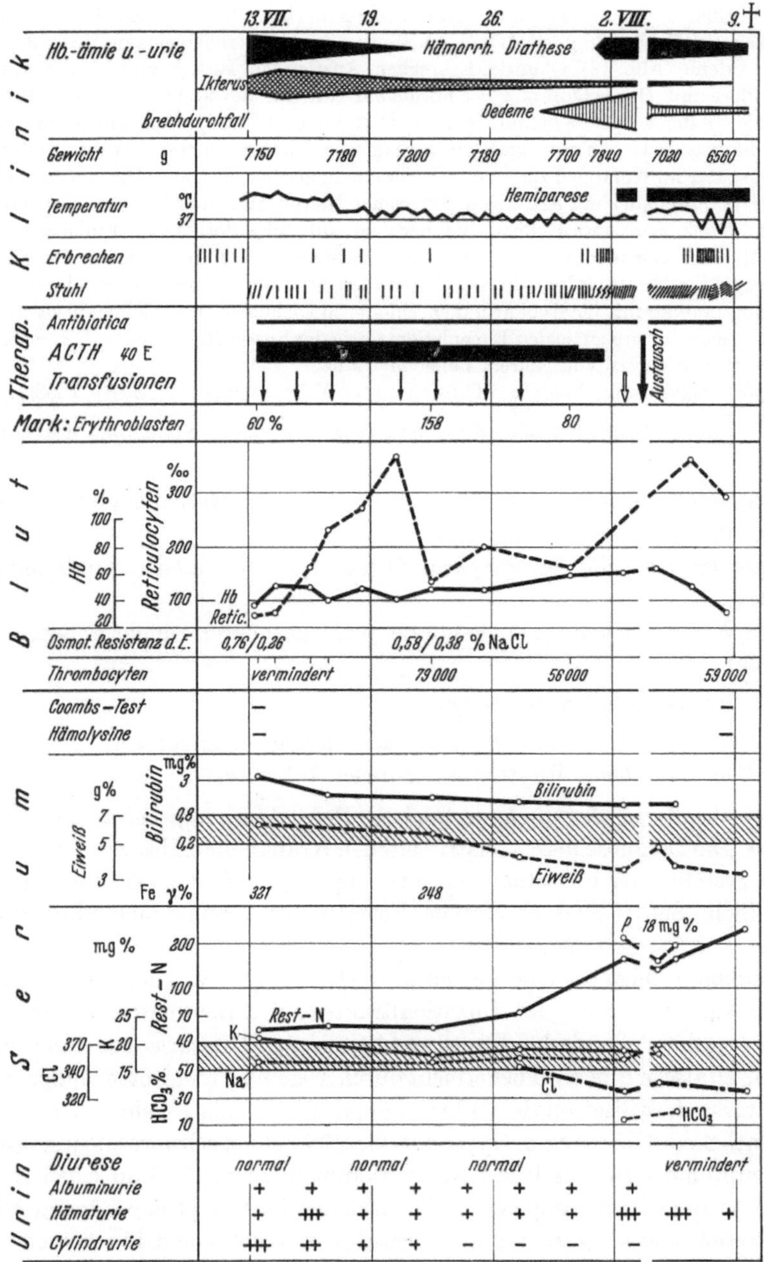

Abb. 15. *Verlaufskurve zu Fall 9. Thrombotische Mikroangiopathie unter dem Bilde des akuten hämolytisch-urämischen Syndroms* in einer 2. Phase. Zu Beginn nur geringe Störung der Nierenfunktion. Autoptisch thrombotische Mikroangiopathie und bilaterale Nierenrindennekrose. [Aus Schweiz. med. Wschr. **85**, 905 (1955)]

Regenerationszeichen mit Reticulocytose von 370⁰/₀₀ und periphere Eyrthroblastose von 14000 bei pseudoleukämischem Blutbild mit unreifen Elementen. Starke Erythroblastose im Knochenmark. Zu Beginn keine hämorrhagische Diathese trotz mäßiger Thrombocytopenie, die Megakaryocyten zunächst in normaler Zahl, aber von geringer Aktivität. Von seiten der Nieren außer einer leichten Rest-N-Erhöhung und einer Albuminurie mit Hämaturie und Cylindrurie keine auffallenden Befunde, der Elektrolythaushalt normal, bakteriologische Stuhluntersuchungen negativ. Behandlung mit ACTH, Antibiotica und Bluttransfusionen. In der 3. Woche zunehmende Ödeme (Abb. 18), Oligurie, Erbrechen, Anstieg von Rest-N und Phosphor, metabolische Acidose mit Hypochlorämie bei normalem Natrium sowie zunehmender Hypoprothrombinämie. In der 4. Woche hämorrhagische Diathese und Hemiparese. Ein Blutaustausch bessert die hämolytische Anämie und hämorrhagische Diathese nicht. Der Säugling stirbt wenige Tage später im Koma bei zunehmender hämorrhagischer Diathese. Die *Autopsie* ergab: Ausgedehnte Wandschäden der Arteriolen, Arterien in Nieren, Herz und Lungen, Nebennieren, Schilddrüsen, Dickdarm und Gehirn. Sie beruhen auf subendothelialer Einlagerung von fibrinoiden Massen, welche zum vollkommenen Gefäßverschluß führen können. Die dadurch bedingte Mangeldurchblutung führt in den Nieren zu fleckförmigen Mark- und Rindennekrosen, im Herzen zur Infarzierung der Myokardinnenschicht, im Dickdarm zu Schleimhautgeschwüren und im Gehirn zu einer subcorticalen Encephalomalacie der linken Hemisphäre. Ferner besteht eine schwere Hämosiderose von Nieren, Leber und Milz.

Pathologisch-anatomische Diagnose: Thrombotische Mikroangiopathie. S.-Nr. 1258/54.

Der *klinische* Befund des *Moschkowicz-Singer-Symmers-Syndroms* besteht aus der Trias:

1. *Akute hämolytische Anämie.* Keine Autoantikörper. Reticulocytose, Erythroblastose, Leukocytose, evtl. Phagocytose.

2. *Akute thrombopenische Purpura.* Megakaryocyten nicht vermindert, oft aber inaktiv.

3. *Neurologische Symptome* (cerebrale und periphere): flüchtig, wechselnd, bizarres Bild.

Dazu treten als fakultative Zeichen:

4. *Renale Symptome.* Nephritis, bilaterale Nierenrindennekrosen.

5. *Kardiale Symptome.* Rhythmusstörungen, Infarkte.

Dazu gehört der *pathologisch-anatomische* Befund einer *thrombotischen Mikroangiopathie.* Die Diagnose dieses relativ seltenen Krankheitsbildes wird intra vitam nur selten gestellt oder höchstens vermutet. Der Verlauf ist meist akut und fast immer tödlich. Selten sind chronische Formen mit Remissionen über Monate und Jahre.

Die *Anamnese* zeigt oft eine uncharakteristische Vorkrankheit, wie Katarrhe der oberen Luftwege oder des Intestinaltraktes oder rheumatoide Symptome. Gelegentlich gehen allergische Hautkrankheiten wie Urticaria oder Dermatitis voraus. Das *klinische Bild* wird beherrscht durch Allgemeinsymptome entsprechend der ubiquitären Lokalisation der Mikroangiopathie. Häufig ist ein Status febrilis mit gelegentlichem Übergang in Hyperpyrexie. Bei Fehlen schwerer neurologischer Ausfallssymptome kann das Bild leicht verkannt werden. Die klinischen Hauptsymptome Anämie, Thrombopenie und neurologische Symptome können gleichzeitig auftreten oder sie variieren an Intensität und zeitlichem Erscheinen.

Die *Anämie* ist eine rasch auftretende, normochrome hämolytische Anämie. Eine Blutungsanämie kann trotz Thrombopenie leicht ausgeschlossen werden. Der Ikterus ist dank guter Leberfunktion meist geringgradig, gelegentlich tritt eine Hämoglobinurie auf. Therapeutisch sind Blutersatz und Corticoide meist erfolglos. Morphologisch zeigen die perakuten Formen deutlichen Erythrocytenzerfall mit Auftreten von Sphärocyten und Eierschalenformen, (Abb. 16), gelegentlich

Erythrocytenphagocytose durch die vermehrt erscheinenden Monocyten. Die osmotische Resistenz ist vermindert, Autoantikörper sind nicht nachweisbar.

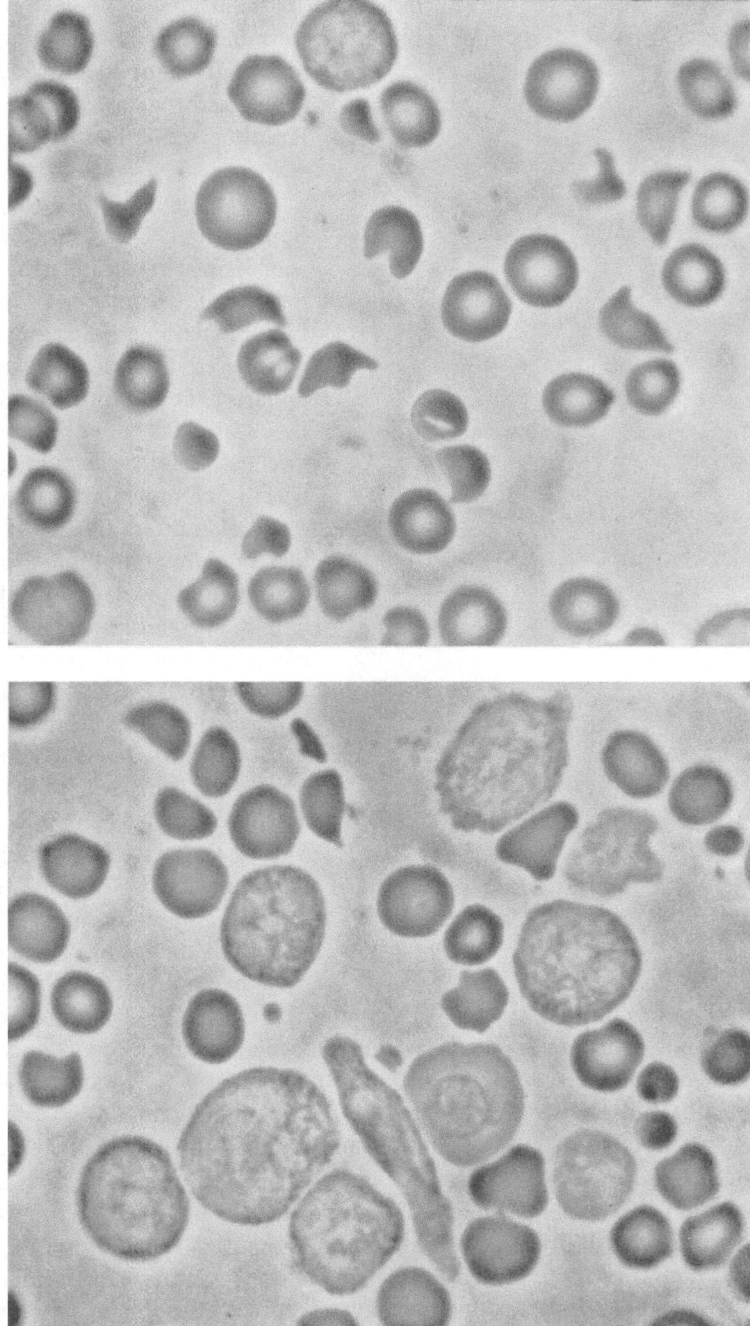

Abb. 16. *Morphologische Veränderungen des peripheren Blutbildes bei thrombotischer Mikroangiopathie.* Ähnliche Erythrocytenmorphologie wie bei hämolytisch-urämischem Syndrom: starke Anisocytose, Tendenz zur Sphärocytose, zerfallende Formen (Fall 9). Leukocytose mit unreifen Elementen (Erythroblasten) (Fall 8). Nativ-Phasenkontrastaufnahmen

Die *Thrombopenie* führt zu einer Purpura, die sich von einer gewöhnlichen Thrombocytopenie wenig unterscheidet, mit Petechien (Abb. 17) und Suggilationen. Nach unseren eigenen Beobachtungen scheint es sich nicht um eine Ausschaltung der Plättchen im peripheren Blut zu handeln. Unsere beiden Fälle hatten einen Megakaryocytenapparat, der zahlenmäßig nicht vermindert, jedoch inaktiv, d. h. nicht plättchenbildend, war. Plättchenantikörper wurden bei dieser Krankheit bis heute nie nachgewiesen.

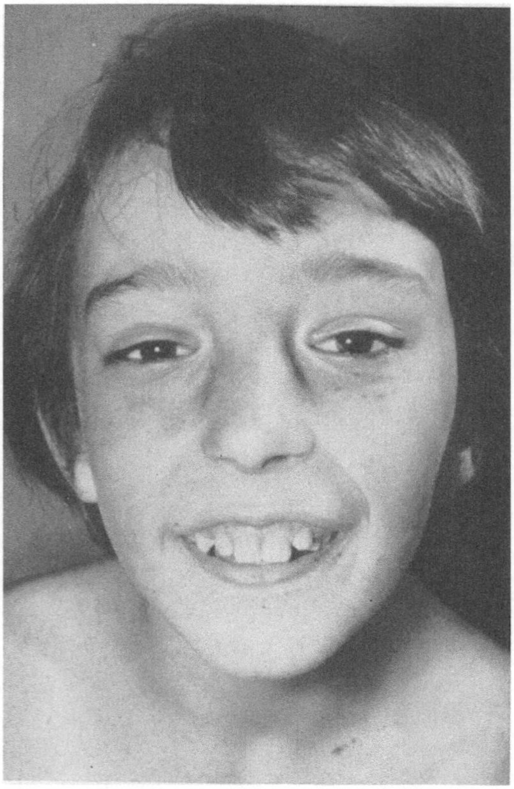

Oft stehen die *neurologischen* Symptome im Vordergrund, wie Kopfschmerzen, allgemeine Schwäche, Schwindel, isolierte Lähmungen der Gehirn- und der peripheren Nerven oder gar Hemiparese und schwere Krämpfe. Die Mannigfaltigkeit der neurologischen Ausfallserscheinungen sowie ihr Kommen und Gehen ist recht charakteristisch. Gelegentlich sind die Symptome so geringgradig und werden leicht verkannt; so zeigte unser Fall 8 zunächst nur die Euphorie (Abb. 17). Doch war das EEG gleichzeitig stark pathologisch.

Zeichen schwerer Niereninsuffizienz zeigte unser Fall 9 (1955), leichtere fanden sich auch bei Fall 8. Die erste Mitteilung über Kombination der thrombotischen Mikroangiopathie mit Anurie bzw. mit bilateraler hämorrhagischer Nierenrindennekrose

Abb. 17. Gesichtsausdruck und petechiale Purpura sowie encephalographisch festgestellte Störungen bei thrombotischer Mikroangiopathie (Fall 8). Euphorisches Lächeln des schwerkranken Kindes

stammt von COMESS und OYAMADA. In neueren Arbeiten über das Moschkowicz-Singer-Symmers-Syndrom wird der Niereninsuffizienz besonders von pädiatrischer Seite große Bedeutung beigemessen, so von DELBEKE und COUSSEMENT, so von CLÉMENT, BERNARD, PAPAIOANNOU, MATHÉ, HABIB und DESINOLLE, von DEBRÉ, MOZZICONACCI, BRISSAUD, LAGRUE und HABIB. Unser Fall 9 zeigte nicht das Bild der reinen Mikroangiopathie, sondern gleichzeitig ein akutes hämolytisch-urämisches Syndrom mit dem pathologisch-anatomischen Befund der bilateralen Nierenrindennekrose. Die thrombotische Mikroangiopathie führt selten zu größeren ischämischen Infarkten. Einen ähnlichen Fall der Kombination beider Syndrome hat HUNT mitgeteilt. FRICK und HITZIG publizierten einen weiteren Fall am Kinderspital Zürich (Fall S. Peter, 1 Jahr, 4 Mon., J-Nr. 991/57) mit dem gleichzeitigen Vorkommen bilateraler Nierenrindennekrosen und thrombotischer Mikroangiopathie sowie von Agammaglobulinämie und Lymphocytophthise.

Auch unsere Fälle 2 und 3 zeigten eine gewisse Verwandtschaft zur thrombotischen Mikroangiopathie, wurden doch auch bei diesen in verschiedenen Organen

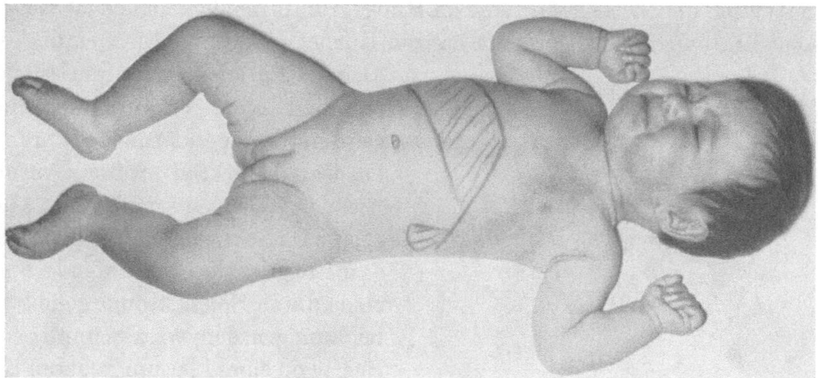

Abb. 18. Ödeme und Hepatosplenomegalie bei thrombotischer Mikroangiopathie (Fall 9)

Wandnekrosen und fibrinoide Degeneration in den Arteriolen und Capillaren
gefunden. Immerhin scheinen die schweren Niereninsuffizienzzeichen, besonders

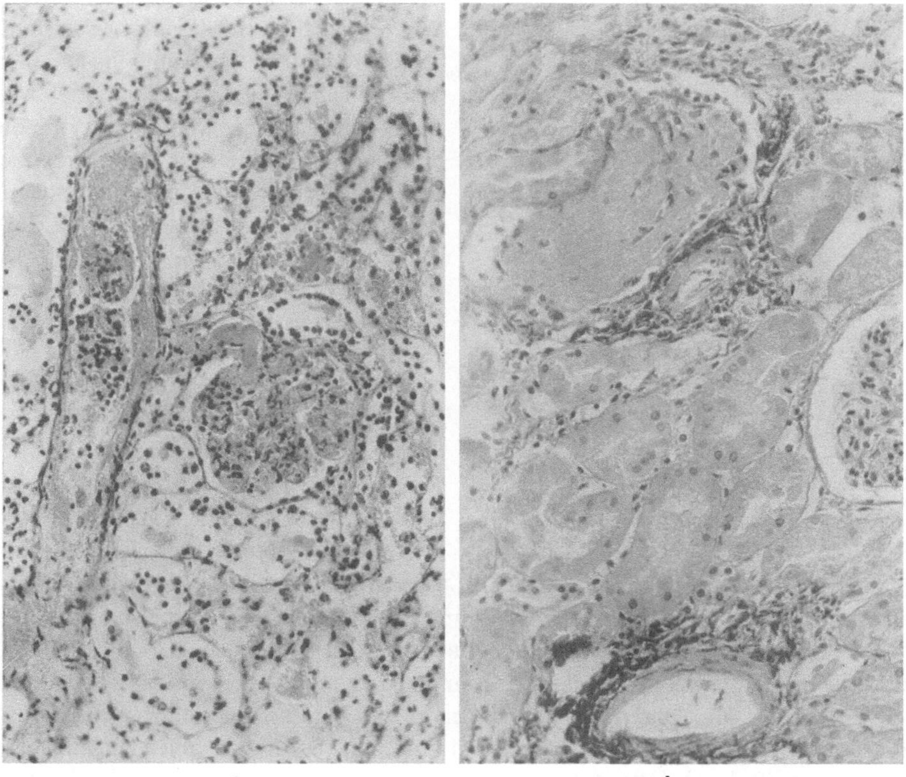

ab

Abb. 19a u. b. *Nierenrindennekrosen bei generalisierter thrombotischer Mikroangiopathie*, typische Läsion einer
Arteriola afferens mit hämorrhagischer Infarzierung des Glomerulums mitten in einer ausgedehnten Rindennekrose,
Nekrose und Thrombose einer Arteria radiata a) Fall 9, b) Fall 8. Photo Dr. SIEBENMANN, Zürich. [Aus Schweiz.
med. Wschr. 85, 905 (1955)]

die Anurie, bei der thrombotischen Mikroangiopathie nicht zu Beginn, sondern
eher etwas nachhinkend aufzutreten. So zeigte auch unser Fall 9 ein Intervall
zwischen der akuten Hämolyse und dem Nierenversagen (s. Abb. 15). Bei unserem
Fall 8 standen die Nierensymptome im Hintergrund. Im allgemeinen ist die thrombotische Mikroangiopathie eine im ganzen Körper ubiquitäre Erscheinung, wobei
kleinste Läsionen symptomfrei verlau-
fen und nicht erkannt werden. Die
schwersten Veränderungen führen dann
eben zu Infarkten größten Ausmaßes,
wie das Schema vom Fall 9 (Abb. 20)
zeigt. Da in neuerer Zeit auch chronische, über Jahre verlaufende und einzelne durch Splenektomie geheilte Fälle
bekannt wurden, wird es immer schwieriger, von einer klar umgrenzten Krankheit zu sprechen. Es ist dies auch der
Grund, warum wir die thrombotische
Mikroangiopathie trotz einer pathogenetischen Verwandtschaft und gelegentlich ähnlichen klinischen Erscheinungs-
formen, ja sogar gleichzeitigem Auftreten, von akutem hämolytisch-urämischem Syndrom getrennt besprochen
haben. Diese vielleicht künstliche Trennung scheint vorerst notwendig, um die
klassische Verlaufsform mit ihrer besonderen Symptomatologie zu umschrei-
ben und damit auch diagnostisch erfaßbar zu machen.

Die *Pathogenese* der thrombotischen
Mikroangiopathie ist trotz großem
Schrifttum noch ungeklärt. Die ursprüngliche Annahme von MOSCHKO-
WICZ, daß die „hyalinen Thromben"
durch Erythrocytenagglutination bedingt seien, wurde durch KLEMPERER
und SHIFRIN in die Hypothese von
Thrombenbildung durch Plättchenag-

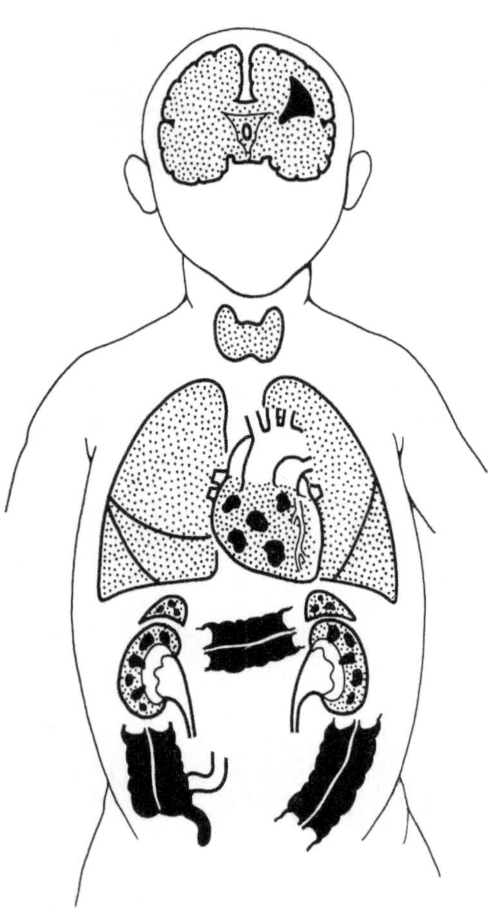

Abb. 20. *Thrombotische Mikroangiopathie* (Fall 9).
Gefäßveränderungen und Infarkte finden sich in
verschiedensten Organen. Schematische Zeichnung
Dr. SIEBENMANN, Zürich

glutination abgewandelt. Erst ALTSCHULE hat 1942 auf die primäre Gefäßwand-
störung als Ursache der Thrombenbildung hingewiesen, eine Annahme, die von
GORE (1950), MEACHAM (1951) und ORBISON (1952) unterstützt wurde. SINGER
u. Mitarb. (1950) wiesen auf den Zusammenhang mit der erworbenen hämolytischen Anämie hin, und SYMMERS ordnete das Krankheitsbild den Kollagen-
Krankheiten zu. Die pathologisch-anatomischen Untersuchungen an unseren
Fällen 8 und 9 durch HUNZIKER und OECHSLIN bestätigten die große Ähnlichkeit
der Gefäßveränderungen mit den tierexperimentellen beobachteten Befunden des
generalisierten *Shwartzman-Sanarelli-Phänomens*. Bei diesem beobachtet man auch

subendotheliale Einlagerungen von Fibrinoid, welche ins Gefäßlumen einbrechen können, histiocytäre Reaktionen in der Umgebung, Hämorrhagien ins umliegende Gewebe, in schwereren Fällen Parenchymnekrosen, vor allem bilaterale Nierenrindennekrosen. Diese tierexperimentellen Veränderungen gehen ohne Antikörperbildung einher, ebenso der klinische Verlauf bei unseren Patienten, was gegen die ebenfalls in Erwägung gezogene Autosensibilisierung durch bestimmte Gewebe spricht. Bei einem unserer Fälle von bilateralen Nierenrindennekrosen konnte STEFFEN keine Autoantikörper gegen die Gefäßgewebe nachweisen. Die Feststellung mangelnder Antikörperbildungsfähigkeit, wie sie besonders bei Fall 5 von FRICK und HITZIG dann aber auch durch den Nachweis von Agammaglobulinämie bei Fall 9 erhoben wurde, spricht gegen eine Autosensibilisierung. Ganz unklar bleibt aber die Entstehung der erworbenen, hämolytischen Anämie, die bisher weder bei Antikörpermangelsyndrom beobachtet wurde noch beim experimentellen *Shwartzman-Sanarelli-Phänomen* bekannt ist. Die Pathogenese bleibt also ungeklärt, obwohl es sich klinisch um sehr eindrückliche Krankheitsbilder handelt.

Die *therapeutischen Maßnahmen* sind wohl in allen Fällen von schwerer thrombotischer Mikroangiopathie erfolglos, weder Transfusionen noch Corticoide, noch Antibiotica führen zum Ziel. Bei den seltenen chronischen atypischen Fällen kann die Splenektomie günstig wirken.

Zu den Krankheitsbildern von „Niereninsuffizienz bei gleichzeitig gesteigerter Hämolyse“ gehören außer den besprochenen beiden Krankheitsbildern des akuten hämolytisch-urämischen Syndroms und der thrombotischen Mikroangiopathie einige Kollagenkrankheiten, wie z. B. der Lupus erythematodes, die Periarteriitis nodosa, gewisse Formen des Gelenkrheumatismus und die Colitis ulcerosa. Bei diesen Erkrankungen ist jedoch weder die Niereninsuffizienz noch die hämolytische Anämie ein obligates Symptom. Einzig beim Lupus erythematodes trifft man mit großer Häufigkeit neben den noch vorhandenen Nierenveränderungen hämolytische Anämien außer der häufigen Leukopenie, dem positiven LE-Zellen-Phänomen und gelegentlichen Thrombocytopenien und Coagulopathien. Auch bei dem im Kinderspital Zürich beobachteten Fall von Lupus erythematodes bei einem 11 jährigen Knaben (S. A., J.-Nr. 1042/56), mitgeteilt von SCHÄRER, fand sich die Kombination von Hämolyse und Nierenschaden. Im weiteren verweise ich auf die Ausführungen von MARMONT zu diesem Problem.

Niereninsuffizienz als „Ursache“ gesteigerter Hämolyse

Erworbene hämolytische Anämie bei chronischen Nephritiden

Bei subakuten und chronischen entzündlichen Nierenerkrankungen ist die sog. nephrogene Anämie eine seit langem bekannte Komplikation, deren Pathogenese oft unklar ist. Die ursprünglich am häufigsten vertretene Annahme, daß die Anämie nur die Folge einer gehemmten Erythropoese sei, stimmt sicher nicht für alle Fälle, wenngleich wir selbst bei solchen Erkrankungen das Auftreten von akutem wie auch chronischem Erythroblastenschwund beobachten konnten. So haben LITZNER (1941), BÜCHMANN und STODTMEISTER (1943), EMERSON und BURROWS (1949), LOGE und MOORE (1950), GASSER (1951), CHAPLIN und MOLLISON (1953) sowie DACIE (1954) hämolytische Anämien bei Niereninsuffizienz mitgeteilt.

Muirhead, Jones und Grollmann (1953) konnten tierexperimentell nach bilateraler Nephrektomie bei Kaninchen das Erscheinen hämolytischer Anämie nachweisen. Mitteilungen über positiven Autoantikörperbefund sind sehr selten [Hensley (1952) und Dacie, Fall 56 (1954)]. Unter den beiden nachfolgenden, äußerlich sehr ähnlich verlaufenden Fällen zeigte der eine Fall (11) einen stark positiven Coombs-Test.

Fall 10. H. Ruth, J.-Nr. 4841/51, Ksp. Zürich (Fall 80, Gasser 1951). Verlaufskurve s. Abb. 21.

8jähriges Mädchen erkrankt 3 Monate vor Spitaleinweisung an Ikterus und den Zeichen einer Nephritis. Einige Wochen später zunehmende Blässe. Wenige Wochen vor Einweisung erneuter Ikterusschub, schwere Anämie von 28%, Auftreten von Ödemen und Erbrechen. Beim Eintritt schwerkrank, blaß ikterisch, Gesichts- und Unterschenkelödeme, mäßiger Ascites, Hepatosplenomegalie, systolisches Herzgeräusch, Blutdruck 130/85 mm Hg. Keine Haut- und Schleimhautblutungen. Besondere Befunde: schwere erworbene hämolytische Anämie von 30% Hb, vereinzelt Sphärocyten, osmotische Resistenz vermindert, keine Autoantikörper nachweisbar. Gute Regeneration der Erythropoese mit steigender Reticulocytose und Erythroblastose im Mark. Persistierende Anämie trotz Bluttransfusion, Bilirubin normal bis erhöht, Hypersiderämie. Deutliche Thrombopenie und Erhöhung des Antithrombins, Rumpel positiv, Blutungszeit verlängert, nur geringe Purpura. Zeichen der Nierenschädigung: außer generalisierter Ödeme Polyserositis, Oligurie (meistens unter 100 cm³ pro Tag), massive Albuminurie (Esbach 10—20⁰/₀₀), starke Hämaturie und Cylindrurie. Blutchemisch: Rest-N erhöht, leichte Chloracidose, Kalium an der oberen Grenze, Hypoproteinämie, Senkungsreaktion stark beschleunigt (104 mm/Std Westergren). Neurologisch nur terminal eklamptische Krämpfe. Behandlung mit Antibiotica, Bluttransfusionen, Nephritisdiät, später Cortison und Austauschtransfusion ohne Erfolg. Die Hämolyse, der Ikterus sowie der Milztumor bestehen fort. Zwischendurch allergische Hautreaktion. Zunehmende Niereninsuffizienz und Blutdruckanstieg, verstärkte hämorrhagische Diathese. Exitus an Urämie mit Herzinsuffizienz bei Hyperkaliämie.

Die *Autopsie* ergibt: Diffuse, subakute intracapilläre Glomerulonephritis, Hypertonieherz, Stauungsorgane, Purpurablutungen in Gehirn und Schleimhäuten bei allgemeiner Anämie. Hämosiderose in Leber und Milz, in letzterer auch Blutbildungsherde.

Pathologisch-anatomische Diagnose: Subakute Glomerulonekrose. S.-Nr. 668/51. Pathologisches Institut der Universität Zürich.

Fall 11. M. Margrith, J.-Nr. 4114/54, Ksp. Zürich. Verlaufskurve s. Abb. 22.

11jähriges, bisher gesundes Mädchen erkrankt nach Impetigo an akuter hämorrhagischer Glomerulonephritis mit Ödemen und Blutdruckerhöhung, Albuminurie sowie Anämie. Einweisung nach 3 Monaten wegen akuter Verschlechterung des Zustandes. Befund: Schwerkrankes, stark anämisches Mädchen mit Gesichtsödemen, im Beginn weder Höhlenergüsse noch hämorrhagische Diathese. Hypertension, Herzvergrößerung mit systolischem Geräusch und Galopp. Milz nicht palpabel, Leber nicht vergrößert. Besondere Befunde: Erworbene hämolytische Anämie von 24% Hb, dann auf 14% abfallend, bei steigender Reticulocytose und zunehmender Erythroblastose im Mark. Osmotische Resistenz stark vermindert, Blutmauserung stark erhöht.

Coombs-Test stark positiv. Erfolglosigkeit der Bluttransfusionstherapie. Unter ACTH-Zugabe Besserung der Anämie, doch bleiben die Coombs-Teste positiv. Die hämorrhagische Diathese äußert sich nur flüchtig in Form einer Purpura nach vorangehenden Exanthemen. Eine Thrombopenie läßt sich nie nachweisen, die Capillarresistenz ist normal, die Gerinnungszeit nicht verlängert. Die Nierensymptome nehmen während des 5wöchigen Spitalaufenthaltes zu, es kommt zur Oligurie mit urämischer Polyserositis bei konstanter starker Albuminurie, Hämaturie, Cylindrurie und Ausscheidung von Lipoidkörpern. Blutchemisch Hypoproteinämie, Hyponaträmie, bei normalen Chlorwerten, Rest-N in der Endphase stark erhöht (223 mg-%). Exitus an Herzinsuffizienz mit den Zeichen einer schweren Hyperkaliämie im EKG nach Auftreten einer Enteritis. Die Autopsie ergibt: Subakute Glomerulonephritis mit nephrotischem Einschlag, Pericarditis fibrinosa, Endocarditis verrucosa und Myocarditis interstitialis. Blutungen in die serösen Häute und Schleimhäute.

Pathologisch-anatomische Diagnose: Subakute Glomerulonephritis. S.-Nr. 1302/54, Pathologisches Institut der Universität Zürich.

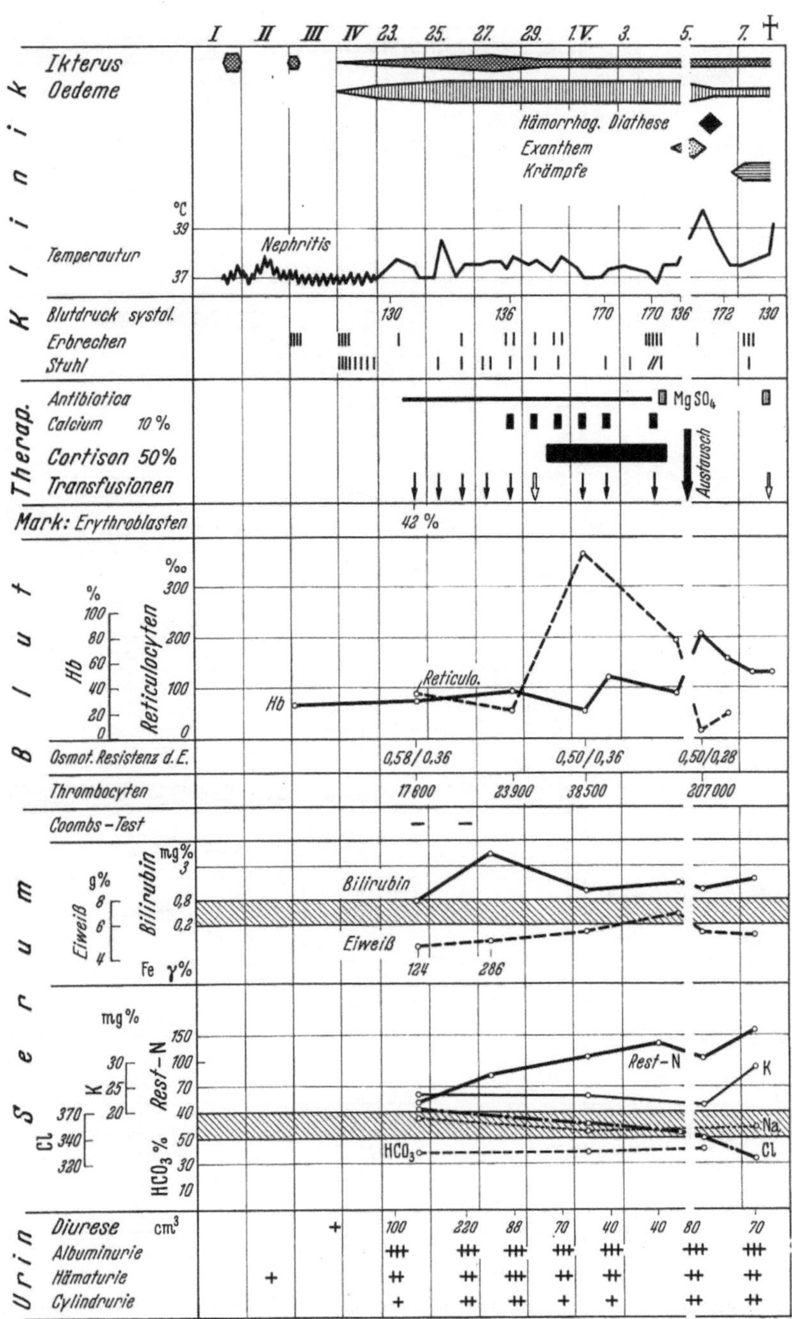

Abb. 21. *Verlaufskurve zu Fall 10.* Erworbene hämolytische Anämie ohne Autoantikörpernachweis bei *chronischer Glomerulonephritis.* Terminales Bild eines hämolytisch-urämischen Syndroms. Autoptisch subakute intracapilläre Glomerulonephritis (Glomerulonekrosen)

Die Krankengeschichten der beiden Fälle 10 und 11 sind Beispiele schwerster
hämolytischer Anämie im Verlaufe einer chronischen Nephritis. Es ist schwer zu

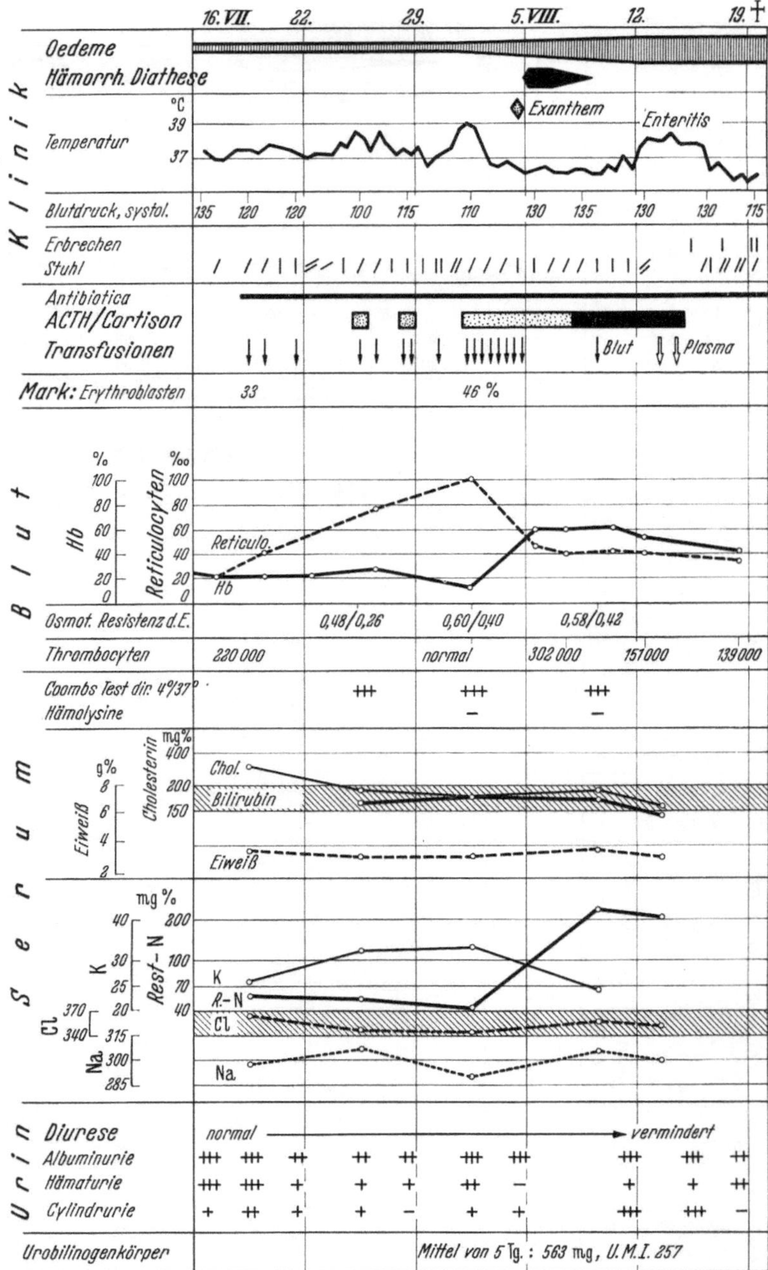

Abb. 22. *Verlaufskurve zu Fall 11*. Erworbene hämolytische Anämie mit Autoantikörpernachweis im Verlauf
einer *subakuten Glomerulonephritis*. Transfusion und Corticoidtherapie ohne Erfolg

sagen, ob die erworbene hämolytische Anämie nur ein Begleitsymptom im Gefolge
oder eine Parallelerkrankung zur Niereninsuffizienz darstellt. Im Fall 10 wurden

Anämie und Ikterus gleichzeitig mit dem Auftreten der Urinveränderungen festgestellt, beide Erscheinungen verliefen schubweise, sei es gleichzeitig, sei es alternierend. Hier kam es auch zu einem großen Milztumor. Alle therapeutischen Maßnahmen erwiesen sich als erfolglos. In der Endphase erinnerte der Zustand stark an das akute hämolytisch-urämische Syndrom. Fall 11 ist besonders bemerkenswert wegen des positiven Autoantikörpernachweises und der enorm gesteigerten Hämolyse. Trotz Corticoid- und Transfusionstherapie gelang es nur vorübergehend, die Anämie zu bessern, die Nierensymptome wurden dadurch sogar verstärkt. Hier zeigt sich die große Schwierigkeit im therapeutischen Vorgehen, wenn gleichzeitig eine Niereninsuffizienz und eine schwere hämolytische Anämie behandelt werden müssen. Das pathologisch-anatomische Substrat war in beiden Fällen eine intracapilläre subakute Glomerulonephritis. Für Nierenrindennekrosen oder thrombotische Mikroangiopathie fanden sich keine Anhaltspunkte.

Erworbene hämolytische Anämie bei sekundärem renalem Hyperparathyreoidismus

Neben diesen hämolytisch-urämischen Syndromen mit subakutem Verlauf bei chronischen Nephritiden kennen wir Nierenerkrankungen, die mit verstärkter Hämolyse einhergehen, bei denen aber die zugrunde liegende Nierenerkrankung oft nicht erkannt wird und die meist als therapierefraktäre Anämie unter ärztlicher Kontrolle stehen. Wir konnten in den letzten Jahren 2 Knaben im Alter von 3 und 12 Jahren mit dem Bild der therapieresistenten hämolytischen Anämie untersuchen (GASSER 1959).

Fall 12. M. Beat. (Fall 1, GASSER 1959). Verlaufskurve s. Abb. 23.

3 Jahre alter, frühgeborener Knabe mit verlangsamter körperlicher und statischer Entwicklung und Neigung zu Toxicosen. Steht seit dem 8. Monat unter ärztlicher Kontrolle wegen therapierefraktärer Anämie, weswegen Zuweisung erfolgt. *Befund:* Auffallend kleiner, stark dystrophischer Knabe (Längenalter 20 Monate, Gewichtsalter 8 Monate, Knochenalter 14 Monate), ballonförmiger Kopf, blaß-bräunliches Hautkolorit ohne Ikterus, nur leichte Präödeme der Unterschenkel, keine Blutungen. Skelet äußerlich zart ohne Deformierungen. Panniculus und Muskulatur dürftig, Turgor ordentlich. Augenfundus normal, Herz leicht dilatiert, Blutdruck nicht erhöht. Abdomen meteoristisch, Leber leicht vergrößert, Milzpol knapp palpabel. *Blutbefunde:* chronische hämolytische Anämie, vorwiegend normocytär und normochrom mit Hämoglobinwerten von 28—46%, vereinzelte Sphärocyten und basophil Punktierte, im übrigen Volumen, Durchmesser, Dicke, sphärischer Index und Hämoglobingehalt normal. Starke Regeneration mit deutlicher Polychromasie, Reticulocyten bis 70⁰/₀₀. Keine Autoantikörper nachweisbar. Osmotische Resistenz eher erhöht. In der Leukopoese neutrophile Leukocytose mit Linksverschiebung, zeitweise myeloische Reaktion und Ausschwemmung von Erythroblasten. Neutrophile toxisch, Eosinophile vermehrt, Plättchen normal. Im Knochenmark (Abb. 26) bei eher zellarmen Ausstrichen neben einer normalen Verteilung reichlich Osteoblasten und ebenfalls vermehrt Osteoclasten (auf 100 myeloische Elemente 38 Osteoblasten und 0,5 Osteoclasten), andere reticuläre Elemente nicht vermehrt. *Zeichen der Niereninsuffizienz:* äußerst geringe Albuminurie, hingegen schwere Isosthenurie, mit stark erhöhtem Residualstickstoff, Phosphatstauung und mäßige Acidose. Foetor urämicus und Darmblutungen. Röntgenologisch keine Nierenverkalkung, das i.v. Pyelogramm ergibt keine Darstellung der ableitenden Harnwege. Schwere radiologische Veränderungen am Skeletsystem mit subperiostaler Osteolyse und kleincystischer Durchsetzung der Röhrenknochen im Sinne eines sekundären, renalen Hyperparathyreoidismus (Abb. 24). Daneben rachitisähnliche Veränderungen als Folge der Acidose, Verkalkungen in den Weichteilen und den Gefäßen. Histologisch zeigt die Knochenbiopsie: renale Fibroosteodystrophie mit Um- und Abbau der Knochenbälkchen, Lakunenbildung und osteoide Säume. Markgewebe weitgehend fibrosiert und durchsetzt mit Osteoblasten und einzelnen Osteoclasten (Abb. 25). *Verlauf*

(Abb. 23): Weder Bluttransfusionen noch diätetische Maßnahmen beeinflussen den Verlauf wesentlich. Hochkonzentriertes Vitamin D bessert die rachitischen Veränderungen, verschlechtert aber die blutchemischen Werte. Exitus nach $3^1/_2$ Monaten im Coma urämicum. Keine Autopsie.

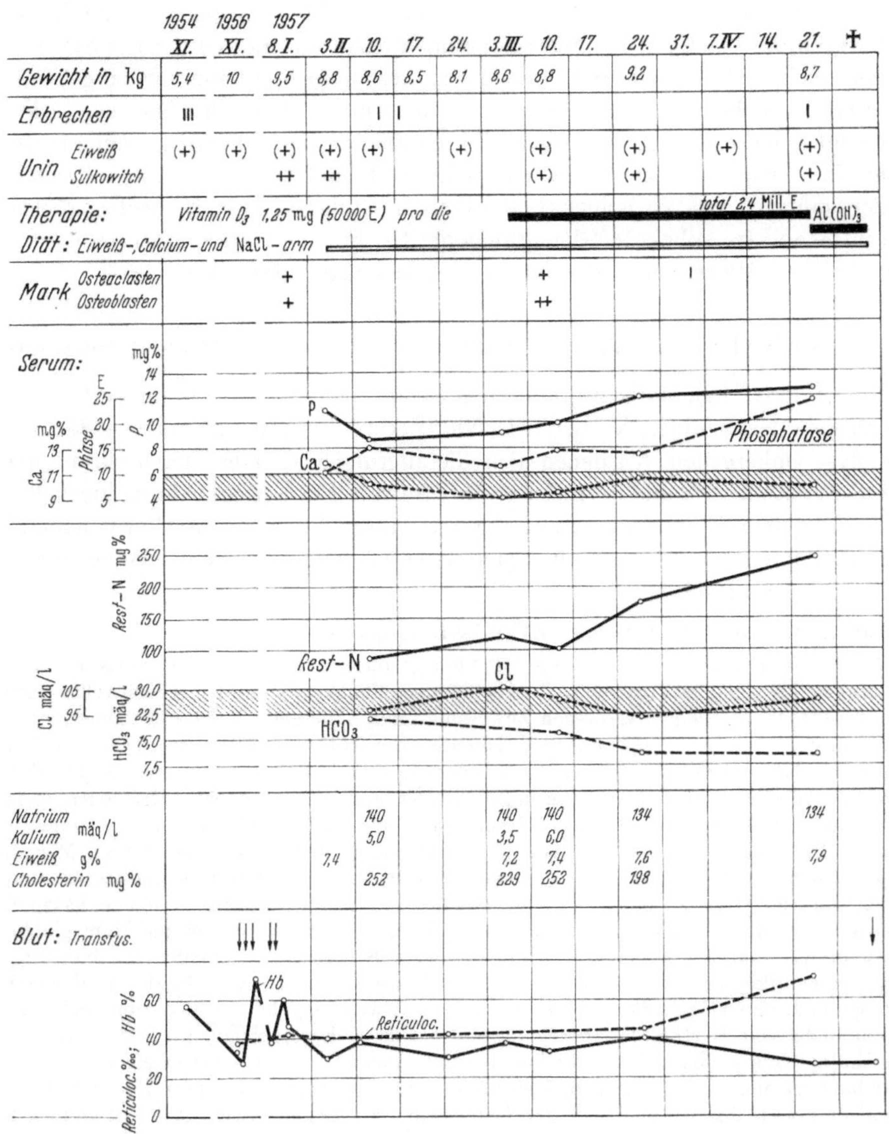

Abb. 23. *Verlaufskurve zu Fall 12.* Chronische hämolytische therapieresistente Anämie bei *sekundärem, renalem Hyperparathyreoidismus.* [Aus Helv. paediat. Acta 14, 580 (1959)]

Fall 13. M. Hansruedi (Fall 2, GASSER 1959).

$11^1/_2$ Jahre alter Knabe leidet seit dem 3. Lebensjahr an therapierefraktärer Anämie und stark verlangsamter körperlicher Entwicklung. *Befund:* auffallend kleiner, zwergwüchsiger Knabe, entspricht in Länge und Gewicht einem knapp 7jährigen. Blaß-bräunliche Hautfarbe und nicht pigmentierte Schleimhäute, kein Ikterus. Keine Ödeme nachweisbar, keine Blutungen. Augenfundus normal, Herz links dilatiert mit systolischem Geräusch, Blutdruck mäßig erhöht, Milzpol knapp palpabel, Leber nicht vergrößert. *Blutbefunde:* Normochrome, normocytäre chronische, hämolytische Anämie mit Hämoglobinwerten zwischen 53 und 25% mit ordentlicher Regeneration (Polychromasie, Reticulocyten bis $50^0/_{00}$). Autoantikörper negativ, osmotische Resistenz normal, Leuko- und Thrombopoese unauffällig außer Linksverschiebung und toxischer Granulierung der Neutrophilen. In den relativ zellarmen Knochenmarkspunktaten ebenfalls Osteoblasten und einzelne Osteoclasten nachweisbar. *Zeichen der*

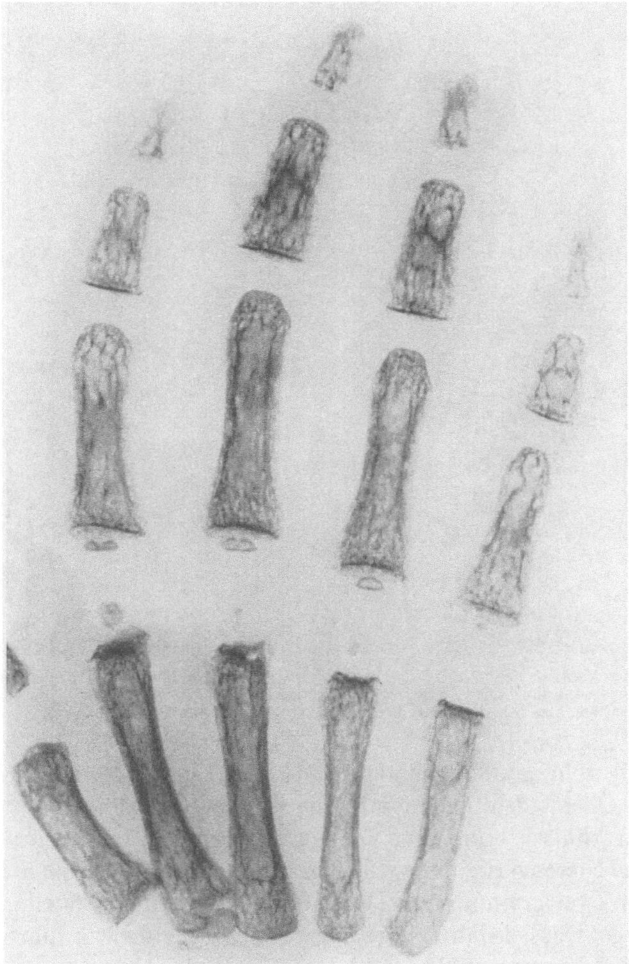

Abb. 24. Schwere *röntgenologische Skeletveränderungen als Zeichen des sekundären Hyperparathyreoidismus:* Subperiostale Erosionen und cystische Durchsetzung ergeben eine wabige Struktur (Fall 12)

Niereninsuffizienz: nur geringe Albuminurie, ausgesprochene Isosthenurie mit stark erhöhtem und steigendem Rest-N, Phosphatstauung sowie verminderte Alkalireserve bei normalem Kalium, Natrium und Chlor. Eiweiß nicht vermindert. Immunelektrophoretisch Antikörpermangelsyndrom (Fehlen des $ß_2$-Globulins). Foetor urämicus. Röntgenologisch keine Nierenverkalkung, das i.v. Pyelogramm ergibt keine Darstellung der ableitenden Harnwege. Am Skeletsystem lassen sich Zeichen eines sekundären renalen Hyperparathyreoidismus sowie einer renalen Rachitis nachweisen. Histologisch zeigt die Knochenbiopsie: Osteomalacie und geringe Fibroosteoclasie. *Verlauf:* bei rein diätetischer Behandlung sowie unter Transfusionen keine Änderung. Corticoidbehandlung bessert Anämie, verschlechtert aber Nierenbefunde. Exitus nach 1 Jahr im Coma urämicum. Keine Autopsie.

Beide Kinder waren altersentsprechend intelligent, litten aber an Kleinwuchs und starker Dystrophie. Sie klagten über Müdigkeit, Appetitmangel, anfallsweise Kopfschmerzen und heftigen Hustenreiz. Sie hatten ein eigenartiges blaß-bräunliches Hautkolorit sowie blasse, nicht pigmentierte Schleimhäute. Bei beiden Knaben ließ sich eine schwere chronische Niereninsuffizienz nachweisen mit Isosthenurie, stark erhöhtem Rest-Stickstoff, Phosphatstauung und mäßiger Acidose. Da

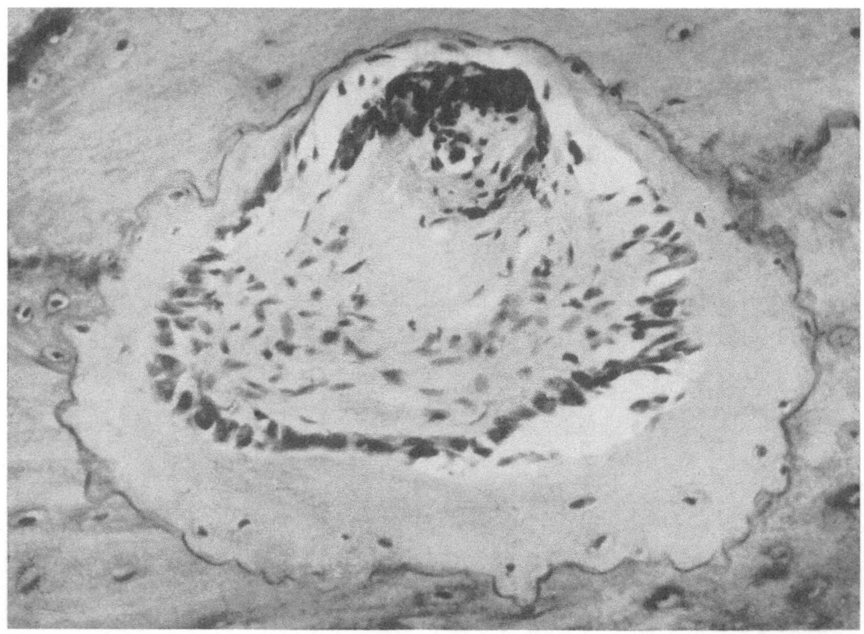

Abb. 25. *Histologischer Nachweis der renalen Fibroosteodystrophie:* osteoide Säume umgeben das mit Fibroblasten besetzte z. T. kollagen faserig fibrosierte Mark. An der Randzone zahlreiche Osteoblasten und eine Ansammlung von Osteoclasten (Fall 12). Aufnahme Dr. Siebenmann, Zürich

die Albuminurie sehr gering und der Blutdruck nur unwesentlich erhöht war sowie stärkere Ödeme fehlten, könnte die Niereninsuffizienz leicht übersehen werden. Sie war klinisch erkennbar am Foetor urämicus und an rezidivierenden Darmblutungen. Nierenverkalkungen ließen sich röntgenologisch nicht nachweisen. Das intravenöse Pyelogramm ergab bei beiden Fällen keine Darstellung der ableitenden Harnwege. Die seit Jahren bestehende Niereninsuffizienz führte besonders beim jüngeren Knaben zum Bilde des sekundären renalen Hyperparathyreoidismus mit radiologischen Veränderungen am Skeletsystem in Form von subperiostaler Osteolyse und kleincystischer Durchsetzung, vor allem der Röhrenknochen (Abb. 24). Zudem führte der renale Hyperparathyreoidismus beim noch wachsenden Individuum zu rachitisähnlichen Veränderungen als Folge der Acidose. An Weichteilen, periarticulär und im Verlaufe der Arterien traten Verkalkungen auf. Histologisch zeigte die Knochenbiopsie eine renale Fibroosteodystrophie mit starkem Um- und Abbau der Knochenbälkchen sowie Bildung der Lakunen von osteoiden Säumen (Abb. 25). Das Knochenmarksgewebe ist fast völlig fibrosiert und durchsetzt von Osteoblasten und einzelnen Osteoclasten. Die wegleitenden hämatologischen Befunde bestanden in einer normochromen, normocytären hämolytischen

Anämie sowie eigenartigen Veränderungen im relativ zellarmen Knochenmark in Form einer Metaplasie der Osteoblasten und einzelnen Osteoclasten (Abb. 26).

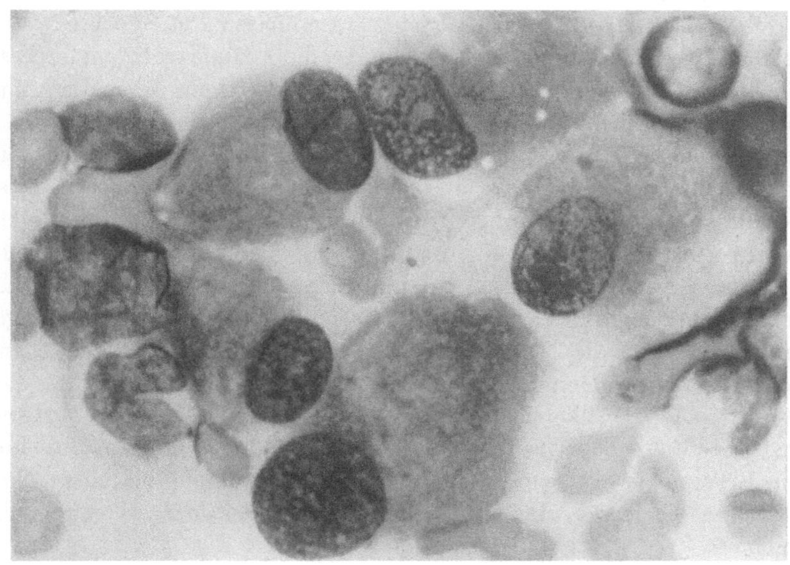

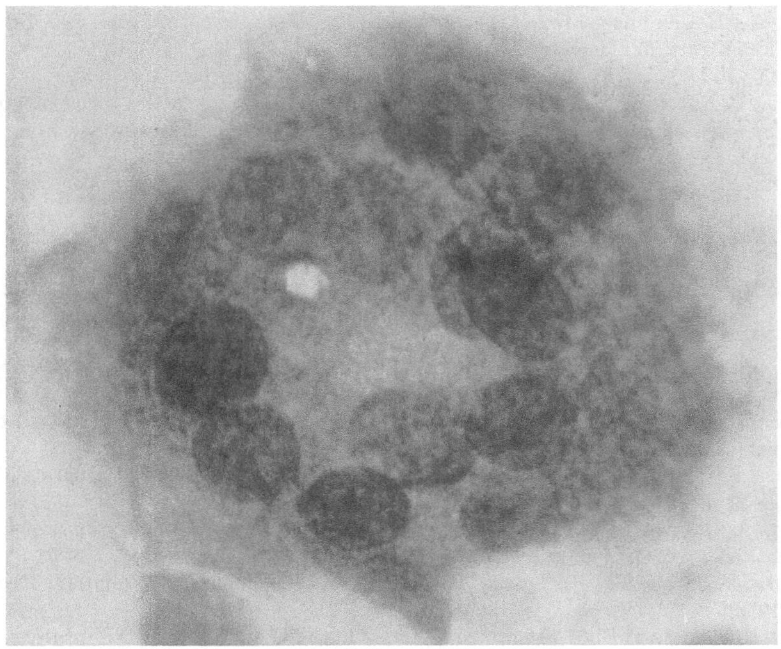

Abb. 26. *Knochenmarksveränderungen bei sekundärem Hyperparathyreoidismus.* Vermehrtes Auftreten von Osteoblasten in Nestern sowie von einzelnen Osteoclasten (Fall 12)

Im übrigen war das Knochenmark normal zusammengesetzt. Dieser Knochenmarksbefund führte zur Verdachtsdiagnose des renalen Hyperparathyreoidismus.

Die genaue Art der Nierenschädigung konnte nicht erörtert werden, weil die Autopsie abgelehnt wurde. Die *Pathogenese* dieser Anämieform ist nicht klar, zweifellos besteht in diesen Fällen auch eine Knochenmarksinsuffizienz mit nur geringer extramedullärer Blutbildung, wobei vor allem die Erythropoese betroffen ist, andererseits weisen die stets um ein vielfaches erhöhten Reticulocytenwerte auf das Bestehen einer starken Regeneration hin. Da die Anämie trotzdem fortbesteht, kann sie — bei Fehlen von merkbaren Blutungen — wohl nur durch die Annahme toxischer, hämolytischer Mechanismen erklärt werden.

Meine Damen und Herren, die letzten beiden Fälle zeigen die Wichtigkeit der Wechselbeziehung von Blut-Auf- und Abbau, von Skeletveränderungen sowie ihrer Beeinflussung durch die kranke Niere. Von jedem dieser 3 Organe ausgehend, kann man bei Erkrankung des einen auf Veränderungen in den beiden anderen schließen und so wichtige diagnostische und therapeutische Schlüsse ziehen. Nur aus der Gesamtbetrachtung heraus ist die Pathogenese solcher Erkrankungen zu erfassen. Sie erfordert die Zusammenarbeit des Klinikers, des Hämatologen, des Radiologen, des Nierenfachmanns und des Pathologen. Die Pathogenese der gesteigerten Hämolyse bei Nierenerkrankungen ist noch wenig erforscht. Die Häufung der daraus resultierenden Krankheitsbilder spricht dafür, daß enge Beziehungen zwischen Erythropoese, Hämolyse und der Nierenschädigung bestehen. Zur Zeit müssen wir uns begnügen, eine Gruppierung der verschiedenen Krankheitsbilder vorzunehmen.

Literatur

ALLISON, A. C.: Acute haemolytic anemia with distortion and fragmentation of erythrocytes in children. Brit. J. Haemat. **3**, 1 (1957).

ALTSCHULE, M. D.: New Engl. J. Med. **227**, 477 (1942).

BAEHR, G., P. KLEMPERER and A. SCHIFRIN: An acute febrile anemia and thrombocytopenic purpura with diffuse platelet thromboses of capillaries and arterioles. Trans. Ass. Amer. Phycns **51**, 43(1936).

BÜCHMANN, P., u. R. STODTMEISTER: Toxische Knochenmarksschädigung bei chronischer Nephritis. Dtsch. Arch. klin. Med. **190**, 487 (1943).

CHAPLIN, H., and P. L. MOLLISON: Red cell life span in nephritis and hepatic cirrhosis. Clin. Sci. **12**, 351 (1953).

CLEMENT, R., J. BERNARD, A. PAPAIOANNOU, G. MATHÉ, R. HABIB et M. DESINOLLE: Purpura thrombotique thrombocytopénique Maladie de Moschkovicz chez un enfant de dix mois. Presse méd. **65**, 2144 (1957).

COMESS, O. H., and A. OYAMADA: Uremia and disseminated platelet cell (thrombocyte) thrombosis. Arch. intern. Med. **89**, 802 (1952).

DACIE, I. V., P. L. MOLLISON, N. RICHARDSON, I. G. SELWYN and L. SCHAPIRO: Atypical congenital haemolytic anaemia. Quart. J. Med. **22**, 79 (1953).

DEBRÉ, R., P. MOZZICONACCI, H. E. BRISSAUD, G. LAGRUE et R. HABIB: Purpura thrombopénique et néphropathies. Arch. franç. Pédiat. **15**, 289 (1958).

DELBEKE, M. J., et R. COUSSEMENT: Purpura thrombotique thrombocytopénique. Acta paediat. belg. **10**, 69 (1956).

DESFORGES, J. F., and J. P. DAWSON: The anemia of renal failure. Arch. intern. Med. **101**, 326 (1958).

EMERSON, C. P., jr., and B. A. BURROWS: The mechanism of anemia and its influence on renal function in chronic uremia. J. clin. Invest. **28**, 779 (1949).

EVANS, R. S., K. TAKAHASHI, R. PAYNE and C. K. LIU: Primary thrombocytopenic purpura and acquired hemolytic anemia. Evidence for a common etiology. Arch. intern. Med. **87**, 48 (1951).

FAARUP, C., u. S. OHLSEN: Sternalmarkuntersuchungen bei nephrogenen Anämien. Folia haemat. (Lpz.) **67**, 152 (1943).

Fischer, H.: Symposium über Hämolyse und hämolytische Erkrankungen (Prof. Heilmeyer, Freiburg). Berlin-Göttingen-Heidelberg: Springer-Verlag 1961.

Frick, P. G., u. W. H. Hitzig: Zur Klinik und Pathogenese der thrombotischen Mikroangiopathie. Vorkommen bei Antikörpermangel. Schweiz. med. Wschr. 89, 58 (1959).

Gasser, C.: Die hämolytischen Syndrome im Kindesalter. Stuttgart: Thieme 1951.

— Pure red cell anemia due to auto-antibodies. Sang 26, 6 (1955).

— Sekundärer (renaler) Hyperparathyreoidismus mit Skelettveränderungen, hämolytischer Anämie und Knochenmarkversagen (Osteoblasten- und Osteoklastenmetaplasie). Helv. paediat. Acta 14, 580 (1959).

— E. Gautier, Annemarie Steck, R. Oechslin u. R. E. Siebenmann: Hämolytisch-urämische Syndrome: bilaterale Nierenrindennekrosen bei akuten erworbenen hämolytischen Anämien. Schweiz. med. Wschr. 85, 905 (1955).

Gautier, E.: Traitement des néphropathies anuriques chez l'enfant et le nourisson. Helv. paediat. Acta 12, 286 (1957).

Gore, I.: Disseminated arteriolar and capillary platelet thrombosis. Morphologic study of its histogenesis. Amer. J. Path. 26, 155 (1950).

Hitzig, W., Z. Biro, H. Bosch u. H. J. Huser: Agammaglobulinämie und Alymphozytose mit Schwund des lymphatischen Gewebes. Helv. paediat. Acta 13, 551 (1958).

Hunt, F. G.: J. roy. nav. med. Serv. 25, 270 (1939); zit. nach Sheehan and Moore.

Hunziker, A., u. R. Oechslin: Zur pathologischen Anatomie und Pathogenese der thrombotischen Mikroangiopathie. Beitr. path. Anat. 117, 456 (1957).

Joske, R. A., J. M. McAlister and T. A. J. Prankerd: Isotope investigations of red cell production and destruction in chronic renal disease. Clin. Sci. 15, 511 (1956).

Lelong, M., R. Joseph, J. Bertrand, Vinh Le Tan, Chr. Nezelof, G. Mathé, J. C. Job et M. Roidot: La nécrose corticale symétrique des reins chez le nourisson et l'enfant. Arch. franç. Pédiat. 12, 793 (1955).

Litzner, St.: Über Anämien bei Nierenkrankheiten und ihre Erkrankungen. Ther. d. Gegenw. 298 (1941).

Loge, J. P., R. D. Lange and C. V. Moore: Charakterization of the anemia of the chronic renal insufficiency. J. clin. Invest. 29, 830 (1950).

Marmont, A.: Symposium über Hämolyse und hämolytische Erkrankungen (Prof. Heilmeyer, Freiburg). Berlin-Göttingen-Heidelberg: Springer-Verlag 1961.

Meacham, G. C., J. L. Orbison, R. W. Heinle, H. J. Steele and J. A. Schaefer: Thrombotic thrombocytopenic purpura: A disseminated disease of arterioles. Blood 6, 706 (1956).

Mégevand, A., Marinette Wyss et F. Thélin: Anémie hémolytique et insufficance rénale aigu chez le nouveau-né. Pédiatrie 11, 268 (1956).

Moschkowicz, E.: Proc. N. Y. path. Soc. 24, 21 (1924).

— An acute febrile pleiochromic anemia with hyaline thrombosis of the terminal arterioles and capillaries. Arch. intern. Med. 36, 89 (1925).

Orbison, J. L.: Morphology of thrombotic thrombocytopenic purpura with demonstration of aneurysms. Amer. J. Path. 28, 129 (1952).

Richet, G., D. Alagille et E. Fournier: L'erythroblastopénie aigue de l'anurie. Presse méd. 62, 50 (1954).

Rosello, S., M. J. Smith and J. B. Arey: Presentation of a patient with thrombotic thrombocytopenic purpura. J. Pediat. 44, 218 (1954).

Royer, P.: Le microangiopathie thrombotique du rein chez l'enfant. Moderne Probleme der Pädiatrie 6, 428 (1960). Basel: Karger.

Schärer, K.: Über einen Fall von kindlichem Lupus erythematodes generalisatus mit eigenartigen Knochenveränderungen. Helv. paediat. Acta 13, 40 (1958).

Schwartz, S. O., and S. A. Motto: The diagnostic significance of "Burr" red blood cells. Amer. J. med. Sci. 218, 563 (1949).

Sheehan, H., and H. Moore: Renal cortical necrosis and the kidney of concealed accidental haemorrhage. Springfield (Ill.): Charles Thomas Publisher 1952.

Shumway, C., and G. Miller: An unusual syndrome of hemolytic anemia, thrombocytopenic purpura and renale disease. Blood 12, 1045 (1957).

Singer, K., F. P. Bornstein and S. A. Wile: Thrombotic thrombocytopenic purpura: hemorrhagic diathesis with generalized platelet thromboses. Blood 2, 542 (1947).

Singer, K., A. G. Motulski and J. N. Shanberge: Thrombotic thrombocytopenic purpura: II. Studies on the hemolytic syndrome in this disease. Blood 5, 434 (1950).

Steffen, C. Wien: Persönl. Mitteilung.

Steiner, B., and A. Vécsei: Symmetrical necrosis of the renal cortex in infancy. Acta med. Acad. Sci. hung. 12, 317 (1958).

Symmers, W. St. C.: Thrombotic microangiopathic hemolytic anemia (thrombotic microangiopathy). Brit. med. J. 2, 897 (1952).

— La micro-angiopathie thrombotique (anémie hémolitique microangiopathique thrombotique). Sang 24, 397 (1953).

— Über die thrombotische Mikroangiopathie und ihre Beziehungen zu den sogenannten Kollagenkrankheiten. Sonderdruck aus der Freiburger Tagung der Deutschen Gesellschaft für Pathologie 1953.

— and D. F. Barrowcliff: Platelet thrombosis syndrome. J. Path. Bact. 63, 552 (1951).

Uehlinger, E.: Verh. dtsch. Ges. inn. Med. 62, 368 (1956).

Wagner, J.: Acute tubular necrosis with anemia. Gt Ormond Str. J. 7, 66 (1954).

Zollinger, H. U.: Anurie bei Chromoproteinurie. S. 90. Stuttgart: Thieme 1952.

Zülzer, W. W., R. Kurnetz, S. Charles, W. A. Newton and R. Fallon: Circulatory diseases of the kidneys in infancy and childhood. Amer. J. Dis. Child. 81, 1 (1951).

Diskussion[1]

Mit 5 Abbildungen

H. Schulten:

Ich danke Herrn Gasser für sein Referat und bitte Herrn Gautier zu seiner angekündigten Diskussionsbemerkung.

E. Gautier:

Ich möchte einen kurzen klinischen Beitrag zum *hämolytisch-urämischen Syndrom* bringen. Diese Krankheit, die durch die eigenartige Kombination Hämolyse, Niereninsuffizienz und Thrombopenie gekennzeichnet ist, kommt in verschiedenen Verlaufsformen vor, die klinisch von der thrombotischen Mikroangiopathie Symmers schwer zu unterscheiden sind. Ein Beispiel für die akute Form beobachteten wir bei einem 7 Monate alten Knaben. Er erkrankte zwei Tage nach einer zweiten Salk-Impfung mit akuter hämolytischer Anämie und Anurie, die nach 12 Tagen trotz jeder Therapie zum Tode führten. Ein anderer Fall verlief subakut und erinnerte an den Fall von Symmers, den Herr Gasser gezeigt hat: unter dem Bilde einer subakuten Glomerulonephritis mit nephrotischem Syndrom bekam dieses Kind eine hämolytische Anämie, einige Tage später eine thrombopenische Purpura. Trotz Therapie mit Corticoiden, Antibioticis und Austauschtransfusionen starb das Kind. Klinisch hatten wir hier eine Mikrothromboangiopathie Symmers diagnostiziert. Die histologische Untersuchung ergab zwar eine fibrinoide Verquellung der Arteriolen in mehreren Organen, aber hyaline Thromben nur in den Nierengefäßen. Im histologischen Bild beider Fälle herrschten die Glomerulonekrosen vor. Wir glauben, daß die nekrotische Veränderung der Glomerula das Merkmal der Nierenpathologie des jungen Säuglings ist. Die Glomerulonekrose mit akuter Niereninsuffizienz kommt vor allem in den ersten 6 Lebensmonaten vor. Dagegen finden sich die anderen Reaktionsarten erst im späteren Alter: so die membranösen Veränderungen mit dem nephrotischen Syndrom und — noch später — die entzündlichen proliferativen Veränderungen der akuten Glomerulonephritis.

Die Tatsache, daß die akute Niereninsuffizienz vor allem in den ersten 6 Monaten vorkommt, läßt gewisse pathogenetische Möglichkeiten vermuten. Unter anderem ist dies das Alter der Unreife der immunologischen Abwehr. Bei unseren beiden Patienten haben entsprechende Untersuchungen gezeigt, daß eine verminderte immunologische Abwehr vorlag. In beiden Fällen war das γ-Globulin sehr stark erniedrigt. In der Immunelektrophorese waren die β_2-A- und β_2-M-Linien abgeschwächt oder fehlten. Es war unmöglich, antierythrocytäre Antikörper nachzuweisen. Der Coombstest war absolut negativ. Der Properdingehalt war normal. Ich glaube, man kann sagen, daß der Coombstest beim hämolytisch-urämischen Syndrom immer

---

[1] Diskussionsleiter: H. Schulten.

negativ ist, und daß der positive Coombstest in dem Fall, den Herr GASSER uns gezeigt hat, der Polyagglutinabilität zuzuschreiben ist. Zusammenfassend beweisen diese drei Tatsachen: die Altersverteilung, der negative Coombstest und das Auftreten des Krankheitsbildes bei Kindern mit einem Antikörpermangel (ein Fall von HITZIG und FRICK, wo das Krankheitsbild bei einem Knaben mit kongenitaler Agammaglobulinämie auftrat, ist besonders eindrucksvoll), daß es sich hier nicht um eine Autoaggressionskrankheit handelt. Es scheint aber sehr wohl möglich zu sein, daß ein Antikörpermangel die Schädigung der Erythrocyten, der Gefäße sowie die abnormen Gerinnungsmechanismen irgendwie fördert.

Die auslösenden Noxen können verschieden sein: Infektionen, toxische Substanzen und manchmal auch Impfungen wie in dem einen unserer eben erwähnten Fälle. Auf die Merkmale der Anämie möchte ich nicht eingehen. Wichtig ist, daß sie in keiner Korrelation zum Grad der Reststickstofferhöhung steht. Therapeutisch ist — wenigstens in den Fällen, wo die immunologische Unreife nachgewiesen werden kann — die Verabreichung von γ-Globulin indiziert. Man muß auch frühzeitig Austauschtransfusionen machen und antiinfektiös behandeln. Dagegen sind Corticoide unwirksam und beim Vorliegen einer Niereninsuffizienz wahrscheinlich schädlich. Es erhebt sich noch die Frage einer Therapie mit Heparin. Da die Mikrothromben in den Capillarschlingen sich klinisch durch einen Sturz der Thrombocyten ankündigen, sollte man vielleicht zu Beginn des Thrombocytensturzes mit Heparin behandeln.

C. GASSER:

Ich freue mich, daß Herr GAUTIER meine Ausführungen ergänzt hat. Was die Frage der Heparintherapie betrifft, so haben wir bei einem unserer Fälle eine Heparininfusion gleichzeitig mit dem Blutaustausch gemacht. Sie hat aber nichts genützt. Der Patient ist ebenso wie die anderen gestorben.

P. FRICK:

Ich möchte kurz über 3 Fälle von *thrombotischer Mikroangiopathie* berichten, die wir gemeinsam mit Herrn HITZIG vom Kinderspital Zürich beobachtet haben. Alle drei hatten ein partielles oder komplettes Antikörpermangelsyndrom. Der erste Patient war ein 52jährige Mann mit den klassischen neurologischen Symptomen. Die Laboratoriumsbefunde waren: Anämie, Thrombocytopenie, Reticulocytose, Serumbilirubinerhöhung und Fehlen von β_2-M-Globulinen in der Immunelektrophorese. Der Patient starb im Koma. Histologisch fanden sich an den kleinen Gefäßen fibrinoide subendotheliale Einlagerungen, die zum fast völligen Verschluß der Gefäße geführt und zum Teil auch in die Lichtung vorgedrungen waren. Der zweite Fall ist der, den Herr GASSER schon erwähnt hat: Ein 6½ Monate altes Mädchen, das mit Apathie, Erbrechen, Ikterus und rechtsseitiger Hemiplegie erkrankte. In der Papierelektrophorese fehlten die γ-Globuline. Der Verlauf war tödlich. Der histologische Befund war klassisch für eine thrombotische Mikroangiopathie. Bei dem dritten Fall handelte es sich um einen Knaben mit einer kongenitalen Agammaglobulinämie, der nach einer kombinierten Impfung gegen Diphtherie, Tetanus, Pertussis, Typhus und Paratyphus Fieber bekam und anschließend einen hämolytischen Schub, wobei das Hämoglobin von 100% auf 29% abfiel, sowie eine Thrombopenie von 84000. Das Kind ist nach 14 Tagen gestorben. Histologisch fand sich eine typische thrombotische Mikroangiopathie.

In der Literatur seit 1948 wird vorwiegend angenommen, daß die thrombotische Mikroangiopathie in die Gruppe der sog. Kollagenkrankheiten einzuordnen sei, denen eine Antigen-Antikörper-Reaktion zugrunde liegen soll. Unseres Erachtens ist diese Theorie nicht mehr haltbar. Folgende Argumente sprechen gegen sie: 1. Das Auftreten der thrombotischen Mikroangiopathie bei Agammaglobulinämie. 2. Die Unmöglichkeit, Antikörper gegen Erythrocyten und Thrombocyten nachzuweisen: alle unsere Patienten hatten einen negativen Coombstest. Das gleiche gilt auch für die Mehrzahl der hierauf untersuchten Fälle des Schrifttums. Antikörper gegen menschliche Blutplättchen konnten nie nachgewiesen werden. Die Transfusion des Blutes von Patienten mit thrombotischer Mikroangiopathie auf Normale hat keinen Einfluß auf die Thrombocyten oder die Erythrocyten des Empfängers, ganz im Gegensatz zu der Thrombopenie, die nach Transfusion von Plättchenantikörper-haltigem Blut von Patienten mit idiopathischer Thrombopenie auftritt. 3. Das dritte Argument ist das kurze Intervall zwischen Krankheitsbeginn und dem Auftreten der Thrombosesymptome. Diese Zeit reicht niemals aus für die Bildung von Antikörpern. Ähnliche Beobachtungen wurden übrigens von anderen Autoren gemacht, die eine thrombotische Mikroangiopathie nach Impfung gegen Tetanus und Pocken beobachtet haben. Auf Grund dieser Befunde kommen wir zu der Auffassung, daß die thrombotische Mikroangiopathie nicht auf einer Autoimmunisierung beruht, und daß der Mechanismus der hämolytischen Anämie und der Thrombopenie nicht die Folge einer Antigen-Antikörper-Reaktion sein kann.

H. M. Keller:

Wenn man diese histologischen Bilder der Niere sieht, so kann man sich des Eindrucks nicht erwehren, daß gewisse Ähnlichkeiten mit einem Shwartzmann-Sanarelli-Phänomen bestehen. Und wenn man dann hört, daß solche Fälle nach einer zweiten Impfung oder nach toxischen Einflüssen aufgetreten sind, so muß man doch fragen, ob nicht eine Parallelität zu dem experimentellen Shwartzman-Phänomen vorliegt.

Meine zweite Frage betrifft die Hypochlorämie. Vielleicht kann Herr Gasser sagen, ob sie durch das Erbrechen bedingt ist. Wenn das nicht der Fall ist, dann ist sie sicher sehr schwer zu deuten, denn wir haben keinen gleichzeitigen Abfall des Natriums und müßten eine hypochlorämische Acidose postulieren, die doch in ihrem Mechanismus recht unklar ist. Es würde mich interessieren, wie sich die Alkalireserve verhielt.

C. Gasser:

Wir haben lange diskutiert, ob das ein dem Shwartzman-Sanarelli-Phänomen ähnliches Geschehen ist. Erwiesen ist das nicht, denn wir haben ja keine genügenden Tierversuche mit dementsprechenden Resultaten. Zur Hypochlorämie: Wir Pädiater sehen ja oft, daß der Reststickstoff ansteigt und das Chlor absinkt. Es war in diesen Fällen auch kein Anstieg, sondern eher eine Abnahme der Alkalireserve zu beobachten im Gegensatz zum Erbrechen bei der Pylorusstenose oder anderen Ursachen.

L. Heilmeyer:

Ich habe vor 30 Jahren Ionenbilanzen bei Urämien gemacht (Abb. 1). Bei jeder schweren Urämie sieht man ein Absinken des Chlors, wobei das Natrium relativ hoch oder normal sein kann, jedenfalls nicht vermindert. Der Anionenrest ist stark vermehrt. Es sind also sicher organische Säuren und Stoffe, die dabei eine Rolle spielen.

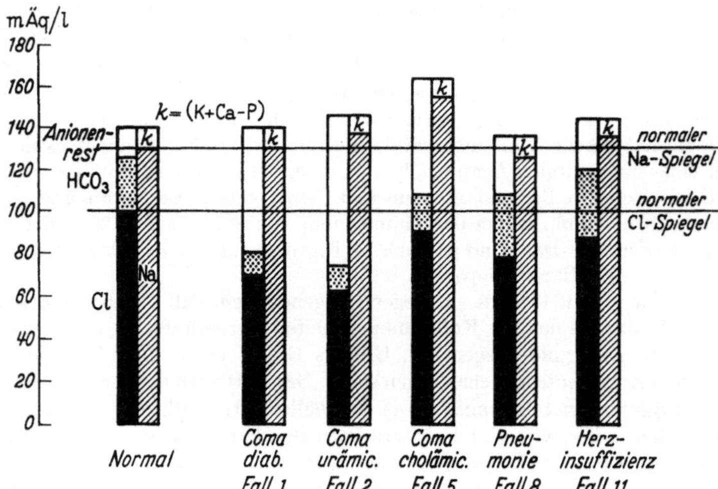

Abb. 1. Natrium-Chlorregulation bei verschiedenen Fällen von Acidose. [Nach L. Heilmeyer, Dtsch. Arch. klin. Med. **156**, 200 (1927)]

S. Rapoport:

Ich glaube, Herr Heilmeyer hat recht: es ist ein Rest. Aber der Rest läßt sich weitgehend durch den Anstieg des Phosphats und des Sulfats deuten.

L. Heilmeyer:

Das reicht quantitativ nicht aus. Das haben wir damals beschrieben.

S. Rapoport:

Das Sulfat, das relativ schwer zu bestimmen ist, kann bis zu 10 Milliäquivalent ausmachen, das Phosphat 8 Milliäquivalent. Man bekommt also relativ hohe Werte. Und bei Kleinkindern ist die Fähigkeit, diese Anionen auszuscheiden, sehr gering.

R. Gädeke:

Ich möchte zu der Frage des Shwartzman-Sanarelli-Phänomens noch etwas sagen. Wir haben mit Streptokokkenfiltraten, bakterienfreien Überständen von Streptokokkenkulturen, diese Nierenveränderungen beim Kaninchen in zahlreichen Versuchen reproduzieren können und das als Shwartzman-Sanarelli-Phänomen gedeutet. Nun wollte ich Herrn Gasser fragen: haben Sie bei diesen Patienten, deren klinisches Bild, wenigstens teilweise, an eine Infektionskrankheit gemahnt, Untersuchungen auf Streptokokken durchgeführt? Es brauchte sich ja nicht einmal um eine massive Infektion zu handeln, sondern es könnten immer kleine Schübe sein.

C. Gasser:

Wir haben bakteriologische Untersuchungen gemacht, aber keine Streptokokken gefunden.

E. Keibl:

Wir haben kürzlich einen Krankheitsfall beobachtet, der auch in den Kreis des hämolytisch-urämischen Syndroms gehören dürfte, und den ich vor allem vom klinisch-therapeutischen Gesichtspunkt aus zur Diskussion stellen möchte. Es handelte sich um eine 60jährige Frau, die plötzlich erkrankte mit den Symptomen einer akuten Niereninsuffizienz, Hämolyse und völligem Fehlen der Thrombocyten. Sie war mit Bluttransfusionen und hohen Cortisondosen behandelt worden. Als ich zugezogen wurde, entwickelten sich eine Hemiparese und tiefe Bewußtlosigkeit. Unter Injektionen von Clotride kam die Diurese wieder in Gang. Zwei Tage später war die Patientin ansprechbar und erholte sich zusehends. Der Reststickstoff war, als ich von Wien fortfuhr, von 120 auf 60 mg-% abgesunken. Ich möchte annehmen, daß hier auch multiple cerebrale Herde vorgelegen haben, deren perifocales Ödem sich unter Clotride bei gleichzeitigem Wiedereinsetzen der Diurese rasch zurückgebildet hat, und daß das Cortison nach Überwindung der Niereninsuffizienz doch günstig gewirkt und den pathologischen Mechanismus gehemmt hat.

C. Gasser:

Der Therapieerfolg ist sehr eindrucksvoll. Aber es erhebt sich die Frage, ob es sich um ein echtes Moschkovicz-Symmers-Syndrom gehandelt hat. Es gibt verschiedene Krankheitsbilder, die ähnlich und doch keine thrombotische Mikroangiopathie sind. Diese Diagnose kann eigentlich nur histologisch gesichert werden.

E. Keibl:

Eine autoptische Kontrolle haben wir allerdings — glücklicherweise — nicht. Aber an einem generalisierten Gefäßprozeß mit akuter Urämie, schwerer Hämolyse und Fehlen der Thrombocyten war kein Zweifel.

H. M. Keller:

Ich möchte im Anschluß an die Ausführungen der Pädiater noch zu einem Problem Stellung nehmen, das uns Internisten besonders interessiert. Ich meine die schweren Anämien, die wir bei Nierenerkrankungen des Erwachsenen finden. Wir sehen in Bern, wo wir eine künstliche Niere haben, sehr oft solche Zustände, teils akuter, teils chronischer Art. Die Interpretation dieser Anämien kann manchmal sehr schwer sein. Wir haben von Herrn Gasser gehört, daß vor allem von französischen Untersuchern ein Schwund der Erythroblasten im Knochenmark bei akuten Anurien festgestellt worden ist. Diesen Befund haben wir in allen unseren

Fällen bestätigen können. In einem Fall war das besonders eindrucksvoll: Bei einer Patientin
mit Perniziosa wurde an einem Abend eine Sternalpunktion vorgenommen. Sie erhielt dann
eine unverträgliche Bluttransfusion. und es trat ein hämolytischer Transfusionszwischenfall
mit Niereninsuffizienz ein. Anderntags kam die Patientin zu uns, und das Sternalmark enthielt
nur noch ungefähr 10 Erythroblasten auf 100 weiße Zellen, während sie am Tag vorher etwa
160 Erythroblasten gehabt hatte, also ein ganz überraschend schnelles Absinken der Erythroblasten im Mark. Diese Erythroblastopenie finden wir aber nicht nur bei der akuten, sondern
sehr oft auch bei der chronischen Niereninsuffizienz. Dabei darf es nicht verwundern, daß wir
verschiedene Zeichen der gesteigerten Hämolyse vermissen. So finden wir oft nur relativ geringe Reticulocytenvermehrungen. Nur einer unserer Patienten hatte $100^0/_{00}$ Reticulocyten,
bei den anderen schwankten die Werte zwischen 30 und $40^0/_{00}$. Daß die Lebensdauer der Erythrocyten verkürzt ist, steht nach amerikanischen Untersuchungen fest. Und ich glaube, daß
gerade die Kombination einer verminderten Produktion, also der Erythroblastopenie, mit

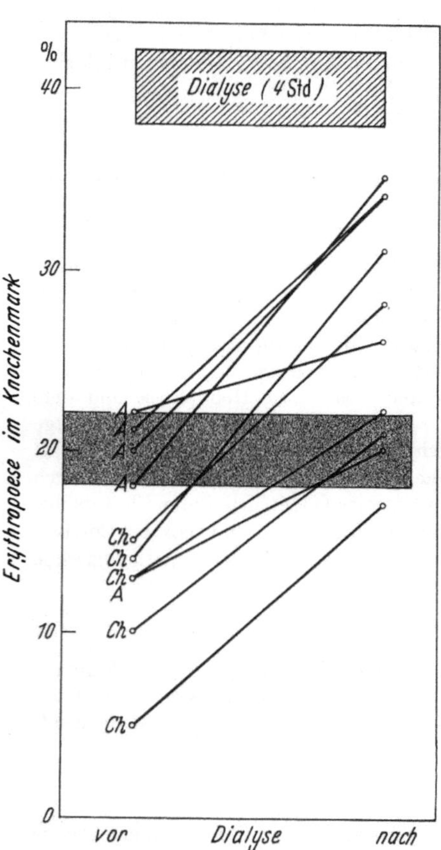

Abb. 2. Der erythropoetische Anteil im Knochen-
mark vor und nach Hämodialyse. Auf der Ordinate
ist der Zellanteil in % der gesamten kernhaltigen
Zellen des Knochenmarks aufgetragen. *A* Akute,
Ch Chronische Niereninsuffizienzen.
Getönt: Normbereich

dieser hämolytischen Tendenz für die besonders
schweren Anämien verantwortlich ist, die wir bei
solchen Patienten finden. Wir müssen sicher die
akuten Formen, wo die Erythroblastopenie im
Vordergrund steht, von den chronischen unterscheiden, bei denen die erwähnte Kombination
vorliegt, und wo wir Anämien bis zu 20% Hämoglobin, manchmal noch darunter gesehen haben,
die die Patienten zwar noch überraschend gut ertragen, die aber absolut therapieresistent sind.
Wir haben alles versucht, konnten aber — außer
mit Transfusionen — nie eine Besserung der Anämie erreichen.

P. von Dittrich:

Im Gegensatz zu den Beobachtungen von
Herrn Keller konnten wir in keinem Fall der
von uns ausgewerteten akuten Anurien ein voll-
kommenes Verschwinden der Erythroblasten aus
dem Knochenmark beobachten. Vielmehr war die
Erythroblastenzahl meist normal, nur in einem
Fall erniedrigt. Bemerkenswert sind die Veränderungen der Erythropoese vor und nach einer
vierstündigen extrakorporalen Hämodialyse. Wir
untersuchten an der Freiburger Medizinischen
Poliklinik fünf Patienten mit chronischer Niereninsuffizienz und Urämie und fünf mit akutem
Nierenversagen. Bei allen diesen Fällen trat nach
der extrakorporalen Hämodialyse ein Anstieg der
Erythropoese auf (Abb. 2). Der Vergleich vor
und nach Dialyse zeigt, daß die beiden unreifsten
Stufen, die eigentlichen Stammzellen, unverändert bleiben, während sich im Bereich der rasch
regenerierenden reifen Erythroblastenformen eine
deutliche Verschiebung zugunsten der reiferen
Formen ergibt. Die Reticulocyten des peripheren
Blutes zeigen während dieser Zeit noch keine
Veränderung. Da alle Patienten vor und während
der Dialyse bis zu 1500 cm³ Konservenblut erhielten, untersuchten wir auch den Einfluß dieser

Maßnahme auf das Knochenmark von Urämikern. Wir konnten dabei vor und nach der Transfusion keine Veränderung finden. Aus diesen Beobachtungen geht hervor, daß schon eine kurzfristige sich über 4 Std. erstreckende Blutdialyse bei Niereninsuffizienten eine Belebung der
Knochenmarkstätigkeit hervorruft. Wir nehmen an, daß es sich dabei um eine Aufhebung

der durch toxische Einflüsse hervorgerufenen Mitosehemmung handelt. Ob es sich dabei um toxische Substanzen handelt, die rasch ausgeschieden werden, oder ob die Normalisierung der Elektrolyte eine Rolle spielt, kann noch nicht beantwortet werden.

H. SARRE:

Ich darf vielleicht noch etwas zur Frage der Hämolyseniere sagen. Man hat eine Zeitlang angenommen, daß bei der Anurie nach akuter Hämolyse, ganz gleich aus welchem Grunde, der Schock eine große Rolle spielte. Nun kennen wir ja Fälle, wo gar kein Schock eintritt, sich aber trotzdem langsam eine Oligurie mit Urämie entwickelt. Der Pathologe findet dann teilweise, wie er sagt, eine Verstopfung der Tubuli durch Hämoglobincylinder. Aber viele Autoren lehnen eine mechanische Verstopfung der Tubuli als Ursache der Urämie ab, weil man diese Hämoglobincylinder oft nicht findet. Man hat andererseits den Eindruck, daß es gerade durch die Oligurie zu einer Eindickung des Hämoglobins im Tubulusapparat kommt, so daß die Hämoglobincylinder mehr die Folge der Oligo- oder Anurie sind als die Ursache. Es erhebt sich nun die Frage: wie kommt es überhaupt zur Urämie? Wir kennen ja starke Hämolysen, die überhaupt nicht mit einer Niereninsuffizienz einhergehen — Herr SCHUBOTHE hat öfter darauf hingewiesen — z. B. die paroxysmale nächtliche Hämoglobinurie, die Kältehämoglobinurien usw. Es ist also doch sehr merkwürdig, daß es nur bei *bestimmten* akuten Hämolysen zu einer Anurie kommt. Es gibt sehr schöne Arbeiten aus dem Büchnerschen Institut von SHIMAMINE, die einen gewissen Aufschluß darüber geben. Wenn man nämlich experimentell bei Tieren Hämolysen hervorruft oder Hämolysate injiziert, dann kommt es nur dann zur Anurie, wenn die Tiere flüssigkeitsarm ernährt wurden und man eine Acidose des Harnes erzeugte. Unter physiologischen Bedingungen haben Kaninchen ja meistens einen alkalischen Harn. Im sauren und konzentrierten Harn tritt aber immer eine Methämoglobinbildung ein, die nach unseren Untersuchungen toxisch wirkt und vielleicht in diesen Fällen die Ursache der tubulären Insuffizienz ist (siehe GESSLER: Verh. dtsch. Ges. inn. Med. 1961). Wenn man andererseits die Tiere alkalisch ernährt und eine gute Diurese erzeugt, so kommt es zwar zur Ausscheidung von Hämoglobin, aber nicht zur Methämoglobinbildung. Somit habe ich den Eindruck, daß zwischen Methämoglobinbildung im sauren konzentrierten Harn und Oligoanurie ein Zusammenhang besteht. Das hat auch eine große therapeutische Bedeutung: Es ist eine klinische Erfahrung, daß es nach fehlerhafter Bluttransfusion gar nicht erst zur Oligoanurie kommt, wenn man die Diurese fördert und den Harn durch große Gaben von Lactat oder Bicarbonat rasch alkalisiert.

W. FRITZSCHE:

Ich möchte kurz einige Befunde mitteilen, die wir bei Patienten mit Niereninsuffizienz erhoben haben. Es fanden sich bei diesen Patienten ein erhöhter Reststickstoff und eine Vermehrung von Indican und Xanthoprotein. Es bestand meist eine normochrome Anämie; die Reticulocytenzahlen waren normal oder vermindert. Die Überlebenszeit der Erythrocyten, bestimmt nach Markierung mit Cr^{51} war deutlich verkürzt.

Kreuzt man solches Blut mit dem Blut gruppengleicher gesunder Spender, so findet man folgendes (Tab. 1):

Im oberen Teil der Tab. 1 sieht man, daß die Erythrocyten der urämischen Patienten einen Defekt aufweisen, der offenbar dazu führt, daß sie frühzeitig aufgelöst werden, und zwar vor allem im Serum von Gesunden.

Diesem offensichtlich vorliegenden Erythrocytendefekt sind wir nachgegangen und haben zwei Fermente untersucht: Katalase und die Ferrihämoglobinreduktasen (Abb. 3 u. 4).

Sie sehen das Verhalten der Katalase bei Gesunden und Kranken. Auf der Ordinate aufgetragen ist die Abnahme der Extinktion, auf der Abszisse die Zeit. Die Katalaseaktivität ist bei den Kranken deutlich herabgesetzt.

Auch hier zeigt sich eine deutliche Verminderung der Rückreduktion von Methämoglobin bei den Kranken.

Untersucht man solche Erythrocyten nach mehrmaligem Waschen mit physiologischer Kochsalzlösung und kürzerem Stehenlassen, so finden sich im Sediment häufig Innenkörper, die wie Heinzsche Innenkörper aussehen (Nilblausulfat). Erythrocyten von Gesunden bekommen solche Veränderungen nicht. Als Ursache der Erythrocytenschädigung möchten wir annehmen, daß die bereits von Becher vermuteten phenolartigen Substanzen eine wesentliche Rolle spielen, die in den Erythrocyten eindringen und sich dort anhäufen.

Tabelle 1. *Kreuztest bei typischer Erythrocytenschädigung (Urämie)*

		% Hämolyse nach 20 Std, 37°
Erythrocyten Pat.	↗Serum Pat.	37
	↘Serum Ges.	88
Erythrocyten Ges.	↗Serum Pat.	25
	↘Serum Ges.	54

Kreuztest bei pathologischem Serum-Lysin (M. Hodgkin Pat. La.)

		% Hämolyse nach 20 Std, 37°
Erythrocyten Pat.	↗Serum Pat.	73
	↘Serum Ges.	48
Erythrocyten Ges.	↗Serum Pat.	84
	↘Serum Ges.	48

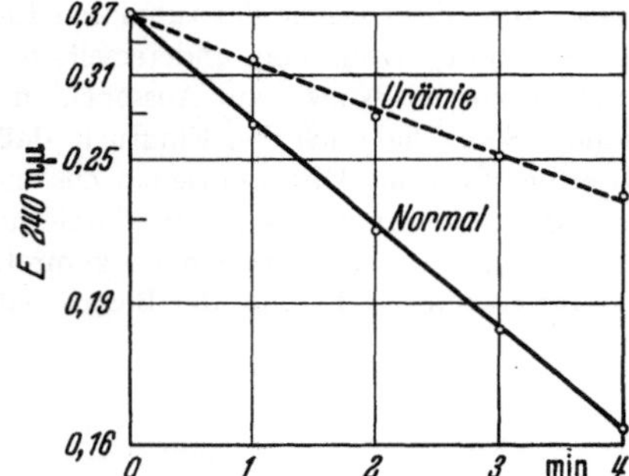

Abb. 3. Erythrocytenkatalaseaktivität. Zersetzung von H₂O₂ (E 240 mµ) durch Erythrocyten von Gesunden und von Patienten mit Urämie

Abb. 4. Erythrocytenreduktaseaktivität. Rückreduktion von Fe$_{III}$-Hämoglobin in Erythrocyten von Gesunden und von Patienten mit Urämie

G. Ruhenstroth-Bauer:

Im Anschluß an die Diskussion über die Erythropoese bei Niereninsuffizienz möchte ich doch die Frage aufwerfen, wie sich dabei das Erythropoietin verhält. Es mehren sich ja die Befunde, nach denen die Niere entscheidend an der Bildung des Erythropoietins beteiligt ist.

H. Schulten:

Hierzu darf ich Herrn Keller noch um seinen vorgemerkten Diskussionsbeitrag bitten.

H. M. Keller:

Hämopoietin und Knochenmarksbefunde bei Anämien infolge akuter und chronischer Urämie[1]
Mit 1 Abbildung

Im Rahmen unserer Forschung über Hämopoietine haben wir auch die Anämien bei akuter und chronischer Niereninsuffizienz näher untersucht. Jakobsen u. Mitarb. (3) haben darauf

---

[1] Aus der Medizinischen Poliklinik der Universität Bern (Direktor Prof. Dr. F. Reubi).

hingewiesen, daß möglicherweise die Niere für die Wirkung des Hämopoietins verantwortlich sei. ERSLEV (2) nimmt anhand von Tierexperimenten an, daß der veränderte Stoffwechsel in der Urämie zu einer verminderten Wirkung des Hämopoietins führt, und daß diese Wirkung nicht an die Anwesenheit von Nierengewebe gebunden ist. Er fand im Serum der urämischen Tiere kein aktives Hämopoietin. Neben diesen funktionellen Untersuchungen haben besonders RICHET u. Mitarb. (8) auf eine rasche Aplasie der Erythropoese im Knochenmark bei akuter Anurie hingewiesen.

Bei unseren Untersuchungen haben wir einerseits die morphologischen Veränderungen im Knochenmark verfolgt, anderseits bei einer Reihe von Patienten auch nach Hämopoietinen gesucht. Die Hämopoietine haben wir im biologischen Test an der normalen Ratte geprüft. Als Maß diente der Anstieg der Reticulocyten nach einer einmaligen i. p. Injektion von 2 cm³, Testplasma pro 100 g Ratte. Das Blut wurde unter O_2-Abschluß entnommen, zentrifugiert, ein Teil des Plasmas so, ein anderer Teil nach Durchperlen mit Sauerstoff injiziert.

Unsere klinischen Fälle teilten wir in 3 Gruppen ein:

1. Patienten mit akuter Niereninsuffizienz,

2. Patienten mit chronischer Pyelonephritis,

3. Patienten mit chronischer Glomerulonephritis.

Resultate. Die Resultate der verschiedenen Untersuchungen sind in Tab. 1 zusammengestellt.

In bezug auf die Veränderungen im Knochenmark fällt besonders die starke Verminderung der Erythropoese bei den Fällen mit akuter Niereninsuffizienz auf. In den beiden andern Gruppen findet sich teils eine Verminderung, teils aber auch eine Vermehrung der Erythropoese mit Rechtsverschiebung. Parallel zu diesen Befunden sind die Reticulocyten bei der akuten Niereninsuffizienz normal oder eher vermindert, während sie in den beiden andern Gruppen zum Teil stark vermehrt sind, was für eine hämolytische Komponente bei den chronischen Urämien spricht. Diese Ergebnisse decken sich mit den Untersuchungen über die Lebensdauer der Erythrocyten bei solchen chronischen Erkrankungen (1, 4. 6).

Tab. 2

Diagnose	Anzahl Fälle	Anämie			EP im Knochenmark						Reticulocyten				Hämopoietin				Rest-N		
		stark unter 8 g-%	mäßig	fehlend	vermindert stark unter 10/100	vermindert mäßig	normal	vermehrt stark über 80/100	vermehrt mäßig 40-80/100	nicht untersucht	vermehrt stark über 30‰	vermehrt mäßig bis 30‰	normal bis 10‰	nicht untersucht	Anzahl untersuchte Fälle	nachweisbar $+O_2$	nachweisbar $-O_2$	nicht nachweisbar	vermehrt stark	vermehrt mäßig bis 100 mg-%	normal
Akute Niereninsuffizienz	8	1	4	3	6 / 1*	1	0	0	0	0	0	1	4	3	4	3	4	0	7	1	0
Chronische Pyelonephritis	11	7	4	0	2	3	0	0	3	3	4	5	0	1	8	4	7	1	8	2	1
Chronische Glomerulonephritis	8	8	0	0	1	2	0	0	2	3	5	1	0	2	5	1	1?	3	8	0	0
Total	27	16	8	3	9 / 1*	6	0	0	5	6	9	7	4	6	17	8	11 / 1?	4	23	3	1

* Untersuchung post mortem, Beurteilung erschwert.

Was nun die Hämopoietine betrifft, waren solche in allen untersuchten Fällen von akuter Niereninsuffizienz und chronischer Pyelonephritis nachweisbar, wobei sich das O_2-freie Plasma als aktiver erwies als das O_2-durchperlte. Bei der chronischen Glomerulonephritis ließen sich im bisher untersuchten Material meist keine Hämopoietine finden (Abb. 1).

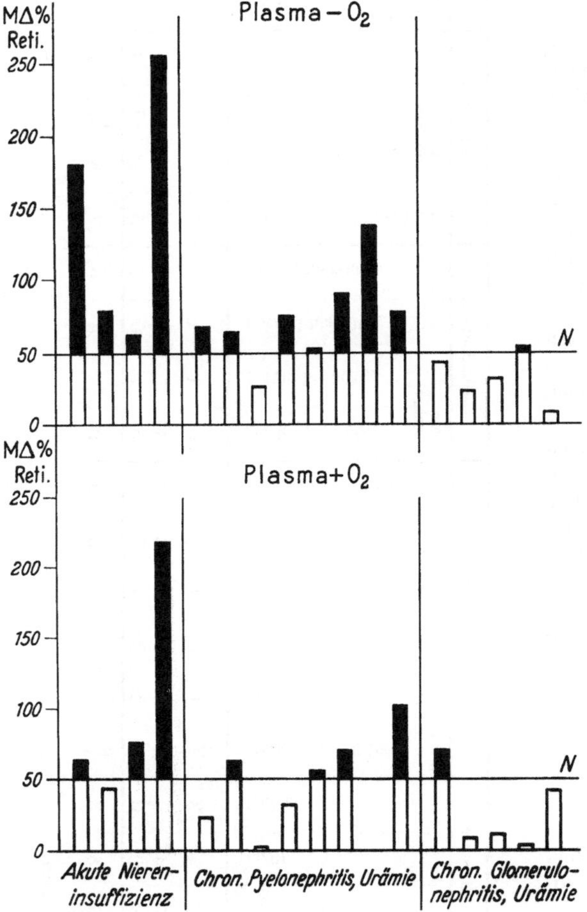

Abb. 1. Plasmahämopoietine bei verschiedenen Nierenerkrankungen. Auf der Abszisse Reticulocytenanstieg nach Injektion des Testplasmas bei der Ratte. Oben O_2-freies, unten O_2-durchperltes Plasma

Diskussion. Von besonderem Interesse ist die Beziehung zwischen Anämie und Hämopoietin einerseits und zwischen Erythropoese des Knochenmarks und Hämopoietin anderseits. Daß bei schweren Anämien, wie man sie im Verlaufe von chronischen Nierenerkrankungen häufig findet, Hämopoietine im Plasma in vermehrtem Maße nachweisbar sind, ist weiter nicht verwunderlich, findet man doch diese bei fast allen schweren Anämien anderer Genese vermehrt (5, 7). Bemerkenswert ist daher die Gruppe der chronischen Glomerulonephritiden, bei welchen trotz schwerster Anämie praktisch keine Hämopoietine zu finden sind, während man gleichzeitig im Knochenmark Zeichen gesteigerter Regeneration beobachten kann und im peripheren Blut eine Vermehrung der Reticulocyten besteht. Die Produktion bzw. die Wirkung der Hämopoietine scheint hier aus noch unbekannten Gründen blockiert.

Bei den chronischen Pyelonephritiden besteht ebenfalls meistens eine starke Anämie, hier sind aber, wie bei andern Anämieformen, Hämopoietine in fast allen Fällen nachweisbar. Die Veränderungen des Knochenmarks sind wechselnd, teils in Richtung Aplasie, teils in Richtung Regeneration, die Reticulocyten sind immer vermehrt. Es handelt sich hier nicht um eine Blockierung der Hämopoietine. Für die aplastischen Formen muß man vielmehr eine Blockierung des Knochenmarkes bei normaler Hämopoietinproduktion postulieren.

Besonders interessant sind die Verhältnisse bei akuter Niereninsuffizienz. Hier tritt schon nach wenigen Tagen eine in vielen Fällen fast vollständige Aplasie der Erythropoese im Knochenmark auf, die Reticulocyten sind dementsprechend tief, und es kommt zur Ausbildung einer echten aplastischen Anämie. Trotzdem zu Beginn oft eine Anämie fehlt oder nur wenig ausgesprochen ist, lassen sich schon frühzeitig Hämopoietine im Plasma nachweisen, und zwar in allen bisher untersuchten Fällen. Im Knochenmark anderseits entwickelt sich trotz vermehrter Hämopoietine eine Aplasie der Erythropoese. Man muß also auch hier eine Blockierung des Knochenmarks annehmen, was die Ursache für das rasche Auftreten der Aplasie sein könnte. Unklar bleibt der Mechanismus der erhöhten Hämopoietinproduktion. Die Anämie kommt als auslösende Ursache hier nicht in Frage, weil sie, wie oben schon erwähnt, erst später auftritt. Ebenso scheint unwahrscheinlich, daß die Aplasie der Erythropoese im Knochenmark direkt zu einer Mehrproduktion von Hämopoietin führt, da man im Gegenteil bei andern Erkrankungen eine gewisse Parallelität zwischen Hämopoietin und regeneratorischer Tätigkeit des Knochenmarks findet.

Die hier dargelegten funktionellen Ergebnisse stehen in gewissem Widerspruch zu den Tierexperimenten von ERSLEV et al. (*2*), die morphologischen Befunde decken sich mit den Beobachtungen von RICHET et al. (*8*). Bei dem bisher untersuchten Material lassen sich bei allen interstitiellen bzw. tubulären Nierenerkrankungen Hämopoietine nachweisen, während bei vorwiegend glomerulären Prozessen solche so gut wie fehlen. Die Ursache für dieses verschiedene Verhalten ist noch völlig unklar. Die Frage, inwieweit die Nieren an der Produktion bzw. Aktivierung des Hämopoietins beteiligt sind, läßt sich anhand der bisherigen Untersuchungen noch nicht beantworten.

Zusammenfassung

1. Bei akuter Niereninsuffizienz kommt es in sehr kurzer Zeit zu einer Aplasie der Erythropoese im Knochenmark, trotz gleichzeitiger Vermehrung der Hämopoietine im Plasma.

2. Bei der chronischen Pyelonephritis sieht man eine teils hypoplastische, teils hyperplastische Erythropoese im Knochenmark. Es bestehen Zeichen gesteigerter Hämolyse. Hämopoietine lassen sich in den meisten Fällen nachweisen.

3. Die chronische Glomerulonephritis zeigt im Knochenmark und im peripheren Blut morphologisch analoge Veränderungen wie die chronische Pyelonephritis. Im Gegensatz zu jener lassen sich aber Hämopoietine meistens nicht oder nur in ganz geringem Maße nachweisen.

Literatur

1. DESFORGES, J. F., and J. P. DAWSON: The anemia of renal failure. Arch. intern. Med. **101** 326—332 (1958).
2. ERSLEV, A. J.: Erythropoietic function in uremic rabbits. Arch. intern. Med. **101**, 407—417 (1958).
3. JACOBSEN, L. O., E. GOLDWASSER, W. FRIED and L. PLZAK: Role of the kidney in erythropoiesis. Nature (Lond.) **179**, 633—634 (1957).
4. JOSKE, R. A., J. M. McALISTER and T. A. J. PRANKERD: Isotope investigations of red cell production and destruction in chronic renal disease. Clin. Sci. **12**, 351 (1953).
5. KELLER, H. M.: Hämopoietisch wirksame Substanzen des Blutserums bei der Polycythaemia vera und bei verschiedenen Anämien. Proc. VI. Congr. Hematol. Kopenhagen 1957 (im Druck).
6. LOGE, J. P., R. D. LANGE and C. V. MOORE: Characterization of the anemia of chronic renal insufficiency. J. clin. Invest. **29**, 830 (1950).
7. LUETHI, H., u. H. M. KELLER: Tierexperimenteller Nachweis einer erythropoietisch wirkenden Substanz bei Blutungsanämien. Acta haematol. (Basel) (im Druck).
8. RICHET, G., D. ALAGILLE et E. FOURMIER: L'erythroblastopénie aigue de l'anurie. Presse méd. **62**, 50—53 (1954).

L. FRIDERICI:

Ich kann die Befunde von Herrn KELLER auf Grund von Tierexperimenten bestätigen. Wir haben bei etwa 20 Kaninchen, die beiderseits nephrektomiert worden waren, nach einem Aderlaß einen geringen Reticulocytenanstieg finden und gleichzeitig eine erythropoetische Aktivität des Plasmas in der Gewebekultur nachweisen können. Das spräche ja auch dafür, daß die Niere nicht allein für die Bildung von Erythropoietin verantwortlich ist. Zum mindesten ist es bei Kaninchen und Hunden — 6 Hunde haben wir auch untersucht — nach Nephrektomie noch nachweisbar.

H. SCHULTEN:

Ich danke den Diskussionsrednern. Mit den beiden folgenden Referaten kommen wir nun zur Therapie der hämolytischen Erkrankungen, und ich schlage vor, daß wir sie im Zusammenhang diskutieren, und zwar im Anschluß an den Bericht von Herrn WEINREICH.

Die Therapie hämolytischer Erkrankungen*

Von

H. H. Hennemann (Köln)

Mit 8 Abbildungen

Bei der Besprechung der therapeutischen Möglichkeiten im Bereich hämolytischer Krankheitsbilder empfiehlt es sich, gleichsam als Gliederung das pathophysiologische Einteilungsprinzip zu benutzen, das auf den Studien über die
Lebensdauer der Erythrocyten bei derartigen Patienten beruht. Danach unterscheiden wir bekanntlich zwei grundsätzlich voneinander abgrenzbare hämolytische Vorgänge. Bei der einen Gruppe hat der Erythrocyt auch im gesunden
Empfängerorganismus eine verkürzte Lebensdauer, so daß der Defekt in der Zelle
selbst, also corpusculär zu suchen ist. Bei der anderen Gruppe ist dagegen die
Lebensdauer des Patientenerythrocyten im Spenderorganismus nicht verkürzt,
wohl aber die Lebensdauer des Spendererythrocyten im Patientenorganismus.
Hier ist also die Schädlichkeit extracorpusculär beim Patienten zu suchen. Diese
Trennung in corpusculär und extracorpusculär bedingte hämolytische Vorgänge,
von Young 1947 erstmalig vorgeschlagen, erleichtert nicht nur unsere pathophysiologischen Vorstellungen über die Entstehungsmöglichkeiten hämolytischer
Krankheiten, sondern dient auch zur Orientierung beim therapeutischen Vorgehen.

Aus der Gruppe der corpusculär bedingten hämolytischen Krankheiten hat
der klassische *familiäre hämolytische Ikterus (congenital spherocytosis)* in Mittel-
und Nordeuropa die größte Häufigkeit, und die Besprechung seiner Therapie soll
daher auch an den Anfang gestellt werden. Da in der Splenektomie auch heute
noch die einzige wirksame Behandlungsmöglichkeit zu sehen ist, mit deren Hilfe
es gelingt, die hämolytischen Erscheinungen zu bessern oder gar zu beseitigen,
ist unser therapeutisches Vorgehen bei dieser Krankheit schnell gekennzeichnet.
Es soll beispielhaft an Hand von 4 splenektomierten Fällen mit konstitutionellem
hämolytischen Ikterus, deren hämatologische Daten vor und nach der Operation
die Tab. 1 wiedergibt, aufgezeigt werden.

Man ersieht aus der Aufstellung, daß sich in allen Fällen die Werte für das Hämoglobin
und die Erythrocyten nach der Operation normalisiert haben und daß die Reticulocyten
ebenfalls auf Normalwerte abgefallen sind. Die weitgehende Normalisierung der Price-Jones-
Kurve des ersten Falles, die bereits 3 Wochen nach der Operation zu beobachten ist, wird
aus der Abbildung 1 ersichtlich, während der Durchschnittsdurchmesser der Erythrocyten
nach einer vorübergehenden Besserung 6 Monate nach der Splenektomie wieder abgefallen
war. Ein ähnliches Verhalten weist der zweite operierte Fall auf, während beim dritten
Fall nur die entsprechenden Untersuchungen nach der Operation vorliegen, die noch
eine deutliche Mikrocytose erkennen lassen. Beim letzten Fall schließlich wurde keine Kontrolluntersuchung nach der Operation durchgeführt. Die osmotische Resistenz der Erythrocyten
hatte sich im ersten Fall bereits etwa 3 Wochen nach der Operation weitgehend gebessert,

---

* Aus der Medizinischen Poliklinik der Universität Köln (Direktor: Pref. Dr. H. Schulten).

Tabelle 1. *Hämatologische Daten von 4 splenektomierten Fällen mit konstitutionellem hämolytischem Ikterus*

	Geschlecht	Alter/Jahre	Hb%	Ery. Mill./cm³	mittlerer Ery.-Durchmesser μ	Reticulocyten ‰	Serum-Bil. mg-%	osmotische Resistenz % NaCl	mechanische Resistenz % Hämolyse	
1.	♀	47	56	2,5—3,2	6,9	260—285	1,7—2,5	0,64—0,14 0,84—0,14 ← nach Inkubation →	57 100	vor Splenektomie
			80	3,8	7,3	12	0,55	0,56—0,14	29,6	20—24 Tage nach Splenektomie
			80	4,3	7,0	7				6—8 Monate nach Splenektomie
2.	♀	37	43—58	1,8—2,2	7,1	460—490	5,2—6,8	0,70—0,12		vor Splenektomie
			76	3,7	7,0	39	1,05	0,62—0,14		22—23 Tage nach Splenektomie
			75	3,7		28	1,06	0,64—0,14 nach Inkubation →	74,5 94,1	1 Monat nach Splenektomie
							1,99	0,52—0,14 nach Inkubation →	38,7 52,8	8 Monate nach Splenektomie
					6,5			nach Inkubation →	17,6 22,7	9—10 Monate nach Splenektomie
3.	♂	15	60—68	2,92—4,44		242	2,0—3,8	0,52—0,28 0,70—0,06 ← nach Inkubation	16,7	vor Splenektomie
			87	4,5	6,3 (10 Tage nach Splenektomie)	7	0,38			22—23 Tage nach Splenektomie
								0,50—0,14 nach Inkubation →	31,6 51,57	1 Monat nach Splenektomie
					6,8 (6 Monate nach Splenektomie)			0,54—0,14 nach Inkubation →	20,3 39,2	6—9 Monate nach Splenektomie
4.	♀	13	58	2,7	6,8	130—300	1,5—3,8	0,80—0,32		vor Splenektomie
			79	4,1		7		0,56—0,14	97,9	$2^1/_2$ Jahre nach Splenektomie

wenn auch noch nicht normalisiert. Auch im zweiten Fall setzt die Besserung etwa 3 Wochen nach der Operation ein, aber erst 8 Wochen danach sind die Werte annähernd normal. Im dritten operierten Fall ergibt die Untersuchung einen Monat nach der Splenektomie einen fast normalen Wert der Minimalhämolyse, während ein Dreivierteljahr nach der Operation der Wert wieder etwas abgesunken war. Im letzten der operierten Fälle war bei der Untersuchung $2^1/_2$ Jahre nach der Milzentfernung gegenüber dem Wert vor der Operation eine deutliche Besserung der osmotischen Resistenz festzustellen, während eine Normalisierung noch nicht erfolgt war. Die mechanische Resistenz der Erythrocyten hatte sich im ersten Fall etwa 3 Wochen nach der Operation gebessert, jedoch noch nicht normalisiert. Im zweiten Fall war sie 1 Monat nach der Operation noch auf einem sehr niedrigen Wert und erreichte erst langsam nach 9—10 Monaten annähernd normale Werte. Beim dritten operierten Fall ist der Hämolysewert vor der Operation annähernd noch normal, nach der Operation dagegen gesteigert, einer herabgesetzten mechanischen Resistenz entsprechend. Beim vierten Fall endlich ist diese $2^1/_2$ Jahre nach der Operation noch hochgradig herabgesetzt. Der Serumbilirubinspiegel hat sich in den 3 kontrollierten Fällen nach der Operation weitgehend normalisiert.

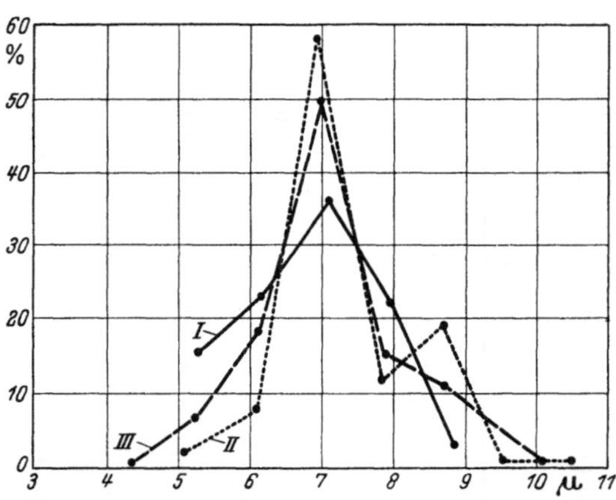

Abb. 1. Konstitutioneller hämolytischer Ikterus: Price-Jones-Kurve des 1. Falles (Tab. 1) vor (I), 3 Wochen (II) und 6 Monate (III) nach der Splenektomie

Während demnach in allen Fällen mit der Operation eine völlige Normalisierung der Werte für das Hämoglobin, die Erythrocyten, die Reticulocyten und das Serumbilirubin erreicht werden konnte, war die Mikrocytose nur vorübergehend zu bessern, aber nicht völlig zu beheben. Die herabgesetzte osmotische Resistenz der Erythrocyten ließ sich in allen Fällen bessern, jedoch in keinem normalisieren. Die mechanische Resistenz schließlich konnte nur in einem Fall gebessert und in einem weiteren normalisiert werden, während in den beiden restlichen Fällen eine Einflußnahme der Splenektomie auf die mechanische Resistenz der Erythrocyten nicht festzustellen war. Diese Resultate der Splenektomie beim kongenitalen hämolytischen Ikterus decken sich weitgehend mit den Angaben des Schrifttums.

Es besteht schließlich die Frage, *wann* zu operieren ist. Man wird sich leicht zur Operation entschließen, wenn ein stark gesteigerter Erythrocytenuntergang mit manifesten Folgen (ausgeprägter Ikterus, Anämie) vorliegt oder wenn hämolytische Krisen oder Gallensteinkoliken eine normale Lebensweise verhindern. Dabei empfiehlt es sich, die Operation schon möglichst frühzeitig durchzuführen, ehe sich Wachstumsstörungen oder Entwicklungshemmungen ausgebildet haben oder die Operation wegen der Größe des Organs und perisplenitischer Verwachsungen auch technisch schwieriger ist. Aber auch bei leichteren Fällen mit noch kompensiertem gesteigertem Erythrocytenumsatz und mäßigem Milztumor sollte man die Operation durchführen, da auch diese Fälle jederzeit durch verstärkte hämolytische Erscheinungen gefährdet sind. Bei fehlendem Milztumor und nur minimalen hämolytischen Zeichen kann man von der Operation zunächst absehen, sollte aber auch diese Fälle weiter im Auge behalten. Schließlich noch ein Wort zur Bluttransfusionsbehandlung bei diesem Krankheitsbild: Eine solche wird nur in seltenen Fällen erforderlich sein, bei hämolytisch-aplastischen Krisen z. B., wo ihr Einsatz lebensrettend sein kann.

So sicher aber einerseits die Indikation zur Splenektomie bei dem klassischen konstitutionellen hämolytischen Ikterus ist, so fragwürdig erscheint der mit ihr zu erreichende Effekt bei den sog. *atypischen Formen kongenitaler hämolytischer Anämien*. Hierunter fassen wir die mit Normo- oder gar Makrocytose und normaler osmotischer Resistenz einhergehenden Spielarten zusammen, auf die im Schrifttum in zunehmendem Maße aufmerksam gemacht wird (HENNEMANN, KÄHLER, SUN-DERMANN u. SCHUBOTHE). Bei den bisher im Schrifttum vorliegenden Beobachtungen dieser Art war ein Einfluß der Splenektomie auf das hämolytische Krankheitsgeschehen nicht festzustellen. Unsere eigenen Beobachtungen konnten wir 3 Jahre zurückverfolgen, nachdem bereits 10 Jahre vorher splenektomiert worden war und das schwere hämolytische Geschehen unverändert stark bestand. Diese Patientin vertrug übrigens Bluttransfusionen schlecht, und ein bessernder Einfluß auf das Blutbild war danach auch nicht festzustellen. Es scheint also nach den bisher vorliegenden kasuistischen Mitteilungen aus dem Schrifttum die Splenektomie bei derartigen atypischen kongenitalen hämolytischen Anämien eigentümlicherweise keinen Erfolg zu versprechen. Es bleibt abzuwarten, ob sich unter diesem Begriff nicht tatsächlich verschiedenartige kongenitale hämolytische Krankheitsbilder verbergen, die der bisherigen Analyse verborgen geblieben sind.

Bei den außerdem zur Gruppe der corpusculär bedingten hämolytischen Krankheiten gehörenden *Sichelzell-, Elliptocyten-* und *Mediterrananämie* kommt für die schweren hämolytischen Formen die Splenektomie ebenfalls in Betracht, wenngleich die Erfolge hierbei weniger aussichtsreich sind als beim familiären hämolytischen Ikterus. Sie erübrigt sich dagegen bei den leichten Verlaufsformen dieser Krankheiten. Kontraindiziert ist die Splenektomie bei dem letzten zu dieser Gruppe gehörenden Krankheitsbild, nämlich der *paroxysmalen nächtlichen Hämoglobinurie*, die auf einem erworbenen Defekt der Erythrocyten beruht, die nur in Gegenwart von frischem menschlichem Serum hämolysieren. Hieraus resultiert, daß in der Verabfolgung serumfrei gewaschener Erythrocyten die einzige Behandlungsmöglichkeit bei dieser Erkrankung gegeben ist.

Für die Behandlung der *erworbenen hämolytischen Anämien* auf Autoantikörperbasis stehen grundsätzlich drei Möglichkeiten zur Verfügung:

a) Bluttransfusionen

b) Glucocorticoide

c) Splenektomie.

a) Der Bluttransfusionsbehandlung kommt im Therapieplan der erworbenen hämolytischen Anämien nur eine beschränkte Bedeutung zu. Das beruht in erster Linie darauf, daß die übertragenen Spendererythrocyten dem gleichen vorzeitigen Abbau wie die patienteneigenen Blutkörperchen durch die Wirkung der hämolytischen Serumfaktoren unterliegen. Der Substitutionseffekt erfährt hierdurch eine Einbuße, die eine Besserung durch die Transfusion vermissen läßt. Liegen jedoch Autoantikörper von spezifischem Charakter vor, dann können die Spendererythrocyten, denen dieses spezifische Merkmal fehlt, regelrecht überleben. Darüber hinaus werden aber Transfusionen gelegentlich sogar schlecht vertragen, und man hat nicht selten den Eindruck, daß durch die Blutübertragung die Hämolyse beim Patienten noch verstärkt werden könnte. Sucht man hierfür eine Erklärung, so könnte man sie in der mit der Transfusion von Vollblut verbundenen Zufuhr von Komplement sehen, das bekanntlich bei erworbenen hämolytischen Anämien stets mehr oder weniger stark vermindert ist. Durch die Zufuhr von Komplement könnten die im Stillstand befindlichen Antigen-Antikörper-Reaktionen aktiviert und eine verstärkte Hämolyse dadurch bewirkt werden. Eine weitere mit der Transfusionsbehandlung verbundene Komplikationsmöglichkeit besteht in der spezifischen Immunisierung bei den erfahrungsgemäß besonders leicht zur Antikörperbildung disponierten Patienten mit erworbenen hämolytischen Anämien. So hatten wir eine Patientin mit einem Anti-D, die Rh-Blut bekam und darauf mit einem hämolytischen Transfusionszwischenfall reagierte, der zum Tode führte. Man muß bei Patienten mit erworbenen hämolytischen Anämien ja stets die besondere Neigung zur Antikörperbildung beachten, und Plurisensibilisierungen sind daher häufig festzustellen. Sie stellen daher auch, wie in diesem Falle, eine besondere Gefahrenquelle dar. Auch aus unserem Beobachtungsgut von erworbenen hämolytischen Anämien hatten wir den Eindruck, daß die Ansprechbarkeit auf Bluttransfusionen unterschiedlich ist: Von schlechter Verträglichkeit über gute Verträglichkeit ohne Einfluß auf das rote Blutbild bis zur günstigen Wirkung auf die Blutbildverhältnisse sahen wir alle Übergänge. Dabei hatte man den Eindruck, daß die Bluttransfusionen in der Kombination mit Glucocorticoiden besser vertragen wurden, wobei der ebenfalls zu beobachtende gute Effekt sicher nicht allein der Transfusionsbehandlung zugeschrieben werden konnte. In schweren Fällen wird man gezwungen sein, auf sie zurückzugreifen, möglichst in Kombination mit Hormonen, wobei man sich einen oft notwendigen unmittelbar lebensrettenden Erfolg von der Transfusion erhofft. Einzelmitteilungen aus dem Schrifttum ist sogar zu entnehmen, daß auch von der Bluttransfusionsbehandlung allein eine weitgehende Besserung erhofft werden kann.

b) So wechselvoll und wenig voraussehbar also die Ansprechbarkeit der Patienten mit erworbenen hämolytischen Anämien auf die Blutübertragung ist, so sicher ist in den meisten Fällen die Wirkung von Nebennierenrindenhormonen in Form der Glucocorticoide. Durch die Einführung von ACTH in die Therapie der erworbenen hämolytischen Anämien durch Gardner u. Mitarb. konnte eine entscheidende Besserung der Prognose des Leidens erzielt werden. Man glaubte zunächst, dieser günstige Effekt von ACTH und Cortison wäre auf die bekannte Hemmwirkung der Antikörperproduktion durch die genannten Hormone zurückzuführen. Es erwies sich aber bald, daß diese Erklärung des Therapieerfolges durch ACTH nicht genügte, da eigentümlicherweise in vielen Fällen trotz Besserung des klinischen Bildes der hämolytischen Anämie die Antikörper in unveränderter Stärke nachweisbar sein können, während sie bei anderen Patienten in ihrer Aktivität vermindert gefunden wurden oder sogar völlig aus dem Blute verschwunden waren. Daran haben sich vielfältige Diskussionen angeknüpft, die die Möglichkeiten der Einflußnahme der Hormone auf die Antikörper*bildung*, die Antikörper*bindung*, auf einzelne mit der Hämolyse verknüpfte Reaktionen oder aber auf einen ganzen Komplex von Wirkungsmechanismen erörtern. Diese Diskussion läßt erkennen, daß wir z. Z. endgültig noch nichts Sicheres über die Einflußnahme von ACTH bzw. Cortison auf die hämolytischen Vorgänge bei erworbenen hämolytischen Anämien wissen. Es steht aber fest, daß an dem Wert der Cortison-Medikation bei erworbenen hämolytischen Anämien nicht zu zweifeln ist.

Aus den Erfahrungen der hinter uns liegenden 9 Jahre, die seit der Einführung der Hormontherapie vergangen sind, lassen sich einige Richtlinien für die Hormonanwendung aufstellen, die ich kurz erwähnen möchte. Die „historische" Entwicklung gibt dabei die Möglichkeit, die verschiedenen Behandlungsverfahren miteinander zu vergleichen.

Bei der Anwendung von ACTH, Cortison oder Prednison muß man davon ausgehen, daß der Behandlungserfolg sich nur nach dem klinischen Bilde richten muß, da der Einfluß der Hormone auf die Antikörperaktivität unterschiedlich und unsicher ist und das Krankheitsbild auch dann zur völligen Remission gebracht werden kann, wenn die Immunreaktionen unverändert stark ausfallen.

Betrachtet man rückblickend die ersten mit der Hormontherapie gewonnenen Erfahrungen, so waren sie im Vergleich zum heute möglichen Therapieeffekt wenig befriedigend. Das ist zweifellos mit der anfangs geübten verhältnismäßig niedrigen Dosierung zu erklären. Wir haben schon früher immer darauf hingewiesen, daß ACTH bzw. Cortison hoch zu dosieren sind, um den maximal möglichen Therapieeffekt mit den genannten Hormonen tatsächlich auch auszunutzen. Damals gab man als hohe Dosierung 200 mg ACTH bzw. Cortison täglich. Heute hat man im Prednison und seinen Derivaten die Möglichkeit, mit noch höheren Dosen zu beginnen, wobei weniger die Nebenwirkungen auf den Elektrolythaushalt als vielmehr auf den Zuckerstoffwechsel zu beachten sind und die übrigen Gefahren, wie z. B. eine tuberkulöse Exacerbation oder ein Ulcusrezidiv, weiterhin durchaus gegeben sind.

Man sollte die Therapie also mit hohen Dosen einleiten (75—100 mg Prednison tgl.), die klinische Remission weitgehend abwarten und erst dann die Dosis erniedrigen oder reduzieren, wobei möglichst ein Absinken der hämatologischen Daten zu vermeiden ist. Die Mindestdosis scheint im Anfang zwischen 40—50 mg Prednison zu liegen. Man beobachtet aber hierbei, daß manche Fälle bereits darauf ansprechen, andere wiederum noch nicht. Da der Effekt mit dieser Dosierung so wechselvoll ist, sollte man auf jeden Fall höher beginnen, wobei dem Prednison und seinen Derivaten aus den erwähnten Gründen gegenüber (Depot-) ACTH und Cortison unbedingt der Vorzug zu geben ist. Unter der Behandlung kann man gelegentlich einen Rückgang der Antikörperaktivität beobachten, während nur in den wenigsten Fällen der Coombs-Test ganz negativ wird. Nach Reduktion der Hormondosis ist oft noch eine langfristige (Dauer-) Behandlung mit niedrigen Dosen (5—15 mg Prednison) angezeigt.

Die hier skizzierte Hormonbehandlung der erworbenen hämolytischen Anämien gilt aber nur für verhältnismäßig gutartige Verläufe. Wenn ein größerer Milztumor vorliegt, eine starke Rezidivneigung besteht oder die hämatologische Besserung nur mit hohen Hormondosen aufrechtgehalten werden kann, sollte die Splenektomie durchgeführt werden. Es empfiehlt sich hierbei zunächst eine Vorbehandlung mit Corticoiden, gegebenenfalls auch in Kombination mit Bluttransfusionen. Auch nach der Operation ist zumeist eine Weiterbehandlung mit Prednison erforderlich, wobei man auch hier erst nach Stabilisierung der hämatologischen Verhältnisse auf eine Dauermedikation zurückgehen kann. In einzelnen

Fällen ist sogar eine Nachbehandlung gar nicht mehr erforderlich, diese sind durch die Splenektomie klinisch geheilt, wobei zumeist der Antikörper persistiert und nur selten ganz aus dem Blut verschwindet. Hierfür einige persönliche Beobachtungen (Abb. 2—8):

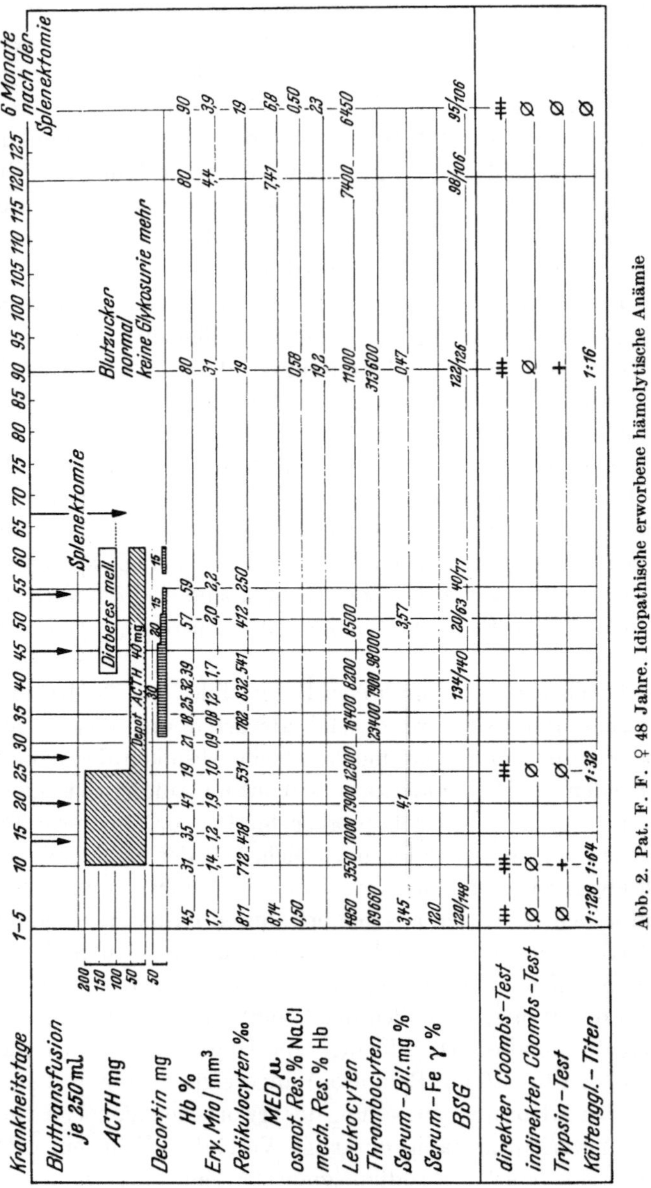

Abb. 2. Pat. F. F. ♀ 48 Jahre. Idiopathische erworbene hämolytische Anämie

   Abb. 2 gibt den Krankheitsverlauf einer 48jährigen Frau wieder, der sich unter ACTH-Behandlung zunächst verschlechterte. Erst unter einer kombinierten Depot-ACTH- und Decortin-Behandlung stieg das Hämoglobin langsam an. Dabei kam es jedoch zu einem Diabetes mellitus. Mit dieser intensiven Steroid-Hormonbehandlung gelang es, den Allgemein-zustand der Patientin so zu verbessern, daß die Splenektomie durchgeführt werden konnte. Danach waren die Blutbildverhältnisse ausgeglichen, der direkte Coombs-Test noch positiv, die Senkung noch maximal beschleunigt, der Diabetes verschwunden. Die Price-Jones-Kurve, die den Rückgang der Aniso- und Mikrocytose nach der Splenektomie erkennen läßt, gibt die Abb. 3 wieder.

Abb. 4—6 geben den Krankheitsverlauf bei einer 22jährigen Patientin wieder. Auch hierbei handelt es sich um eine idiopathische Form der Erkrankung, die dadurch gekennzeichnet ist, daß nach den hämolytischen Anfällen die Neigung zu spontanen Remissionen besteht. Eine Splenektomie war wegen der häufigen Rezidive erforderlich. Die eingehende Wiedergabe des Krankheitsverlaufes und der serologischen Verhältnisse findet sich in Folia haemat. **73**, 236 (1955).

Abb. 7 zeigt eine symptomatische Verlaufsform bei einer Leberdystrophie, und man erkennt aus dem Kurvenbild, daß trotz kräftiger ACTH-Medikation das hämolytische Geschehen nicht aufzuhalten war. Der Patient verstarb in einer hämolytischen Krise. Eingehende Darstellung des Krankheitsverlaufs in Z. klin. Med. **154**, 68 (1956).

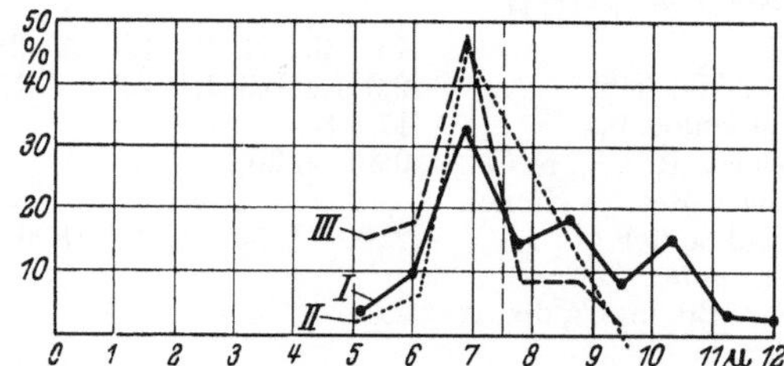

Abb. 3. Idiopathische erworbene hämolytische Anämie: Pat. F. F., Price-Jones-Kurve vor (I), 3 Wochen (II) und 6 Monate (III) nach der Splenektomie

Abb. 8 zeigt die Verhältnisse bei einer lymphatischen Leukose mit begleitendem antikörperbedingtem hämolytischen Syndrom. Hierbei kam es unter Decortin zu einer erheblichen

Krankheits-Tage	1—4 8 12 16 20 24 28 32 36 40 44 48 52 56 60 64 68 72 76 80 84…13. 2. 53
Behandlg. { Transf. / ACTH	25 50 25 10
Hb. %	18 29 46 56 68 68 67 67 → 84
Ery. Mill./mm³	0,97 1,1 1,5 2,2 2,7 2,7 3,1 3,1 → 4,2
Reticuloc. %₀₀	39 92 89
osmot. Res. % NaCl	0,50 0,54 0,48—0,30
mech. Res. % Hämol.	
Leukocyten	1000 3400 3400 3150 4550 2200 5400 5400
Thrombocyten	57 000
Ser.-Bil. mg-% dir. ∅	1,39 1,0
Ser. Fe. γ-%	85
direkter Coombs-T.	(+) + + + + + + +
indirekter Coombs-T.	∅ ∅ ∅ ∅ ∅ ∅ ∅ ∅
AB-S., Gelatine	∅ ∅ ∅ ∅ ∅ ∅ ∅ ∅
Kollidon, Dextran	
Kälteaggl.-Titer	1:32 1:16
Anti-Rh-Titer	1:1000 (AB-Serum)
WaR	∅
Mikro Mein.	∅
Mein. Kl. Kahn	∅
Cito	∅

Abb. 4. Pat. H. G., ♀ 22 Jahre, idiopathische erworbene hämolytische Anämie. I. (25. 10. bis 22. 12. 1952)

Besserung des roten Blutbildes mit Rückgang der hämolytischen Erscheinungen. Auch der Coombs-Test wurde unter der Behandlung schwächer positiv. Eingehende Darstellung des Krankheitsverlaufs in Z. ges. Inn. Med. **11**, 1009 (1956).

Man muß aber damit rechnen, daß höchstens die Hälfte der operierten Fälle gebessert oder geheilt wird.

So hatten KRAUSS, HEILMEYER und WEINREICH von 8 operierten 5 Todesfälle. Aus dem Kölner Krankengut, über das OETTGEN und KINDLER berichteten, verschwanden die Antikörper bei 4 von 14 splenektomierten Kranken nach der Operation. 2 weitere Patienten, bei denen vor der Operation immunologische Untersuchungen nicht durchgeführt werden konnten,

312   H. H. Hennemann:

wurden durch die Splenektomie geheilt. Von den übrigen 8 Patienten, deren Antikörperbefund nach der Operation unverändert war, blieb bei 5 auch der klinische Befund unbeeinflußt.

Krankheits-Tage	1—4 8 12 16 20 24 28 32 36 40 44 48 52 56 60 64 68 72	76 80 18. 12. 1953
Behandlg. { Transf. / ACTH	} ∅	
Hb. %	45 30 24 26 25 29 38 44 45 50 56 61 64	→ 5,7
Ery.Mill./mm³	2,0 1,4 0,9 1,1 1,2 1,0 1,7 1,8 1,8 2,0 2,1 2,3 2,4	→ 2,4
Reticuloc. $^0/_{00}$	17 15 86 75 89	
osmot. Res. % NaCl	0,46—0,30	
mech. Res. % Hämol.		
Leukocyten	2200 1830 1730 1800 2000 2400 1700	→ 1450
Thrombocyten		
Ser.-Bil. mg-% dir. ∅	2,0	
Ser. Fe. γ-%	62	
direkter Coombs-T.	+ + (+)	
indirekter Coombs-T.	∅ ∅ ∅	
AB-S., Gelatine	∅ ∅ ∅	
Kollidon, Dextran		
Kälteaggl.-Titer	1:32 1:16 ∅	
Anti-Rh-Titer	{ 1:2 (NaCl) / 1:65-536 (AB-Serum)	
WaR	∅	
Mikro Mein.	╫	
Mein. Kl. Kahn	╫ +	
Cito	+	

Abb. 5. Pat. H. G., ♀, 23 Jahre, idiopathische erworbene hämolytische Anämie. II. (7. 9. bis 20. 11. 1953)

Krankheits-Tage	1—4 8 12 16 20 24 28 32 36 40 44 48 52 56 60 64 68 72
Behandlg. { Transf. / ACTH	} ∅
Hb. %	77 85 60 81
Ery. Mill./mm³	3,7 4 3,1 4,05
Reticuloc. $^0/_{00}$	7 13 9
osmot. Res. % NaCl	Splenektomie 0,50—0,26
mech. Res. % Hämol.	26,2 12,5
Leukocyten	2000 7200 4700
Thrombocyten	670 215
Ser.-Bil. mg-% dir. ∅	0,38
Ser. Fe. γ-%	22 27
direkter Coombs-T.	(+) + (+)
indirekter Coombs-T.	∅ ∅
AB-S., Gelatine	
Kollidon, Dextran	∅ ∅
Kälteaggl.-T. Titer	∅ 1:16
Anti-Rh-Titer	∅ (NaCl) / 1:512 (AB-Serum)
WaR	∅
Mikro Mein.	∅
Mein. Kl. Kahn	∅
Cito	∅

Abb. 6. Path. H. G., ♀, 24 Jahre, idiopathische erworbene hämolytische Anämie. III. (8. 2. bis 17. 2. und 24. 3. bis 8. 4. 1954)

Von den 4 splenektomierten Fällen unseres Berliner Krankengutes war bei einer Patientin eine Vorbehandlung mit Hormonen nicht erforderlich, da eine Spontanneigung zu Remissionen bestand. 2 Jahre nach der Splenektomie waren keine hämolytischen Zeichen mehr vorhanden, und der Coombs-Test war negativ geworden. Die drei übrigen Fälle konnten nur nach hochdosierter Vorbehandlung mit Steroidhormonen splenektomiert werden. In einem dieser drei Fälle waren 2$^1/_2$ Jahre nach der Splenektomie keine hämolytischen Zeichen mehr nachweisbar, und der Coombs-Test war negativ geworden. Bei den restlichen Fällen war 6 Monate nach der Operation der direkte Coombs-Test noch immer positiv, obgleich Folgen einer gesteigerten Hämolyse nicht mehr nachweisbar waren.

Man erkennt also, daß sich feste Richtlinien zur Splenektomie nicht aufstellen lassen. Das klinische Bild der erworbenen hämolytischen Anämien kann so wechselvoll sein, daß man sich von Fall zu Fall einen Therapieplan aufstellen muß.

Verhältnismäßig kurz kann ich mich zur Therapie der symptomatischen Verläufe hämolytischer Krankheitsbilder fassen, da sich die Therapie im wesentlichen auf das Grundleiden einstellen muß. Zur Behandlung der hämolytischen Veränderungen dominieren die Steroidhormone und Bluttransfusionen, da es sich zumeist um Systemerkrankungen des Blutes und der blutbildenden Organe handelt. Zur Splenektomie wird man sich nur selten entschließen, wenn etwa die hämolytischen Erscheinungen stark hervortreten und ein großer hämolytischer Milztumor besteht. Die in solchen Fällen zu empfehlende Bestimmung der Cr^{51}-Aktivität über der Milz und die daraus abzuleitende Operationsindikation wird Herr WEINREICH in seinem Referat ausführlicher erwähnen.

Es bleiben noch zwei hämolytische Krankheitsbilder zu erwähnen, die medikamentös zu behandeln sind und für die die Splenektomie nicht in Frage kommt. Beide gehen mit einer paroxysmalen Kältehämoglobinurie einher. Hierzu gehört die Kälteagglutinationskrankheit, bei der die Milz zumeist nicht oder nur gering vergrößert

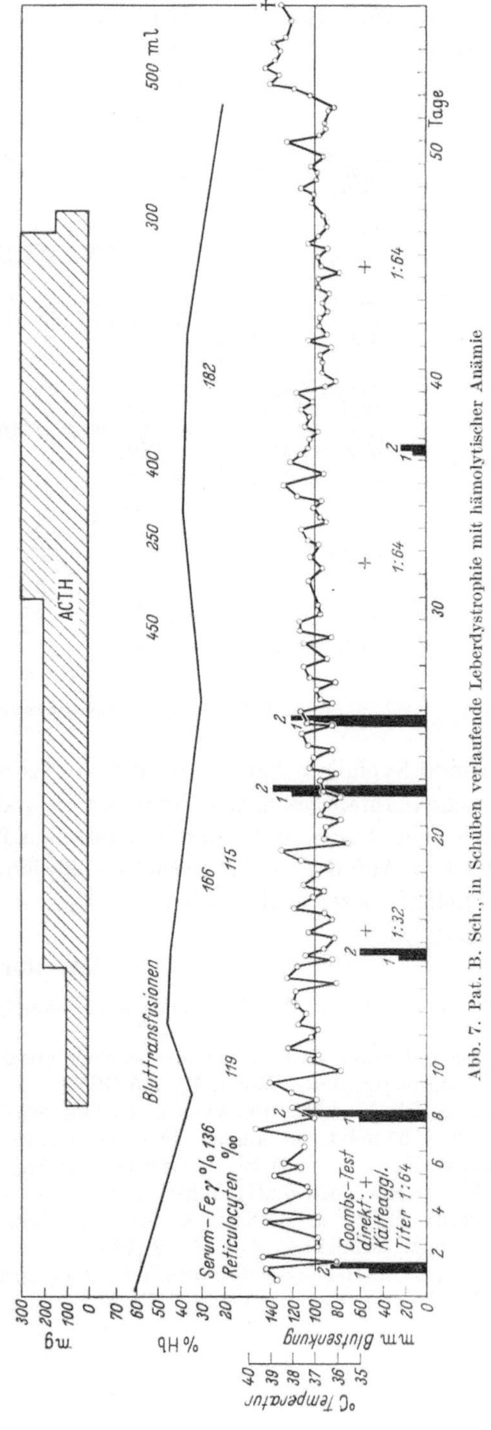

Abb. 7. Pat. B. Sch., in Schüben verlaufende Leberdystrophie mit hämolytischer Anämie

gefunden wird. Hierbei empfiehlt sich im Anfall der Versuch mit einer hoch-
dosierten Prednison-Medikation, im Intervall eine niedrig dosierte Hormontherapie, die oft jahrelang erforderlich ist. Bei der syphilitischen paroxysmalen
Kältehämoglobinurie muß in erster Linie das Hauptleiden, d. h. die zugrunde

Krankheitstage	1–5	10	15	20	25	30	35	40	45	50	55	60	65	70	75	80	85
Bluttransfusionen je 250 ml		↓		↓													
ACTH mg														100			50
Decortin mg			40							20		10					
Hb %	38	53	52	60	68	71		70			65			73		74	
Ery. Mill./mm³	1,8	2,4	2,4	2,9	3,1	3,3		3,1			3,4			3,2		3,2	
Reticulocyten ‰			61		17	11					28			19			
osm. Res.% NaCl		0,50															
mech. Res.% Hb		42,4															
Leukocyten	26400	38350	46900	52650	52480	53300					28750			21250		59400	
Thrombocyten		75800															
Serum-Bil. mg %	1,29	1,17															
BSG	118/124	72/110	9/25	3/5			1/3				16/45			30/66	11/36	9/26	
dir. Coombs-T.		+		++			(+)				(+)						(+)
ind. Coombs-T.		∅		∅			∅				∅						∅
Trypsin-T.		∅		∅			∅				∅						∅
Kälteaggl.-Titer		∅		2			∅				∅						∅
Thromboc. Coombs-T.		∅															

Abb. 8. Pat. E. W., ♀ 68 Jahre. Lymphatische Leukämie mit hämolytischem Syndrom

liegende Syphilis behandelt werden. In Kombination hiermit kann beim hämolytischen Anfallsgeschehen Prednison in kräftiger Dosierung verabfolgt werden.
Auch nach Abschluß der antisyphilitischen Behandlung empfiehlt sich im hämolytischen Anfall eine Prednison-Medikation, deren Erfolg aber im ganzen als
zweifelhaft bezeichnet werden muß.

Literatur

HENNEMANN, H. H.: Atypische kongenitale hämolytische Anämie. Z. ges. inn. Med. **10**, 653
(1955).
— Die Indikation zur Splenektomie bei hämolytischen Krankheitsbildern vom internistischen
Standpunkt. Ärztl. Wschr. **12**, 745 (1957).
KÄHLER, H. J., A. SUNDERMANN u. H. SCHUBOTHE: Atypische korpuskuläre nicht-sphäro-
zytäre hämolytische Anämie. Folia haemat. (Frankfurt) N. F. **2**, 17 (1958).
KRAUSS, H., L. HEILMEYER u. J. WEINREICH: Ergebnisse und Indikationen der Splenektomie
bei verschiedenen Blutkrankheiten. Folia haemat. (Frankfurt) N. F. **3**, 243 (1959).
OETTGEN, H. F., u. M. KINDLER: Die chronische erworbene hämolytische Anämie. Folia
haemat. (Frankfurt) N. F. **4**, 22 (1959).
YOUNG, L. E.: Hemolytic disorders. Recent advances in diagnosis, prevention and treatment.
N. Y. St. J. Med. **47**, 1875 (1947).

Die Indikation zur Splenektomie bei hämolytischen Anämien*

Von

Jürgen Weinreich (Freiburg i. Br.)

Mit 3 Abbildungen

Will man die Indikationen zur Splenektomie bei hämolytischen Anämien besprechen, so muß man sich stets vor Augen halten, wie die Milz in den Mechanismus der hämolytischen Anämie eingreift. Denn die Rolle, die die Milz bei deren verschiedenen Formen, den corpusculären, meist hereditären, und den extracorpusculären, erworbenen hämolytischen Anämien spielt, ist sehr unterschiedlich. Wir wissen, daß bei den corpusculären hämolytischen Anämien die Milz allein oder überwiegend die vermehrte und vorzeitige Destruktion der roten Blutkörperchen verursacht, während bei erworbenen hämolytischen Anämien die antikörperbeladenen Erythrocyten zwar auch in der Milz abgebaut werden, aber keineswegs nur dort, sondern gleichzeitig auch in anderen Organen des Reticuloendothelialen Systems (R.E.S.) oder aber allgemein im Gefäßsystem. Die Antikörper werden bei den erworbenen hämolytischen Anämien auch nicht nur in der Milz, sondern ebenfalls in anderen Organen gebildet. Es ist verständlich, daß dementsprechend die Erfolge der Splenektomie ganz verschieden sein können.

Vor der Erörterung der Operationsindikationen bei den einzelnen Anämieformen möchte ich aber zunächst auf die Untersuchungen mit Hilfe von Radioisotopen, vor allem mit Cr^{51}, eingehen. Die Bestimmung der Überlebenszeit von mit Cr^{51}-markierten Patienten-Erythrocyten im eigenen Organismus oder bei einer Normalperson, und umgekehrt die normaler Erythrocyten beim Patienten, erlaubt eine Unterscheidung zwischen corpusculärem und extracorpusculärem Ursprung der Hämolyse (85). Mißt man aber nach der Markierung der Erythrocyten die Aktivität über bestimmten Organen, wie Milz, Leber oder Herz, so bekommt man ganz wesentliche Anhaltspunkte, in welchen Organen der Blutabbau stattfindet. Diese Untersuchungen, die von Baldini (3), McCurdy (20), Fieschi (34), Hughes-Jones (54), Jandl (55), Motulsky (78), Pribilla (85), Schloesser (95) u. a. durchgeführt wurden, brachten aber nicht nur diese wertvollen neuen Erkenntnisse über Ort und Größe des Abbaus von Erythrocyten bei der Hämolyse, sondern sie konnten auch Hinweise geben, ob durch die Splenektomie die hämolytische Anämie gebessert würde. Entsprechend einer hohen Aktivitätsanreicherung über der Milz bei normalem Verhalten der Radioaktivität über der Leber, war das Ergebnis der Milzexstirpation gut, wie die Beobachtungen von McCurdy (20), Schloesser (95), Pribilla (85) u. a. ergaben. Andererseits war nur eine gewisse Besserung zu beobachten, wenn die

---

* Aus der Medizinischen Universitätsklinik Freiburg i. Br. (Direktor: Prof. Dr. Dr. h. c. L. Heilmeyer).

Aktivität über der Milz weniger deutlich anstieg oder die Leber zusätzlich ebenfalls eine Erhöhung der Aktivität erkennen ließ (*54, 85, 95*). Fehlte eine Vermehrung der Aktivität über der Milz, so war auch die Splenektomie erfolglos (*85*). Die Messung der Organaktivitäten und ihre Korrelation zueinander besitzt demnach ganz erhebliche Bedeutung für die Indikationsstellung zur Splenektomie (*100*). Die Berechnung des Milz-Leber-Quotienten scheint nach den Ergebnissen von Schloesser (*95*) und Pribilla (*85*) am wertvollsten zu sein. Über unsere eigenen Erfahrungen mit diesen Untersuchungen wird anschließend Herr Franz berichten.

Man sollte demnach die Isotopenuntersuchungen in Zukunft besonders bei all den hämolytischen Anämien durchführen, bei denen eine Entscheidung zur Splenektomie schwerfällt, da der Effekt in vielen Fällen ungewiß und unvorhersehbar ist. Es sind dies vor allen Dingen die *erworbenen hämolytischen Anämien*. Wie schon eingangs erwähnt, ist die Milz bei diesen Anämien in zweifacher Weise am Krankheitsgeschehen beteiligt, als Antikörperproduzent und als Organ des Abbaus antikörperbeladener Zellen (*24, 43, 49, 77, 99* u. a.), aber eben nicht allein, sondern oft im Verein mit anderen Organen, oder diese übernehmen nach der Milzentfernung deren Funktionen. Je nachdem wie stark diese Mitbeteiligung ist, wird auch der Erfolg einer Splenektomie ganz verschieden sein (*31, 51, 52, 56*). Die Behandlung der erworbenen hämolytischen Anämie soll in jedem Fall mit ACTH, Cortison oder Prednison durchgeführt werden (*5, 9, 12, 22, 30, 46, 49, 87, 93, 99, 108, 113, 119*), die bei richtiger Anwendung in etwa $^2/_3$ der Fälle Remissionen, unter Umständen sogar eine Heilung bringt (*62, 119*). Rezidiviert die Anämie aber bei Reduktion der Hormondosis, wäre eine Besserung nur mit großen Dosen zu erreichen, die als Dauertherapie nicht beibehalten werden können (*6*), versagt diese Behandlung von vornherein oder muß sie wegen Nebenwirkungen abgebrochen werden (*87*), dann ist die Splenektomie indiziert (*5, 12, 24, 51, 83, 86, 87, 99, 113, 119*). Eine genaue Angabe, wie lange man die Hormonbehandlung durchführen soll, bis man von einem Versagen sprechen kann und sich zur Operation entschließt, ist nicht generell möglich (*15*). Dausset gibt etwa 3 Jahre (*24*), Damashek 1 Jahr an (s. b. *6, 83*), andere Autoren empfehlen, schon früher mit der Hormontherapie aufzuhören, etwa nach 3—5 Monaten (*6, 87*). Es wäre vorstellbar, daß man Fälle, bei denen entsprechend der Isotopenuntersuchung die Erythrocyten *vorwiegend* in der Milz zugrunde gehen (*34, 54, 55, 78, 85, 95*), schon recht *frühzeitig* der Operation zuführt, ehe sich unter Umständen noch andere Teile des R.E.S. an der Krankheit mitbeteiligen (*31, 51, 95*). Entsprechende größere Erfahrungen müssen aber erst gewonnen werden. Andererseits wird man aber auch bei Fällen mit ungünstigem Ausfall der Isotopenuntersuchung die Splenektomie bei Versagen anderer Behandlungsmaßnahmen versuchen müssen (*54, 95*). Andere sichere Kriterien für die Vorhersage über den Operationserfolg gibt es nicht (*14, 99*). Eine Abhängigkeit von der Krankheitsdauer konnte Dacie (*14*) nicht feststellen, während Dausset (*25*) glaubt, daß je länger die Krankheit bestanden hat, desto ungünstiger die Operation ausgeht (s. a. *110*). Dacie (*14*) beobachtete schlechtere Resultate bei Patienten mit zusätzlicher Thrombopenie oder mit kleiner Milz. Dem entspricht die Ansicht von Beickert (*6*), Young (*119*) u. a. (*52, 99, 110, 119*), daß bei großer Milz eher eine Besserung durch die Operation zu erwarten ist. Leukopenien und Thrombopenien, die in einem gewissen Prozentsatz bei erworbenen hämolytischen Anämien vorkommen (*31, 49, 61*), können unter Umständen zwar auch durch Antikörper bedingt sein (*31, 49, 83*), doch sind sie viel häufiger Folge der Milzvergrößerung (*49, 84*). Die Leukocytenfunktionsprüfung mit Pyrexal (*44*) kann wertvolle Hinweise auf das Vorliegen einer Hypersplenie geben, wie zwei eigene Fälle zeigen (s. Tab. 1). Sind die Leukopenie und Thrombopenie so erheblich, daß sie eine ernstliche Komplikation darstellen, so kann die Splenektomie indiziert sein, vor allem wenn die Hormontherapie keine Besserung gebracht hatte (*13*). Es gibt eine Reihe von Fällen, bei denen nach der Milzentfernung die Leukopenie und Thrombopenie verschwand (*13, 31, 61, 83, 84*), auch wenn die Anämie kaum beeinflußt wurde. Die Erfolge der Operation hinsichtlich der Anämie sind bei 50% der Fälle gut, bei den anderen versagt sie ganz oder bringt nur vorübergehende Remissionen (*2, 5, 6, 14, 16, 19, 22, 25, 27, 29, 30, 31, 40, 46, 49, 51, 53, 62, 66, 73, 75, 83, 87, 93, 99, 101, 108, 113*). Oft gelingt es nach der Operation mit kleinen Hormondosen die Hämolyse doch wieder in Kontrolle zu bekommen (*6, 24, 27, 30, 49, 53, 87, 93, 99*) und der Bedarf an Transfusionen nimmt ab. Dies ist insofern bedeutsam, als zu viele Transfusionen für den Patienten die Gefahr einer Transfusionssiderose oder einer Isoimmunisierung bringen. Die Antikörper bleiben in den meisten Fällen auch nach der Operation nachweisbar (*2, 5, 8, 13, 19, 22, 25, 29, 46, 49, 50, 75, 83, 87, 101*), nur bei einzelnen verschwinden sie mit der Milzentfernung (*31, 50, 53, 83*).

Neben den *idiopathischen*, erworbenen hämolytischen Anämien kennen wir noch bei einer ganzen Anzahl von anderen Erkrankungen *symptomatische* Formen, bei denen manchmal Antikörper nachzuweisen sind, aber keineswegs immer (*24, 49, 64, 73, 88, 91, 99*). In anderen Fällen zeigen die klinischen Symptome eines vermehrten Blutunterganges und die Bestimmung der Erythrocytenüberlebenszeit eine Hämolyse als Ursache der Anämie. Als Grundkrankheiten kommen in Frage Leukämien (*7, 16, 54, 57, 62, 73*), meist Lymphadenosen (*10, 14, 20, 24, 52, 62, 64, 73, 83, 88, 93, 95, 101*), Hodgkin (*16, 19, 20, 47, 61, 62, 64, 73, 88, 101, 103*), Lympho- oder Reticulosarkome (*19, 24, 53, 73*), Milztuberkulosen (*62, 113*), Morbus Boeck (*11, 33, 62, 73, 111*), der Lupus erythematodes disseminatus (*6, 73, 99*), Osteomyelosklerosen (*34, 62, 73, 99*), Carcinome (*54, 85, 87, 99, 107*) und andere Erkrankungen (*6, 16, 20, 24, 73, 116*). Man muß bei einer idiopathischen, erworbenen hämolytischen Anämie immer daran denken, daß sich dahinter auch eine klinisch noch nicht faßbare andere Erkrankung verbirgt, die oft erst nach Jahren zum Vorschein kommt (*119*). Verschiedentlich wurde nach Splenektomie z. B. ein Lupus erythematodes manifest (*22, 50, 73, 75*). Naturgemäß ist die Behandlung dieser Anämien im allgemeinen, besonders aber die Indikation zur Splenektomie, noch schwieriger. Nach den Erfahrungen von McCURDY (*20*), HUGHES-JONES (*54*) und SCHLOESSER (*95*) scheint die Isotopenuntersuchung hier eine Verbesserung zu bringen (*34, 78, 85*). Ist durch die Behandlung der Grundkrankheit wie durch die Anwendung von Hormonen eine Besserung nicht zu erzielen (*24, 25, 35*) oder wird der Bedarf an Transfusionen zu groß (*41, 43*), so ist in manchen Fällen die Milzentfernung zu erwägen (*52, 56, 62, 113*). Besonders bei lymphatischen Leukämien sind recht gute Resultate berichtet worden, wobei neben der Anämie unter Umständen auch die Leukämie für mehrere Jahre verschwand (*14, 90*), man sah solche aber auch bei anderen Erkrankungen (*6, 16, 19, 20, 23, 24, 33, 34, 35, 41, 57, 61, 64, 73, 83, 88, 90, 93, 95, 101, 116*). In der Regel

Tabelle 1

| Patient | Diagnose | Dauer der Krankheit Monate | Erfolg von | | Komplikationen | Milzgewicht g | Nachbeobachtungszeit Monat | Erfolg auf | | Todesursache |
			Transfusionen	Hormonen				Blutbild	Antikörper	
E. J.	idiop. e.h.A.	36	ohne	—	—	1250	42	normalisiert	weiter +	
H. J.	idiop. e.h.A.	5	zeitweise	zeitweise	Leukopenie (Pyrexaltest ∅) Thrombopenie	655	21	normalisiert Pyrexaltest +	negativ	
Sp.	idiop. e.h.A.	6	zeitweise	zeitweise	—	560	10	gebessert	weiter +	
G. E.	idiop. e.h.A.	18	anfangs	anfangs	—	590	1†	Besserung, Thrombocytose	nicht mehr untersucht	Pfortaderthrombose
L. J.	idiop. e.h.A.	6	zeitweise	—	Leukopenie	1165	1$^1/_2$†	Erythrocyten nicht gebessert Leuko normal	weiter +	Pfortaderthrombose
R. B.	idiop. e.h.A.	36	vorübergehend	bei Absetzen Rezidive	Leukopenie (Pyrexaltest ∅)	1600	10†	mit Hormonen zeitweilig besser Pyrexaltest +	weiter (+)	Coma hepaticum
Sch. M.	idiop. e.h.A.	17	zeitweise	ohne	—	550	7†	4 Monate normal, dann Rezidiv	weiter +	Coma hepaticum
T. H.	idiop. e.h.A.	9	vorübergehend	bei Dosisreduktion Verschlechterung	—	970	1†	2 Wochen gebessert, dann Rezidiv	verstärkt	Pfortaderthrombose
G. K.	Milz-, Drüsentbc	24	wenig	bei Dosisreduktion Verschlechterung	—	270	24	gebessert	negativ	
Sch. J.	M. Boeck	36	—	etwa 2 Jahre Normalisierung	—	740	60	normalisiert	weiter (+)	
Sch. Th.	Hodgkin	36	ohne	ohne	Thrombopenie	1620	2†	mit Lostnachbehandlung besser, Thrombo normal	immer ∅	Hodgkin
H. J.	Osteomyelosklerose Anämie	5	ohne	ohne	Leuko- und Thrombopenie	1650	5†	Anämie wenig Leuko + Thrombo zeitweise normal	zeitweise ∅	Peritonitis Agranulocytose

wird man aber besonders bei den bösartigen Erkrankungen, wenn überhaupt, nur eine vorübergehende Besserung der Anämie erzielen, die vielleicht durch Transfusionen oder Hormone besser beherrscht werden kann. Die Grundkrankheit aber geht weiter, in einzelnen Fällen hat man sogar eine Verschlechterung derselben gesehen (*16, 23, 24, 33, 35, 47, 53, 62, 64, 73, 87, 88, 90, 103, 107*). Günstiger sind die Resultate bei der Milztuberkulose oder dem Morbus Boeck (*11, 19, 62, 111*). In jedem Fall muß man auch nach der Splenektomie die Therapie der Grundkrankheit weiterführen.

Der Lupus erythematodes gilt im allgemeinen als Kontraindikation zur Splenektomie, da er sich danach verschlechtern kann. Bei hämolytischen Anämien bei Lupus erythematodes sahen BEICKERT (*6*) und CROSBY (*19*) keinen Erfolg durch die Milzexstirpation (s. a. *73*), während SARLES u. Mitarb. in jüngster Zeit 3 Fälle berichten, bei denen sie eine Besserung der Anämie erreichten, ohne daß der Lupus erythematodes deshalb exacerbiert wäre (*94*). Schließlich sei noch kurz darauf hingewiesen, daß hämolytische Anämien bei Ovarialcystomen vorkommen können, die nicht durch die Splenektomie zu heilen sind, dagegen aber durch die Entfernung des Ovarialtumors (*24, 73, 99*).

In der Tab. 1 sind die wesentlichen Daten der von uns beobachteten und splenektomierten idiopathischen und symptomatischen Fälle mit erworbener hämolytischer Anämie zusammengestellt. Nur 3 der idiopathischen Fälle wurden anhaltend gebessert, wobei in einem Fall sogar die Antikörper verschwanden. Die restlichen 5 Fälle, bei denen es sich durchweg um von vornherein sehr schwer verlaufende Fälle handelte, die nicht auf die übliche Therapie reagierten, bekamen nach kurzer Zeit neue Rezidive und starben trotz Hormontherapie und neuen Transfusionen in einem Zeitraum von 1—10 Monaten. Bemerkenswert ist dabei, daß 3 an Pfortaderthrombosen starben, obwohl nur eine Pat. eine postoperative Thrombocytose hatte (Freiwerden gerinnungsfördernder Stoffe durch Hämolyse ?). Die beiden anderen starben im Coma hepaticum, ausgelöst wohl durch eine transfusionsbedingte Hepatitis. Unter den symptomatischen erworbenen Anämien hatten wir 2 gute Ergebnisse, bei einer Lymphknoten- und Milztuberkulose, wo auch der Antikörperbefund negativ wurde, und bei einem Morbus Boeck. Bei dem Patienten mit Hodgkin wurde die Anämie mit einer zusätzlichen Lostkur gebessert, der Patient starb aber bald an der Grundkrankheit. Die Anämie bei dem Patienten mit Osteomyelosklerose wurde kaum durch die Splenektomie beeinflußt, die begleitende Leukopenie und Thrombopenie aber verschwand. Allerdings blieben die Granulocyten stets niedrig, und der Patient verstarb an den Folgen dieser Agranulocytose 5 Monate nach der Milzentfernung.

Im Gegensatz zu den erworbenen hämolytischen Anämien ist die Splenektomie bei dem Hauptvertreter der corpusculären hämolytischen Anämien, bei der *hereditären Sphärocytose*, wesentlich erfolgreicher, erklärlich durch die ganz andere Stellung, die die Milz bei diesem Krankheitsbild einnimmt. Die Sphärocyten werden ja wie in einer „Falle" in den Maschen der Milzpulpa festgehalten und gehen dadurch vorzeitig zugrunde (*43, 77, 81, 96, 97, 100, 114, 120*). Durch die Organaktivitätsmessungen mit Cr^{51} läßt sich dieser ausschließliche Abbau der Sphärocyten in der Milz schön nachweisen (*20, 54, 55, 78, 85, 95*). Zahlreiche Mitteilungen der Literatur berichten über annähernd 100%ige Erfolge der Splenektomie (*8, 16, 20, 23, 27, 38, 40, 42, 45, 50, 51, 54, 61, 62, 66, 68, 74, 75, 85, 87, 95, 98, 110, 114, 118, 119*). Rezidive sind meist durch das Zurücklassen von Nebenmilzen verursacht und verschwinden nach Entfernung derselben (*27, 32*). Die Operationsmortalität scheint bei dieser Erkrankung sehr gering zu sein (*27, 42, 62, 66* u. a.). Durch die Operation werden die Strukturanomalien der Erythrocyten, die Resistenzverminderung und die Stoffwechselstörungen in den Erythrocyten nicht wesentlich geändert, aber ihre vorher verkürzte Überlebenszeit wird normalisiert (*28, 38, 40, 45, 50, 62, 74, 75, 80, 87, 96, 98, 100, 110, 114,

118, 119) (Abb. 1). Es ist in Anbetracht dieser guten Ergebnisse der Milzexstirpation gar nicht so sehr die Frage zu diskutieren, ob man die Milz überhaupt entfernt, sondern wann man sie herausnimmt (*42, 62, 101, 113, 114, 119*). Die Untersuchungen der Erythrocytenüberlebenszeit haben gezeigt, daß diese verkürzt sein kann, ohne daß eine Anämie klinisch besteht (*80, 119*, s. a. *27, 38*). Wir konnten in vergleichenden Untersuchungen an 21 Fällen mit hereditärer Sphärocytose zeigen, daß die verschiedenen Daten zur Bestimmung des Blutumsatzes keineswegs eine bestimmte Abhängigkeit vom Grad der Anämie oder auch untereinander erkennen lassen (*114*) (s. Abb. 2). Ein Ikterus muß auch bei stärkerer Hämolyse nicht vorhanden sein, oder kann wesentlich stärker ausfallen als es dem eigentlichen Blutabbau entspricht, da beim Zustandekommen eines Ikterus die Bilirubinausscheidungskapazität der Leber eine große Rolle spielt (*28, 38, 114, 119*). Schließlich haben unsere Untersuchungen ergeben, daß die Angaben über subjektive Beschwerden sehr im Stich lassen können. Manche Patienten fühlen sich trotz deutlicher Anämie durchaus wohl und leistungsfähig, andere mit fast normalem Blutbild verspüren aber deutliche subjektive Störungen (*114*). So wird eine Auswahl der Patienten zur Splenektomie nach den klinischen Daten oder den subjektiven Angaben schwierig

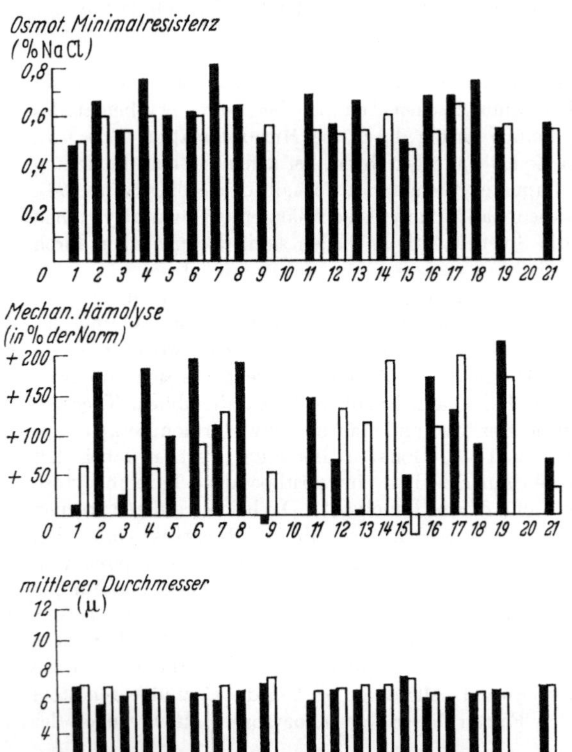

Abb. 1. Vergleichende Untersuchungen vor und nach Splenektomie bei 21 Fällen mit hereditärer Sphärocytose. Dunkle Säulen: präoperative, helle Säulen: postoperative Werte. Keine entscheidende Besserung der Werte nach Operation

(*114*). YOUNG u. Mitarb. haben vor einiger Zeit empfohlen, auch bei solchen Patienten, die keine Anämie und keinen Ikterus haben, die Milz zu entfernen, da auch diese leichten Fälle jederzeit von Komplikationen bedroht wären (*119*, s. a. *38, 66*). Die aplastischen und hämolytischen Krisen sind dabei besonders gefürchtet. Operiert man während der Krise, so bildet sich diese nach Beobachtung von DENNY nicht schneller zurück (*26*), es ist aber bekannt, daß Krisen nach der Milzentfernung nicht mehr auftreten (*23, 45*). Vor allem Kinder bekommen diese Krisen, z. B. im Gefolge von Infekten (*38, 89*). Wir selbst sehen entsprechend unseren Beobachtungen die hereditäre Sphärocytose an sich als eine Indikation zur Splenektomie an, mit Ausnahme von ganz rudimentären Formen ohne Vergrößerung der Milz (*114*, s. a. *119*). Bei Erwachsenen wird man diese Ansicht um so eher vertreten können, als eine Gefährdung durch das Fehlen der Milz, z. B. durch eine erhöhte Infektanfälligkeit, nicht bewiesen ist (*27, 45, 114* u. a.). Anders ist es bei Kindern, die doch empfindlicher gegen Infekte nach der Splenektomie zu sein scheinen (*68, 89, 104*). Doch soll man bei manifester hereditärer Sphärocytose die Splenektomie bei Kindern auch nicht zu lange hinauszögern, um die Auswirkung der Krankheit auf die Körperentwicklung möglichst gering zu halten (*45, 66*).

Vor der Splenektomie einer hereditären Sphärocytose muß aber eine andere Erkrankung ausgeschlossen werden, die leicht mit jener verwechselt wird und bei der dann die Splenektomie umsonst vorgenommen wird (*113*). Es ist dies die *nichtsphärocytäre, corpusculäre, hereditäre, hämolytische Anämie*. Das Krankheitsbild wurde von CROSBY (*17*), DACIE (*21*), GASSER (*36*), HENNEMANN (*48*), KÄHLER (*58, 59*) u. a. (*60, 63, 79*) beschrieben. An unserer Klinik wurden bisher 9 Fälle beobachtet, die kürzlich KÄHLER u. Mitarb. veröffentlicht haben (*59*). 5 davon waren erfolglos splenektomiert worden. Die Abb. 3 zeigt die wichtigsten Blutumsatzgrößen vor und nach der Splenektomie zum Vergleich bei einer sphärocytären und einer nichtsphärocytären hämolytischen Anämie. Zu beachten ist die postoperativ wesentlich höhere Reticulocytenzahl bei dem Pat. mit nichtsphärocytärer An-

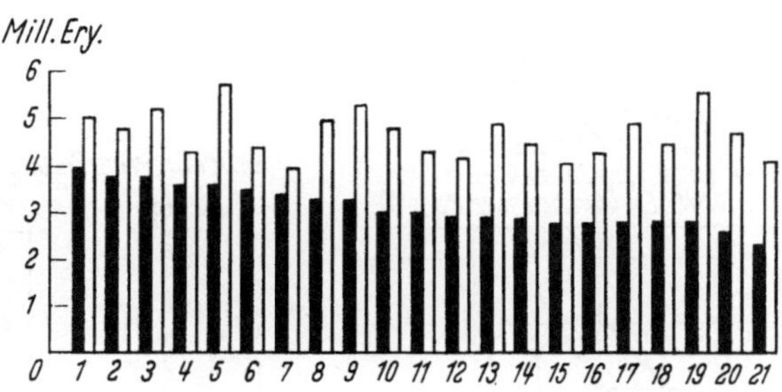

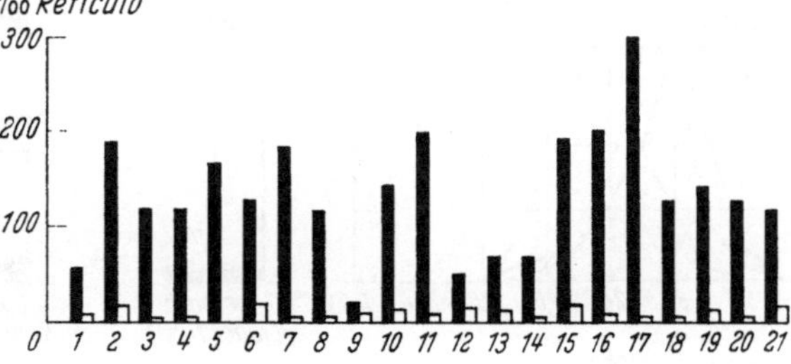

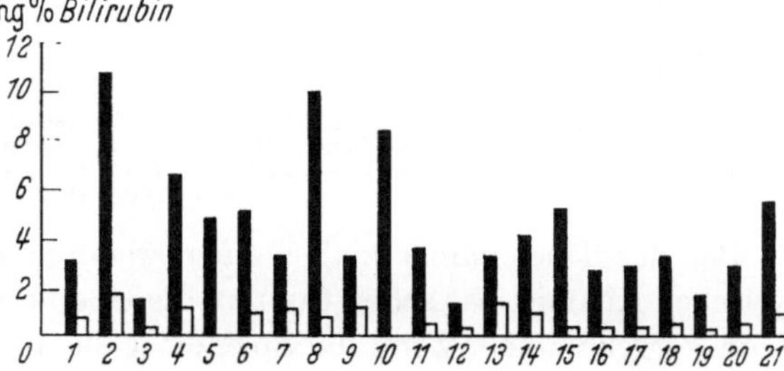

Abb. 2. Vergleichende Untersuchungen vor und nach Splenektomie bei 21 Fällen mit hereditärer Sphärocytose. Dunkle Säulen: präoperative Werte, helle Säulen: postoperative Werte. Normalisierung der Werte der Ery, der Reticulocyten und des Bilirubins. Keine Korrelation der präoperativen Werte zueinander

ämie, worauf Herr GASSER schon hingewiesen hat. Die wichtigste Untersuchung zur Differentialdiagnose ist die Bestimmung der Maße der Einzelerythrocyten, da diese, wie der Namen sagt, immer mindestens Normocyten, oftmals auch Makrocyten sind (*17, 21, 36, 58, 59, 60, 63*). Die Überlebenszeit der Erythrocyten ist auch bei dieser Anämie herabgesetzt. Sie werden aber nicht wie die Sphärocyten selektiv in der Milz zurückgehalten; MOTULSKY konnte das bei der Untersuchung der Radioaktivität über Milz und Leber nachweisen (*78*). Deshalb auch das Versagen der Splenektomie in allen bisher bekannten Fällen (*17, 21, 36, 48, 58—60, 63, 79*).

In Analogie zur hereditären Sphärocytose hat STICH 1958 (*109*) die Anämie der *Porphyria congenita* als erythropathische hämolytische Anämie gestellt. Er

konnte in einem solchen Fall durch die Splenektomie nicht nur die Anämie
beheben, sondern sah auch einen Rückgang der Porphyrinausscheidung. Ähnlich
günstige Erfolge hinsichtlich der Anämie, der Porphyrinausscheidung und der
Lichtsensibilität beobachteten auch ALDRICH 1951 (*1*) und COLE 1955 (*16*). Wenn
die Zeichen einer hämolytischen Anämie bei einer Porphyria congenita bestehen
und die Milz sehr groß ist, kann demnach die Splenektomie indiziert sein (*1, 16,
52, 119*).

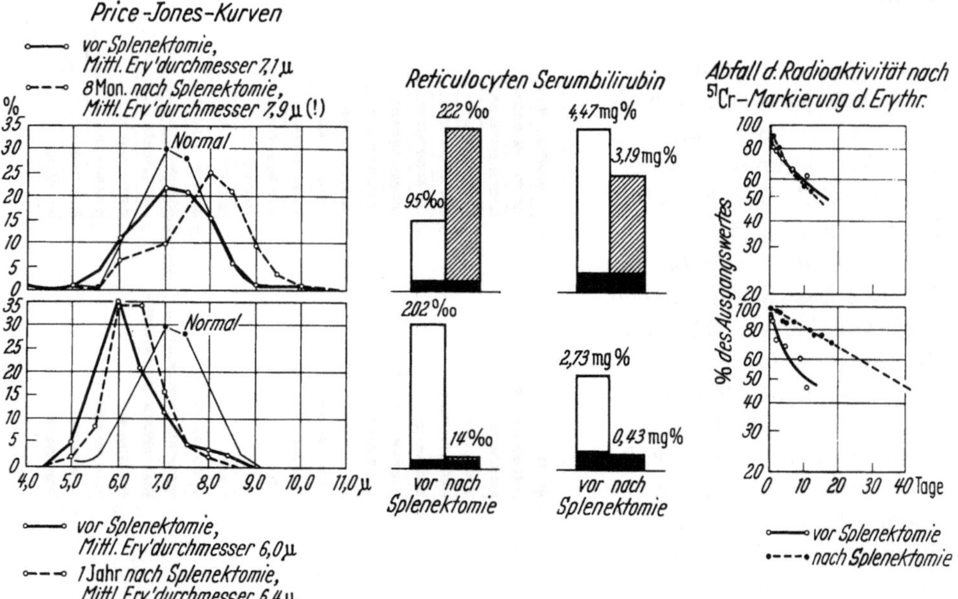

Abb. 3. Präoperative und postoperative Werte der Price-Jones-Kurve, des Serumbilirubins, der Reticulocyten
und der Erythrocytenlebenszeit bei einem Fall von nichtsphärocytärer (oben) und einem Fall von sphärocytärer
hämolytischer Anämie (unten). Schwarze Anteile der Säulen = Normalwerte. (Nach KÄHLER, FRANZ SCHUBOTHE
und SCHMIDT 1960)

Bei der Thalassämia major, einer weiteren Form der corpusculären hämolytischen Anämie, hat schon COOLEY die Operation empfohlen. Man hat sie meist
dann vorgenommen, wenn die Splenomegalie ausgesprochen war und der Trans-
fusionsbedarf (*15, 23, 38, 71, 77*) stark anstieg. Die erhöhte Milzaktivität bei der
Radiochromtestung kann zur Indikationsstellung wertvolle Hinweise (*78*) geben.
Es sind eine größere Zahl von günstigen Ergebnissen berichtet worden, nach denen
die Milzentfernung eine Verlängerung der Erythrocytenlebensdauer und damit
eine Reduzierung der notwendigen Transfusionen sowie eine Verlängerung der
Lebenszeit der Patienten bringt (*8, 15, 16, 37, 38, 39, 45, 71, 74, 76, 92, 100, 105,
119*). Bei Kindern kann die körperliche Entwicklung gebessert werden. Dennoch
bleibt, wie bei allen corpusculär bedingten hämolytischen Anämien der eigentliche
Defekt (*38, 45, 92*) der Erythrocyten bestehen, und der letale Ausgang läßt sich
auf die Dauer nicht abwenden (*45*).

Zurückhaltender als bei der Thalassämie ist man mit der Splenektomie bei der
Sichelzellanämie oder der Kombination von *Sichelzellanämie und Thalassämie*.
Auch hier wird sie nur in Fällen mit sehr großer Milz und mit den Zeichen einer
ausgesprochenen Milzdestruktion in Frage kommen (*20, 23, 102, 112, 119*).
Besserungen wurden manchmal damit erreicht, aber keine Dauerheilung (*16, 42,*

82, 102, 106, 112, 119), denn die Grundstörung in den Erythrocyten bleibt (*92*) ja weiter bestehen. Die wesentliche Gefahr der Sichelzellkrankheit ist auch nicht so sehr die Anämie, sondern die Kreislaufblockierungen durch die Sichelzellbildung in den kleinen Blutgefäßen (*4, 67, 119*). Dadurch können sich manche Patienten „selbst splenektomieren" (*4, 55*), sie bekommen durch Thrombosierung der Milzgefäße eine Milzatrophie (*67, 102*), die Anämie wird danach manchmal besser (*55, 106*).

Schließlich bleibt noch von den corpusculär bedingten hämolytischen Anämien die *Elliptocytose* zu erwähnen, die im allgemeinen ohne klinische Erscheinungen einhergeht und eine besondere Therapie nicht notwendig macht (*100, 101*). Nur in einzelnen Fällen führt sie zu einer Anämie (*100, 101*). Dann kann die Operation, wie einzelne Beobachtungen ergeben haben, indiziert und auch erfolgreich sein (*16, 70, 72, 115, 119*).

Die *paroxysmale nächtliche Hämoglobinurie* als Kombination von extracorpusculärem und corpusculärem Hämolysemechanismus wird im allgemeinen nicht für die Milzexstirpation in Frage kommen (*23, 45*). Auch nach der Operation wurden von CROSBY (*18*) und LASCH (*65*) weitere Hämolysen gesehen (s. a. *45*). Wo vereinzelt Besserungen beobachtet wurden, muß man zu bedenken geben, daß die Krankheit auch von sich aus Remissionen zeigen kann (*18*). LASCH sah nur die Besserung einer begleitenden Leukopenie und Thrombopenie (*65*). Wir selbst haben in einem Fall die Operation vorgenommen, da eine schwere therapieresistente Thrombopenie auftrat, obwohl die Anämie in dieser Zeit eine deutliche Remission zeigte. Auch nach der Operation waren die Thrombocyten vermindert, die Blutungsneigung ließ jedoch nach. Ein neuer Hämolyseschub trat 3 Monate nach der Milzentfernung auf, während die Operation selbst und die anschließend notwendige Appendektomie die Anämie unbeeinflußt ließen. Bei Untersuchungen mit Cr^{51} erhielt SCHLOESSER (*95*) Ergebnisse, die nicht für eine reine Milzsequestrierung sprachen, während MOTULSKY (*78*) in einzelnen Fällen auch eine Vermehrung der Milzaktivität bei normaler Leberaktivität finden konnte. Im allgemeinen hat die Milz keinen Einfluß auf die Hämolyse, vielleicht in Einzelfällen (*75*). Dementsprechend erscheint die Splenektomie aber nicht indiziert zu sein

Betrachtet man zusammenfassend die Indikationen zur Splenektomie bei den hämolytischen Anämien nach den bisherigen Erfahrungen, so erscheint sie am besten bei den hereditären Formen, ganz besonders bei der hereditären Sphärocytose. Weniger sicher ist das Resultat bei den erworbenen hämolytischen Anämien, bei denen sie deshalb nur nach Versagen der konservativen Therapie erwogen werden soll. Die paroxysmale Hämoglobinurie stellt im allgemeinen keine Indikation dar, bei der nichtsphärocytären hereditären hämolytischen Anämie soll die Operation, da nutzlos, überhaupt nicht durchgeführt werden. Man wird im übrigen abwarten müssen, inwieweit die breitere Anwendung der Isotopenuntersuchungen noch neue Gesichtspunkte für die Indikationsstellung bei den verschiedenen Anämieformen erbringen wird.

Literatur

1. ALDRICH, R. A., V. HAWKINSON, M. GRINSTEIN and C. J. WATSON: Photosensitive or congenital porphyria with hemolytic anemia. I. Clinical and fundamental studies before and after splenectomy. Blood **6**, 685—698 (1951).
2. AITCHISON, J. D.: Haemolytic anaemia treated by ACTH, cortisone and splenectomy. Brit. med. J. **1953** I, 78—79.
3. BALDINI, M.: Physiology of anemia in "hypersplenism". J. clin. Invest. **36**, 871 (1957).
4. BAUER, J.: Die Sichelzellkrankheit als Kreislaufproblem. Wien. Z. inn. Med. **39**, 497—503 (1958).
5. BEGEMANN, H.: Zur Behandlung einiger Anämieformen. Dtsch. med. Wschr. **1956**, 2000—2003.
6. BEICKERT, A.: Ergebnisse und Probleme der Behandlung immunologisch bedingter hämolytischer Anaemien. Med. Klin. **1957**, 1981—1987.

7. BERLIN, R.: Red cell survival studies in normal and leukaemic subjects. Acta med. scand. Suppl. **252**, 1—141 (1951).
8. BINDA, B.: Le splenectomie d'indicazione medica. Risultati e considerazioni su 31 casi. Inform. med. (Genova) 7/8 (1953).
9. BONHAM-CARTER, R. E., I. A. B. CATHIE u. C. GASSER: Aplastische Anämie (chron. Erythroblastophthise) bedingt durch Autoimmunisierung. Schweiz. med. Wschr. **1954**, 1114—1116.
10. BROWN, G. M., S. M. ELLIOTT and W. A. YOUNG: The hemolytic factor in the anemia of lymphatic leukaemia. J. clin. Invest. **30**, 130—136 (1951).
11. BRUSCHI, M., and J. S. HOWE: Classification of the hematologic variations and abnormalities associated with Boeck's sarcoid; review of the literature. Blood **5**, 478—490 (1950).
12. CAMERON, D. G., S. R. TOWNSEND, J. R. ALBERT and J. L. HUTCHINSON: The managment of acquired haemolytic anaemia. Canad. med. Ass. J. **76**, 1005—1011 (1957).
13. CANTONI, L., M. CICONALI, G. C. SCALTRINI e A. VOLTA: Anemia emolitica da autoemoanticorpi trattata con prednisone e splenectomia. Policlinico. (Roma) **64**, 1085—1094 (1957).
14. CHERTKOW, G., and J. V. DACIE: Results of splenectomy in auto-immune haemolytic anaemia. Brit. J. Haemat. **2**, 237—249 (1956).
15. CODONIS, A., A. SAPKAS et E. OECONOMIDÈS: La splénectomie dans l'anémie érythroblastique méditerranéenne (maladie de Cooley). Bull. Acad. nat. Méd. (Paris) Sér. **3**, 121, 501—508 (1957).
16. COLE, W. H., J. D. MAJARAKIS and L. R. LIMARZI: Surgical aspects of splenic disease. Arch. Surg. (Chicago) **71**, 33—46 (1955).
17. CROSBY, W. H.: Hereditary non spherocytic hemolytic anemia. Blood **5**, 233—253 (1950).
18. CROSBY, W. H.: Paroxysmal nocturnal hemoglobinuria. Relation of the clinical manifestations to underlying pathogenetic mechanisms. Blood **8**, 769—812 (1953).
19. —, and H. RAPPAPORT: Autoimmune hemolytic anemia. I. Analysis of hematologic observations with particular reference to their prognostic value. A survey of 57 cases. Blood **12**, 42—55 (1957).
20. McCURDY, P. R., and CH. E. RATH: Splenectomy in hemolytic anemia. Results predicted by body scanning after injection of Cr^{51}-tagged red cells. New Engl. J. Med. **259**, 459—463 (1958).
21. DACIE, J. V., P. L. MOLLISON, N. RICHARDSON, J. G. SELWYN and L. SHAPIRO: Atypical congenital haemolytic anaemia. Quart. J. Med. **85**, 79—98 (1953).
22. DAMASHEK, W., and Z. D. KOMNINOS: The present status of treatment of autoimmune hemolytic anemia with ACTH and cortisone. Blood **11**, 648—664 (1956).
23. —, and C. ST. WELCH: Hypersplenism and surgery of the spleen. Inc., New York: Grune and Stratton 1951.
24. DAUSSERT, J.: Immuno-hématologie, biologique et clinique. Paris: Flammarion 1956.
25. —, et J. COLOMBANI: Étude statistique et pronostique de 100 cas d'anémie hémolytique immunologique. Acta haemat. (Basel) **20**, 137—146 (1958).
26. DENNY, W. F., R. M. BIRD and M. K. DUVAL: Hereditary spherocytosis. Is the duration of the "aplastic" crisis influenced by splenectomy. Arch. intern. Med. **101**, 894—898 (1958).
27. DOAN, CH. A., M. D. BRUCE and K. WISEMAN: Hypersplenic cytopenic syndromes: a 25 year experience with special reference to splenectomy. Proc. VI. Intern. Congr. Intern. Soc. Hematol. 429—442. Boston 1956. New York: Grune & Stratton 1958.
28. DONNER, M.: Die Behandlungserfolge der konstitutionellen hämolytischen Anämie (ohne Ikterus) durch die Milzexstirpation. Münch. med. Wschr. **1952**, 1645—1650.
29. EISEMAN, G., and W. DAMASHEK: Splenectomy for "pure red-cell" hypoplastic (aregenerative) anemia associated with auto-immune hemolytic disease. Report of a case. New Engl. J. Med. **251**, 1044—1048 (1954).
30. ELLIOTT, R. H. E., and G. A. HYMAN: Splenectomy, cortisone and corticotrophin (ACTH) in the treatment of certain blood dyscrasias. Surgery **36**, 610—619 (1954).
31. EVANS, R. S., and R. T. DUANE: Acquired hemolytic anemia. Blood **4**, 1196—1213 (1949).
32. EVANS, T. S., S. SPINNER, P. PICCOLO, M. SWIRSKY, R. WHITE and W. KIESEWETTER: Recurrent hypersplenism due to accessory spleen. Acta haemat. (Basel) **10**, 350—359 (1953).
33. FERGUSON, R. H., and J. PARIS: Sarcoidosis. Study of twenty-nine cases, with a review of splenic, hepatic, mucous-membrane, retinal, and joint manifestations. Arch. intern. Med. **101**, 1065—1084 (1958).

34. FIESCHI, A., A. TIZIANELLO e I. PANNACCIULLI: La captazione spleno-epatica di globuli rossi targati con cromo radioattivo valutata mediante scintillatori direzionali. Minerva med. (Torino) **49**, 1101—1110 (1958).

35. FISHER, J. H., C. ST. WELCH and W. DAMASHEK: Splenectomy by leukemia and leukosarkoma. New Engl. J. Med. **246**, 477 (1952).

36. GASSER, C.: Atypische, konstitutionelle, nicht-sphärozytäre hämolytische Anaemie. Schweiz. med. Wschr. **88**, 1014—1018 (1958).

37. GATTO, I., e F. LO JACONO: Ulteriori ricerche sugli effetti a distanza della splenectomia nella malattia di Cooley. Pediatria Nap., **61**, 27—39 (1953).

38. GLENN, F., G. N. CORNELL, C. H. SMITH and I. SCHULMAN: Splenectomy in children with idiopathic thrombocytopenic purpura, hereditary spherocytosis and mediterranean anemia. Surg. Gynec. Obstet. **99**, 689—702 (1954).

39. GREPPI, E., et R. DI GUGLIELMO: Résultats de la splénectomie dans deux cas de thalassemia minor. Sang **26**, 242—244 (1955).

40. GROSCHOV, D. M.: La splénectomie au cours de l'anémie hémolytic. Sang **27**, 232—241 (1956).

41. GROSS, R.: Erweiterte Indikationen zur Milzexstirpation. Ärztl. Wschr. **1958**, 689—691.

42. GÜTGEMANN, A., G. KARCHER u. A. HOMMELSHEIM: Die Indikation zur Splenektomie. Dtsch. med. Wschr. **1953**, 1059—1061; **1954**, 1427—1428.

43. HAYHOE, F. G. J., and L. WITHBY: Splenic function. Quart. J. Med. **24**, 365—391 (1955).

44. HEILMEYER, I.: Funktionsprüfung der Leukopoese des Knochenmarks. Dtsch. med. Wschr. **1957**, 644—649.

45. HEILMEYER, L., u. H. BEGEMANN: Handbuch inn. Med. Band II. Heidelberg: Springer 1951.

46. HENI, F., u. K. BLESSING: Beschreibung zweier schwerer erworbener idiopathischer hämolytischer Anaemien. Klin. Wschr. **1954**, 481—485.

47. HENNEMANN, G.: Erneute schwere Hämolyse nach Milzexstirpation bei erworbenem hämolytischem Ikterus. Medizinische **1955**, 184—185.

48. HENNEMANN, H. H.: Atypische kongenitale hämolytische Anaemie. Z. inn. Med. **1955**, 653—660.

49. — Erworbene hämolytische Anaemien. Leipzig: Thieme 1957.

50. — Die Indikation zur Splenektomie bei hämolytischen Krankheitsbildern vom internistischen Standpunkt. Ärztl. Wschr. **1957**, 745—751.

51. HITTMAIR, A.: Erfolge und Mißerfolge der Milzexstirpation bei Blutkrankheiten. Med. Klin. **1955**, 17—19.

52. — Die Indikationen zur Splenektomie. V. Kongr. Europ. Ges. Hämat. Freiburg 314—318. Berlin-Göttingen-Heidelberg: Springer 1956.

53. HORLEY, J. F.: Three cases of hemolytic anaemia. Proc. roy. Soc. Med. **48**, 145—148 (1955).

54. HUGHES-JONES, N. C., and L. SZUR: Determination of the sites of red-cell destruction using Cr^{51}-labelled cells. Brit. J. Haemat. **3**, 320—331 (1957).

55. JANDL, J. H., M. S. GREENBERG, R. H. YONEMOTO and W. B. CASTLE: Clinical determination of the sites of red cell sequestration in hemolytic anemias. J. clin. Invest. **35**, 842—867 (1956).

56. JEDLIČKA, V.: Die internistische Indikation zur Splenektomie. Münch. med. Wschr. **1957**, 1093—1096.

57. JONSSON, U., O. C. HANSEN-PRUSS and R. W. RUNDLESS: Hemolytic anemia in myelogenous leukemia with splenectomy. Blood **5**, 920—924 (1950).

58. KÄHLER, H. J., A. SUNDERMANN u. H. SCHUBOTHE: Atypische, korpuskuläre, nicht sphärocytäre hämolytische Anaemie. Folia haemat. Frankf. N. F. **2**, 17—27 (1958).

59. — H. FRANZ, H. SCHUBOTHE: Atypische corpuskuläre nichtsphärocytäre hämolytische Erkrankungen: hämatologische und klinische Untersuchungen von neun Fällen. VII. Kongr. Europ. Ges. Hämat. 1959, London. Karger Basel 1960.

60. KAPLAN, E., and W. Z. ZUELZER: Familial nonspherocytic hemolytic anemia. Blood **5**, 811—821 (1950).

61. KRACKE, R. R., and W. H. RISER: The problem of hypersplenism. J. Amer. med. Ass. **141**, 1132—1139 (1949).

62. KRAUSS, H., L. HEILMEYER u. J. WEINREICH: Ergebnisse und Indikationen der Splenektomie bei verschiedenen Blutkrankheiten. Folia haemat. Frankf., N. F. **3**, 243—268 (1959).

63. KRIVIT, W., R. T. SMITH, J. F. MARVIN, R. READ and R. A. GOOD: Congenital nonspherocytic anemia. J. Pediat. **49**, 245—255 (1956).

64. KYLE, R. A., J. M. KIELY and J. M. STICKNEY: Acquired hemolytic anemia in chronic lymphocytic leukemia and the lymphomas. Arch. intern. Med. **104**, 61—67 (1959).
65. LASCH, H. G., A. LINKE, H. H. SESSNER u. A. VÖLKER: Zur Therapie der paroxysmalen nächtlichen Hämoglobinurie. Klin. Wschr. **1958**, 717—720.
66. LEARMONTH, J.: Surgery of the spleen. Brit. med. J. **1951 II**, 67—76.
67. LAU, F. Y. K.: Pulmonary infarction and atrophy of the spleen associated with sickle-cell hemoglobin C disease. N. Engl. J. Med. **260**, 907—911 (1959).
68. LELONG, M., D. ALAGILLE et J. DORMONT: La forme ictérique néonatale de la maladie de Minkowski-Chauffard. Arch. franç. Pediat. **16**, 577—599 (1959).
69. LETMAN, H.: Possible paroxysmal nocturnal hemoglobinuria with pronounced pancytopenia, reticulocytopenia, and without hemoglobinuria simulating aplastic anemia. Blood **7**, 842—849 (1952).
70. — Hereditary haemolytic elliptocytosis. Acta med. scand. **151**, 41—49 (1955).
71. LICHTMAN, H. C., R. J. WATSON, F. FELDMAN, V. GINSBERG and J. ROBINSON: Studies on Thalassemia. I. An extracorpuscular defect in thalassemia major. II. The effects of splenectomy in thalassemia major with an associated acquired hemolytic anemia. J. clin. Invest. **32**, 1229—1236 (1953).
72. LIPTON, E. L.: Elliptocytosis with hemolytic anemia: the effects of splenectomy. Pediatrics **15**, 67—83 (1955).
73. MARCOLONGO, F., e U. CARCASSI: La milza nelle anemie emolitiche acquisite autoimmuni. Rass. Fisiopat. clin. ter. **30**, Heft 7 (1958).
74. MARFISI, A.: Risultati prossimi ed a distanza di 86 splenectomie per affezioni varie. Ann. ital. Chir. **33**, 900—910 (1957).
75. MENDES DE LEON, E.: Hämolytische Anaemien. Van Gorcums Medische Bibliotheek, Bd. 129. Van Gorcum-Assen.
76. MINNICH, V., S. NA-NAKORN, S. CHONGCHAREONSUK and S. KOCHASENI: Mediterranean anemia. A study of thirty-two cases in Thailand. Blood **9**, 1—23 (1954).
77. MOESCHLIN, S.: Indikationen der Splenektomie. Bull. schweiz. Akad. med. Wiss. **12**, 226—241 (1956).
78. MOTULSKY, A. G., F. CASSERD and E. GIBLETT: A rapid method for the demonstration of splenic red cell sequestration. J. clin. Invest. **35**, 725 (1956).
79. — W. H. CROSBY and H. RAPPAPORT: Hereditary nonspherocytic hemolytic disease. Blood **9**, 749—772 (1954).
80. — E. GIBLETT, D. COLEMAN, B. GABRIO and C. A. FINCH: Life span, glucose metabolism and osmotic fragility of erythrocytes in hereditary spherocytosis. J. clin. Invest. **34**, 911—912 (1955).
81. — — F. CASSERD, B. HOUGHTON and C. A. FINCH: Studies on the pathophysiology of splenic anemia VI. Int. Congress of the Intern. Soc. Hemat., Boston 1956, 419—421. New York: Grune & Stratton 1958.
82. D'OELSNITZ, M., L. VINCENT, H. VIELLE et R. TREBOLLE: La drépanocytose chez l'enfant. A propos d'un cas observé chez un jeune algérien. Arch. franç. Pediat. **15**, 577—598 (1959).
83. OETTGEN, H. F., u. M. KINDLER: Die chronische erworbene hämolytische Anaemie. Klinische und immunologische Untersuchungen an 47 Fällen. Folia haemat. Frankf. N. F. **4**, 22—76 (1959).
84. PISCIOTTA, A. V.: Clinical and laboratory correlation in severe autoimmune hemolytic anemia. Arch. intern. Med. **104**, 264—276 (1959).
85. PRIBILLA, W.: Hämatologische Diagnostik mit radioaktiven Isotopen. Medizinische **1959**, 1332—1339.
86. REMY, D.: Die Prednisonbehandlung erworbener hämolytischer Anaemien. Ärztl. Wschr. **1957**, 505—509.
87. REIMER, E. E., u. E. MANNHEIMER: Indikation und Resultate der Splenektomie bei Hämopathien. Wien. Z. inn. Med. **40**, 81—94 (1959).
88. REINHARD, E. H., and V. LOEB: Dyssplenism secondary to chronic leukemia or malignant lymphoma. J. Amer. med. Ass. **158**, 629—634 (1955).
89. ROBINSON, G. C.: Hereditary spherocytosis in infancy. J. Pediat. **50**, 446—453 (1957).
90. ROSENTHAL, M. C., A. V. PISCIOTTA, Z. D. KOMNINOS, H. GOLDENBERG and W. DAMASHEK: The auto-immune hemolytic anemia of malignant lymphocytic disease. Blood **10**, 197—227 (1955).

91. Ross, J. F., C. L. Crockett jr., and C. P. Emerson: The mechanism of anemia in leukemia and malignant lymphoma. J. clin. Invest. **30**, 668—669 (1951).

92. Russo, G., e F. Mollica: Il comportamento dell' emoglobina alcaliresistente nella malattia di Cooley e nell' anemia drepanocitica dopo splenectomia. Pediatria Nap. **67**, 7—26 (1959).

93. Sacks, M. S., J. B. Workman and E. F. Jahn: Diagnosis and treatment of acquired hemolytic anemia. J. Amer. med. Ass. **150**, 1556—1559 (1953).

94. Sarles, H. E., and W. C. Levin: The role of splenectomy in the management of acquired autoimmune hemolytic anemia complicating systemic lupus erythematosus. Amer. J. Med. **26**, 547—554 (1959).

95. Schloesser, L. L., D. R. Korst, D. V. Clatanoff and R. F. Schilling: Radioactivity over the spleen and liver following tranfusion of chromium ^{51}-labelled erythrocytes in hemolytic anemia. J. clin. Invest. **36**, 1470—1485 (1957).

96. Schrumpf, C. A. A.: Red cell survival in familial spherocytosis after splenectomy. Nord. Akad. Wiss. Oslo, 1. Math. Naturwiss. Klasse 1954, Nr. 2.

97. Schrumpf, A.: Le role de la rate dans la sphérocytose familiale. Sang **21**, 152—153 (1950).

98. — Hereditaer sfaerocytose. Nord. Med. **59**, 22—26 (1958).

99. Schubothe, H.: In P. Miescher u. K. O. Vorlaender, Immunpathologie in Klinik und Forschung. Stuttgart: Thieme 1957.

100. — Die korpuskulären hämolytischen Erkrankungen. Dtsch. med. Wschr. **1952**, 1515 bis 1517.

101. Schulten, H.: Die Indikation zur Splenektomie. Dtsch. med. Wschr. **1954**, 1427.

102. Shotton, D., Ch. L. Crockett jr., and B. S. Leavell: Splenectomy in sickle cell anemia: report of a case and review of the literature. Blood **6**, 365—371 (1951).

103. Sievers, K., u. H. G. Harwerth: Zur Therapie symptomatischer hämolytischer Anämien. Acta haemat. (Basel) **9**, 208—220 (1953).

104. Smith, C. H., M. Erlandson, I. Schulman and G. Stern: Hazard of severe infektions in splenectomized infants and childrens. Proc. VI. Intern. Congr. Intern. Soc. Haematol. p. 428. Boston: Grune & Stratton 1958.

105. — I. Schulman, R. E. Ando and G. Stern: Studies in mediterranean anemia. I. Clinical and hematologic aspects of splenectomy, with special reference to fetal hemoglobin synthesis. Blood **10**, 582—599 (1955).

106. Sprague, C. C., and J. C. S. Paterson: Role of the spleen and effect of splenectomy in sickle cell disease. Blood **13**, 569—581 (1958).

107. Surmann, T., u. M. Schulze: Symptomatische erworbene hämolytische Anämie. Ärztl. Wschr. **1957**, 1084—1087.

108. Stein, W.: Zur Therapie der durch unvollständige Antikörper bedingten erworbenen hämolytischen Anaemien. Ärztl. Wschr. **1957**, 450—453.

109. Stich, W.: Die kongenitale Porphyrie, eine erythropathische hämolytische Anaemie (Porphyrocytose). Schweiz. med. Wschr. **1958**, 1012—1014.

110. Streicher, H.-J.: Indikationen und Ergebnisse der Milzexstirpation bei Splenomegalien. Langenbecks Arch. klin. Chir. **283**, 671—682 (1957).

111. Tapie, J., J. Monnier, P. Ferret, Y. le Tallec et M. Bourdin: Les indications de la splénectomie dans les formes splénomégaliques de la maladie de Besnier-Boeck-Schumann. Presse méd. **1959**, 805—808.

112. Watson, R. J., H. C. Lichtman and H. D. Shapiro: Splenomegaly in sickle cell anemia. Amer. J. Med. **20**, 196—206 (1956).

113. Weinreich, J.: Die Splenektomie bei Blutkrankheiten. Acta hepat. (Hamburg) **6**, 261—271 (1959).

114. —, u. H. Schubothe: Vergleichende haematologische und klinische Untersuchungen bei Patienten mit kongenitalem haem. Ikterus vor und nach Splenektomie. Klin. Wschr. **1959**, 438—442.

115. Wilson, H. E., and M. J. Long: Hereditary ovalocytosis (elliptocytosis) with hypersplenism. Arch. intern. Med. **95**, 438—444 (1955).

116. Wilson, S. J., Ch. E. Ward and L. W. Gray: Infectious lymphadenosis (mononucleosis) and hemolytic anemia in a negro; recovery following splenectomy. Blood **4**, 189—192 (1949).

117. WOLSTEIN, M., and K. V. KREIDEL: Blood picture after splenectomy in children. Amer. J. Dis. Childr. **51**, 765—774 (1936).
118. YOUNG, L. E., M. J. IZZO and R. F. PLATZER: Hereditary spherocytosis. I. Clinical, hematologic and genetic features in 28 cases, with particular reference to the osmotic and mechanical fragility of incubated erythrocytes. Blood **6**, 1073—1098 (1951).
119. — G. MILLER and S. N. SWISHER: Treatment of hemolytic disorders. J. chron. Dis. **6**, 307—323 (1957).
120. — R. F. PLATZER, D. M. ERVIN and M. J. IZZO: Hereditary spherocytosis. II. Observations on the role of the spleen. Blood **6**, 1099—1113 (1951).

Diskussion[1]
Mit 2 Abbildungen

H. SCHULTEN:

Ich danke Herrn HENNEMANN und Herrn WEINREICH für ihre Referate und eröffne die Diskussion. Herr FRANZ ist für eine ergänzende Bemerkung zum letzten Referat vorgemerkt.

H. FRANZ:

Herr WEINREICH hat in seinem Vortrag auf die Bedeutung der Radiochrom-Oberflächenaktivitätsmessung über Herz, Leber und Milz für die Indikation zur Splenektomie hingewiesen.

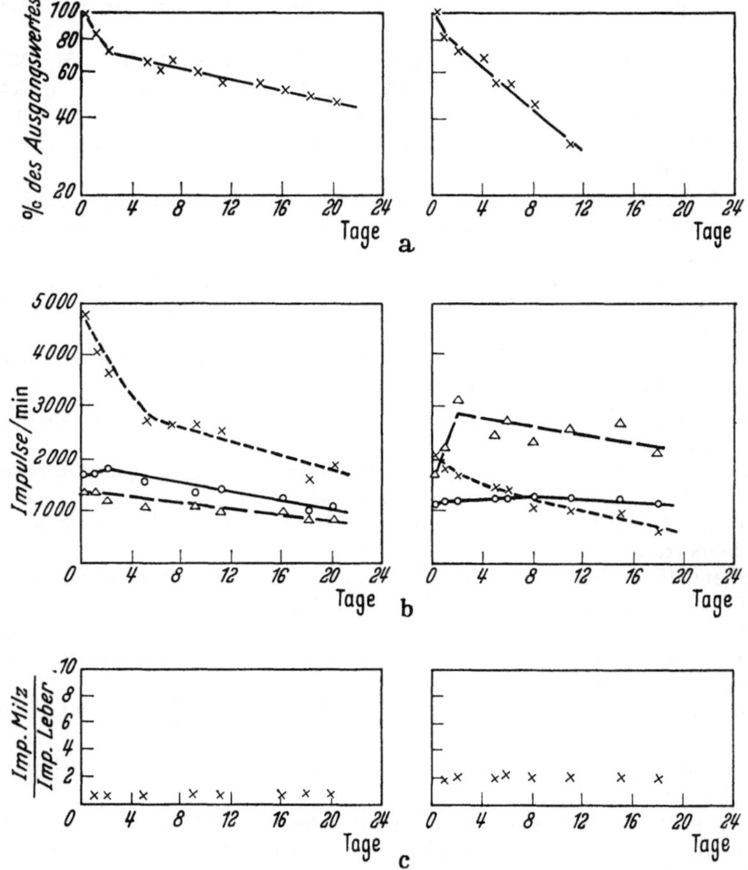

Abb. 1. Cr⁵¹-Erythrocytenüberlebenszeitkurven, Oberflächenradioaktivitätsmessungen über Herz, Milz und Leber sowie Milz-Leber-Quotient bei einer Patientin (L. H., 34 J.) mit *nichtsphärocytärer hämolytischer Erkrankung* (linke Hälfte der Abb. 7) und bei einer Patientin (A. F., 29 J.) mit *hereditärer Sphärocytose* (rechte Hälfte der Abb.). a Abfall der Radioaktivität in den Patientenerythrocyten; b Verlauf der Oberflächenradioaktivität über Herz ×--× Milz △---△ und Leber ○---○; c Milz-Leber-Quotient

[1] Diskussionsleiter: H. SCHULTEN.

Wir haben in letzter Zeit solche Untersuchungen durchgeführt, von denen ich kurz einige Beispiele zeigen möchte, in denen diese Methode eine Entscheidung für bzw. gegen die Indikation zur Splenektomie ermöglichte.

Im ersten Fall (Abb. 1 linke Hälfte) handelte es sich um eine Patientin mit hereditärer nichtsphärocytärer hämolytischer Erkrankung. Nach Cr51-Markierung der Patientenerythrocyten in vitro (obere Kurve links) fand sich eine mit 17 Tagen deutlich verkürzte scheinbare halbe Überlebenszeit. Die Oberflächenradioaktivität zeigte keinen Anstieg über Milz und Leber

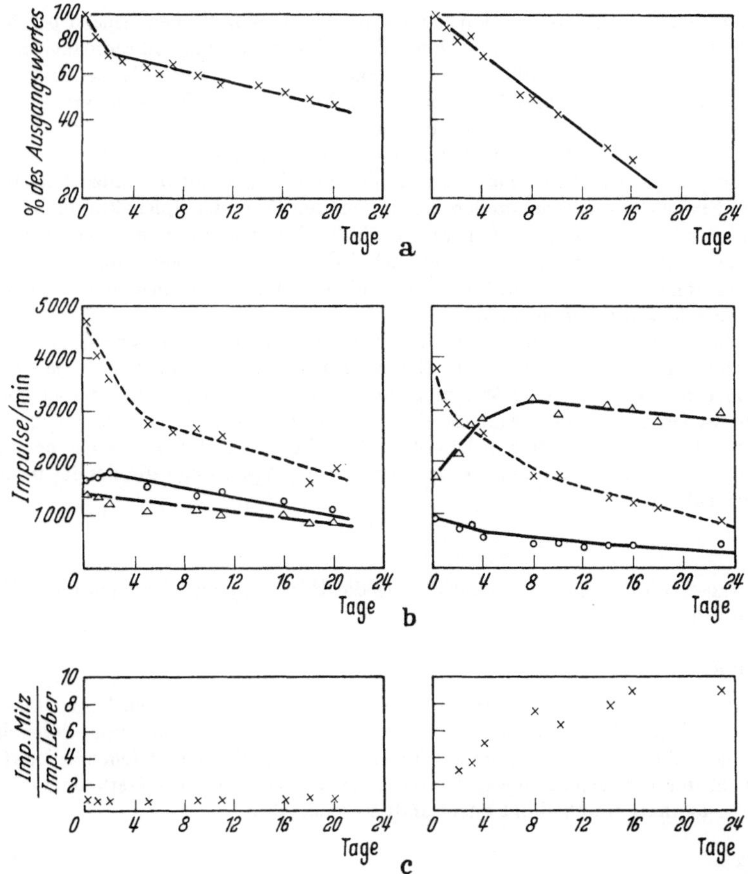

Abb. 2. Cr51-Erythrocytenüberlebenszeitkurven, Oberflächenradioaktivitätsmessungen über Herz, Milz und Leber sowie Milz-Leber-Quotient bei einem Patienten (K. B., 49 J.) mit *autoimmunhämolytischer Anämie* (rechte Hälfte der Abb.). In der linken Hälfte der Abbildung sind die Kurven der Patientin L. H. (Abb. 1, links) wiederum zum Vergleich eingezeichnet. (Erklärung der Zeichen s. Abb. 1)

(mittleres Kurvenbild links). Der Milz-Leber-Quotient, der normalerweise 0,8 bis 1,8 (SCHLOESSER) beträgt, lag immer unter 1,0. Auf Grund dieser Befunde konnte eine vermehrte Sequestrierung von Erythrocyten in der Milz (bzw. Leber) ausgeschlossen und damit die Indikation der Splenektomie verneint werden.

Bei dem zweiten Fall, einer *hereditären Sphärocytose* (Abb. 1, rechte Hälfte), war die scheinbare halbe Lebenszeit der Erythrocyten mit 6 Tagen stark verkürzt (obere Kurve rechts). Im Gegensatz zum ersten Fall finden wir hier einen deutlichen Anstieg der Radioaktivität über der Milz (mittleres Kurvenbild, rechts). Der Milz-Leber-Quotient erreicht Werte, die etwas über 2,0 liegen, also deutlich erhöht sind und damit die durch die hämatologische Diagnose bereits gegebene Indikation zur Splenektomie ergänzen.

In Abb. 2 ist unserem schon besprochenen ersten Fall (linke Hälfte) ein Fall von schwerer *erworbener hämolytischer Anämie* mit Wärmeautoantikörpern (rechte Hälfte) gegenübergestellt.

Die scheinbare halbe Überlebenszeit ist bei dem letzteren Patienten mit einem T/2 von 8 Tagen stark verkürzt (obere Kurve rechts). Der Anstieg der Oberflächenradioaktivität über der Milz (mittleres Kurvenbild rechts) ist hier noch stärker ausgeprägt als bei der eben gezeigten Sphärocytose. Der Milz-Leber-Quotient stieg bis auf Werte über 8,0 an. Hier weist also das Ergebnis der Oberflächenmessung darauf hin, daß eine Milzexstirpation indiziert ist, da eine langdauernde Corticoidtherapie zu keiner befriedigenden Besserung geführt hatte.

H. Schulten:

Die Indikation zur Milzexstirpation bei erworbenen hämolytischen Antikörper-Anämien ist außerordentlich schwierig. Ich möchte dabei die Aktivitätsmessung mit radioaktivem Chrom über der Milz unter keinen Umständen missen und stelle dabei sogar die Bedenken, die ich sonst bei der diagnostischen und therapeutischen Anwendung aller radioaktiven Isotopen bei jugendlichen Menschen habe, weitgehend zurück.

Ich habe den Eindruck, daß Fälle, bei denen der Zerstörungsprozeß auch auf Leukocyten und Thrombocyten übergegriffen hat, zum mindesten z. T. gut auf die Milzexstirpation ansprechen. — Etwas stärker herausstellen möchte ich den Wert der Splenektomie bei *symptomatischen* hämolytischen Anämien. Ich sah sowohl bei Lymphogranulomatosen wie auch bei lymphatischen Leukämien in solchen Fällen mehrfach langfristige Besserungen. — Daß man bei den eigenartigen hämolytischen Zuständen bei Ovarialtumoren diese und nicht die Milz herausnehmen soll, wurde schon erwähnt.

Erfreulicherweise wurde in den Vorträgen der viel verbreitete Ausdruck hämolytischer Hypersplenismus nicht mehr verwandt. Ein solcher Hypersplenismus kann ja sprachlich nur die Steigerung einer normalen Milzfunktion bedeuten. Die Blutzerstörung ist aber beim gesunden Menschen sicher keine Aufgabe der Milz, so daß die Bezeichnung unlogisch wird.

Bei Jugendlichen mit familiärem hämolytischem Ikterus sollte man auch bei geringen Blutveränderungen immer dann auf die Splenektomie drängen, wenn die Kinder in der Entwicklung zurückbleiben.

N. N.:

Ich wollte fragen, ob durch die Cr^{51}-Markierung die Erythrocyten oder auch das RES nicht geschädigt werden.

J. Weinreich:

Die Mengen von Cr^{51}, die man zur Markierung benutzt — bei uns wird mit $100—150\,\mu c$ gearbeitet —, sind so gering, daß das RES sicher nicht und die Erythrocyten wahrscheinlich auch nicht geschädigt werden. Andererseits sind die aus der Oberflächenradioaktivitätsmessung abgeleiteten Splenektomieerfolge schon so zahlreich, daß die Methode zur Stellung der Operationsindikation unbedingt angewandt werden sollte.

L. Heilmeyer:

Bei einer einzigen Röntgen-Magen-Darm-Passage erhält ein Patient mit mehreren hundert *r* die weit über hundertfache Dosis von Strahlen. *Das* ist gefährlich. Aber von einer schädigenden Strahlenwirkung durch die kleinen Dosen bei der Radiochrommarkierung kann keine Rede sein.

H. Martin:

Zur Frage der Splenektomie bei autoimmunhämolytischen Anämien, die gestern auch Herr Marmont schon aufgeworfen hatte, möchte ich sagen, daß wir grundsätzlich sehr zurückhaltend sind. Wir gehen in der Regel so vor, daß wir zunächst mit hohen Dosen Prednison, Triamcinolon oder Dexametason behandeln, die Dosis dann langsam reduzieren und versuchen, den hämolytischen Prozeß mit einer kleinen Erhaltungsdosis zu beherrschen, bis sich das Blutbild normalisiert hat. Wir belassen die Patienten lange Zeit auf der niedrigen Dosis und prüfen ein bis zweimal im Jahr, ob wir die Therapie endgültig absetzen dürfen oder nicht.

In diesem Zusammenhang möchte ich einen sehr merkwürdigen Fall erwähnen: Eine junge Patientin kam mit einer erworbenen hämolytischen Anämie in die Klinik. Der direkte Coombstest war positiv. Eine serologische Spezifität der Antikörper ließ sich nicht nachweisen. Eine

Behandlung mit Prednison führte zur Besserung, aber die hämolytische Anämie ließ sich nur mit einer relativ hohen Dauerdosierung von täglich 20 mg Prednison kompensieren. Da außerdem erhebliche Cushingsymptome auftraten und die Milz palpabel war, wurde eine Splenektomie durchgeführt, leider ohne Erfolg. Die Prednisondosis konnte nicht erniedrigt werden. Im Frühjahr 1959, ein halbes Jahr nach der Splenektomie, ein Jahr nach Beginn der hämolytischen Anämie, entwickelte sich ein schwerer Ikterus. Das Serumbilirubin stieg auf Werte von 20 bis 25 mg-% an, die Transaminasen im Serum auf Werte um 80 E. Gleichzeitig fanden sich die Zeichen schwerster Hämolyse. Unter Erhöhung der Prednisondosis stiegen die Zahlen der kernhaltigen Zellen im peripheren Blut bis auf 190000 an. Die Differenzierung ergab 73% kernhaltige Rote (vorwiegend Normoblasten, wenige Makroblasten) und 27% Weiße (von Myeloblasten bis zu reifen Neutrophilen). Das alles ist unter Fortsetzung der Corticoidtherapie wieder verschwunden. Wir haben in der akuten Phase auch laparaskopiert und die Leber punktiert. Histologisch fand sich in der Leber eine geringe Erythropoese. Wie soll man das nun interpretieren? Ob es sich um eine erythroleukämoide Reaktion gehandelt hat, muß offen bleiben.

E. KEIBL:

Was die Corticoidtherapie betrifft, möchte ich doch auf die kritische Situation hinweisen, die im Falle einer plötzlichen Beendigung der Behandlung eintreten kann. Aus Untersuchungen über die Ausscheidung der Ketosteroide im Harn ist ja bekannt, daß diese in den ersten 2 Tagen nach Absetzen der Corticoidmedikation entsprechend der Involution der Nebenniere absinkt. Weniger bekannt ist, daß in vielen Fällen vom 7. bis 8. Tage an ein erneutes Absinken der Ketosteroide eintritt. Das schließt auch eine erhöhte Rezidivgefahr einer erworbenen hämolytischen Anämie ein.

H. H. HENNEMANN:

Diese Überlegungen betreffen wohl in erster Linie Fälle, in denen eine hochdosierte Corticoidtherapie plötzlich abgesetzt wird, und unterstreichen die Notwendigkeit, auch nach Besserung einer erworbenen hämolytischen Anämie noch lange Zeit mit *kleinen* Corticoiddosen weiter zu behandeln, um Rezidive zu verhindern.

E. KEIBL:

Ich möchte auch noch einmal darauf hinweisen, daß vor einer Splenektomie oder einer anderen Operation die Corticoidtherapie nicht plötzlich beendigt werden darf.

J. WEINREICH:

Wir haben bei unseren Patienten, die hohe Cortcioiddosen erhalten hatten, diese vor der Splenektomie reduziert und die Therapie unter ACTH-Schutz unterbrochen. Einzelne Patienten sind auch unter einer Corticoiddauertherapie operiert worden.

E. KEIBL:

Zu der von DAMESHEK beschriebenen Häufung von Lupus erythematosus nach Splenektomie möchte ich noch sagen, daß wir derartige Fälle eigentlich nie gesehen haben. Ich wollte Herrn HENNEMANN fragen, wie häufig sie vorkommen.

H. H. HENNEMANN:

Ich halte es für möglich, daß in manchen Fällen der Lupus erythematosus erst nach der Splenektomie erkannt wird, aber vorher schon bestand. Doch gibt es sicher auch eine Gruppe von Fällen, bei denen sich der LE erst nach der Splenektomie manifestiert. Wie häufig sie sind, vermag ich nicht zu entscheiden.

J. WEINREICH:

Wir haben bisher bei unseren Patienten mit erworbener hämolytischer Anämie oder Thrombopenie nach Milzexstirpation keinen Lupus erythematosus beobachtet.

E. UNDRITZ:

Herr HENNEMANN erwähnte, daß es erfahrungsgemäß nach Splenektomie zu keiner erhöhten Infektanfälligkeit kommt.

In diesem Zusammenhang möchte ich aber auf einen Fall hinweisen, der in Jugoslawien beobachtet wurde. Es handelte sich um einen Bauern, bei dem wegen einer Milzruptur eine Splenektomie vorgenommen worden war. Drei Jahre später erkrankte er plötzlich an einer schwersten hämolytischen Anämie und starb nach drei Tagen. In seinem Blut wurde *Babesia bovis*, der Erreger der Rinderhämoglobinurie, gefunden, ebenso bei seinen Kühen. Da die *Babesia bovis* sonst nie den Menschen befällt, möchte ich doch annehmen, daß in *diesem* Fall die Widerstandskraft durch die Milzexstirpation stark herabgesetzt war, was ja auch LAUDA experimentell bei Ratten nachweisen konnte.

H. SCHUBOTHE:

In der Behandlung der idiopathischen Wärmeautoantikörperanämien sind außer den heute allgemein üblich gewordenen Methoden (Corticoide, Bluttransfusionen, gegebenenfalls Splenektomie) ja gelegentlich auch Versuche gemacht worden, die Antikörperproduktion cytostatisch mit Stickstofflost oder Radiogold zu hemmen. Bei Fällen, die mit Corticoiden nicht zu heilen sind, wäre vielleicht auch das 6-Mercaptopurin einer Prüfung wert, mit dem neuerdings im Tierexperiment eine besonders eindrucksvolle Hemmung der Antikörperbildung nachgewiesen wurde. Auch das Resochin, das MIESCHER kürzlich für Behandlungsversuche der chronischen Kälteagglutininkrankheit empfohlen hat, verdiente eine Prüfung bei den Wärmeautoantikörperanämien.

W. STICH:

Wir haben die Erfahrung gemacht, daß man bei sonst therapieresistenten Fällen von autoimmunhämolytischen Anämien mit Stickstofflost Dauerheilungen erzielen kann. Aus einem Beobachtungsgut von insgesamt etwa 35 idiopathischen Fällen verfügen wir jetzt über drei derartige Beobachtungen. Als Beispiel darf ich eine besonders schwere Verlaufsform anführen: Die Patientin wurde zunächst mit Bluttransfusionen und ACTH ohne dauerhaften Effekt behandelt. Auch die Splenektomie brachte keinen anhaltenden Erfolg. Erst auf eine Behandlung mit insgesamt 12 mg Stickstofflost — man braucht hier auffälligerweise nicht die hohen Dosen wie zur cytostatischen Therapie — haben wir eine Dauerheilung erzielt mit Negativwerden aller serologischer Reaktionen. Die Normalisierung des Blutbildes und der übrigen Befunde besteht jetzt bereits seit mehr als 8 Jahren. Das war eine idiopathische Form, bei der sicher keine andere Grundkrankheit vorgelegen hat. Deshalb sollte man bei jenen Fällen, die sich unter einer langfristigen Steroidtherapie nicht bessern, doch einen Versuch mit cytostatischer Behandlung machen. Über die Beeinflussung der Antikörperbildung durch Stickstofflost sind ja neuerdings von der Arbeitsgruppe des Robert-Koch-Instituts sehr interessante Befunde erhoben worden. So glaube ich, daß sich hier Ansatzpunkte finden für eine in Zukunft noch erfolgreichere und dauerhaftere Therapie, als sie mit Steroidhormonen möglich ist.

A. LINKE:

Durch die Bestimmung der sog. *Autohämolyse* in vitro (s. S. 84 ff.) kann man *vor* und *nach* der *Milzexstirpation* die Verminderung bzw. Normalisierung der Hämolyse zeigen. Ich möchte 2 Beispiele erwähnen. Bei einem Patienten mit konstitutionellem hämolytischen Ikterus betrug das Hämoglobin im Serum noch 24 Std. vor der Milzexstirpation 1920 mg-% und nach der Milzexstirpation 75 mg-%. Der Hämolyse-Index ging von 12,5 auf normale Werte von 0,42 zurück. Auch bei einer erworbenen hämolytischen Anämie fielen das Hämoglobin im Serum (24 Std.) nach der Milzexstirpation von 330 mg-% auf 40 mg-% und der Hämolyse-Index von 4,6 auf 0,2 ab.

Die keineswegs seltenen *Spontanremissionen* bei erworbener hämolytischer Anämie kann man leicht übersehen, wenn man sofort, ohne abzuwarten, mit der Prednisonbehandlung beginnt.

Hinweisen möchte ich auf die *aplastischen Krisen bei erworbener hämolytischer Anämie,* die wir auch im Tierexperiment erzeugen konnten (A. LINKE: Klinische und experimentelle

Beobachtungen über aplastische Krisen der Erythropoese bei hämolytischen Anämien. Verh. Dtsch. Ges. inn. Med. **58**, 724 (1952)].

Das von HEILMEYER beschriebene Krankheitsbild der „*hämolytischen Anämie mit Hypersplenie*" habe ich mehrmals gesehen. Durch die Entfernung der Milz trat Heilung ein. Die gleichzeitig bestehende Hemmung der Erythropoese kann man auch daran erkennen, daß nach der Milzentfernung sowohl die Reticulocyten als auch die endogene Harnsäureausscheidung vorübergehend ansteigen, bis sie dann auf normale Werte abfallen.

Auch im normalen Zustand und bei anderen Krankheiten scheint die Milz die Reifung und Ausschwemmung der Erythrocyten des Knochenmarkes zu hemmen. Bei *perniziöser Anämie* liegt der Gipfel der Reticulocytenkrise am 7. Tag nach Behandlungsbeginn. Eine Patientin mit perniziöser Anämie, der einige Jahre vorher bei der Operation eines Magencarcinoms aus operationstechnischen Gründen die Milz mit entfernt werden mußte, zeigte bereits am *3. Tag* nach Beginn der Behandlung den Gipfel der Reticulocytenkrise.

Auch das sog. *Enthemmungssyndrom nach Milzexstirpation* mit Vermehrung der Erythrocyten, Leukocyten und Thrombocyten (Krankheitsbild der *sekundären hämorrhagischen Thrombocytämie*, Literatur bei LINKE u. FREUDENBERGER: Über die Chemotherapie der Hämoblastosen und malignen Tumoren. In F. MEYTHALER: Chemotherapeutische Probleme maligner Tumoren, S. 38—134, Enke-Verlag, Stuttgart 1960), weist auf einen die Erythropoese, Myelopoese und Thrombopoese *hemmenden humoralen Milzfaktor* hin.

Die akute hämolytische Krise der *paroxysmalen nächtlichen Hämoglobinurie* vom *Typ Strübing-Marchiafava* kann durch eine intravenöse *Heparin-Dauertropfinfusion* (40000 E. in 6 Std. intravenös) sofort unterbrochen werden. Mit gleichzeitiger Heparininfusion kann man auch Vollbluttransfusionen gefahrlos bei dieser Krankheit ausführen, ohne daß die Hämolyse verschlechtert wird. [Literatur: LASCH, LINKE u. SESSNER: Ein Beitrag zur Pathogenese und Therapie der paroxysmalen nächtlichen Hämoglobinurie. Acta Haematologica **13**, 366 (1955); LASCH, LINKE, SESSNER u. VÖLCKER: Zur Behandlung der paroxysmalen nächtlichen Hämoglobinurie. Klin. Wschr. **36**, 717 (1958)].

H. MARTIN:

Herr LINKE hat sicher recht. Eine Hemmung der PNH-Hämolyse mit Anticoagulantien (auch mit Präparaten der Cumarinreihe) ist ja wiederholt beschrieben worden. Aber ich möchte fragen: Was ist damit im Hinblick auf das absolut chronische Leiden gewonnen? An seinen hämolytischen Schüben stirbt der Patient ja nicht. Man kann ihn ja auch nicht unbegrenzt mit Anticoagulantien behandeln.

E. PERLICK:

Daß die *Anticoagulantien*, insbesondere Heparin, zur symptomatischen Behandlung von hämolytischen Krisen bei PNH-Fällen mit Erfolg angewendet werden können, haben eben die Ausführungen von LINKE und MARTIN gezeigt. Heparin löst eine Inaktivierung des Komplement-Properdinsystems aus, setzt aber auch die mechanische Fragilität der Erythrocyten herab (E. PERLICK u. Mitarb. 1953). Nicht nur Heparin, sondern auch die Derivate aus der Cumarinreihe führen zur Senkung des Komplements (E. PERLICK u. Mitarb. 1954) und dadurch zu einer gewissen Herabsetzung der Hämolysebereitschaft. Dies ließ sich auch durch eigene Beobachtungen der letzten drei Jahre bestätigen (E. PERLICK 1959).

Auch die Wirkung der sog. *Antihistaminica* im Hinblick auf ihre Hemmung bzw. Dämpfung von hämolytischen Bluttransfusionsreaktionen beruht auf einer Senkung des Komplementes. Bekannt ist ja auch der hemmende Einfluß der Narkose auf den Ablauf von Anaphylaxie-Reaktionen. Auch hier war von uns eine deutliche Senkung des Komplementes nachweisbar, so daß das Ausbleiben von Antigen-Antikörperreaktionen dadurch erklärbar ist (E. PERLICK 1954).

Diese kurzen Hinweise haben bereits erkennen lassen, daß durch ganz unterschiedliche Substanzen und Eingriffe eine antikomplementäre Reaktion oder Komplementverminderung ausgelöst werden kann. Um den gemeinsamen Mechanismus weiterhin zu klären, führten wir bestimmte adäquate Eingriffe am Nervensystem sowie Cholininfusionen durch und sahen, daß *cholinergische Reaktionen* zur Senkung des Komplementes führten (E. PERLICK u. W. KALKOFF 1955; E. PERLICK u. H.-J. HINKEN 1960).

Die Antihistaminica, die Narkose und das Heparin besitzen bekanntlich eine adrenolytische Wirkung, so daß hierdurch ein Überwiegen von Cholin-Acetylcholin-Wirkstoffen zustandekommt. Auch die Cumarine fördern die Cholinacetylase, so daß eine Vermehrung von Acetylcholin eintritt. Dagegen hemmt Vitamin K nach den Untersuchungen von Nachmansohn u. Mitarb. die Aktivität der Cholinesterase und damit

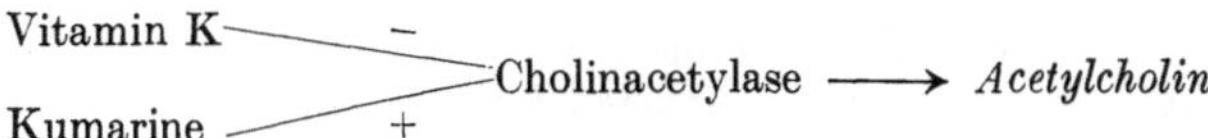

die Acetylcholinbildung. Möglicherweise liegt hierin die Ursache, daß Vitamin K hämolysierend wirkt.

Weitere Untersuchungen werden zeigen müssen, inwieweit quantitative oder qualitative Störungen im Intermediärstoffwechsel der Acetylcholinbildung und des Acetylcholinabbaues einen zentralen Ausgangspunkt für hämolytische Reaktionen infolge erhöhter Komplementaktivität bilden.

Literatur

Nachmansohn, D., u. M. S. Weiss: J. Biol. Chem. **172**, 677 (1948).

Perlick, E.: Schlaftherapie und natürlicher Winterschlaf in ihrer Auswirkung auf die Gerinnungsphysiologie und immunbiologische Abwehrlage. Arbeitstagung über corticoviscerale Regulationen, Leizpig 1954. Berlin: VEB Verlag Volk und Gesundheit 1955.

— Regulationen der Gerinnungsfaktoren im Verlaufe des Winterschlafes und der potenzierten Narkose. Verh. dtsch. Ges. inn. Med. **60**, 167 (1954). München: Verlag J. F. Bergmann 1955.

— Neurovegetative Beeinflussung der C-3-Komponente des Komplements. Deutsche Internisten-Tagung, Leipzig 1955. S. 54. Berlin: VEB Verlag Volk und Gesundheit 1956.

— Komplement und Properdin unter der Einwirkung neurovegetativer Regulationen. Transactions of the 6th Congress of the European Society of Haematology. Copenhagen 1957. S. 974. Basel: Verlag S. Karger 1958.

— Antikoagulantien. 2. Aufl. Leipzig: Thieme-Verlag 1959.

—, u. E. Götze: Die hämolytische Komplementaktivität bei Thrombophlebitiden und Thrombosen. Ärztl. Forschg. **8**, I/158 (1954).

—, u. H.-J. Hinken: Komplement und vegetative Regulationen. Im Druck.

—, u. W. Kalkoff: Gerinnungsfaktoren und neurovegetatives System. 4. Mitt.: Eingriffe am pressorezeptorischen Kreislaufreflexbogen. Z. inn. Med. **10**, 763 (1955).

—, u. H. Lutz: Erythrocytenfragilität und Gefäßkrankheiten. Z. klin. Med. **150**, 421 (1953).

Innere Erkrankungen mit latenter Blutumsatzsteigerung

Von

B. Schlegel (Wiesbaden)

Mit 8 Abbildungen

Die bislang empfindlichste Methode zur Kontrolle des intravitalen Blutumsatzes besteht in der Bestimmung der Erythrocytenlebensdauer. Zur Markierung der Erythrocyten im Verlauf dieses Tests können mit gleicher Dignität
serologische Merkmale wie auch Isotope, unter denen sich das Cr^{51} durchgesetzt
hat, Verwendung finden. In jedem Falle ergeben sich bei Übertragung markierter
Erythrocyten gesunder Herkunft auf einen kranken Organismus Rückschlüsse
auf die Aktivität des Empfängermilieus im Vorgang der Erythrocytenzerstörung.
Bestimmt wird bei geeigneter Versuchsanordnung am Substrat des gesunden
Erythrocyten unter Ausschluß der Vorgänge während der Erythropoese die
Summe aller exogenen Einflüsse des pathologischen Milieus des Empfängers.

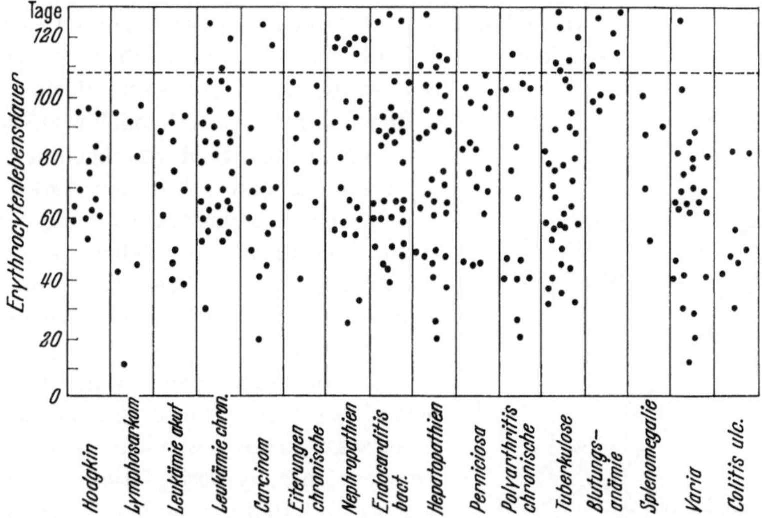

Abb. 1. Lebensdauer übertragener Erythrocyten gesunder Herkunft bei inneren Erkrankungen verschiedener
Ätiologie (228 Fälle)

Registriert man an einem größeren Krankengut innerer Erkrankungen
(Schlegel u. Böttner 1951, 1955; Hagen 1952; Hymann u. Mitarb. 1956,
Keiderling u. Mitarb. 1956, Johnston 1956; Allen u. Mitarb. 1957), die klinisch
nicht als hämolytische imponieren, das Maß des Blutumsatzes als Ausdruck einer
verkürzten oder normalen Erythrocytenlebensdauer, so ergibt sich ein Bild, das
in der Abb. 1 wiedergegeben wird. Bei den hier klassifizierten 288 Fällen ver-
schiedenster Ätiologie findet sich in der überwiegenden Mehrzahl eine mehr oder

weniger starke Beschleunigung des Blutumsatzes. Die Vielfalt der Krankheitsbilder, die bösartige Tumoren, chronische Eiterungen, bakterielle Endokarditis, Nieren- und Lebererkrankungen, die primär chronische Polyarthritis, Tuberkulose, Colitis ulcerosa und eine weitere Reihe unter der Rubrik Verschiedenes zusammengefaßte Krankheitsbilder umfaßt, zeigt eindeutig, daß von der speziellen Krankheitsursache unabhängige Mechanismen als Ursache vorzeitiger Erythrocytenzerstörung in Aktion treten, unter denen im vorliegenden Krankengut irreguläre Agglutinine auszuschalten waren.

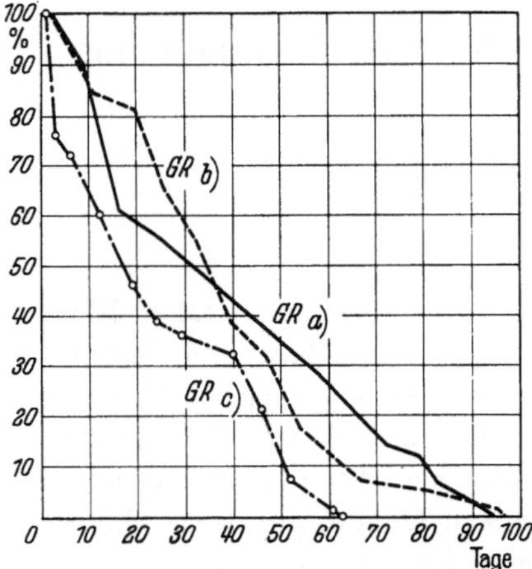

Abb. 2. Lebensdauer übertragener Erythrocyten gesunder Herkunft in verschiedenen Stadien einer Lymphogranulomatose. Versuch b 5 Monate, Versuch c 11 Monate nach Versuch a. Während Versuch c schwere fieberhafte Exacerbation

Mehrfache Untersuchungen am gleichen Patienten zum Zeitpunkt unterschiedlicher Aktivität der Erkrankung lassen vermuten, daß der Schweregrad des Krankheitsbildes für das Ausmaß der Blutumsatzsteigerung eine maßgebliche Rolle spielt (Schlegel u. Böttner 1952, Sohier u. Mitarb. 1957). Die Verkürzung der Erythrocytenlebensdauer ist um so eindrucksvoller, je schwerer das Leiden verläuft. Als Beispiel sollen 3 Versuche (Abb. 2) bei einem Patienten mit Lymphogranulomatose dienen, die in etwa halbjährigen Abständen angesetzt wurden. Während 2 Versuche einer Krankheitsphase mit leidlich gutem Allgemeinbefinden angehörten, wurde der dritte während eines fieberhaften Stadiums mit erheblich verschlechtertem Allgemeinzustand durchgeführt. Dementsprechend fand sich in den ersten beiden Fällen eine Blutumsatzsteigerung entsprechend einer Erythrocytenlebensdauer von 95 bis 96 Tagen, im dritten Falle eine solche entsprechend einer Erythrocytenlebensdauer von 63 Tagen.

Daß eine bestimmende Wirkung des Fiebers als solchem in der Steigerung des Blutumsatzes zukommt, ist nicht wahrscheinlich. Versuche mit Pyriferinjektionen (Böttner u. Schlegel 1952b) zeigten nämlich, daß eine Verkürzung der Erythrocytenlebenszeit durch Pyrifer-induziertes Fieber nicht ausgelöst werden kann (Abb. 3).

Die Beobachtung, daß die Schwere des Krankheitsbildes einen Einfluß auf die Stärke

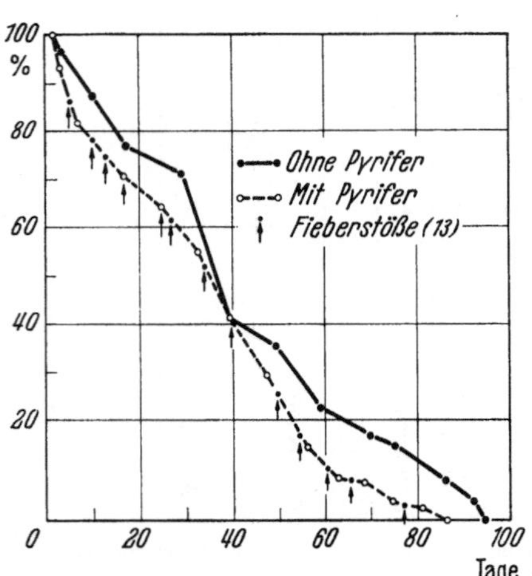

Abb. 3. Einfluß einer Pyriferkur auf die Lebensdauer übertragener gesunder Erythrocyten bei einer Kranken mit primär chronischer Polyarthritis rheumatica (z. ♀)

der Blutumsatzsteigerung einnimmt, ist auch von anderen Autoren bestätigt worden (Sohier u. Mitarb. 1957).

Etwas anders liegen die Verhältnisse bei der Tuberkulose (Böttner u. Schlegel 1954; Hollingsworth 1955) (Abb. 4). Während exsudativ-kavernöse Lungenprozesse eine mehr oder weniger starke Verkürzung, produktiv-cirrhotische Formen normale Werte aufzeigen, findet man bei der tuberkulösen Meningitis und Polyserositis trotz eines foudroyanten Verlaufes der Erkrankung fast immer normale Lebenszeiten übertragener Zellen, was einem normalen Blutumsatz entspricht. Die Ursache für dieses abweichende Verhalten ist bislang nicht geklärt.

In der Analyse der pathophysiologischen Verhältnisse (SCHLEGEL 1956), die zu diesen latenten Steigerungen des Blutumsatzes führen, können sowohl erythrocytengebundene (endogene) Faktoren als auch milieugebundene (exogene) Faktoren eine Rolle spielen. Auf diese Weise ergeben sich eine Anzahl Konstellationen, die in der Abb. 5 schematisch dargestellt sind. Im Fall A liegen physiologische Verhältnisse vor, wobei der Erythrocytenzerfall nach 128 Tagen eintritt. Der Fall B stellt die Verhältnisse bei einem Zelldefekt (angeborener hämolytischer Ikterus) und normalem Milieu dar. Im Fall D besteht sowohl ein Zelldefekt wie auch eine gesteigerte Aggression des Milieus. Derartige Verhältnisse sind bei der perniziösen Anämie anzutreffen. Die Situationen in den Fällen C und E wären der gesteigerten Dynamik des Blutumsatzes, die bei inneren Erkrankungen anzutreffen ist, zuzuordnen. Entweder handelt es sich um eine gesteigerte Aggression des krankhaften Milieus (Fall C) auf die gesunde Zelle oder aber (Fall E) das krankhafte Milieu induziert Zellveränderungen, die zu einem vorzeitigem Untergang der Erythrocyten führen.

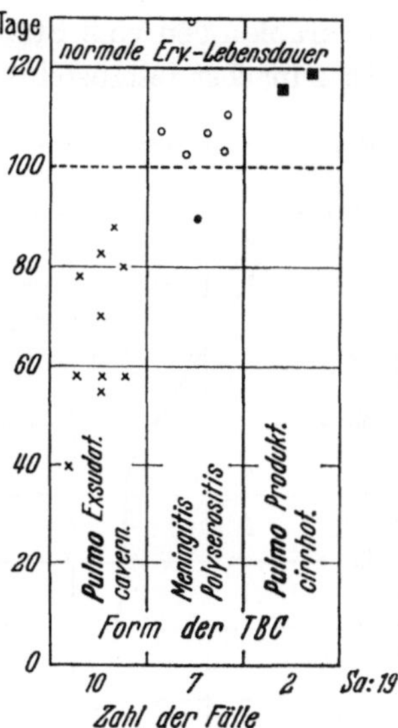

Abb. 4. Lebensdauer gesunder roter Blutkörperchen bei Tuberkulosekranken

Auf der Suche nach milieubedingten Faktoren boten sich zunächst die schweren Stoffwechselstörungen bei der chronischen Nephritis (BOCK u. Mitarb. 1952, GSELL u. Mitarb. 1957) als Kriterien an. Es läßt sich jedoch zeigen, daß auch bei ungünstigen chemischen und mechanischen Bedingungen, wie sie die chronische Nephritis mit sich bringt, durchaus normale Verhältnisse des Blutumsatzes vorkommen, so daß derartige Störungen als Ursache einer gesteigerten Aggression des Milieus auszuschließen sind. Möglicherweise geben aber Versuche mit dem Plasma älterer Blutkonserven (SCHLEGEL 1954) einen Hinweis, in welcher Richtung milieubedingte Veränderungen zu suchen sind. Es läßt sich nämlich nachweisen, daß das Plasma von Blutkonserven, die länger als 7 Tage gelagert wurden, intravital einen überstürzten Abbau gesunder Erythrocyten bewirkt (Abb. 6).

Ob sich eine Brücke zu den von FISCHER u. Mitarb. aufgedeckten hämolysierenden Eigenschaften des Properdinsystems bei vorangehender Sensibilisie-

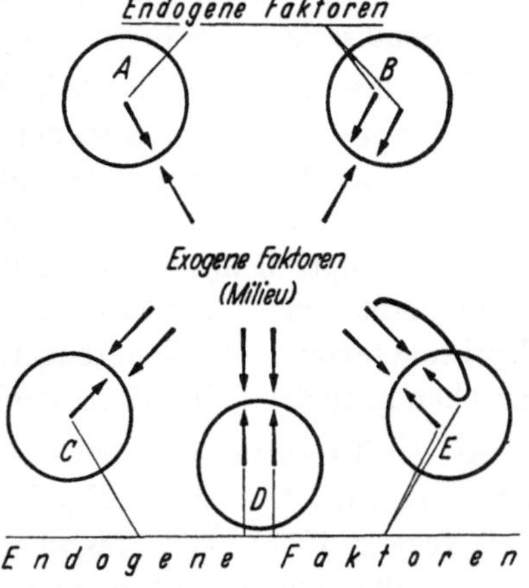

Abb. 5. Intravitale Erythrocytolyse

rung der roten Blutzellen durch cytotoxische Kernproteine (Histon, Protamin) oder zu einer krankheitsbedingten Aktivierung von Thrombin und Plasmin schlagen läßt, erscheint noch zweifelhaft.

Betrachtet man nämlich den gesteigerten Blutumsatz latenter Art bei inneren Erkrankungen vom Standpunkt der Veränderungen der roten Blutzellen aus, so ist zunächst festzustellen, daß der überstürzte Abbau die jeweils ältesten Zellen einer Erythrocytenpopulation erfaßt, was durch den linear verkürzten Verlauf der Erythrocytenabbaukurve belegt wird.

Die Selektion im Bereich der ältesten Zellchargen bei dem latenten Hämolysemechanismus läßt sich mit den Befunden FISCHERs jedoch vorläufig noch nicht in Einklang bringen. Man kann sich die Zerstörung der jeweils ältesten Zellen nur auf zwei Wegen vorstellen; entweder handelt es sich um eine zeitliche Raffung der Alterungsvorgänge der einzelnen roten Blutzelle, oder aber der zirkulierende Erythrocyt wird bei zeitlich normal ablaufendem Alterungsprozeß vorzeitig zerstört.

Nach den gemeinsam mit LÖHR und WALLER (1958) durchgeführten Untersuchungen ist anzunehmen, daß hier die mangelhafte Bildung energiereichen Phosphats infolge der Inaktivierung des oxydierenden Gärungsfermentes (Phosphorglyceraldehyd-Dehydrogenase) sowie der Abfall des Zwischenfermentes (Glucose-6-Phosphat-Dehy-

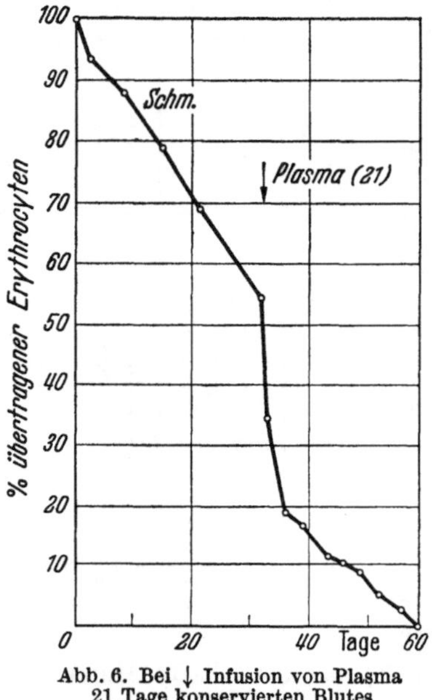

Abb. 6. Bei ↓ Infusion von Plasma 21 Tage konservierten Blutes

drogenase) eine Rolle spielen. Auf welche Weise es jedoch zur Inaktivierung dieser Schlüsselenzyme in vivo kommt, ist bisher nicht eruierbar.

Über die Rolle, die die Milz bei der latenten Blutumsatzsteigerung spielt, gehen die Meinungen auseinander (JONES u. SZUR 1957; CUTBUSH u. MOLLISON 1958, CROSBY 1959). Wir selbst konnten zusammen mit BÖTTNER (1954) zeigen, daß der Milz eine wesentliche Rolle mit Wahrscheinlichkeit bei der Zerstörung der roten Blutzellen, soweit sie in dem vorliegenden Zusammenhang zur Diskussion steht, nicht zukommt. Die Milzexstirpation ließ keine Verlängerung der Erythrocytenlebensdauer erkennen (Abb. 7). Diese Versuche sind nicht unwidersprochen geblieben, eine Einigung konnte bislang nicht erzielt werden.

An der Tatsache aber, daß das krankhafte Milieu einen nachhaltigen Einfluß auf die Lebensfähigkeit von Erythrocyten ausübt, besteht kein Zweifel (SCHLEGEL u. KAPPEST 1956). Übertragungsversuche bei perniciosaerkrankten Patienten zeigen, daß gesunde Erythrocyten, die auf einen Wirtsorganismus mit unbehandelter Perniciosa übertragen und dort 13 bzw. 21 Tage inkubiert wurden, bei ihrer Rückverpflanzung in ein gesundes Milieu vorzeitig zerstört werden. Dieses Phänomen ist nur dadurch zu erklären, daß durch das Milieu des kranken Wirtes eine nachhaltige Schädigung der Erythrocyten gesunder Herkunft hervorgerufen wurde, die bei der Rückverpflanzung in ein gesundes Milieu nicht mehr reversibel war (Abb. 8).

Ohne Zweifel stehen wir in der Erklärung der pathophysiologischen Vorgänge bei der latenten Blutumsatzsteigerung bei inneren Erkrankungen noch am Anfang unserer Erkenntnisse. Die bisher vorliegenden Teilergebnisse lassen noch keine Einordnung in einen kontinuierlichen Ablauf der Geschehnisse zu. Zusätzlich wird das Problem dadurch kompliziert, daß sich die latente Blutumsatzsteigerung nicht quantitativ durch die Bestimmung des Stercobilins im Stuhl erfassen läßt (HEIL-MEYER 1955). Die Mehrzahl der Autoren fand im Verhältnis zur Reduktion der Erythrocytenlebensdauer eine zu geringe Stercobilinausscheidung. Neuerdings wurden die Befunde bestätigt, daß bereits während der Erythropoese ein gewisses Quantum von Stercobilin anfällt (CROSBY 1955, WATSON 1957). Letzteres könnte aus Fehlleistungen beim Hämoglobinaufbau herrühren oder einer Zerstörung jüngster Erythrocyten im Knochenmark entstammen. Vielleicht geben diese Befunde eine Erklärung dafür, daß trotz einer latenten Blutumsatzsteigerung normale Werte für die Stercobilinausscheidung gefunden werden.

Für den Kliniker ergibt sich die Notwendigkeit, die latente Blutumsatzsteigerung gegenüber den antikörperbedingten echten hämolytischen Erkrankungen und gegenüber den hämolytischen Krankheitsbildern, die auf einer primären Mißbildung der roten Blutzelle beruhen, abzugrenzen. Folgende Kriterien sind maßgebend:

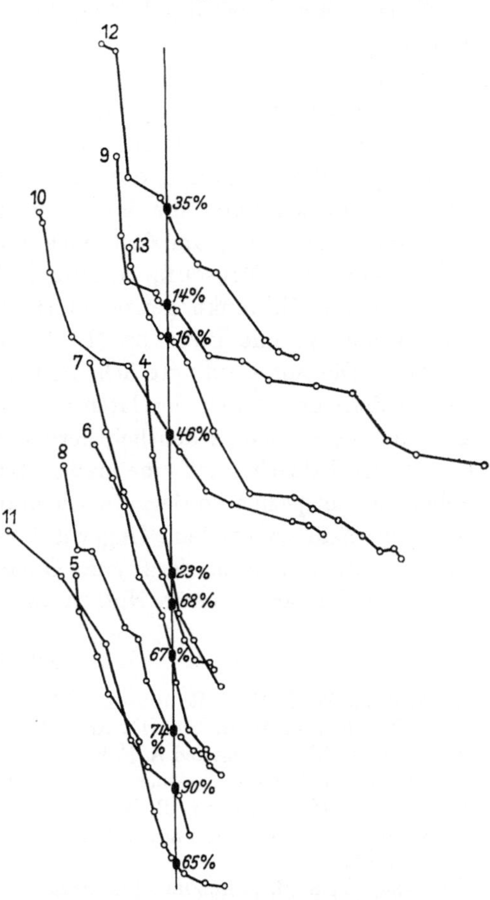

Abb. 7. Einfluß der Splenektomie auf den Blutumsatz bei nichthämolytischen inneren Erkrankungen. ● Zeitpunkt der Splenektomie. Die %-Zahlen kennzeichnen den Alterungsgrad der überragenen gesunden Erythrocyten zum Zeitpunkt der Splenektomie

1. Es fehlen die *klinischen* Zeichen eines gesteigerten Blutumsatzes.

2. Ein Milztumor wird durch die Blutumsatzsteigerung latenter Art nicht hervorgerufen.

3. Der Nachweis von Antikörpern im Serum fällt negativ aus.

4. Der Knochenmarksbefund ist unspezifisch oder entspricht dem Grundleiden.

5. Die Blutumsatzsteigerung kommt durch eine gleichmäßige Verkürzung der Lebensdauer der einzelnen roten Blutzellen zustande, so daß sich die vorzeitige Hämolyse im Bereich der ältesten Zellchargen abspielt.

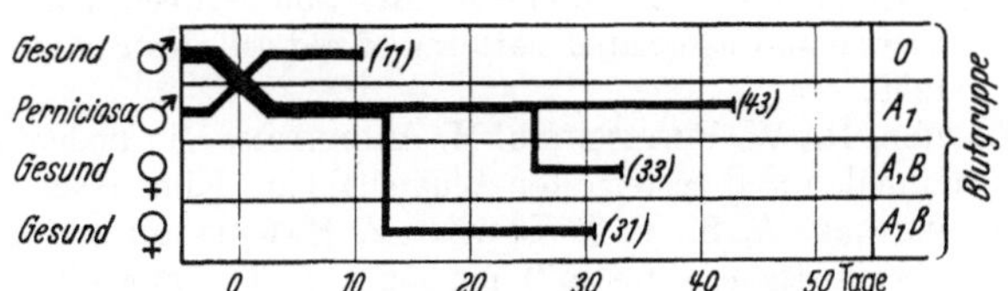

Abb. 8. Beeinflussung der maximalen Lebensdauer gesunder Erythrocyten durch 13- bzw. 27tägige Inkubation im Wirtsorganismus eines Kranken mit unbehandelter Anaemia perniciosa

Die physiologischerweise zu beobachtende lineare Verlaufsform der Erythrocyten-abbaukurve bleibt erhalten.

Eine Anämie wird durch die latente Blutumsatzsteigerung bei inneren Erkrankungen allein nicht hervorgerufen, da die Erythropoese den gesteigerten Blutzerfall hinreichend kompensiert. Die Intensität der Kompensation spiegelt sich nach Gilbertsen u. Mitarb. (1959) in der Menge des mit dem Stuhl ausgeschiedenen Mesobilifuscin wider, da dieses Pigment nach den Untersuchungen dieser Autoren der anabolen Phase des Hämoglobinmoleküls entstammt. Jedoch kann die vorzeitige Erythrocytenzerstörung neben anderen Faktoren anteilsmäßig am Zustandekommen einer Anämie beteiligt sein (Hyman u. Harvey 1955, Miescher u. Mitarb. 1955, Alexander u. Mitarb. 1956). Bei den bösartigen Erkrankungen des blutbildenden Systems wird dieser Mechanismus, wie zusammen mit Böttner (1952) nachgewiesen werden konnte, besonders deutlich. Die tumorbedingte Schädigung der Erythropoese läßt bei diesen Krankheitsbildern den Anteil der latenten Blutumsatzsteigerung an der Pathogenese der Anämie besonders deutlich hervortreten.

An der Tatsache, daß eine mäßige Beschleunigung der Zerstörung roter Blutzellen eine unspezifische Begleiterscheinung vieler innerer Erkrankungen darstellt, ist nicht mehr zu zweifeln. Ungewiß ist der Mechanismus, der dieses Phänomen auslöst, ungewiß ist, ob der kranke Organismus — etwa durch Bereitstellung von Eiweiß und Eisen — einen Nutzen aus dieser Reaktion zu ziehen vermag.

Literatur

Alexander, W. R. M., J. Richmond, L. M. H. Roy and J. J. R. Duthie: Nature of Anaemia in Rheumatoid Arthritis — II. Ann. rheum. Dis. 15, 12 (1956).

Allen, F. A., M. H. Carr and A. P. Klotz: Decreased red blood cell-survival time in patients with portal cirrhosis. J. Amer. med. Ass. 164, 955 (1957).

Bock, H. E., H. Böttner u. B. Schlegel: Die Lebensdauer übertragener Erythrozyten bei Nierenkranken, ein Beitrag zur Pathogenese der nephrogenen Anämie. Z. exp. Med. 118, 459 (1952).

Böttner, H., u. B. Schlegel: Lebensdauer übertragener, gesunder Erythrozyten bei bösartigen Erkrankungen des blutbildenden Systems. Klin. Wschr. 30, 498 (1952a).

— — Untersuchungen zur Einwirkung moderner differenter Heilmittel auf den kreisenden Erythrozyten. Med. Klin. 47, 1660 (1952b).

— — Die Lebensdauer übertragener Erythrozyten bei Kranken mit Tuberkulose. Beitr. Klin. Tuberk. 111, 155 (1954).

Crosby, W. H.: The metabolism of hemoglobin and bile pigment in hemolytic disease. Amer. J. Med. 18, 112 (1955).

— Normal functions of the spleen relative to red blood cells: A review. Blood 14, 399 (1959).

Cutbush, M., and P. L. Mollison: Relation between characteristics of blood-group antibodies in vitro and associated patterns of red-cell destruction in vivo. Brit. J. Haemat. 4, 115 (1958).

Fischer, H., W. Fritzsche u. H. Argenton: Die Bedeutung des Properdinsystems für den normalen und gesteigerten Blutzellabbau. Klin. Wschr. 9, 411 (1958).

Gilbertsen, A. S., P. T. Lowry, V. Hawkinson and C. J. Watson: Studies of the dipyrrylmethene ("fuscin") pigments. I. The anabolic significance of the fecal mesobilifuscin. J. clin. Invest. 38, 1166 (1959); 38, 1175 (1959).

Gsell, O., H. K. v. Rechenberg u. P. Miescher: Die primär chronische interstitielle Nephritis. Dtsch. med. Wschr. 38, 1673 (1957).

Hagen, P. S.: Erythrocyte survival under normal and pathologic conditions. Bull. Univ. Minnesota Hosp. 23, 552 (1952).

Heilmeyer, L.: Lehrbuch der spez.-path. Physiologie. Stuttgart: Fischer 1955.

Hollingsworth, J. W., and D. R. Hollingsworth: Study of total red cell volume and erythrocyte survival using radioactive chronium in patients with advanced pulmonary tuberculosis. Ann. intern. Med. **42**, 810 (1955).

Hyman, G. A., A. Gellhorn and J. L. Harvey: Studies on the anemia of disseminated malignant neoplastic disease. II. Study of the life span of the erythrocyte. Blood **9**, 618 (1956).

—, and J. E. Harvey: The pathogenesis of anemia in patients with carcinoma. Amer. J. Med. **19**, 350 (1955).

Johnston, G. A. W.: Red cell life span in carcino, atosis. Med. J. Aust. **5**, 736 (1956).

Jones, N. C. H., and L. Szur: Determination of the sites of red-cell destruction using ^{51}CR-labelled cells. Brit. J. Haemat. **3**, 320 (1957).

Keiderling, W., H. A. E. Schmidt u. M. Lee: Untersuchungen über die Dynamik des Erythrozytenumsatzes mit Radioeisen (Fe^{59}) und Radiochrom (Cr^{51}). Radioakt. Isotope Klin. Forsch. **2**, 24 (1956).

Löhr, G. W., H. D. Waller, O. Karges, B. Schlegel u. A. A. Müller: Zur Biochemie der Alterung menschlicher Erythrozyten. Klin. Wschr. **21**, 1008 (1958).

Miescher, P., O. Gsell u. B. Fost: Zur Pathogenese der Anaemie bei Tuberkulose. Schweiz. med. Wschr. **85**, 917 (1955).

Schlegel, B.: Grenzen der Anwendung von Blutkonserve bei inneren Erkrankungen. Med. Klin. **49**, 1843 (1954).

— Intravitale Alterungsvorgänge der Erythrozyten. Verh. dtsch. Ges. inn. Med. **62**, 560 (1956).

—, u. H. Böttner: Untersuchungen zur Lebensdauer transfundierter Erythrozyten bei kranken Menschen. Klin. Wschr. **29**, 525 (1951).

— — Innere Krankheiten und Lebensdauer transfundierter Erythrozyten. Verh. dtsch. Ges. inn. Med. **58**, 732 (1952).

— — Erythrozytenabbau nach Milzexstirpation. Klin. Wschr. **32**, 692 (1954).

— — Zur Dynamik der intravitalen Erythrocytolyse. Med. Klin. **50**, 1518 (1955).

—, u. P. Kappest: Untersuchungen zur intravitalen Erythrocytolyse. Klin. Wschr. **37**, 805 (1956).

Sohier, W. D.: Hemolytic anemia, a host response to malignancy. Cancer Research **17**, 767 (1957).

Watson, C. J.: Some challenging aspects of hemoglobin metabolism. Ann. intern. Med. **47**, 611 (1957).

Diskussion[1]

H. Schulten:

Ich danke Herrn Schlegel für seine interessanten Ausführungen und bitte zur Diskussion.

H. Franz:

Herr Schlegel hat in seiner ersten Abbildung unter anderem Erythrocytenlebensdauerverkürzungen bei *Lebererkrankungen* gezeigt, die ja auch von anderen Autoren, besonders bei Lebercirrhosen, beschrieben worden sind. Daß solche Verkürzungen, vor allem bei schwerem hepatischen Ikterus *erheblich* sein können, haben wir mit der Radiochrommethode wiederholt gefunden. Bei einer biliären Lebercirrhose fanden wir ein T/2 von 12 Tagen, bei einer Metastasenleber mit Stauungsikterus ein T/2 von 16 Tagen und in einem anderen Ikterusfall von metastasierendem Mammacarcinom ein T/2 von 16 Tagen. Es fiel bei diesen Patienten auf, daß die Reticulocyten in wiederholten Kontrollen Werte von 30—40°/$_{00}$ nicht überschritten, oft sogar niedriger lagen, ohne daß stärkere Grade von Anämie bestanden. Auch die Urobilinkörperausscheidung in Stuhl und Urin, die bei dem Fall mit biliärer Cirrhose gemessen wurde, lag mit Werten zwischen 100 und 142 mg/Tag noch im Normbereich. Die verschiedenen zur Schätzung des Blutumsatzes verfügbaren Daten ergaben also auch hier keine ganz konkordanten Resultate.

---

[1] Diskussionsleiter: H. Schulten.

L. Heilmeyer:

Wir haben uns ja schon seit langem für die Frage nach der Erythrocytenlebensdauer bei *entzündlichen Prozessen* interessiert, wobei ich diesen Begriff hier im weitesten Sinne fasse und auch Tumoreinschmelzungsvorgänge usw. mit einbeziehe, die eben eine allgemeine Entzündungsreaktion auslösen. Nun, man findet im Durchschnitt bei diesen Patienten eine Verkürzung der Lebensdauer. Das hat ja auch Herr Schlegel bestätigt. Er meint nur, das Fieber sei daran nicht schuld. Herr Keiderling hat aber Tierversuche mit Pyrifer durchgeführt, und da sehen wir doch eine leichte Verkürzung der Erythrocytenlebensdauer. Und ich meine, die war in Ihrer Kurve (Abb. 3, S. 336) auch zu erkennen. Sie waren nur zu bescheiden und haben wohl angenommen, daß die Differenz zwischen den beiden Kurven in die methodische Fehlerbreite fiele. Aber die Pyrifer-Kurve lag doch etwas tiefer, und mir scheint, daß sie schon im Sinne einer geringen Lebensdauerverkürzung zu interpretieren ist. In den erwähnten Reihenversuchen ist die Verkürzung jedenfalls statistisch gesichert. Es wäre ja auch sonderbar, wenn es nicht zu einer solchen käme, denn auch das Pyrifer löst, wenn man es längere Zeit gibt, den ganzen Entzündungsmechanismus mit Gewebs- und Eiweißeinschmelzungen usw. aus.

Dann meinten Sie, daß man mit der Urobilinkörperbestimmung in Stuhl und Urin bei solchen Fällen die Blutumsatzsteigerung nicht erfassen könnte. Da möchte ich aber doch daran erinnern, daß wir schon Anfang der 30iger Jahre bei entzündlichen und infektiösen Erkrankungen im Durchschnitt eine relative Erhöhung der Urobilin- und Stercobilinausscheidung, d. h. einen erhöhten Urobilinmauserungsindex gefunden und bereits damals daraus geschlossen haben, daß eine Steigerung des Blutumsatzes bei Infekten, Tumoren usw. vorliegt, was dann später durch serologische und Isotopenuntersuchungen bestätigt worden ist.

H. Fischer:

Herr Schlegel hat einige Widersprüche zu unseren Befunden aufgezeigt, aber die sind meiner Ansicht nach nur scheinbar. Zunächst die von Ihnen beobachtete Erythrocytenlebensdauerverkürzung nach Übertragung eines in der Konserve gealterten Plasmas. Da möchte ich doch auf die Lysoverbindungen hinweisen, die wir als Lysolecithin und Lysocephalin ansprechen, und von denen wir gezeigt haben, daß sie im gealterten Plasma vermehrt anfallen. Könnten *die* nicht für diesen die Erythrocytenlebensdauer verkürzenden Effekt verantwortlich sein?

B. Schlegel:

Das wäre möglich.

H. Fischer:

Weiterhin meinten Sie, daß die Linearität des Kurvenabfalls, die Sie geschildert haben, nicht mit unseren Überlegungen in Einklang zu bringen ist. Wäre es aber nicht vorstellbar, daß ein extraerythrocytärer Faktor die *älteren* Blutkörperchen stärker schädigte?

B. Schlegel:

Das glaube ich nicht. Denn wenn Sie annehmen, daß sich cytotoxische Kernproteine an die Erythrocyten anlagern, dann hätten Sie einen Mechanismus, ähnlich dem der antikörperbedingten hämolytischen Anämien, und daß der die ältesten Erythrocyten bevorzugen soll, kann ich mir nicht vorstellen.

H. Schulten:

Ich danke den Diskussionsrednern. Unser wissenschaftliches Programm ist damit abgeschlossen, und ich bitte Herrn Heilmeyer zum Schlußwort, indem ich ihm als dem Initiator dieses Symposions im Namen aller Teilnehmer unseren herzlichsten Dank ausspreche. Wenn man bedenkt, mit wie zwiespältigen Gefühlen man manche anderen Kongresse verläßt, so sind wir hier beglückt worden durch die Lebendigkeit des Gedankenaustausches und eine wahre Bereicherung, die uns ein bleibendes Geschenk sein wird.

L. Heilmeyer:

Meine Damen und Herren, wir sind nun am Ende unseres Symposions. Und ich glaube, wir sind alle zutiefst beeindruckt von der Fülle des Gebotenen. Es ist ja erstaunlich, daß fast 60 Redner in $2^1/_2$ Tagen Befunde über ein Scheibchen vorbringen konnten, das *scheinbar* strukturlos ist und nur 7 Tausendstel Millimeter Durchmesser hat. Das ist wohl ein gutes Zeugnis für unsere Wissenschaft. Solche Symposien dürfen wir aber nicht nur danach bewerten, was bei ihnen praktisch oder wissenschaftlich herauskommt. Sie haben auch eine subjektive Seite: Wir haben uns in diesen Tagen über den Alltag erhoben, und das verdanken wir den Referenten und nicht zuletzt den zahlreichen Diskussionsrednern. Ich kann wohl sagen, es ist eines der schönsten unserer Freiburger Symposien gewesen und das kraft der geistigen Struktur der hier Vertretenen. Es bleibt mir nur übrig, allen von ganzem Herzen zu danken, den Rednern und Zuhörern und allen, die mitgewirkt haben, meinem Mitarbeiter, Herrn Dr. Schubothe, der nicht nur die technische Organisation geleitet, sondern ganz wesentlich auch die geistige Struktur des Symposions mitbestimmt hat. Danken darf ich auch den Helfern: Fräulein Marianne Haenle, Herrn Dr. Franz und Herrn Dr. Behrens, den Schwestern meiner Klinik für ihre Erfrischungsgaben und nicht zuletzt der *Hoffmann-La Roche-Stiftung*, die anläßlich der 400-Jahr-Feier der Freiburger Universität unserer Medizinischen Fakultät als Geschenk zuteil wurde zum Zweck wissenschaftlichen Gedankenaustausches. Sie hat wesentlich dazu beigetragen, daß wir diese Zusammenkunft ohne sonstige Hilfe veranstalten konnten.

Damit, meine Damen und Herren, schließe ich das Symposion. Der Himmel hat uns noch einen schönen Tag beschert und die Herbstfarben des Markgräflerlandes leuchten besonders hell und klar. Das ist auch noch ein Geschenk. Erholen Sie sich also und fahren Sie hinaus und bewundern Sie noch etwas unsere gottbegnadete Freiburger Landschaft.

Sachverzeichnis